国家卫生健康委

全国高等职业教育配套教材

## 供临床医学专业用

# 眼耳鼻喉口腔科学
# 实训及学习指导

**主　编**　黄　健

**副主编**　范珍明　何　伟　常　新　李　燕

**编　委**（按姓氏笔画排序）

王　锐（大庆医学高等专科学校）　　　　邵广宇（首都医科大学燕京医学院）

王　锐（长春医学高等专科学校）　　　　范珍明（益阳医学高等专科学校）

巩　玲（山东医学高等专科学校）　　　　皇甫辉（山西医科大学第一医院）

刘　博（济宁医学院）　　　　　　　　　秦江波（长治医学院附属和平医院）

闫锡秋（南阳医学高等专科学校）　　　　黄　健（九江学院临床医学院）

李　燕（昆明医科大学第一附属医院）　　常　新（大连医科大学附属第二医院）

杨坤娜（沧州医学高等专科学校）　　　　鄢斌成（四川卫生康复职业学院附属自贡

何　伟（湖北职业技术学院）　　　　　　　　　　市第一人民医院）

余青松（肇庆医学高等专科学校）　　　　熊均平（漯河医学高等专科学校）

陈钢钢（山西医科大学第一医院）

　　　　（兼秘书）

人民卫生出版社

·北　京·

**图书在版编目（CIP）数据**

眼耳鼻喉口腔科学实训及学习指导/黄健主编．—
北京：人民卫生出版社，2022.7
　ISBN 978-7-117-33361-0

　Ⅰ．①眼…　Ⅱ．①黄…　Ⅲ．①眼科学②耳鼻咽喉科学
③口腔科学　Ⅳ．①R77②R76③R78

　中国版本图书馆 CIP 数据核字（2022）第 126829 号

| | | |
|---|---|---|
| **人卫智网** | **www.ipmph.com** | 医学教育、学术、考试、健康，<br>购书智慧智能综合服务平台 |
| **人卫官网** | **www.pmph.com** | 人卫官方资讯发布平台 |

**眼耳鼻喉口腔科学实训及学习指导**

Yan-er-bi-hou-Kouqiangkexue Shixun ji Xuexi Zhidao

主　　编：黄　健
出版发行：人民卫生出版社（中继线 010-59780011）
地　　址：北京市朝阳区潘家园南里 19 号
邮　　编：100021
E - mail：pmph @ pmph.com
购书热线：010-59787592　010-59787584　010-65264830
印　　刷：人卫印务（北京）有限公司
经　　销：新华书店
开　　本：787 × 1092　1/16　印张：21
字　　数：538 千字
版　　次：2022 年 7 月第 1 版
印　　次：2022 年 8 月第 1 次印刷
标准书号：ISBN 978-7-117-33361-0
定　　价：49.00 元

打击盗版举报电话：**010-59787491**　**E-mail：WQ @ pmph.com**
质量问题联系电话：**010-59787234**　**E-mail：zhiliang @ pmph.com**
数字融合服务电话：**4001118166**　**E-mail：zengzhi @ pmph.com**

# 前　言

　　《眼耳鼻喉口腔科学实训及学习指导》是高职高专临床医学专业《眼耳鼻喉口腔科学》的配套教材。其特点是针对各章节知识要点，结合临床具体病例或具体操作模拟情景，精心组织，按照实训目的与要求、实训内容、实训案例、相关准备工作、操作流程、注意事项等内容进行编写。旨在学生通过主教材的学习后，充分掌握理论知识，通过实训使理论与具体实践过程衔接；在实训过程中促进学生再次理解并掌握各章节的知识要点。同时该指导给出考核要求，安排学生在课后写出实训报告，教师通过报告再次衡量学生实训效果，利于查漏补缺。

　　在教学中，学生与临床带教老师应结合本指导，精心安排实训中的相关内容，认真组织学生进行实践操作，在实际教学过程尚可应用 PBL，通过理论学习—实践—再学习的反复过程，让学生在巩固理论知识的同时掌握临床诊疗过程中的实际应用能力，掌握眼耳鼻喉口腔科基本知识及基本操作。

　　本教材中涉及不同学科的实训与相关学习内容会有较大差异，难免存在纰漏，如有不妥之处，请各位老师、学生批评指正。

黄　健

2022 年 4 月

# 目　录

## 第一部分　实　训　指　导

# 第二部分　学习指导

# 第一部分 实训指导

## 第一篇 眼科学

## 实训一 视功能检查

### 一、实训目的与要求

学生通过对视功能检查的了解,需要掌握远、近视力检查法,视野检查法。熟悉色觉检查法和暗适应检查;了解视功能检查的基本原理。具有眼科检查的基本技能,能在老师的指导下,对检查结果进行初步分析与判断;能利用所学的知识,进行医患沟通,能够正确书写检查结果。

### 二、实训内容

1. 学习远、近视力检查法,视野检查法,色觉检查法和暗适应检查。
2. 在老师的指导下,运用视力表、视野计、色盲检查本和暗适应计进行检查。

### 三、实训准备

1. 用物准备 视力表、视野计、色觉检查本和暗适应计等。
2. 其他 工作服、检查环境等。

### 四、实训方法

（一）操作前学习

学习视功能检查的相关知识。

（二）操作方法

1. 视力检查 也称中心视力,是眼对二维物体形状和位置的分辨能力,主要反映黄斑区视功能。包括远视力（5m 或 5m 以外的视力）和近视力［阅读（25~40cm）时的视力］。

（1）远视力检查

1）步骤:充足光线照明下,嘱被检者坐于视力表前 5m 处,调整坐高使 1.0（5.0）行与眼等高。先右眼后左眼或先健眼后患眼,自上而下,逐行检查。受检者应在 3s 内读出或指出视标开口方向,记录能辨认出最小一行视标的视力。记录方法有 5 分记录法和小数记录法。

5 分记录法:0= 无光感,1= 光感,2= 手动,3= 指数,4=4.0（0.1）,5=5.0（1.0）。

小数记录法:视力低于 0.1 者,嘱其走近视力表,直到认出 0.1 为止。根据公式 V=d/D 算出视力数值。视力低于 0.02 时,嘱受检者背光而坐,检查者从其眼前 1m 开始随机出示手指数,令其辨认。逐渐接近被检者,直至其能正确辨认指数为止,记录辨清指数的距离,如 CF/40cm。若在 5cm 处不能辨认手指者,则在受检眼前摆动检查者的手,记录能正确判断手动的距离,如 HM/30cm。若受检眼不能辨出手动,则在暗室内检查光感并记录可辨认光源的距离,如 LP/3cm,不能辨认光源时记录为无光感(NLP)。有光感者需检查光定位,将光源置于受检者眼前 1m 处,检查上、下、左、右、左上、左下、右下、右上及中央九个方位,按方位记录,能辨认出记录为"+",不能辨认出记录为"-"。

2)注意事项:①视力 <1.0,可加小孔镜检查,排除屈光不正。②戴镜者应查裸眼视力和矫正视力。③遮盖被检眼,勿压迫眼球。

(2)近视力检查:近视力检查可了解眼的调节能力,配合远视力检查,可大致推断有无屈光不正或其他眼病。

检查方法:令患者自己持近视力表前后移动,从上向下逐行辨认,直至能看出最小号字,并记录其距离。

(3)小儿视力检查:可用幼儿视力表进行检查。对合作性差者,可将手电灯光或不同大小色泽鲜亮的物体置于被检小儿前方,观察其是否注视灯光或该物体;目标移动时,其眼球或头部是否跟随目标移动,来初步了解其视力状况。单眼患病时,可用交替遮盖法检查,遮盖患眼时患儿无反应,遮盖健眼时患儿躁动不安,并试图移去或躲避遮盖物,提示患眼视力差。视动性眼震、优选注视法、视觉诱发电位等,可以客观地、定量地了解婴幼儿视功能。

2. 视野检查　视野分为中心视野和周边视野。视野检查对眼底病、视路病和视中枢疾病的定位和鉴别诊断有着重要的价值。常用的检查方法有对比检查法、Amsler 表检查法和自动视野计检查法。

(1)对比检查法:检查者与被检者对面而坐,眼位等高,距离 1m。检查右眼时,被检者的右眼与检查者的左眼对视,另一眼分别遮盖,检查左眼时则反之。检查者将视标(手指或点光源等)置于两人之间等距离处,在上下左右各方向由外向内缓慢移动。如被检者在各个方向与检查者同时看到视标,则视野大致正常。

(2)Amsler 表检查法:指引被检者将 Amsler 方格放于眼前 33cm 处,先右眼后左眼注视表格中心白点,描述所见。黄斑病变患者会感到中心暗影遮盖、直线扭曲、方格大小不一。

(3)自动视野计检查法:指引被检者坐于视野计前,调整座椅高度使被检者颌托、额托位置合适,根据检查需要遮盖眼睛并选择检查方式并进行检查。中心视野检查时,对年龄较大者需注意增加 +3.00D 左右的调节补偿;周边视野检查时,戴框架眼镜者需摘掉眼镜,以排除框架对视野的遮挡。

3. 色觉检查　色觉指视网膜黄斑区分辨颜色的能力,是视锥细胞的功能之一。色觉障碍分类:①色弱;②色盲,分为红色盲、绿色盲和全色盲。检查方法有:①色盲本检查法;②FM-100 色彩试验;③D-15 色盘试验;④色盲镜。

色盲本检查法:被检者坐位,自然光线下,将色盲图放于距被检眼 0.5m 处,要求 5s 内读出。检查者根据色盲本说明书判定检查结果。

4. 暗适应检查　暗适应是指当人们从明亮处进入暗处,起初一无所见,随着视网膜对光敏感度的增高,能够逐渐看清暗处物体的这一过程。主要用于评估视网膜视杆细胞的功能。临床用于帮助诊断视网膜色素变性、维生素 A 缺乏、肝病等疾病。检查方法有:①对比法;②夜光表法;③暗适应计法。

**（三）实际操作**

在老师指导下,学生互相作为观察对象,分组进行实际操作,并进行比较和学习。操作过程中,注意仪器的使用步骤,防止人员受伤或仪器损坏。

**（四）总结**

实训结束后,整理仪器设备,教师总结并布置实训报告书写要求。

## 五、实训考核

主要考查学生对视功能检查的掌握程度,教师批阅实训报告并结合实训过程,综合分析,进行考核。

## 六、参考课时

视功能检查为 1 课时。

（巩 玲）

# 实训二 眼附属器检查

## 一、实训目的与要求

学生通过对眼附属器检查的了解,需要掌握眼附属器的基本结构以及眼附属器的检查方法。具有眼科检查的基本技能,能在老师的指导下,对检查结果进行初步分析与判断。能利用所学的知识,进行医患沟通,能够正确书写眼科病历。

## 二、实训内容

1. 学习眼附属器的基本结构以及检查方法。
2. 在老师的指导下,进行眼附属器检查。

## 三、实训准备

1. 用物准备　开睑器、泪道探针、冲洗针头、注射器、生理盐水、泪液分泌试纸、2% 荧光素钠溶液或试纸、秒表、裂隙灯显微镜等。
2. 其他　隔离衣、检查环境等。

## 四、实训方法

**（一）操作前学习**

眼附属器的基本结构以及检查方法。

**（二）操作方法**

操作应遵循先右眼后左眼或先健眼后患眼,由外到内,左右对照进行检查。检查后,双手、器械、敷料应彻底消毒,防止交叉感染。

1. 眼睑检查　在自然光线下视诊,必要时触诊。检查内容为眼睑皮肤、睑裂、睑缘、睫毛等。

2. 泪器检查　检查方法有视诊、触诊、特殊检查。检查内容有泪腺和泪道。特殊检查如下：

（1）泪道冲洗和判断：受检者取坐位，头部微后仰并固定，眼向上注视。暴露下泪小点，将泪道冲洗针头垂直插入泪小点 1~2mm 后向鼻侧转动，使针头呈水平位，继而沿下泪小管走行方向将针头推进 3~5mm，注入生理盐水。

判断标准：

泪道通畅：注入无阻力，液体无反流，受检者诉液体流入鼻咽部。

泪道狭窄：注入有阻力，但加压冲洗后通畅。

泪小管阻塞：注入有阻力，冲洗液从原路返回，鼻咽部无液体流入。

泪总管阻塞：注入有阻力，从下泪小点冲洗时冲洗液自上泪小点反流，口咽鼻部无液体流入。

鼻泪管阻塞并泪囊炎：注入较多冲洗液后从上泪小点反流，并可带有黏脓性分泌物。

（2）泪液分泌试验（Schirmer 试验）：将 5mm × 40mm 消毒滤纸一端折弯 5mm，放置于下睑内侧 1/3 处结膜囊内，另一端垂挂于睑外，嘱受检者轻闭双眼并计时。5min 后取下并测量滤纸被泪液浸湿的长度。如检查前未滴表面麻醉药，主要评价泪腺的功能，<10mm 为分泌不足；如已滴表面麻醉药，主要评价副泪腺的功能，<5mm 为分泌不足。

（3）泪膜破裂时间（break-up time，BUT）测定：安置被检者，调试裂隙灯显微镜后，在被检者结膜囊内滴入 2% 荧光素钠眼液，嘱受检者眨眼数次后睁大受检眼，并开始计时，镜下持续观察角膜表面至出现第一个深蓝色斑（泪膜缺损）时为止，若 <10s 表明泪膜稳定性不良。

3. 结膜检查　检查方法有视诊、裂隙灯显微镜检查。检查内容为睑结膜、球结膜及穹窿结膜等形态结构的改变。

4. 眼球位置及运动检查　检查方法有视诊、Hertel 眼球突出度计。检查内容为眼球位置、眼球运动、斜视、眼球震颤；眼球突出或内陷。

5. 眼眶检查　检查方法有视诊、触诊、影像学检查。检查内容为两侧眼眶是否对称；眶缘有无缺损、压痛、肿物以及眶内压高低。

**（三）实际操作**

在老师指导下，学生互相作为观察对象，分组进行实际操作，并进行比较和学习。操作过程中，注意仪器的使用步骤，防止人员受伤或仪器损坏。

**（四）总结**

实训结束后，整理仪器设备，教师总结并布置实训报告书写要求。

## 五、实训考核

主要考查学生对眼附属器检查的掌握程度，教师批阅实训报告并结合实训过程，综合分析，进行考核。

## 六、参考课时

眼附属器检查为 1 课时。

（巩　玲）

# 实训三　眼 球 检 查

## 一、实训目的与要求

学生通过对眼球检查的了解,需要掌握眼球的基本结构以及检查方法,具有眼科检查的基本技能,能在老师的指导下,对检查结果进行初步分析与判断。能利用所学的知识,进行医患沟通,能够正确书写眼科检查病历。

## 二、实训内容

1. 学习眼球的基本结构以及常规的检查方法。
2. 在老师的指导下,进行眼球检查。

## 三、实训准备

1. 用物准备　笔试手电筒、遮眼板、裂隙灯显微镜、检眼镜等。
2. 其他　工作服、检查环境等。

## 四、实训方法

### （一）操作前的学习
学习眼球的基本结构以及常规的检查方法。

### （二）操作方法
1. 角膜检查　检查内容有角膜的形状、大小、曲度、透明度、光滑度;有无异物、混浊或新生血管及有无角膜后沉积物（KP）;角膜感觉是否正常。特殊检查法有角膜荧光染色;角膜曲率检查;角膜感觉检查。

2. 巩膜检查　检查内容有巩膜表面颜色,有无充血、结节、隆起及压痛等。注意区分是否由于黄疸引起巩膜黄染时,必须在自然光下进行。

3. 前房检查　检查内容有前房深浅,房角的开闭,房水有无混浊、前房闪辉（丁道尔氏征）、浮游物、积脓、积血及异物等。

4. 虹膜检查　检查内容有虹膜颜色、纹理、新生血管、色素脱失、萎缩、结节、形态,以及与角膜或晶状体有无粘连,有无根部断离、缺损及虹膜震颤。

5. 瞳孔检查　检查内容有瞳孔的大小和位置,边缘是否整齐,瞳孔反射是否灵活。两侧瞳孔是否等大等圆。

瞳孔反射分类:直接光反射、间接光反射和集合反射。

（1）直接光反射:在暗室内,受检眼被光源直接照射,该眼瞳孔迅速缩小的反应。

（2）间接光反射:在暗室内某侧眼被光源直接照射,对侧受检眼瞳孔迅速缩小的反应。

（3）集合反射:受检眼视近物时瞳孔缩小,伴有双眼球向鼻侧集合的反应。

6. 晶状体检查　检查需观察晶状体有无混浊,形态和位置是否正常。通过正常大小瞳孔只能看到晶状体全貌的1/3,散瞳后才能检查到晶状体全部。详细检查需在裂隙灯显微镜下进行。

7. 玻璃体检查　一般使用裂隙灯显微镜或检眼镜检查。检查内容有玻璃体有无混浊物、机化条索、液化和脱离等。注意玻璃体病变的形态及其与视网膜和晶状体位置的相互关系。

8. 眼底检查　需在裂隙灯显微镜或检眼镜下进行。

（1）检查内容

1）视盘：观察大小、形状及颜色，边缘是否清晰，是否存在病理凹陷。

2）视网膜：观察颜色，有无水肿、出血、渗出、增殖、裂孔及色素紊乱，视网膜血管的形态、颜色及动静脉比例是否正常。

3）黄斑部及中心凹光反射情况。

（2）眼底病变的记录：通常以视盘为标志，以表明病变部位与视盘之间的位置关系；以视盘的直径（1PD=1.5mm）为单位，来估计病变范围大小及与视盘之间的距离。病变水肿隆起或凹陷可根据病变与正常视网膜屈光度之差来计算，一般每差 3D 约等于 1mm（差为"+"者表示隆起，差为"-"者表示凹陷）。

**（三）实际操作**

在老师指导下，学生互相作为观察对象，分组进行实际操作，并进行比较和学习。操作过程中，注意仪器的使用步骤，防止人员受伤或仪器损坏。

**（四）总结**

实训结束后，整理仪器设备，教师总结并布置实训报告书写要求。

## 五、实训考核

主要考查学生对眼球常规检查的掌握程度，教师批阅实训报告并结合实训过程，综合分析，进行考核。

## 六、参考课时

眼球检查为 1 课时。

（巩　玲）

# 实训四　裂隙灯显微镜检查

## 一、实训目的与要求

学生通过对裂隙灯显微镜检查的了解，需要掌握裂隙灯显微镜的常规检查方法。具有眼科检查的基本技能，能在老师的指导下，对检查结果进行初步分析与判断。能利用所学的知识，进行医患沟通，能够正确书写检查结果。

## 二、实训内容

1. 学习裂隙灯显微镜的基本结构以及常规的检查方法。

2. 在老师的指导下，运用裂隙灯显微镜进行检查。

### 三、实训准备

1. 用物准备　裂隙灯显微镜、75%乙醇溶液等。
2. 其他　工作服、检查环境等。

### 四、实训方法

#### （一）操作前学习

裂隙灯显微镜由照明系统和双目显微镜组成。在强光下放大 10~40 倍检查眼部病变,不仅能够观察表浅病变,通过调节焦点和光源宽窄,做成"光学切面",观察深部组织病变及其前后位置。检查时一般是眼睑、泪小点、睫毛、结膜、角膜、前房、虹膜、瞳孔、晶状体及前部玻璃体等依次进行。

#### （二）操作方法

1. 仪器调整　显微镜调焦、调整瞳距,使裂隙灯与显微镜成 30°~50°夹角,灯光从颞侧照射检查部位。光线越窄,切面越细,层次越分明。

2. 被检者安置　协助被检者将下颌置颌托上,前额紧靠额托,调整座椅及仪器,使被检者舒适,被检眼外眦与眼位标志线对齐。嘱双眼睁开,向前平视。

3. 检查　检查者调整显微镜,使焦点落于眼部,根据检查需要选择检查方法。检查角膜时,可调整裂隙的长短及宽窄,使膜上出现清晰的光学六面体。旋动操作手柄,可进一步观察前房、虹膜、晶状体及前 1/3 玻璃体。如需检查晶状体周边部、其余部分玻璃体或眼底时,应提前散瞳,裂隙灯与显微镜的角度应降至 30°以下,加用前置镜或三面镜检查时,光线入射角应减少至 5°~13°或更小。

4. 检查方法

（1）弥散光照明法:利用集合光线,低倍放大,对角膜、虹膜、晶状体做全面的观察。

（2）直接焦点照明法:灯光焦点与显微镜焦点重合,裂隙光线照射在透明眼组织上,呈乳白色光学切面,用于观察角膜或晶状体弯曲度、厚度,有无异物或角膜后沉着物,以及浸润、溃疡等病变的层次和形态;将光线调成细小光柱,检查房水。

（3）角膜缘分光照明法:可发现角膜上极淡的混浊,如薄翳、水疱、穿孔、伤痕等。

（4）后部反光照明法:发现角膜上皮或内皮水肿、角膜后沉着物、新生血管、轻微瘢痕,以及晶状体空泡等。

（5）间接照明法:将裂隙调整至中等宽度,使光线照射在组织的一部分上,而观察同一组织邻近的另一部分,常用于观察虹膜。

（6）镜面反光照明法:观察角膜前后及晶状体前后囊的细微变化,如泪膜上的脱落细胞、角膜内皮的花纹、晶状体前后囊及成人核上的花纹。

#### （三）实际操作

在老师指导下,学生互相作为观察对象,分组进行实际操作,并进行比较和学习。操作过程中,注意仪器的使用步骤,防止人员受伤或仪器损坏。

#### （四）总结

实训结束后,整理仪器设备,教师总结并布置实训报告书写要求。

## 五、实训考核

主要考查学生对视功能检查的掌握程度,教师批阅实训报告并结合实训过程,综合分析,进行考核。

## 六、参考课时

裂隙灯显微镜检查为 1 课时。

(巩 玲)

# 实训五　前房角镜检查

## 一、实训目的与要求

学生通过对前房角镜检查的了解,需要掌握前房角镜的检查方法。具有眼科检查的基本技能,能在老师的指导下,对检查结果进行初步分析与判断。能利用所学的知识,进行医患沟通,能够正确书写检查结果。

## 二、实训内容

1. 学习前房角的基本结构以及常规的检查方法。
2. 在老师的指导下,运用前房角镜进行检查。

## 三、实训准备

1. 用物准备　前房角镜、裂隙灯显微镜、0.5% 丁卡因滴眼液、75% 乙醇溶液、1% 甲基纤维素滴眼液等。
2. 其他　工作服、检查环境等。

## 四、实训方法

（一）操作前学习

学习前房角的基本结构以及常规的检查方法。

（二）操作方法

1. 安置被检者　受检眼滴入 0.5% 丁卡因滴眼液 2 次。嘱受检者坐在裂隙灯前,调整坐高及仪器高低,使受检者下颌置于颌托上,前额紧贴的额托。

2. 前房角镜消毒　将前房角镜用肥皂溶液擦洗,并用 75% 乙醇溶液消毒。

3. 检查　将 1% 甲基纤维素滴眼液滴入前房角镜凹面内,检查者左手拇指提起受检眼上睑,右手拇指和示指持前房角镜稍倾斜,使其凹面向上。然后嘱受检眼稍往上注视,检查者右手的中指或环指轻拉受检眼下睑向下,将前房角镜靠近眼睑的边缘置入下穹窿部。再嘱受检眼向前注视,并以下穹窿部的前房角镜边缘为支点,迅速将前房角镜向上转动 90°,使其凹面与角膜面接触。将前房角镜的反射镜置于上方,以后沿颞侧旋转前房角镜和移动裂隙灯,依次连续检查下方、鼻侧、上方和颞侧前房角。先进行静态下检查。静态是指受检者向正前方注视,前房角镜保持在角膜中央位置,不向角膜施加任何压力。检查范围包括瞳孔缘、周边部虹膜、睫状体带、巩膜突、小梁网和前界线。注意前房角宽度和入射角,小梁网色素,有无虹膜周边前粘连,前房角血管等。如静态下检查不满意,应在动态下继续检查,以便能看到被检查侧前房角的全部情况。动态是指:①转动前房角镜,改变反射镜面的角度;②转动被检眼球,改变注视眼位。

4. 结果判断　宽角(W)为静态观察下,从前界线到睫状体带、虹膜根部等所有结构均能看到,有时还可看到梳状韧带。闭角(C)是在眼压已下降的情况下房角仍不能开放,说明已发生虹膜周边前粘连。窄角(N)分Ⅰ~Ⅳ级,分级如下:

窄角Ⅰ($N_1$):静态下能看到部分睫状体带。

窄角Ⅱ($N_2$):静态下只能看到巩膜突。

窄角Ⅲ($N_3$):静态下只能看到前部小梁。

窄角Ⅳ($N_4$):静态下只能看到 Schwalbe 线。

5. 注意事项　检查前,测量眼压并检查前房深度。静态检查时防止加压眼球,以免改变前房角形态。

### (三)实际操作

在老师指导下,学生互相作为观察对象,分组进行实际操作,并进行比较和学习。操作过程中,注意仪器的使用步骤,防止人员受伤或仪器损坏。

### (四)总结

实训结束后,整理仪器设备,教师总结并布置实训报告书写要求。

## 五、实训考核

主要考查学生对前房角镜检查的掌握程度,教师批阅实训报告并结合实训过程,综合分析,进行考核。

## 六、参考课时

前房角镜检查为 0.5 课时。

(巩 玲)

# 实训六　眼 压 测 量

## 一、实训目的与要求

学生通过对眼压测量的了解,需要掌握指测法、Schiötz 眼压计、Goldmann 压平式眼压计和非接触式眼压计的测量方法。具有眼科检查的基本技能,能在老师的指导下,对检查结果进行初步分析与判断。能利用所学的知识,进行医患沟通,能够正确书写检查结果。

## 二、实训内容

1. 学习眼压计的基本结构、测量原理及眼压的测量方法。
2. 在老师的指导下,应用眼压计进行眼压测量。

### 三、实训准备

1. 用物准备 Schiötz 眼压计、Goldmann 压平式眼压计、非接触式眼压计、0.5% 丁卡因滴眼液、75% 乙醇溶液、2% 荧光素钠眼液等。

2. 其他 工作服、检查环境等。

### 四、实训方法

#### （一）操作前学习

学习眼压计的基本结构和测量原理。正常人眼压值为 10~21mmHg。

#### （二）操作方法

1. 指测法

（1）特点：粗略估计眼压的高低。

（2）测量方法：检查者用两手示指指尖放在受检眼上睑皮肤近睑板上缘处，向球心方向交替触压眼球，感触眼球软硬程度。

（3）记录法：$T_n$ 正常；$T_{+1}$ 轻度硬，$T_{+2}$ 明显硬，$T_{+3}$ 硬如石；$T_{-1}$ 稍软，$T_{-2}$ 明显软，$T_{-3}$ 软如棉。

2. Schiötz 眼压计测量法

（1）特点：接触式、压陷式眼压计，测量值受眼球壁硬度的影响。

（2）测量方法：安置被检者平卧位，0.5% 丁卡因滴眼液滴眼 2 次，75% 乙醇溶液消毒眼压计足板。嘱被检眼向正上方注视，检查者左手分开上、下眼睑，并固定眶缘，右手持眼压计，将足板平稳地放在角膜正中。记下指针所示刻度，先用 5.5g 砝码连续测 2 次，其读数相差不应超过半度，若 5.5g 砝码测量读数小于 3.0，则换用 7.5g 砝码测量。

（3）记录方法：记录砝码 / 指针读数，查换算表得眼压值。

3. Goldmann 眼压计

（1）特点：接触式、压平式眼压计，测量值受角膜中央厚度的影响。

（2）测量方法：消毒测压头，被检眼表面麻醉，结膜囊内滴 2% 荧光素钠眼液使泪液染色。嘱受检者双眼睁大，向前平视，眼球勿动。将测量螺旋置于 1g 的刻度上，向前缓推操纵杆，使测压头逐渐向角膜中央靠拢，注意勿触及睫毛。当测压头触及角膜时，边缘即出现蓝光，显微镜内可见两个鲜黄绿色的半圆形环，调节操纵杆及升降螺旋，转动眼压计测压螺旋，直至两个半环的内界恰好相接为准，读取螺旋上的刻度。重复以上步骤，共测 3 次。

（3）记录方法：螺旋上的刻度乘 10，即得眼压的数值（kPa 或 mmHg）。3 次测量的数值相差不超过 0.067kPa（0.5mmHg）为准确。

4. 非接触眼压计

（1）特点：压平式眼压计，优点是避免交叉感染；缺点是当眼压过高时测量误差较大。

（2）测量方法：嘱受检眼注视测压头，调节焦点至监视屏上显示稳定的测量信号，系统自动发出一阵气体压平角膜，监视屏上自动显示眼压值和几次测量的平均值。

#### （三）实际操作

在老师指导下，学生互相作为观察对象，分组进行实际操作，并进行比较和学习。操作过程中，注意仪器的使用步骤，防止人员受伤或仪器损坏。

#### （四）总结

实训结束后，整理仪器设备，教师总结并布置实训报告书写要求。

### 五、实训考核

主要考查学生对眼压检查的掌握程度,教师批阅实训报告并结合实训过程,综合分析,进行考核。

### 六、参考课时

眼压计检查为 1 课时。

(巩 玲)

# 实训七　检眼镜检查

## 一、实训目的与要求

学生通过对检眼镜检查的了解,需要掌握直接检眼镜和间接检眼镜的检查方法。具有眼科检查的基本技能,能在老师的指导下,对检查结果进行初步分析与判断。能利用所学的知识,进行医患沟通,能够正确书写眼科检查结果。

## 二、实训内容

1. 学习检眼镜的基本结构及检查方法。
2. 在老师的指导下,运用检眼镜进行检查。

## 三、实训准备

1. 用物准备　直接检眼镜、间接检眼镜等。
2. 其他　工作服、检查环境等。

## 四、实训方法

### (一)操作前学习

直接检眼镜所见眼底为放大 16 倍的正像,可见范围小,但能看清眼底的微细变化,一般不需散瞳。间接检眼镜所见眼底为放大 4 倍的倒像,可见范围大,但需要散瞳。

### (二)操作方法

1. 直接检眼镜检查法　先右眼后左眼,采取“三右三左”方法检查,即检查右眼时,检查者右手持镜,立于被检者右侧,用右眼观察,检查左眼反之。

(1)仪器调整:接通电源,根据检查需要,调整光阑选择合适光斑,检查者示指放在检眼镜透镜转盘上,其余手指握住镜柄。

(2)检查

1)透照法检查屈光间质:距受检者眼前 10~15cm,用 +12D~+20D 观察角膜与晶状体,用 +8D~+10D 观察玻璃体。检眼镜灯光射入瞳孔,如瞳孔区呈均匀一致的橙红色反光则表明屈光间质无混浊,如在橙红色反光中出现黑影则屈光间质有混浊。嘱受检眼上、下、左、右转动,如黑影为顺动,表明混浊位于晶状体前方;如为逆动,表明混浊位于晶状体后方;如不动则混浊位于晶状体。

2）眼底检查：嘱受检者向正前方注视，将检眼镜透镜盘拨到"0"处，逐渐移近受检眼，以不触及睫毛为度，调整透镜转盘，直至眼底清晰可见。①视盘检查：光线自颞侧约 15°处射入，观察视盘形状、大小、颜色、边界是否清晰，有无隆起及隆起的程度，杯盘比例（C/D），有无近视弧形斑等。②视网膜及血管检查：光阑调至无赤滤光片，观察血管有无先天异常，动静脉直径比（A/V 正常为 2：3），有无视盘血管搏动，视网膜睫状血管等；观察视网膜有无渗出、出血、色素、瘢痕、豹纹状改变、视网膜脱离等。眼底周边部检查时，嘱患眼向上、下、左、右各方向注视，或变动检眼镜角度。③黄斑检查：光阑调至小光斑，嘱患者注视检眼镜光源，观察中心凹反射是否存在，有无水肿、渗出、出血、裂孔、瘢痕、机化条索等。

（3）注意事项：需散瞳做详细检查者，应在排除闭角型青光眼的情况下，选择适当的散瞳剂。

2. 间接检眼镜检查法

（1）检查方法：先用弱光照射受检眼，使之明适应，此时在红光背景下观察有无混浊。进行眼底检查时，检查者手持物镜，距眼 5cm，检查者的视线与目镜、物镜及受检眼的瞳孔和受检查部位在一条直线上。先检查周边部、赤道部，最后检查黄斑部。

（2）注意事项：尽量减少黄斑照射时间，以免造成光损伤。

（三）实际操作

在老师指导下，学生互相作为观察对象，分组进行实际操作，并进行比较和学习。操作过程中，注意仪器的使用步骤，防止人员受伤或仪器损坏。

（四）总结

实训结束后，整理仪器设备，教师总结并布置实训报告书写要求。

## 五、实训考核

主要考查学生对检眼镜检查的掌握程度，教师批阅实训报告并结合实训过程，综合分析，进行考核。

## 六、参考课时

检眼镜检查为 1 课时。

（巩　玲）

# 实训八　睑　腺　炎

## 一、实训目的与要求

通过对睑腺炎患者的了解，掌握睑腺炎的特点及治疗原则。熟悉睑腺炎的药物及手术治疗。了解睑腺炎的病因。能在带教老师的指导下，对睑腺炎患者进行病史采集，运用聚光手电筒进行睑腺炎的检查。根据病史、体检进行综合分析，提出睑腺炎的治疗原则，对需要手术的患者进行睑腺炎术前指导，能利用所学的知识，进行医患沟通。

## 二、实训内容

1. 学生对睑腺炎患者进行病史采集。

2. 在老师的指导下,学生能够运用聚光手电筒对睑腺炎患者进行眼部检查。

3. 学生根据病史及体格检查结果进行综合分析,提出睑腺炎的治疗原则。

4. 学生帮助需要进行手术的患者进行睑腺炎术前准备,讲解睑腺炎的健康教育,了解术后注意事项。

## 三、实训准备

1. 学生实训前复习睑腺炎的分类、临床表现、治疗原则及需要手术的患者进行术前准备。

2. 老师选取典型病例的患者并取得患者同意,进行实训前的准备。

3. 对患者完成常规的体格检查,并且有书写记录,保存在门诊病历内。

## 四、实训方法

1. 老师讲解此次实训教学内容的安排及实训前的理论教学,回答学生对实训内容的有关问题。

2. 学生分组,在老师的指导下,对睑腺炎患者进行病史采集。睑腺炎引起的症状有:患处呈现红、肿、热、痛等急性炎症典型表现。外睑腺炎的炎症反应主要位于睫毛根部的睑缘处。内睑腺炎被局限于睑板腺内,眼睑红肿较为局限,病变处可触及硬结并有压痛。睑腺炎发生数日后,可形成黄色脓点。

3. 学生根据患者视功能及眼部检查的结果,结合常规的体格检查及辅助检查结果进行综合分析,提出睑腺炎的治疗原则,判断是否需要手术。对于需要手术的患者进行睑腺炎术前准备。

4. 睑腺炎手术后注意事项。观察患者有无局部出血或其他不适,10min 后可结束院内观察,按医嘱用药和门诊随访。

5. 实训结束,老师进行总结,学生准备书写睑腺炎疾病的实训报告,实训报告的书写内容及格式参照实训报告考核表,按时统一上交老师,以便老师进行考核。

## 五、实训考核

在学生根据实训的内容撰写实训报告后,老师根据学生对睑腺炎患者的检查及实训报告的分析情况进行考核。分析教学中可取的方法,总结实训过程中的不足,以便更好地开展实训教学。

## 六、参考课时

睑腺炎疾病为 0.5 课时。

(闫锡秋)

# 实训九 慢性泪囊炎

## 一、实训目的与要求

学生通过对慢性泪囊炎患者的了解,需要掌握慢性泪囊炎的临床表现及治疗原则;熟悉慢性泪囊炎的手术方式;了解慢性泪囊炎的病因。能在带教老师的指导下,对慢性泪囊炎患者进行病史采集,运用泪道冲洗进行泪道疾病的检查。能利用所学的知识,进行医患沟通,重点向患者或家属讲解慢性泪囊炎手术方式,以取得理解和配合;并能进行正确的心理疏导。根据病史、体检及辅助检查结果进行综合分析,提出慢性泪囊炎的治疗原则。

## 二、实训内容

1. 学生对慢性泪囊炎患者进行病史采集。
2. 在老师的指导下,学生能够运用泪道冲洗对泪道疾病的患者进行检查。
3. 学生根据体检及辅助检查结果进行综合分析,提出慢性泪囊炎的治疗原则。
4. 学生对于需要进行手术的慢性泪囊炎患者,帮助进行术前检查,提出手术方式,了解术后注意事项。

## 三、实训准备

1. 学生实训前复习慢性泪囊炎的病因、临床表现、治疗原则及需要手术的患者术前检查的内容。
2. 老师选取典型病例的患者,并取得患者的同意,进行实训前的准备。
3. 老师准备检查的仪器如泪道冲洗针头及荧光素钠染料,了解设备的使用状况,以便能够进行正常的教学。
4. 患者完成常规的体格检查及辅助检查,并且有结果保存在病历内。

## 四、实训方法

1. 学生在实训教室听取老师对此次实训教学内容的安排及实训前的理论,老师回答学生对实训内容的有关问题,特别是对慢性泪囊炎疾病,学生需要更进一步的了解,以便能够圆满地完成对慢性泪囊炎疾病的实训。

2. 学生分组,在老师的带领和指导下,对慢性泪囊炎患者进行病史采集。慢性泪囊炎引起的症状有以下方面。①溢泪:与鼻泪管阻塞有关;②内眦部下睑皮肤出现湿疹:由于长期泪液浸渍,可引起下睑和面颊部湿疹性皮炎;③溢脓:与泪囊慢性化脓炎症有关,在压迫泪囊区时,则有黏液或黏液脓性分泌物自泪小点溢出;④黏液性囊肿:由于分泌物大量潴留时泪囊扩张,可形成泪囊黏液性囊肿;⑤结膜充血:由于长期泪液浸渍,从而引起慢性刺激性结膜炎;⑥下睑外翻:患者不断揩拭眼泪,长期作用可致下睑外翻,从而加重溢泪症状。

3. 学生在老师的指导下,对慢性泪囊炎患者的检查重点是泪器。学生能够运用染料和泪道冲洗方法进行泪道的检查,主要观察泪道阻塞的部位,有否分泌物等。还可进行泪道造影,CT 检查。

4. 学生根据患者眼部的检查,结合常规的体格检查及辅助检查结果进行综合分析,提出慢性泪囊炎的治疗原则。慢性泪囊炎的治疗有泪囊鼻腔吻合术、鼻泪管支架植入术、药物治疗等方法。泪囊鼻腔吻合术是慢性泪囊炎彻底治疗的方法,常用术式是经内眦皮肤径路泪囊鼻腔吻合术,近年来开展了经鼻内镜下泪囊鼻腔吻合术;对因各种原因不能行上述手术者,可考虑行泪囊摘除术。帮助患者进行术前检查,如:

(1)鼻腔检查:了解是否合并鼻腔疾病,如果有鼻腔疾病存在,请鼻科医师进行治疗,鼻腔疾病治疗痊愈后,方可行眼科手术。

(2)全身情况:需要知道除外影响手术的严重疾病。

(3)术前用药:术前常规滴用抗生素眼药水及鼻腔黏膜收缩剂 2~3d, 3~4 次 /d。

5. 慢性泪囊炎手术后注意事项　手术后患者必须安静休息,半卧位,不要食用过热的食物,不要用力擤鼻涕,以免鼻腔出血。术后如出现鼻腔出血,要及时报告医生进行处理。术后换药后可局部点眼药水及药膏,鼻腔滴用抗生素药水及鼻腔黏膜收缩剂。手术后避免咳嗽、打喷嚏。如有咳嗽应服镇咳药,以免影响伤口的正常愈合,或引起鼻腔出血;一些患者要拆线,注意切口的愈合情况;定期行泪道冲洗或进行鼻内镜的换药,半个月内限制剧烈活动,手术后1 个月内要避免剧烈运动和负重,以免用力过度出血。

6. 实训结束,帮助整理好设备。老师进行总结,学生准备书写慢性泪囊炎疾病的实训报告,实训报告的书写内容及格式参照实训报告考核表,按时统一上交老师,以便老师进行考核。

## 五、实训考核

学生根据实训的内容撰写实训报告后,老师根据学生对慢性泪囊炎患者的检查及实训报告的分析情况进行考核。分析教学中可取的方法,总结实训过程中的不足,以便更好地开展实训教学。

## 六、参考课时

慢性泪囊炎疾病为 1 课时。

（黄　健）

# 实训十　结　膜　炎

## 一、实训目的与要求

学生通过对结膜炎患者的了解,需要掌握细菌性结膜炎的临床表现及治疗;病毒性结膜炎的临床表现及治疗;沙眼的临床表现、后遗症和并发症、诊断及治疗;熟悉细菌性结膜炎、病毒性结膜炎及沙眼的病因;春季角结膜炎的临床表现及治疗。了解细菌性结膜炎及病毒性结膜炎分型。能在带教老师的指导下,对结膜炎患者进行病史采集和检查,并根据病史、体格检查及辅助检查结果进行综合分析,明确结膜炎的诊断,提出相应的治疗原则。能利用所学的知识进行医患沟通,重点向患者或家属讲解细菌性结膜炎、病毒性结膜炎、沙眼、春季角结膜炎的病情特点及治疗原则,以取得理解和配合,并能进行正确的心理疏导。

## 二、实训内容

1. 学生对结膜炎患者进行病史采集。

2. 在老师的指导下,学生能够运用裂隙灯显微镜对结膜炎患者进行眼部检查。

3. 学生根据体检及辅助检查结果进行综合分析,明确诊断,提出结膜炎的治疗原则及相应的治疗。

4. 学生提出对于结膜炎疾病如何进行预防,了解相关注意事项。

## 三、实训准备

1. 学生实训前复习结膜炎的分类、临床表现、治疗原则及预防措施。

2. 老师选取典型病例的患者,并取得患者的同意,进行实训前的准备。

3. 老师对检查仪器如裂隙灯显微镜进行检查,了解仪器的使用状况,以便能够进行正常的教学。

4. 患者完成常规的体格检查及辅助检查,并且有结果保存在病历内。

## 四、实训方法

1. 学生在实训教室听取老师对此次实训教学内容安排及实训前的理论教学。老师回答学生对实训内容的有关问题,特别是对细菌性结膜炎疾病,学生需要有更进一步的了解,以便能够圆满地完成对结膜炎疾病的实训教学。

2. 学生分组,在老师的带领和指导下,对结膜炎患者进行病史采集。结膜炎患者的症状常有异物感、烧灼感、痒、畏光、流泪和分泌物增多。

3. 学生在老师的指导下,在检查室对患者进行眼部的检查。对结膜炎患者检查的重点是学生能够运用裂隙灯显微镜进行结膜的检查,主要观察结膜充血、结膜分泌物、乳头增生、结膜水肿和滤泡等。①结膜充血:是急性结膜炎最常见的体征;②结膜分泌物:细菌性结膜炎呈浆液、黏液或脓性,淋病奈瑟菌性和脑膜炎球菌性结膜炎为大量脓性分泌物,病毒性结膜炎呈水样或浆液性,过敏性结膜炎呈黏稠丝状;③乳头增生:由增生肥大的上皮层皱叠或隆凸形成,裂隙灯下见中心有扩张的毛细血管到达顶端,并呈轮辐样散开;④滤泡形成:由淋巴细胞反应引起,呈外观光滑、半透明隆起的结膜改变;⑤球结膜水肿:由渗出液进入到疏松的球结膜下组织所导致;⑥耳前淋巴结肿大:是病毒性结膜炎的一个重要体征,还可见于衣原体性结膜炎、淋病奈瑟菌性结膜炎,儿童睑板腺感染时也可有耳前淋巴结肿大。

4. 学生根据患者眼部的检查,结合体格检查及辅助检查结果进行综合分析,明确诊断,提出结膜炎的治疗原则。

5. 实训结束,学生帮助整理好仪器设备。老师进行总结,学生准备书写结膜炎疾病的实训报告,实训报告的书写内容及格式参照实训报告考核表,按时统一上交老师,以便老师进行考核。

## 五、实训考核

学生根据实训的内容撰写实训报告,老师根据学生对结膜炎患者的检查及实训报告的分析情况进行考核。分析教学中可取的方法,总结实训过程中的不足,以便更好地开展实训教学。

## 六、参考课时

结膜炎疾病为 1 课时。

（佘青松）

# 实训十一 角 膜 炎

## 一、实训目的与要求

学生通过对角膜炎患者的了解,需要掌握细菌性角膜炎、单纯疱疹病毒性角膜炎及真菌性角膜炎的临床表现及治疗。熟悉角膜炎的病因、病理、临床表现及治疗原则。了解角膜染色法、刮片法、碘酊烧灼等临床常用的角膜检查及治疗方法。能够在带教老师的指导下,对角膜病患者进行病史采集,运用裂隙灯显微镜进行角膜染色检查。具备对细菌性角膜炎、单纯疱疹病毒性角膜炎及真菌性角膜炎鉴别诊断及基本的处理能力。能利用所学的知识,进行医患沟通,重点向患者或家属讲解细菌性角膜炎、单纯疱疹病毒性角膜炎及真菌性角膜炎的临床表现、实验室检查结果治疗过程,以取得理解和配合;并能进行正确的心理疏导。

## 二、实训内容

1. 带教老师详细讲解各种类型角膜炎典型病例的临床表现、实验室检查及治疗方法。
2. 在带教老师的指导下,学生对角膜炎患者进行病史采集,运用裂隙灯显微镜进行眼部检查。
3. 带教老师示教常用角膜检查及治疗方法。
4. 学生根据病史、临床表现及实验室检查结果综合分析,作出初步诊断,提出相应的治疗原则。

## 三、实训准备

1. 学生实训前复习角膜炎的病因、病理、临床表现及治疗原则。
2. 带教老师筛选典型病例,征得患者同意,进行实训前的准备。

## 四、实训方法

1. 学生在带教老师的指导下,加深对角膜炎临床表现的认识。症状有眼痛、畏光、流泪,重者有眼睑痉挛、视物模糊、分泌物增多。体征有球结膜充血、水肿、角膜浸润、溃疡、前房积脓、角膜知觉减退、角膜瘢痕、新生血管。
2. 在带教老师的指导下,学生对角膜炎患者进行病史采集。
（1）细菌性角膜炎:角膜外伤后感染或剔除角膜异物后感染,无菌操作不严格,滴用污染的表面麻醉剂及荧光素等也是常见的诱发因素。一些局部乃至全身疾病如干眼症、慢性泪囊炎、眼睑炎症、佩戴角膜接触镜、糖尿病、免疫缺陷、局部或全身长期应用免疫抑制剂等也可降低机体对致病菌的抵抗力,使角膜的易感性增加。一般起病急骤。
（2）真菌性角膜炎:风险因素有植物性外伤史;长期使用抗生素或糖皮质激素造成眼表

免疫环境改变或菌群失调；长期佩戴接触镜；长期应用免疫抑制剂或全身免疫力低下者。该病起病缓慢，一般多呈现亚急性经过，患者眼痛、刺激症状较轻，与体征的严重性极不相称。

（3）病毒性角膜炎：病因包括患者免疫力减退、不适刺激等是该病的诱发因素。长期使用皮质激素、免疫抑制剂或全身免疫力低下。患者有明显的眼痛、异物感及眼部刺激症状。

3. 运用裂隙灯显微镜进行眼部检查

（1）细菌性角膜炎：病变早期可见角膜灰白或灰黄色浸润灶，边界清楚，邻近组织水肿。浸润灶迅速扩大，形成溃疡。前房可有不同程度积脓。

（2）真菌性角膜炎：角膜病灶呈灰白色、致密，表面干燥、欠光泽，呈牙膏样或苔垢样外观。可在病灶周围出现免疫环，部分病例可见"伪足"或"卫星灶"，角膜后可有斑块状沉着物（内皮斑）。常伴有严重的虹膜睫状体炎反应，出现灰白色的黏稠前房积脓。

（3）病毒性角膜炎：典型的上皮型单纯疱疹病毒性角膜炎早期表现为树枝状溃疡，树枝末端可见分叉和结节状膨大，周围可见水肿的边界，荧光素染色中央部溃疡呈深绿色，病灶边缘为淡绿色，病情进展则发展为地图状角膜溃疡。

4. 带教老师示教临床常用的角膜检查及治疗方法。可行角膜荧光素染色检查；角膜病灶刮片简单、快速，是门诊筛查病原体的有效检查方法；角膜共聚焦显微镜作为一种非侵入性临床检查，对一些感染性角膜疾病的早期诊断具有重要的作用。

5. 学生根据患者视功能及眼部检查的结果，结合常规的体格检查及辅助检查结果进行综合分析，提出角膜炎的治疗原则，判断是否需要手术。

6. 实训结束，帮助整理好仪器设备。老师进行总结，学生准备书写实训报告，实训报告的书写内容及格式参照实训报告考核表，按时统一上交老师，以便老师进行考核。

## 五、实训考核

在学生根据实训的内容撰写实训报告后，老师根据学生对角膜炎患者的检查及实训报告的分析情况进行考核。分析教学中可取的方法，总结实训过程中的不足，以便更好地开展实训教学。

## 六、参考课时

角膜炎疾病为 1 课时。

（黄　健）

# 实训十二　葡萄膜炎

## 一、实训目的与要求

通过对葡萄膜炎患者的了解，需要掌握虹膜睫状体炎的临床表现、鉴别诊断及治疗；熟悉葡萄膜炎的临床分类及病因；了解中间葡萄膜炎及后葡萄膜炎的临床表现及治疗；交感性眼炎、Vogt-小柳原田综合征的概念、临床表现及治疗。能在带教老师的指导下，能利用所学的知识，进行医患沟通，对葡萄膜炎患者进行病史采集。根据病史、体检及辅助检查结果进行综合分析，明确葡萄膜炎的诊断，提出相应的治疗原则。并能进行正确的心理疏导。

## 二、实训内容

1. 学生对葡萄膜炎患者进行病史采集。

2. 在老师的指导下,学生能够运用裂隙灯显微镜对葡萄膜炎患者进行眼部检查。

3. 学生根据体检及辅助检查结果进行综合分析,提出葡萄膜炎的治疗原则。

4. 学生对于需要进行病因检查的患者,做好各项准备,了解基本病因检查。

## 三、实训准备

1. 学生实训前复习葡萄膜炎的分类、临床表现、治疗原则及需要全身检查的内容。

2. 老师选取典型病例的患者,并取得患者的同意,进行实训前的准备。

3. 老师对于检查的仪器如裂隙灯显微镜及检眼镜进行检查,了解仪器的使用状况,以便能够进行正常的教学。

4. 患者完成常规的体格检查及辅助检查,并且有结果保存在病历内。

## 四、实训方法

1. 学生在实训教室听取老师对此次实训教学内容的安排及实训前的理论教学,老师回答学生对实训内容的有关问题,特别是对葡萄膜炎疾病,学生需要有更进一步的了解,以便能够圆满地完成对葡萄膜炎疾病的实训教学。

2. 学生分组,在老师的带领和指导下,对葡萄膜炎患者进行病史采集。葡萄膜炎引起的症状有:眼痛、视力减退、畏光、流泪、眼睑痉挛。

3. 学生在老师的指导下,在检查室对患者进行眼部检查,对葡萄膜炎患者检查的重点是学生能够运用裂隙灯显微镜进行虹膜、睫状体及脉络膜的检查,主要观察如下:睫状充血、房水混浊、角膜后沉着物(KP)、虹膜改变、瞳孔改变、晶状体改变、玻璃体和眼底改变。

4. 学生根据患者视功能及眼部的检查结果,结合常规的体格检查及辅助检查结果进行综合分析,提出葡萄膜炎的治疗原则,判断是否需要进行全身检查。

5. 实训结束,帮助整理好仪器设备。老师进行总结,学生准备书写葡萄膜炎疾病的实训报告,实训报告的书写内容及格式参照实训报告考核表,按时统一上交老师,以便老师进行考核。

## 五、实训考核

在学生根据实训的内容撰写实训报告后,老师根据学生对葡萄膜炎患者的检查及实训报告的分析情况进行考核。分析教学中可取的方法,总结实训过程中的不足,以便更好地开展实训教学。

## 六、参考课时

葡萄膜炎疾病为 1 课时。

（王　锐）

# 实训十三　原发性青光眼

## 一、实训目的与要求

原发性青光眼是青光眼的重点和难点,学生通过对青光眼患者的了解,需要掌握急性闭角型青光眼的病因、临床分期、临床表现、治疗原则及治疗措施;开角型青光眼的临床表现、诊断及治疗原则。熟悉慢性闭角型青光眼的临床表现、诊断及治疗原则。了解急性闭角型青光眼的发病机制和手术方式。能在带教老师的指导下,对青光眼患者进行病史采集,运用裂隙灯显微镜及检眼镜对患者进行检查。根据病史、体格检查及辅助检查结果进行综合分析,提出原发性青光眼的治疗原则及治疗措施。能利用所学的知识,进行医患沟通,重点向患者或家属讲解急性闭角型青光眼、慢性闭角型青光眼、开角型青光眼的病情变化、治疗过程及注意事项,以取得理解和配合;并能进行正确的心理疏导。

## 二、实训内容

1. 对青光眼患者进行病史采集。
2. 在老师的指导下,学生能够运用裂隙灯显微镜及检眼镜对患者进行眼部检查。
3. 学生根据体检及辅助检查结果进行综合分析,提出青光眼的治疗原则。
4. 学生对于需要进行手术治疗的青光眼患者,帮助进行术前检查,提出手术方式,了解术后注意事项。

## 三、实训准备

1. 学生实训前复习急性闭角型青光眼的病因、临床表现、治疗原则及手术患者的术前术后注意事项。
2. 老师选取典型病例,并取得患者的同意,进行实训前的准备。
3. 老师准备好检查所需设备,如裂隙灯显微镜、检眼镜、眼压计、前房角镜、视野计等,以便能进行正常的教学。
4. 患者完成常规的体格检查及辅助检查,如视盘、眼压、视野等。

## 四、实训方法

1. 在实训室对此次实训教学内容进行讲解及安排,回答学生对青光眼疾病的有关问题。
2. 学生分组,在带领老师的指导下,对青光眼患者进行病史采集。老师针对采集到的病史指导学生进行综合分析,培养学生分析问题、解决问题的能力,培养学生正确的临床思维能力。
3. 学生在老师的指导下,在检查室对患者进行视功能及眼部检查,如视力、眼附属器、眼球前段、眼底及视野等。
（1）眼附属器检查:主要包括眼睑、泪器、结膜、眼球位置及运动等。
（2）眼球前段检查:主要观察眼部充血情况、角膜透明度、角膜后有无沉着物、前房、瞳孔大小及对光反射;原发性急性闭角型青光眼急性发作时,球结膜混合充血,角膜混浊水肿,角膜后色素性 KP,前房极浅,周边部前房几近消失,瞳孔散大,呈竖椭圆形,对光反射迟钝或消失。急性发作后,眼前节常留有永久性的损害,如角膜后色素沉着、虹膜色素脱失和节段性萎缩、瞳孔散大固定,晶状体前囊下出现点片状混浊(称为青光眼斑)。绝对期眼压持久升高,反复出现角膜大泡或上皮剥脱,也可发生角膜带状混浊及巩膜葡萄肿。

(3)眼底检查:原发性开角型青光眼出现以下情况。①视盘上、下方局限性盘沿变窄,或形成切迹,垂直径 C/D 值增大;②视盘凹陷进行性扩大和加深;③双眼视盘凹陷不对称,C/D 差值 >0.2;④视网膜神经纤维层缺损;⑤视盘或盘周可有浅表性线状出血。

4. 根据患者临床表现及眼部检查的结果,结合常规的体格检查及辅助检查结果进行综合分析,明确诊断、治疗原则及治疗措施,判断手术时机以及手术方式。对于需要手术治疗的患者,完善术前检查,如:①视力、眼附属器、眼前段及眼压;②前房角镜检查,判断房角的类型,对选择青光眼手术方式具有重要意义;③尽可能地了解眼底等眼后节情况,判断视神经受损情况;④帮助患者进行 OCT、眼电生理等其他检查,以便判断视神经受损及术后恢复情况;⑤了解全身情况,帮助患者进行血常规、血糖、凝血功能、心电图、胸片等检查,排除影响手术的严重疾病。

5. 术后注意事项　手术后患者敷料包扎术眼,安静休息,注意睡觉时不压迫术眼;术后如感到术眼疼痛并伴有头痛、恶心等症状,要及时报告医生以对症处理,防止高眼压;手术后半个月内限制剧烈活动,手术后 1 个月内要避免剧烈运动和负重,以免用力过度使眼压过高而引起手术伤口裂开;若有便秘现象要用药物帮助排便,如开塞露等,以防排便时用力,引起眼压升高。患者应保持心情开朗,保证睡眠,预防感冒、咳嗽等,按时复诊,定期复查眼压、视野、视盘情况。

6. 实训结束,学生帮助整理好仪器设备。老师进行总结,学生准备书写青光眼的实训报告。

## 五、实训考核

在学生根据实训的内容撰写实训报告后,老师根据学生对青光眼患者的检查及实训报告的分析情况进行考核,分析教学中可取的方法,总结实训过程中的不足,以便更好地开展实训教学。

## 六、参考课时

原发性青光眼实训为 1 课时。

(余青松)

# 实训十四　白　内　障

## 一、实训目的与要求

通过对白内障患者的了解,需要掌握年龄相关性白内障的临床分型;皮质性白内障的临床分期;外伤性白内障、糖尿病性白内障及后发性白内障的发病特点及治疗原则;白内障手术适应证及术前检查。熟悉白内障的分类及年龄相关性白内障的治疗。了解先天性白内障、并发性白内障及药物和中毒性白内障临床表现及治疗原则;白内障手术方法;白内障患者术后视力恢复的解决方法及术后注意事项。能在带教老师的指导下,对白内障患者进行病史采集,运用裂隙灯显微镜进行白内障的检查。能利用所学的知识,进行医患沟通,重点向患者讲解年龄相关性白内障、外伤性白内障、糖尿病性白内障的病情变化,白内障的手术适应证及治疗过程,以取得理解和配合;并能进行正确的心理疏导。

## 二、实训内容

1. 学生对白内障患者进行病史采集。

2. 在老师的指导下,学生能够运用裂隙灯显微镜对白内障患者进行眼部检查。

3. 学生根据体检及辅助检查结果进行综合分析,提出白内障的治疗原则。

4. 学生帮助需要进行手术的患者进行白内障术前检查,提出术后视力恢复的解决方法,了解术后注意事项。

## 三、实训准备

1. 学生实训前复习白内障的分类、临床表现、治疗原则及需要手术的患者术前检查的内容。

2. 老师选取典型病例的患者,并取得患者的同意,进行实训前的准备。

3. 老师对于检查的仪器如裂隙灯显微镜及检眼镜进行检查,了解仪器的使用状况,以便能够进行正常的教学。

4. 患者完成常规的体格检查及辅助检查,并且有结果保存在病历内。

## 四、实训方法

1. 学生在实训教室听取老师对此次实训教学内容的安排及实训前的理论教学,老师回答学生对实训内容的有关问题,特别是对白内障疾病,学生需要有更进一步的了解,以便能够圆满地完成对白内障疾病的实训教学。

2. 学生分组,在老师的带领和指导下,对白内障患者进行病史采集。白内障引起的症状有三方面。①视力障碍:它与晶状体混浊程度和部位有关;②对比敏感度下降:在高空间频率上的对比敏感度下降尤为明显;③屈光改变:核性白内障时晶状体核屈光指数增加,晶状体屈折力增强,产生核性近视。

3. 学生在老师的指导下,在检查室对患者进行视功能及眼部的检查,对白内障患者检查的重点是学生能够运用裂隙灯显微镜进行晶状体的检查,主要观察晶状体有无混浊及混浊的部位、范围,对视力的影响程度,有无脱位,是半脱位还是全脱位。

4. 学生根据患者视功能及眼部检查的结果,结合常规的体格检查及辅助检查结果进行综合分析,提出白内障的治疗原则,判断是否需要手术。对于需要手术的患者,帮助患者进行白内障术前检查,如:测量眼压、角膜内皮细胞数检查、晶状体核硬度、眼电生理、可能的眼底检查、角膜曲率和眼轴长度的测量及人工晶状体的度数。还需了解全身情况。帮助患者冲洗泪道和结膜囊。术眼需要常规滴用抗菌眼药水 2~3d, 3~4 次 /d。术前需要散大瞳孔,以便手术。

5. 白内障手术后注意事项 手术后患者必须安静休息,不要用力低头,不要用力揉眼,睡觉时不要按压术眼。术后如感到术眼疼痛并伴有头痛、恶心等症状,要及时报告医生以对症处理。术后换药后可局部点眼药水或药膏,局部用药时要注意卫生,将手洗干净,对于年龄大的患者建议让家人帮助点眼药水或药膏。手术后避免揉擦、碰撞术眼;半个月内限制剧烈活动,手术后 1 个月内要避免剧烈运动和负重,以免用力过度使眼压过高而引起手术切口裂开。

6. 实训结束,帮助整理好仪器设备。老师进行总结,学生准备书写白内障疾病的实训报告,实训报告的书写内容及格式参照实训报告考核表,按时统一上交老师,以便老师进行考核。

### 五、实训考核

在学生根据实训的内容撰写实训报告后,老师根据学生对白内障患者的检查及实训报告的分析情况进行考核。分析教学中可取的方法,总结实训过程中的不足,以便更好地开展实训教学。

### 六、参考课时

白内障疾病为 1 课时。

（黄　健）

# 实训十五　视网膜脱离

### 一、实训目的与要求

学生通过对视网膜脱离患者的了解,需要掌握视网膜脱离的临床表现及治疗原则;熟悉视网膜脱离的分类;了解视网膜脱离的治疗方法。能在带教老师的指导下,对视网膜脱离患者进行病史采集,运用检眼镜进行视网膜脱离的检查。能利用所学的知识,进行医患沟通,重点向患者或家属讲解治疗视网膜脱离手术方式,以取得理解和配合;并能进行正确的心理疏导。根据病史、体检、辅助检查及眼底照相结果进行综合分析,提出视网膜脱离的治疗原则,帮助需要激光或手术的患者进行激光手术前检查。了解视网膜脱离患者的预后。

### 二、实训内容

1. 学生对视网膜脱离患者进行病史采集。
2. 在老师的指导下,学生能够运用检眼镜及眼底照片对视网膜脱离者进行眼部检查。
3. 学生根据体检及辅助检查结果综合分析,提出视网膜脱离的治疗原则。
4. 学生帮助需要进行激光或手术的患者进行视网膜脱离激光及手术前检查,提出视力恢复的解决方法,了解激光或手术后注意事项。

### 三、实训准备

1. 学生实训前复习视网膜脱离的临床表现、治疗原则及需要激光或手术的患者检查的内容。
2. 老师选取典型病例的患者,并取得患者的同意,进行实训前的准备。
3. 老师对于检查的仪器如检眼镜进行检查,了解仪器的使用状况,以便能够进行正常的教学。
4. 患者完成眼部 B 超、眼底照相,常规的体格检查及辅助检查,并且有结果保存在病历内。

## 四、实训方法

1. 学生在实训教室听取老师对视网膜脱离疾病实训教学内容的安排及实训前的理论教学。

2. 学生分组,在老师的带领和指导下,对视网膜脱离患者进行病史采集。视网膜脱离引起的症状有以下情况。①视力下降:与视网膜脱离、变性及黄斑受损有关。②感觉不适:眼前漂浮物,闪光感及幕样黑影遮挡(与视网膜脱离区对应),并逐渐变大。视网膜脱离累及黄斑时视力明显减退。③眼底检查:视网膜脱离的视网膜呈灰白色隆起,脱离范围可由局限性脱离至视网膜全脱离。大范围的视网膜脱离区呈波浪状起伏不平。严重者视网膜表面增殖,可见固定皱褶。大多数裂孔可以找到。④眼B超:可以发现视网膜脱离。

3. 学生在老师的指导下,在检查室对患者进行视功能及眼部的检查,如视力、视野、色觉等,对于视网膜脱离严重并且累及黄斑者,患者的视力较差。

对视网膜脱离检查的重点是学生能够运用检眼镜进行眼底的检查,主要观察脱离视网膜的形态及范围。散瞳后间接检眼镜或三面镜仔细检查,大多数裂孔可以找到。同时,进行眼B超检查,了解视网膜脱离的程度和范围,以及玻璃体的状况。同时,应用眼底照片对视网膜脱离者进行疾病分析。

4. 学生根据患者视功能及眼部的检查结果,结合常规的体格检查及辅助检查结果进行综合分析,提出视网膜脱离的治疗原则,判断是否需要手术。对于需要手术的患者,帮助患者进行手术前检查,如:眼压、眼前段、散大瞳孔后眼底情况检查,注意了解视网膜脱离的程度和范围,以及玻璃体的状况,了解全身情况,需要知道除外影响手术及激光的严重疾病。

5. 手术后注意事项 患者保持一定的体位,使视网膜脱离的部位位于低位,减少眼的活动,观察眼部的不适,特别注意有否眼痛、眼胀、恶心、呕吐等眼压增高的症状,以便及时发现,及时处理。定期复查,视力下降及时就医。保持情绪的稳定,不应用眼过度。

6. 实训结束,帮助整理好仪器设备。老师进行总结,学生准备书写视网膜脱离疾病的实训报告。实训报告的书写内容及格式参照实训报告考核表,按时统一上交老师,以便老师进行考核。

## 五、实训考核

在学生根据实训的内容撰写实训报告后,老师根据学生对视网膜脱离患者的检查及实训报告的分析情况进行考核。分析教学中可取的方法,总结实训过程中的不足,以便更好地开展实训教学。

## 六、参考课时

视网膜脱离为1课时。

(李　燕)

# 实训十六 共同性斜视

## 一、实训目的与要求

学生通过对共同性斜视患者的了解,需要掌握双眼单视、斜视的概念;斜视的分类及治疗原则。熟悉共同性斜视和非共同性斜视的临床表现及治疗原则。了解斜视的检查。能在带教老师的指导下,对斜视患者进行病史采集,运用遮盖试验、角膜映光法、棱镜片法进行斜视的检查。能利用所学的知识,进行医患沟通,具备对斜视的诊断和鉴别诊断的能力。能够运用检查结果分析患者的病情,并能指导临床治疗;进行正确的心理疏导。

## 二、实训内容

1. 学生对共同性斜视患者进行病史采集。

2. 在老师的指导下,学生能够运用遮盖试验、角膜映光法、棱镜片法对共同性斜视患者进行检查。

3. 学生根据体检及辅助检查结果进行综合分析,提出共同性斜视的治疗原则。

4. 学生对于需要进行手术的共同性斜视患者,帮助进行术前检查,提出手术方式,了解术后注意事项。

## 三、实训准备

1. 学生实训前复习斜视的病因、临床表现、治疗原则及需要手术的患者术前检查的内容。

2. 老师选取典型病例的患者,并取得患者的同意,进行实训前的准备。

3. 老师准备检查的仪器如笔灯、棱镜片等,了解设备的使用状况,以便能够进行正常的教学。

4. 患者完成常规的体格检查及辅助检查,并且有结果保存在病历内。

## 四、实训方法

1. 学生在实训教室听取老师对此次实训教学内容的安排及实训前的理论,老师回答学生对实训内容的有关问题,特别是对共同性斜视疾病,学生需要更进一步的了解,以便能够圆满地完成对共同性斜视的实训。

2. 学生分组,在老师的带领和指导下,对共同性斜视患者进行病史采集。共同性斜视的症状有:①眼位偏斜;②眼球运动无异常;③第二斜视角等于第一斜视角;④可有屈光不正或弱视。

3. 学生在老师的指导下,对共同性斜视患者的检查重点是视力、屈光检查、眼位及眼球运动。学生能够运用遮盖试验、角膜映光法、棱镜片法进行检查,主要观察 5m 和 33cm 的不戴镜及戴镜时的眼位。

4. 学生根据患者眼部的检查,结合常规的体格检查及辅助检查结果进行综合分析,提出该患者的治疗原则。①屈光不正矫正:应在睫状肌麻痹下验光,并酌情配戴合适眼镜。②弱视治疗。③手术治疗:对于斜视角已稳定,或经非手术治疗后仍有偏斜,以及有交替性注视的患儿皆应尽早手术,使双眼视轴平行,恢复双眼视功能。

5. 实训结束,帮助整理好设备。老师进行总结,学生准备书写共同性斜视的实训报告,实训报告的书写内容及格式参照实训报告考核表,按时统一上交老师,以便老师进行考核。

### 五、实训考核

学生根据实训的内容撰写实训报告后,老师根据学生对共同性斜视患者的检查及实训报告的分析情况进行考核。分析教学中可取的方法,总结实训过程中的不足,以便更好地开展实训教学。

### 六、参考课时

共同性斜视为 1 课时。

（巩　玲）

# 实训十七　酸碱化学伤

### 一、实训目的与要求

学生通过对酸碱化学伤患者的了解,需要掌握眼部酸碱烧伤的致伤原因和特点,急救和治疗;熟悉眼酸碱化学伤的分类;了解其并发症的处理。能在带教老师的指导下,对酸碱化学伤患者进行病史采集,能利用所学的知识,进行医患沟通,重点向患者或家属讲解睑烧伤的手术方式,以取得理解和配合;根据外伤史、体检及裂隙灯显微镜、眼 B 超等必要的检查结果进行综合分析,明确眼酸碱化学伤的诊断及程度,提出相应的治疗原则;能够进行正确的心理疏导。

### 二、实训内容

1. 学生对酸碱化学伤患者进行病史采集。
2. 在老师的指导下,学生能够运用裂隙灯显微镜对酸碱化学伤患者进行眼部检查。
3. 学生根据体检及辅助检查结果进行综合分析,提出酸碱化学伤的治疗原则。
4. 学生帮助需要处理的患者积极进行治疗,了解其并发症的处理。

### 三、实训准备

1. 学生实训前复习酸碱化学伤的分类、临床表现、治疗原则及帮助需要处理的患者积极进行治疗。
2. 老师选取典型病例的患者,并取得患者的同意,进行实训前的准备。
3. 老师对于检查的仪器如裂隙灯显微镜及检眼镜进行检查,了解仪器的使用状况,以便能够进行正常的教学。
4. 患者完成常规的体格检查及辅助检查,并且有结果保存在病历内。

### 四、实训方法

1. 学生在实训教室听取老师对酸碱化学伤疾病实训教学内容的安排及实训前的理论

教学。

2. 学生分组,在老师的带领和指导下,对酸碱化学伤患者进行病史采集。酸碱化学伤引起的病因有明确的接触史。根据疾病的严重程度,分为轻、中、重三级。

3. 学生在老师的指导下,在检查室对患者进行视功能及眼部的检查,对酸碱化学伤患者检查的重点是学生能够运用裂隙灯显微镜进行眼部的检查,主要观察眼睑及结膜充血与水肿、角膜上皮损害,可出现角膜溃疡或穿孔、角膜白斑或葡萄肿、继发性青光眼、白内障及眼球萎缩等并发症。

此外,眼睑、泪道、结膜烧伤可引起睑球粘连、眼睑畸形和眼睑闭合不全等并发症。

4. 学生根据患者视功能及眼部的检查结果,结合常规的体格检查及辅助检查结果进行综合分析,提出酸碱化学伤的治疗原则,判断是否需要处理的患者,积极进行救治。

5. 急救 必须分秒必争地彻底冲洗眼部,是酸碱烧伤最重要的处理措施,能将烧伤减小到最小限度。伤后就地取材,立即用大量清水或其他水源反复冲洗。冲洗时翻转眼睑,转动眼球,暴露穹窿部,将结膜囊内的化学物质彻底冲出。患者送至医疗单位后,根据情况可再次冲洗,并检查结膜囊内是否还有酸、碱性物质存留。必要时切开结膜行结膜下冲洗或行前房穿刺术。

6. 实训结束,帮助整理好仪器设备。老师进行总结,学生准备书写酸碱化学伤疾病的实训报告。实训报告的书写内容及格式参照实训报告考核表,按时统一上交老师,以便老师进行考核。

## 五、实训考核

在学生根据实训的内容撰写实训报告后,老师根据学生对酸碱化学伤患者的检查及实训报告的分析情况进行考核。分析教学中可取的方法,总结实训过程中的不足,以便更好地开展实训教学。

## 六、参考课时

酸碱化学伤疾病为 1 课时。

(王 锐)

# 第二篇　耳鼻咽喉－头颈外科学

## 实训一　外耳道及鼓膜徒手检查法

### 一、实训目的与要求

1. 掌握外耳道及鼓膜检查方法。
2. 掌握正常外耳道及鼓膜的特征。

### 二、情景案例

患者男性,21 岁,主诉野外河道游泳后出现耳痛 2d。医生拟对患者徒手进行外耳道及鼓膜检查。

### 三、操作前准备

1. 用物准备　耳鼻咽喉科专用诊疗台,额镜,枪镊,弯盘,盯聍钩,鼓气耳镜及电耳镜(必要时)。
2. 患者准备　正确坐姿,头偏向健侧,身体放松。
3. 检查者准备　戴口罩帽子,洗手。正确佩戴额镜,对光。

### 四、操作步骤

1. 牵拉耳郭
(1)单手牵拉法。
(2)双手牵拉法。
2. 暴露外耳道　外耳道并非直线,呈 S 形,需正确牵拉耳郭,使外耳道充分暴露。
3. 观察外耳道局部情况,包括外耳道内黏膜是否通畅,有无红肿、糜烂,有无异常分泌物,有无新生物等。
4. 窥视鼓膜　观察鼓膜的各个标志及色泽、活动度,有无充血、内陷,积液征,穿孔及穿孔的部位和大小,鼓室内有无分泌物、肉芽及胆脂瘤等。

### 五、操作后处理

1. 牵拉耳郭应复位。
2. 外耳道切记勿留棉签等。
3. 按规定丢弃检查废弃物。

### 六、注意事项

1. 牵拉耳郭的方向,使外耳道拉直,成人和小儿有差别:

（1）成人:将耳郭向后、上、外牵拉。

（2）婴幼儿:将耳郭向后下方牵拉。

特别注意耳郭牵拉的手法、力度,切忌暴力。

2. 外耳道如有分泌物等应视情况进行清理。如耵聍栓塞,应利用枪镊、卷棉子、耵聍钩等试图取出,有困难应嘱患者用 5% 碳酸氢钠浸泡、行外耳道冲洗后再诊。

3. 外耳道及鼓膜检查必要时应借助电耳镜或鼓气耳镜。

（皇甫辉　陈钢钢）

# 实训二　前鼻镜检查鼻腔

### 一、实训目的与要求

掌握前鼻镜检查鼻道方法。

### 二、情景案例

患者女性,30 岁,受凉后出现喷嚏、鼻塞、流涕 2d,伴发热 1d。医生拟对患者进行鼻道检查。

### 三、操作前准备

1. 用物准备　耳鼻咽喉科专用诊疗台,额镜,前鼻镜,棉包,吸引器,1% 麻黄碱,1% 丁卡因。

2. 患者准备　患者采取坐位,与检查者面对面端坐,上身稍前倾,头颈部放松。小儿检查应由家长辅助其坐姿,保证检查顺利进行。

3. 检查者准备　戴口罩帽子,洗手。检查者采取与患者面对面端坐的方式,戴额镜,调整光源。

### 四、操作步骤

1. 检查者左手执前鼻镜,右手扶患者额部,调节受检者的头位。

2. 检查者持大小合适的前鼻镜,镜唇前端不超过鼻内孔,以防止损伤鼻腔黏膜。

3. 轻轻张开前鼻镜镜唇,观察鼻内孔形态。

4. 检查者扶患者额部,依次进行 3 个位置的检查（头稍向前倾、头后仰 30°,头后仰 60°）。

5. 如遇到分泌物较多可用吸引器吸引,如下鼻甲黏膜肿胀可喷 1% 麻黄碱生理盐水或 1% 麻黄碱生理盐水棉片填塞于下鼻甲与鼻中隔之间,进行黏膜收敛。

### 五、操作后处理

1. 撤出前鼻镜要轻柔,前鼻镜镜唇要微微张开,顺势退出,以防夹住患者鼻毛,造成不适。

2. 按规定回收或丢弃检查废物,整理相关物品。

### 六、注意事项

1. 动作轻柔,严禁暴力,检查时应询问患者有何种不适。

2. 3个头位观察的结构要掌握。第一位置可看到下鼻甲,下鼻道,总鼻道下部,鼻中隔前下区和鼻腔底部;第二位置可看到中鼻甲,部分中鼻道,鼻中隔,总鼻道中部以及部分嗅裂;第三位置可看到中鼻甲前端,鼻丘,嗅裂后部及鼻中隔上部。

3. 注意正常鼻腔黏膜的特点:淡红色,光滑,湿润,探针触之柔软,有弹性。各鼻道内无分泌物、异物。

(皇甫辉 贺小玲)

# 实训三 咽后壁及扁桃体检查

## 一、实训目的与要求

1. 掌握咽喉后壁的检查方法。
2. 掌握双侧扁桃体的检查方法。

## 二、情景案例

患者男性,19 岁,近日淋雨后出现发热、咽痛。医生拟对患者进行咽部检查,重点进行咽喉后壁及双侧扁桃体检查。

## 三、操作前准备

1. 用物准备 耳鼻咽喉科专用诊疗台,额镜,压舌板,1% 丁卡因。

2. 患者准备 患者采取坐位,与检查者面对面端坐,摆正头位,并处于松弛状态。患者在检查前应漱口,有分泌物应进行清理。

3. 检查者准备 戴口罩帽子,洗手。检查者采取与患者面对面端坐的体位,戴额镜,调整光源。

## 四、操作步骤

1. 嘱患者张口,口腔开张度适宜观察。

2. 检查者手持压舌板,轻压舌前 2/3 处,使舌背低下,观察咽部的形态变化,黏膜色泽,有无分泌物、新生物等。

3. 观察咽后壁的黏膜色泽,有无异常分泌物以及淋巴滤泡情况;有无局部隆起,是否对称等。

4. 观察腭扁桃体时,注意腭舌弓和腭咽弓有无充血,有无瘢痕粘连,扁桃体有无肿大或者萎缩,隐窝口处有无脓液或者豆腐渣物栓塞,有无溃疡,有无新生物。

## 五、操作后处理

1. 小心撤出压舌板,嘱患者闭合口腔。

2. 按规定回收或丢弃检查废物,整理相关物品。

## 六、注意事项

1. 动作轻柔,严禁暴力,检查时应询问患者有何种不适。

2. 如遇到敏感患者,为使其配合,可咽部喷适量 1% 丁卡因生理盐水溶液,嘱患者含于口腔,3min 后吐出,再行检查。

3. 为充分观察扁桃体,可使用压舌板深压舌根部,使患者恶心,趁扁桃体被挤出扁桃体窝时进行观察。

（皇甫辉　赵沁丽）

# 实训四　纤维喉镜检查

## 一、实训目的与要求

1. 掌握纤维喉镜的检查方法。
2. 掌握正常喉的特征。

## 二、情景案例

患者女性,33 岁,小学教师。近日出现声音嘶哑,自行服药不缓解。医生拟对患者进行纤维喉镜下的喉部检查,尤其侧重声带检查。

## 三、操作前准备

1. 用物准备　耳鼻咽喉科专用诊疗台,额镜,压舌板,1% 丁卡因。

2. 患者准备　术前禁食 6h 以上。采用鼻腔进镜时,选择较宽的一侧鼻腔,应用 1% 麻黄碱生理盐水液收缩血管,后用 1% 丁卡因溶液表面麻醉,并行咽喉部表面麻醉三次。丁卡因溶液的用量要严格掌握,不得超量（总量不超过 60mg）。

3. 检查者准备　向受检者说明检查目的、步骤、配合方法、可能存在的风险及并发症,同时签署知情同意书。戴口罩帽子,洗手,检查前戴一次性检查手套。

4. 助手调整好视频监视器、图像采集程序、吸引器、光源、活组织钳并准备好检查辅助耗材（舌垫、弯盘、标本瓶等）。

## 四、操作步骤

1. 手持纤维喉镜自一侧鼻腔插入,经鼻咽部进入口咽部、喉部。

2. 途中遇分泌物,吸引清理;如镜体模糊,可让患者做吞咽动作。

3. 观察鼻咽部、咽鼓管圆枕等处。

4. 窥及舌根部,可重点观察舌根淋巴滤泡有无增生,或有无其他新生物;窥视不满意,可嘱患者用舌垫牵拉舌体。

5. 观察会厌的舌面、喉面,会厌谷,黏膜有无水肿、充血,表面是否光滑,有无新生物。

6. 嘱患者正常呼吸,观察声门、前联合的情况。

7. 嘱患者发"yi"音,观察声带运动情况。

8. 观察梨状窝黏膜是否光滑,有无新生物。窥视不满意可令患者将示指含入口中,鼓腮,做"吹喇叭"动作。

## 五、操作后处理

1. 小心撤出喉镜,切忌暴力。

2. 协助患者清理分泌物。

3. 病理检查需要填好病理申请单,并核对标本信息。

4. 保存图像信息,作出诊断,打印报告单。

5. 按规定回收或丢弃检查废物,整理相关物品。

6. 关闭机器电源,按规程清洗喉镜。

## 六、注意事项

1. 动作轻柔,严禁暴力,检查时应询问患者有何种不适,并密切观察患者。如紧急情况可退出镜体,待再检。

2. 注意把握检查的禁忌证 ①上呼吸道有急性炎症伴有呼吸困难者;②心肺有严重病变者。

3. 检查后嘱患者 3h 后可先少量饮水,无呛咳再进食,以防黏膜表面麻醉未恢复,造成患者误吸。

(皇甫辉 陈钢钢)

# 实训五 良性阵发性位置性眩晕的检查及
# 手法复位(后骨半规管类型)

## 一、实训目的与要求

1. 掌握后骨半规管类型 BPPV 的眼震性质,常用的检查方法和手法复位。

2. 熟悉检查和手法复位的相关注意事项。

3. 掌握操作的适应证(后骨半规管 BPPV)及禁忌证(严重心脏病、严重颈椎结核或者有脱位风险、颈动脉夹层瘤的患者)。

## 二、情景案例

患者张某,女,57 岁。头晕反复发作 1 年。头位改变与眩晕关系密切,发病时眩晕呕吐,但不伴耳鸣、听力下降。

## 三、操作前准备

1. 人员和用品 2 人 1 组,互相检查和复位,钟表。

2. 实训场地　耳鼻咽喉科实训治疗室,诊疗床。

3. 体位诱发试验可诱发眩晕,患者可能会出现恐惧、喊叫或不配合,因此检查前应将目的交代清楚,取得患者的配合,保证不闭眼,并且检查过程让患者的眼睛保持注视前方。

4. 患者体位　患者坐于检查床上,检查者位于患者的头顶侧或侧方。

## 四、操作步骤

1. 检查　后骨半规管 BPPV 最常用的诱发体位为 Dix-Hallpike 试验(实训图 2-5-1):①检查者位于患者侧方或头顶侧,双手持头,向一侧扭转 45°,让患者迅速向后躺下,同时头部较床面后仰 15°~30°。②观察患者的眼震情况,如果该侧为患侧,此时通常可以观察到潜伏期一般小于 30s,持续时间小于 1min 的含旋转和上跳成分的眼震,同时患者可出现眩晕症状。等待眼震和眩晕消失后恢复患者至端坐位。③休息 5min 后检查另一侧。

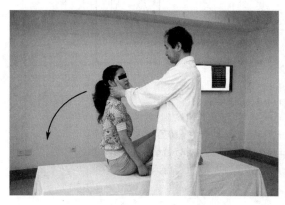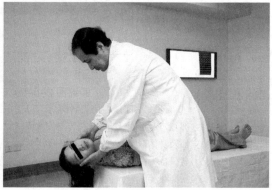

实训图 2-5-1　Dix-Hallpike 试验示意图

2. 眼震性质和患侧判断　Dix-Hallpike 试验所能诱发出眼震的一侧即为患侧。通常为旋转和上跳成分的眼震,由弱渐强。若双侧同时诱发出眼震者为双侧后骨半规管 BPPV。如果反复进行该试验,眼震可以减弱直至消失,称为疲劳性。

3. 手法复位　后骨半规管 BPPV 最常用的手法复位是 Epley 法(实训图 2-5-2):我们以右侧为例,第一步:患者坐于治疗床上,在治疗者的帮助下迅速完成 Dix-Hallpike 试验的患侧体位,等待患者的眼震和眩晕消失。第二步:将头逐渐转向正中,继续向健侧转 45°,保持此头位 30s 以上。第三步:将患者头部连同身体向健侧翻转 90°,使身体侧卧于治疗床,而此时头部偏离仰卧正中位达 135°,维持此体位 30s 以上。第四步:让患者坐起,头前倾 20°~30°。完成上述 4 个步骤为 1 个治疗循环。

4. 手法复位的成功标志　手法复位后 10~15min 复查 Dix-Hallpike 试验,若眼震及眩晕消失,则治疗成功。若仍有眼震,可重复上述治疗。

## 五、注意事项

1. 检查和复位的手法应正确、连贯和轻柔,每个步骤需要一定的速度。

2. 操作时注意患者的眼震和感受,遇到心慌、呕吐等耐受不良者可先镇静后再复位。

3. 复位过程中,应等待患者的眼震及眩晕消失后再做下一步骤。

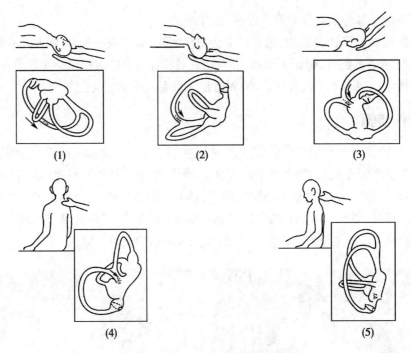

**实训图 2-5-2 Epley 复位法示意图**

(1) 帮助患者平躺并使头后仰,脸朝上左转 45° (耳石借重力作用移于后骨半规管的中部);(2) 脸仍朝上,头向右转与矢状面呈 45° (耳石到达半规管的总脚处);(3) 使患者头部及身体继续向右转动,直至脸朝下,头位与中线呈 45° (与原仰卧位呈 135°);(4) 患者保持头右转坐起(避免耳石再进入半规管);(5) 使患者收颌,头位向前倾 20° (耳石掉入椭圆囊)。

4. 复位成功后应嘱患者避免头部剧烈运动,抬高头部约 30°平卧 3d,避免患侧卧位。

5. 部分患者复位后可出现不同程度的头重脚轻、漂浮感,可给予口服倍他司汀药物。

（皇甫辉 陈钢钢）

# 实训六 鼻内镜检查

## 一、实训目的与要求

1. 掌握鼻内镜检查所需的器械及物品、检查的注意事项。
2. 熟悉各种型号的鼻内镜、光源及摄像系统。

## 二、情景案例

患者王某,男,39 岁。双侧鼻腔通气不畅 4 个月,伴有黄色鼻涕。经前鼻镜检查,疑似双侧鼻息肉。

## 三、操作前准备

1. 器械及用品 1%~2% 麻黄碱或肾上腺素、2% 丁卡因、无菌棉片、枪镊及弯盘、吸引器系统等。鼻内镜系统：各角度鼻内镜、光源及导光纤维束、摄像系统、显示器、电脑及打印系统等。配备耳鼻咽喉专科检查台。配备抢救车，内有相应的急救药物。

2. 实训场地 有专门的鼻内镜检查室，包括检查台或手术台、空调、换气风扇及紫外消毒设备。

3. 学员的鼻内镜检查前准备 一般性准备：学员进入鼻内镜室前，先在更衣室换穿手术室准备的清洁鞋和洗手衣裤（自身上衣衣袖挽到上臂的中上 1/3 交接处，上衣的下摆放在裤腰内），戴口罩、帽子。口罩要求盖住鼻孔，帽子要盖住全部头发，指甲要修剪妥当。手臂皮肤破损或有化脓性感染时不能参加手术。

4. 患者手术区域的准备 患者上检查台前，应核对患者姓名、性别、年龄、科别、床号、病情，无误后进行下述准备工作。

（1）鼻部周围皮肤准备：检查区域的消毒及铺无菌巾、单由第一助手操作。患者进入检查室后，患者取仰卧位，肩及颈部垫枕，使头部稍后仰。用 0.1% 安尔碘涂搽两次口鼻周皮肤消毒，头部盖上洞巾，使双侧鼻孔、上唇、鼻根部及内眦暴露。安抚患者勿紧张，告知检查操作时不能随便坐起以免损伤鼻腔。

（2）鼻内镜检查前准备：在弯盘中加入 1%~2% 麻黄碱或肾上腺素、1% 丁卡因对半混合，混匀后放入无菌棉片，棉片不能太湿也不能太干。通常选用直径 4mm 的 0° 鼻内镜进行检查，备好防雾剂或 50℃ 左右的热水。

## 四、操作步骤

一般站立于患者右侧，左手握镜，目视前方显示器。鼻内镜下用枪镊将含有 1%~2% 麻黄碱或肾上腺素及 1% 丁卡因的棉片先放入鼻腔，如果可能，可尽量放入中鼻道及嗅裂，放置 5min 左右后取出棉片。鼻内镜下再次放入棉片，放置约 5min。鼻内镜下视鼻腔黏膜的情况，棉片放置一般 2~3 次，目的是收缩鼻腔黏膜，麻醉鼻腔黏膜的感觉神经。如果鼻腔有脓性分泌物，可以用吸引管将其吸干净，然后再放置棉片。

1. 鼻内镜下观察鼻中隔、下鼻甲及下鼻道 鼻中隔有无偏曲，下鼻甲收缩前后的反应，下鼻道有时可看到鼻泪管开口，其后部外侧壁可见 Woodruff 静脉丛，是老年人鼻出血的好发部位。

2. 鼻内镜下观察中鼻甲及中鼻道 观察中鼻甲有无反常，无泡性中鼻甲，中鼻道有无脓性引流，什么颜色。自中鼻道前端进入，依次观察筛漏斗、额隐窝、蝶筛隐窝、钩突、筛泡及上颌窦自然孔有无异常。

3. 鼻腔后部检查 观察蝶筛隐窝、上鼻道、最小鼻道和嗅裂，有无脓性分泌物或新生物等。

4. 鼻内镜下观察后鼻孔及鼻咽部 观察下鼻甲后端、圆枕、咽鼓管开口、腺样体、咽隐窝等有无异常改变。

## 五、注意事项

1. 检查过程严格遵守无菌操作规程，否则可能造成检查过程交叉感染。

2. 检查时充分与患者沟通，告知大致检查过程，以保证检查的顺利进行。

3. 鼻内镜为易碎贵重物品，在接触鼻内镜时要做到小心轻放，避免与其他金属器械剧烈碰撞或直接摔到地上。

4. 对于嗅裂的观察或鼻腔狭窄的患者，可用直径 2.7mm 的 0° 鼻内镜进行检查。

5. 检查过程需间断与患者说话沟通,如询问患者的感觉如何,确认患者清醒安全。检查室内要保持安静。

6. 鼻内镜检查完成后,下一个患者检查时应更换新的已消毒鼻内镜,不得一根镜检查多个患者。

## 六、讨论和分析

1. 检查过程中,鼻内镜专用防雾剂或热水可防止检查过程鼻内镜前端进入鼻腔后有雾气形成,保证检查视野清晰,减少对鼻腔不必要的损伤。

2. 检查前认真核对患者,了解病情,以保证对鼻腔有目的的重点检查,同时避免出现病例报告姓名与患者不一致的情况。

3. 如果是鼻内镜手术后复查的患者,有时需要观察上颌窦、额窦等窦内情况,此时可根据具体情况更换 30°、45°或 70°鼻内镜进行观察。

4. 检查过程主要是观察鼻中隔、各鼻甲及鼻道结构有无异常,有无脓性分泌物或引流,有无新生物。黏膜有无出血点、糜烂等。如发现鼻腔有新生物,应根据具体情况确定是否活检。一般而言,新生物都应进行组织病理学检查,但如果考虑鼻咽纤维血管瘤时就不宜活检,以避免鼻腔大量出血。

(秦江波 马 琴 宋科英)

# 实训七 扁桃体切除术

## 一、实训目的与要求

1. 明确扁桃体切除的适应证与禁忌证。
2. 掌握扁桃体切除的常规术前准备。
3. 了解扁桃体切除术的多种手术方法。
4. 掌握扁桃体手术术后常见并发症及处理原则。

## 二、操作前准备

1. 局麻扁桃体切除术的术前准备 大多数成人患者可在局麻下行扁桃体剥离术,少数未成年患者可在局麻下行扁桃体挤切术。常规术前准备包括:

(1)血常规、凝血功能、血生化、肝炎系列、USR、HIV 等检查,以及胸片、心电图等常规检查。

(2)术前禁饮食 4~6h。

(3)根据患者情况可术前半小时给予止血药、阿托品等药物。

2. 全麻扁桃体切除术的术前准备 少部分成年人及大多数未成年患者可在全麻下行扁桃体切除术,术前准备同常规咽喉部全麻手术。

3. 正确准备手术器械。

## 三、操作步骤

手术分局麻与全麻下手术两大类型。

### （一）局麻下扁桃体切除术

1. 扁桃体挤切术

（1）常规术前准备。

（2）行 1% 丁卡因黏膜表面麻醉,如患儿可配合,可用 1% 利多卡因行局部浸润麻醉。

（3）患儿取仰卧位,略呈头低位,由专科手术室护士固定体位及头位,术者站于患儿的侧方,挤切对侧扁桃体。

（4）根据扁桃体的大小,选择适合的扁桃体挤切刀,将挤切刀与刀柄正确安装并调整好松紧度。

（5）使用角型压舌板暴露口咽部,要求明确扁桃体下极。

（6）使用挤切刀准备"套"住扁桃体下极,并旋转挤切刀,将扁桃体"抬"起,此时扁桃体位于挤切刀刀环的上方,因扁桃体被"抬"起,前弓明显隆起,术者使用左手拇指或示指挤压前弓,将扁桃体压入扁桃体挤切刀环内,收紧挤切刀,完成"挤"的动作,旋转挤切刀,使刀环平行于口裂,向上"提""拉",将一侧扁桃体切除。

（7）术者调整自己的位置,同法挤切对侧扁桃体。

（8）注意观察有无扁桃体残留,必要时可再次挤切。术中需注意保护患者的悬雍垂、门齿等。一定是在"收紧"挤切刀的情况下出刀。该手术迅速切除扁桃体,可适合于扁桃体大、病程短,扁桃体无明显粘连的病例。因局麻手术过程对患儿心理有较大影响,该手术现已多在全麻下进行。

2. 扁桃体剥离术

（1）常规术前准备。

（2）患者取坐位,术者佩戴额镜,坐于患者的对面。

（3）首先使用 1% 丁卡因咽部黏膜表面麻醉 3 次。

（4）常规消毒铺单,准备手术器械,1% 利多卡因黏膜浸润麻醉。

（5）手术过程以图解描述（实训图 2-7-1~ 实训图 2-7-3）。

（6）注意观察有无渗血,术中尽可能要做到创面"干燥",以免术后出血。

### （二）全麻下扁桃体切除术

因局麻对患者的心理影响以及部分病例咽反射等影响,现扁桃体手术多在全麻下进行。常规全麻术前准备,开口器充分暴露术区,术者可佩戴头灯或其他设备,为术区提供充分的照明。手术方法因为是全麻手术,术中可使用电刀、等离子刀等切除扁桃体,可使用双极电刀充分止血,手术中可缝合前后弓,关闭手术创面,减少患者术后疼痛程度及术后出血的机会。总之,全麻下更利于手术的进行,使手术更加精细与安全。

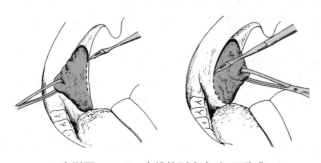

**实训图 2-7-1　扁桃体剥离术:切开黏膜**

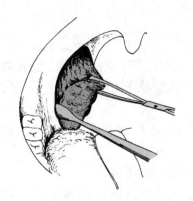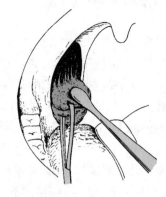

实训图 2-7-2　扁桃体剥离术：剥离扁桃体

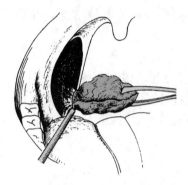

实训图 2-7-3　扁桃体
剥离术：切除扁桃体

## （三）术后管理

1. 术后体位　全麻者未清醒前应采用去枕平卧位。头偏向一侧或侧卧位,局麻者对体位无特殊要求。

2. 饮食　术后 4~6h 进冷流质饮食,次日改用半流质饮食。

3. 注意出血　患者应随时将口内唾液吐出,不要咽下。唾液中混有少量血丝时,属术后正常情况,如持续口吐鲜血或全麻儿童不断出现吞咽动作者,应立即检查口咽部,及时止血。

4. 创口白膜形成　术后第 2d 扁桃体窝出现一层白膜,是正常反应,对创面有保护作用。

5. 创口疼痛　术后 24h 较为明显,可适当应用镇静、止痛药。

## （四）手术并发症及其处理

1. 出血　术后 24h 内发生者为原发性,最常见的原因为术中止血不彻底、腺体残留或肾上腺素的后作用所致;其次为术后咽部活动过甚,如咳嗽、吞咽等。继发性出血常发生于术后 5~7d,此时白膜开始脱落,若进食不慎擦伤创面可致出血。发生出血时,应按下述方法处理。

（1）查明出血部位。扁桃体窝内若有血凝块,应予清除,用纱布加压至少 10~15min,或用止血粉、吸收性明胶海绵贴附于出血处,再用带线纱布球压迫止血。

（2）如见活动性出血,可用双极电凝止血或用止血钳夹住后结扎或缝扎止血。

（3）弥漫性渗血,纱球压迫不能制止时,可用消毒纱球填压在扁桃体窝内,将舌腭弓及腭咽弓牢固缝合 3~4 针,纱球留置 1~2d。

（4）失血过多,应采取补液、输血等措施积极治疗。

2. 伤口感染　手术后 3d 体温突然升高或术后体温一直持续在 38.5℃以上,术后腭弓肿胀,创面不生长白膜,或白膜生长不均匀;患者咽痛加剧,下颌下淋巴结肿大疼痛。应及时使用抗生素治疗。

3. 肺部感染　手术中如有过多的血液或异物被吸入下呼吸道,经 X 线检查证实有肺部病变时,可行支气管镜检查,吸除血液及异物,同时选用足量抗生素治疗。

## 四、讨论与分析

扁桃体切除术是耳鼻咽喉－头颈外科最为常见的手术之一,也是分级手术的最基本手术,要求住院医师必须掌握内容,因此也是咽科学实训指导的重点,需明确以下问题:

（1）手术的适应证与禁忌证。

（2）手术的正确及充分的术前准备。

（3）正确掌握手术方法及注意事项。

（4）能够正确管理术后患者。

（5）及时发现并正确处理并发症,使手术风险降至最低。

目前有多种手术器械应用于临床,改进了传统手术的操作过程,手术更加精细、简便,学习过程中需不断掌握新的方法,提高手术的质量。

（皇甫辉 陈钢钢）

# 实训八 气管插管

## 一、实训目的与要求

学会经口气管插管的操作方法及注意事项。

## 二、情景案例

患者男性,58 岁,慢性鼻窦炎入院,拟行手术治疗。检查者诊断为:慢性鼻窦炎。全麻手术。请为其行气管插管。

## 三、操作前准备

1. 用物准备 喉镜、气管套管、牙垫、负压吸引器及吸痰管、气管插管导丝、手套、听诊器、消毒的液体石蜡、注射器、加压面罩、插管钳及纤维支气管镜(必要时)。

2. 患者准备 空腹,松解裤带,取仰卧位、暴露颈胸部。

3. 检查者准备 戴口罩帽子,洗手。位于患者头侧,与患者交流,告知插管目的,取得其配合。

## 四、操作步骤

1. 摆好体位 患者取仰卧位,清除松动牙齿及义齿,清除口腔异物或分泌物,用抬颏推额法,以寰枕关节为转折点使头部充分后仰,以便口、咽、喉呈一条直线(颈椎伤患者除外)。

2. 采用面罩给纯氧 1~2min,以防插管过程中诱发患者心搏骤停。

3. 保护口唇 用拇指和示指交叉拨开上下嘴唇,保护好口唇牙齿。

4. 喉镜置入口腔 术者左手持弯形喉镜,沿右侧口角垂直进入口腔;然后将舌体推向左侧,喉镜移至口腔正中线上。

5. 以解剖标志为引导深入喉镜 喉镜在口腔居中见到悬雍垂(第一标志)后,继续慢慢推进喉镜;待喉镜尖端过悬雍垂后,转弯绕过舌根部后,即可见会厌(第二标志),喉镜始终在会厌的上方继续深入,直至喉镜尖端抵达会厌根部(会厌谷)。

6. 上提喉镜暴露声门裂　待喉镜尖端抵达会厌根部后,即须向前上方用力提喉镜(沿45°角的合力),此时绝不能以患者的牙齿为支点去撬门牙(可下压喉结)。用力上提喉镜即可使会厌随之而抬起,暴露其下方的声门,可见到左、右声带及其之间的裂隙。

7. 直视下插入气管导管　右手以握毛笔手势持气管导管(握持部位在导管的中后 1/3 段交界处),导管口对准声门裂,沿着喉镜的镜片凹槽在明视下送入导管;轻柔旋转导管,使其顺利地一次通过声门裂进入气管内。

8. 拔出管芯后再前进到位　待导管通过声门裂 1cm 后,嘱助手拔出管芯再将导管顺势插入气管,插管深度以气管套囊完全通过声门裂为准。

9. 初步调整好插管深度后(女性 21~22cm,男性 22~23cm),先放入牙垫再退出喉镜,助手往套囊内充气 5ml 左右,具体充气量可观察小气囊的张力。

10. 确定导管在气管内以后再进行固定,用两条胶布十字交叉,将导管固定于患者面颊部;第一条胶布应把导管与牙垫分开缠绕一圈后,再将两者捆绑在一起。要求牢固美观。

11. 最后连接好呼吸机,先用复苏球囊手动捏皮球,待调节好呼吸机参数并且试运行无误以后,再过渡到人工呼吸机进行机械通气。

### 五、操作后处理

1. 固定好气管插管及呼吸机连接管道。
2. 仔细听诊患者双肺呼吸音是否对称,观察患者胸廓运动。

### 六、注意事项

1. 气管插管要求动作熟练、快速紧凑,时间在 60s 内完成(不包括插管前的物品准备)。
2. 如果气管插管失败或不顺利,应立即停止插管、退出喉镜和导管,不要再盲目地去乱捅;必须马上改为加压面罩给氧,1min 后更换导管再次尝试;以免因插管时间过长,造成患者心搏骤停或者喉头水肿。

(皇甫辉　陈钢钢)

# 实训九　气管切开术

### 一、实训目的与要求

学会气管切开术的基本操作方法及注意事项。

### 二、情景案例

患者男性,66 岁,声门型喉癌拟行手术治疗。术前需行气管切开。

### 三、操作前准备

1. 用物准备　气管切开包(内有甲状腺拉钩、气管扩张钳、手术刀组织剪、止血钳、持针钳、医用缝针、手术镊子、乳胶管和无菌孔巾等),气管切开套管(按年龄、性别备好气管套管:

成年男性一般采用 10mm 管径,成年女性采用 9mm 管径套管 )、生理盐水、无菌手套、简易呼吸器 ( 含加压面罩 )、吸引器、氧气装置、呼吸机、吸痰用物、麻醉用物 ( 1%~2% 普鲁卡因或 2% 利多卡因 )、10ml 注射器、急救药品、消毒药品、无菌手套。

2. 患者准备　空腹,松开裤腰带,取仰卧位、暴露颈胸部。

3. 检查者准备　戴口罩帽子,洗手。位于患者头部左右两侧,与患者交流,告知手术目的,取得其配合。

## 四、操作步骤

1. 协助患者取去枕仰卧位,肩下垫枕头,给氧。使颈部伸展头后仰,并固定于正中位,下颌对准胸骨上切迹,使下颌、喉结和胸骨上切迹在一条直线上,便于暴露和寻找气管。

2. 按外科方法消毒颈部皮肤,戴手套,铺洞巾。颈前中线上甲状软骨下缘至胸骨上切迹皮下及筋膜下做局部麻醉。

3. 确定局麻成功后,可采用直切口,自甲状软骨下缘至接近胸骨上窝处,沿颈前正中线切开皮肤及皮下组织至胸骨上窝处。术中注意密切观察患者呼吸、面色、意识状态、血氧饱和度等。

4. 用止血钳沿颈中线作钝性分离,以拉钩将胸骨舌骨肌、胸骨甲状肌用相等力量向两侧牵拉。以保持气管的正中位置,并常以手指触摸环状软骨及气管,以便手术始终沿气管前中线进行。甲状腺峡部覆盖于第 2~4 环的气管前壁,若其峡部不宽,在其下缘稍行分离,向上牵拉,便能暴露气管;若峡部过宽,可将其切断,缝扎止血以便暴露气管。

5. 分离甲状腺后,可透过气管前筋膜隐约看到气管环,并可用手指摸到环形的软骨结构。可用注射器穿刺,视有无气体抽出,以免在紧急时把颈侧大血管误认为气管。必要时也可先找到环状软骨,然后向下解剖,寻找并确认气管。

6. 确定气管后,气管内注入普鲁卡因或利多卡因 2ml。于第 2~4 环处,用刀片自下向上挑开 2 个气管环或 ∩ 形切开气管前壁,形成一个舌形气管前壁瓣。将该瓣与皮下组织缝合固定一针,以防以后气管套管脱出后或换管时不易找到气管切开的位置,从而造成窒息。

7. 用气管扩张器或弯止血钳撑开气管切口,插入已选好的带管芯的套管,立即取出管芯,放入内管。若有分泌物自管口咳出,证实套管确已插入气管。如无分泌物咳出,可用纱布纤维置于管口,视其是否随呼吸飘动,如发现套管不在气管内,应拔出套管,套入管芯,重新插入。证实套管插入气管后,气囊内适当充气。

8. 若颈部软组织切口过长,可在切口上端缝合 1~2 针,但不宜缝合过密,以免加剧皮下气肿。

9. 套管板的两外缘下垫纱块,并以布带将其牢固地缚于颈部,以防脱出,系带松紧以能插进一指为宜。

## 五、操作后处理

1. 定期呼吸道经套管点药、吸痰,雾化吸入。

2. 定期清洁、消毒内套管,定期更换喉垫。

3. 术后 3d 内不宜换管。

## 六、注意事项

1. 术中要保证供氧,密切观察患者的生命体征。
2. 吸痰要轻,不宜插入过深,以防剧烈咳嗽引起套管喷出。
3. 手术当日,变换体位时应避免套管脱出。
4. 使用呼吸机者必须先将气囊充气,停止使用时气囊不用打气。

(皇甫辉 陈钢钢)

# 实训十 耳郭外伤实训指导

## 一、实训目的与要求

1. 掌握耳郭外伤的诊断、治疗方法。
2. 熟悉清创缝合的操作流程。
3. 了解耳郭外伤诊治过程中的注意事项。

## 二、情景案例

患者男性,28 岁,2h 前在车祸中致右耳受伤,急诊入院。伤口情况:右耳郭呈撕裂伤,部分断离,伤口不规则,部分软骨断裂、暴露,部分皮肤缺如,局部伤口伴活动性出血,皮肤血供尚可,部分沾染异物,请为其进行诊治。

## 三、操作前准备

1. 器械及用品 检查床、碘伏、棉棒、手套、2% 利多卡因,3% 过氧化氢、0.9% 氯化钠注射液、注射器、清创缝合包等。
2. 实训场地选择 病房处置室。
3. 患者准备 仰卧于检查床上,如伤口出血多,用纱布压迫伤口。
4. 检查者准备 穿白大褂、戴口罩帽子,位于患者右侧,与患者交流,告知患者检查目的,取得其配合。

## 四、操作步骤

患者仰卧于检查床上,全身放松,头偏左侧,检查者站于患者右侧。

1. 测量生命体征 了解有无合并休克,如合并休克或休克前期表现,立即建立静脉通路并补液,同时用纱布压迫止血。待休克纠正后再做诊治。
2. 询问病史 了解受伤机制及出血量,注意有无合并其他部位损伤,必要时请相关科室会诊。耳郭外伤的原因有机械性损伤如挫伤和撕裂伤、物理伤如冻伤和烫伤及化学伤等,其中以挫伤及撕裂伤较常见。耳郭外伤可单独发生,也可伴发邻近甚至远处组织的外伤。
3. 检查伤口 耳郭外伤可因原因、时间、部位和程度不同而表现出不同的体征。早期多表现为血肿、出血、皮肤和软骨断裂,若继发感染,后期可为缺损或畸形。

挫伤引起的血肿,表现为皮下或软骨膜下呈紫红色半圆形隆起,面积可大可小。耳郭撕裂伤轻者表现为受伤耳郭的小裂口,重者有组织缺损,甚至耳郭部分或完全断离。

本病例右耳郭呈撕裂伤,部分断离,伤口不规则,部分软骨断裂、暴露,部分皮肤缺如,局部伤口伴活动性出血,皮肤血供尚可,部分沾染异物。其余部位无伤口。

4. 向患者及家属交代病情 耳郭皮下组织少,血液循环差,血肿不易吸收,易形成机化而使耳郭增厚变形;大面积血肿可继发感染,致软骨坏死,耳郭畸形。

本病例伤口大,不规则,有异物,可能合并感染,遗留耳郭畸形甚至耳郭不保,取得患者理解配合,签署手术知情同意书。

5. 清创 耳郭位于人体末梢,血供较差,皮下组织少,易合并感染,且感染后不易控制,处理过程中一定要严格无菌操作。

戴无菌手套,用碘伏仔细消毒伤口及周围皮肤,于伤口周围注射2%利多卡因适量,用3%过氧化氢及0.9%氯化钠注射液反复冲洗伤口2次后置孔巾。仔细检查伤口,去除伤口内异物。

6. 缝合伤口 仔细对位缝合伤口,如皮肤缺损较大或耳郭断离,必要时行皮瓣转移或耳郭再造。

7. 包扎 适当加压包扎伤口,预防血肿形成。压力不能过大,否则可致缺血坏死。

## 五、操作后处理

1. 扶患者坐起下床,送回病房。
2. 告知患者注意勿使伤口沾水,加强营养,争取伤口一期愈合。
3. 肌内注射破伤风抗毒素,应用广谱抗生素预防感染,术后8~10d拆线。
4. 术后换药注意观察有无血肿形成,耳郭血肿应早期抽吸治疗,并加压包扎48h,必要时可反复抽吸;大面积者应尽早手术切开清除积血。

## 六、注意事项

1. 如伤口出血较多,时刻注意血压变化。
2. 检查时动作轻柔,减少患者疼痛。
3. 注意无菌操作,严格消毒,仔细清创,预防伤口感染。

## 七、讨论和分析

1. 耳郭外伤是外耳损伤中的常见病,可单独发生,也可伴发邻近甚至远处组织的外伤。
2. 耳郭是由较薄的皮肤和凹凸不平的软骨所组成。耳郭软骨薄而富有弹性,是整个耳郭的支架,耳郭软骨如因外伤、感染发生缺损或畸形就会造成耳郭的畸形,且这种畸形的修复较困难,故对耳郭外伤的处理要给予重视。
3. 耳郭位于人体末梢,血供较差,皮下组织少,感染后不易控制,故处理过程中一定要注意无菌操作,术后加压包扎,应用敏感抗生素,定期换药,严防感染。
4. 外伤后应早期清创缝合,尽量保留皮肤,如有耳郭缺损,视缺失程度施行相应的耳郭成形术。

（邵广宇 张朝慧）

# 实训十一 鼓膜穿刺抽液术

## 一、实训目的与要求

1. 熟悉本操作的适应证和禁忌证。
2. 了解本操作所需的操作器械。
3. 掌握鼓膜穿刺抽液术的临床应用和操作方法。
4. 熟悉本操作的相关注意事项。

## 二、情景案例

患者李某,男,34 岁。乘坐飞机后出现耳闷伴听力下降 5d,感冒后加重 2d。专科检查诊断为分泌性中耳炎。

## 三、操作前准备

### (一)操作前一般准备及麻醉

1. 告知患者操作的目的,缓解紧张情绪,取得配合。操作者戴口罩帽子、额镜、手套。准备所需器械。
2. 消毒 清理外耳道分泌物、耵聍、痂皮。耳郭、外耳道、鼓膜用 75% 乙醇溶液消毒。
3. 患者体位 常为坐位,也可平卧健侧位卧位。
4. 麻醉 用浸有 2% 丁卡因或 2% 利多卡因溶液的耳科棉签行鼓膜表面麻醉 5~10min。部分患者也可不用麻醉,不能耐受者或小儿可行全麻。

### (二)器械及用品

注射器、鼓膜穿刺针(7 号针头)、耳镜、额镜、站灯、耳内镜、耳科吸引头、吸引装置、治疗床、75% 乙醇溶液、鼓室内治疗药物(糜蛋白酶、激素等)、耳科棉签、一次性口罩、帽子、手套等。

### (三)实训场地选择

耳鼻咽喉科实训治疗室。

## 四、操作步骤

1. 穿刺点 鼓膜紧张部前下方。
2. 助手固定患者头部,置入耳镜暴露鼓膜全貌(用耳内镜操作时可不用放置耳镜),用鼓膜穿刺针(7 号针头)自鼓膜前下部刺入(实训图 2-11-1),固定针头进行抽吸,尽量将积液吸净。积液较黏稠者,可用耳科吸引将黏液吸出。抽吸完毕,可向鼓室内注药,防治中耳粘连。清理溢出耳道的分泌物和药物。

## 五、操作后处理

1. 耳道内塞入消毒小棉球,1d 后取出。
2. 中耳积液送细菌学检查并做药敏试验。

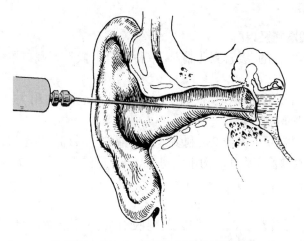

**实训图 2-11-1　鼓膜穿刺术位置示意图**

3. 术后注意避免耳道内进水,保持外耳道干燥清洁,避免用力擤鼻。

## 六、注意事项

1. 掌握适应证　分泌性中耳炎、中耳积液、大疱性鼓膜炎、急性化脓性中耳炎。
2. 掌握禁忌证　中耳占位性病变、脑脊液耳漏。
3. 操作时注意无菌操作原则,以免引起感染。注意消毒液勿流入鼓室。
4. 耳内镜操作时,双手配合要正确,动作轻柔。穿刺点不宜太高或过深,以免损伤中耳结构。若伤及迷路,可引起迷路刺激症状。
5. 负压吸引不可太大。若积液过于黏稠,经穿刺点吸引仍不理想,不能增大负压吸引,应考虑鼓膜切开。
6. 鼓膜大疱行穿刺时,只需将大疱刺破,抽出液体即可。
7. 注意鼻咽部的情况。

（邵广宇　张朝慧）

# 实训十二　鼓膜切开术

## 一、实训目的与要求

1. 熟悉本操作的适应证和禁忌证。
2. 了解本操作所需的操作器械。
3. 掌握鼓膜切开术的临床应用和操作方法。
4. 熟悉本操作的相关注意事项。

## 二、情景案例

患者李某,男,34 岁。分泌性中耳炎行鼓膜穿刺术 2 次,未明显缓解。拟行鼓膜切开术。

### 三、操作前准备

#### （一）操作前一般准备及麻醉

1. 告知患者操作的目的,缓解紧张情绪,取得配合。操作者戴口罩帽子、额镜、手套。准备所需器械。

2. 消毒 清理外耳道分泌物、耵聍、痂皮。耳郭、外耳道、鼓膜用 75% 乙醇溶液消毒。

3. 患者体位 平卧健侧位卧位。

4. 麻醉 用浸有 2% 丁卡因或 2% 利多卡因溶液的耳科棉签行鼓膜表面麻醉,同时用 1% 利多卡因(含肾上腺素数滴)从耳后沟中点进针,向耳道内上、后、下方各 1ml 局部浸润麻醉。不能耐受者或小儿可行全麻。

#### （二）器械及用品

鼓膜切开刀、耳镜、额镜、站灯、耳内镜、耳科吸引头、吸引装置、治疗床、75% 乙醇溶液、鼓室内治疗药物(糜蛋白酶、激素等)、耳科棉签、一次性口罩、帽子、手套等。

#### （三）实训场地选择

耳鼻咽喉科实训治疗室。

### 四、操作步骤

1. 切口 鼓膜紧张部前下方放射状切口或弧形切口。

2. 置入耳镜暴露鼓膜全貌(用耳内镜操作时可不用放置耳镜),用鼓膜切开刀于鼓膜后下部作弧形切口,或者自鼓膜前下部刺入作放射状切开鼓膜(实训图 2-12-1),再用耳科吸引器或者细长针头(针头磨钝平)将积液吸净。抽吸完毕,可向鼓室内注药,防治中耳粘连。清理溢出耳道的分泌物和药物。

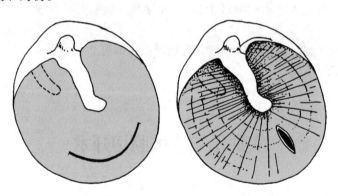

实训图 2-12-1 鼓膜切开术示意图

### 五、操作后处理

1. 耳道内塞入消毒小棉球,1d 后取出。

2. 中耳积液送细菌学检查并做药敏试验。

3. 术后注意避免耳道内进水,保持外耳道干燥清洁,避免用力擤鼻。

4. 可使用抗生素避免中耳感染,定期随访,了解切口愈合情况及是否发生中耳感染。

### 六、注意事项

1. 掌握适应证　分泌性中耳炎、反复穿刺无效者。
2. 掌握禁忌证　中耳占位性病变、脑脊液耳漏。
3. 操作时注意无菌操作原则,以免引起感染。注意消毒液勿流入鼓室。
4. 耳内镜操作时,双手配合要正确,动作轻柔。穿刺点不宜太高或过深,以免损伤中耳结构。若伤及迷路,可引起迷路刺激症状。
5. 术前注意与颈静脉高位、脑脊液耳漏及中耳占位进行鉴别。对于既往病史不能明确的中耳积液,尽量避免在尚未穿刺的情况下直接行鼓膜切开。

（邵广宇　张朝慧）

# 实训十三　气管、支气管异物

## 一、实训目的与要求

1. 掌握气管、支气管异物的症状及体征。
2. 学会分析气管、支气管异物的 X 线征象。

## 二、情景案例

患者男性,2 岁,主因误吸葵花子后阵发性咳嗽 6h 急诊入院。患儿异物吸入当时出现剧烈呛咳、憋气、面色青紫,持续约 1min,之后间断咳嗽,无呼吸困难。入院时听诊:右上肺呼吸音消失,未闻及啰音。

## 三、诊疗程序

1. 病史询问　详细询问异物吸入当时的情况,如剧烈呛咳、憋气、面色青紫等。异物吸入史是最重要的诊断依据。
2. 体征　着重观察患儿呼吸情况及肺呼吸音是否减弱、消失及有无异常呼吸音。
3. 影像检查　通过间接征象推断异物是否存在及其位置。包括胸部透视及摄片,不能取代,也可行胸部 CT 检查明确异物的确切部位。

## 四、影像指征的分析

1. 纵隔摆动、纵隔移位　肺气肿时呼气期纵隔摆动并向健侧移位,肺不张时吸气期纵隔偏向患侧。
2. 肺气肿　肺透明度增高,横膈下移。
3. 肺不张　病变部位密度增高,体积缩小,横膈上抬。
4. 肺部感染　出现密度不均匀的片絮状模糊阴影。

## 五、注意事项

1. 做好患儿家属的宣教工作,既要稳定情绪,避免急躁,又要引起足够重视,密切观察患儿呼吸情况,做好突发呼吸心搏骤停的抢救工作。

2. 检查时尽可能保持患儿安静,防止哭闹后异物活动,突发窒息。

3. 全程陪护患儿行相关检查,随时做好抢救准备。

4. 备气管切开包及气管插管,及早与家属交代病情,随时准备手术。

5. 学习海姆立克急救手法,以便随时施救。

(皇甫辉 陈钢钢)

# 实训十四 颈 部 触 诊

## 一、实训目的与要求

1. 学会对颈部淋巴结和肿物的触诊,便于为颈部疾病的诊断和鉴别诊断提供依据。

2. 学会与患者的沟通,关心、体贴患者,并能为患者进行健康指导。

## 二、情景案例

患者女性,28岁,体检发现甲状腺肿物伴右颈肿物。结合彩超和CT,医师诊断为甲状腺癌右颈转移。

## 三、操作前准备

1. 用物准备 诊断椅、颈部解剖模型。

2. 患者准备 暴露颈部,端坐,放松。

3. 检查者准备 穿白大褂、戴口罩帽子,洗手。位于后方,告知患者检查目的,取得其配合。

## 四、操作步骤

颈部淋巴结的触诊顺序为耳前、耳后、枕部、颌下、颏下、颈前、颈后、锁骨上淋巴结共8组。

1. 用两手指滑动触诊耳前、耳后(乳突区)淋巴结。

2. 患者将头转向右侧或左侧,检查者用右手或左手触诊枕骨下区的枕后淋巴结。

3. 检查者用左手扶住头部,右手(翻掌)指尖触摸颌下及颏下淋巴结,同法检查左侧。

4. 用双手指在颈前三角区先沿胸锁乳突肌前缘触诊。

5. 再用双手指在颈后三角区沿斜方肌前缘和胸锁乳突肌后缘触诊。

6. 最后用双手指尖在锁骨上窝内由浅到深触摸锁骨上淋巴结。

淋巴结触诊时应注意:部位,大小,数目,硬度,压痛,活动度,有无粘连,局部皮肤有无红肿,瘢痕,瘘管等。鉴别注意:非特异性炎症,淋巴结结核,恶性肿瘤转移,淋巴瘤等。

该患者为右颈Ⅲ区,1.0cm×1.5cm大小淋巴结1枚,质硬,触痛不明显,活动好,无粘连。

颈部触诊的同时也可以针对颈部的甲状腺、喉及血管和肌肉进行触诊。

甲状腺的触诊首先是双手无名指将胸锁乳突肌尽量向外牵拉,之后双侧示指和中指触诊,可以先单侧再双侧,也可以同时。嘱患者吞咽时触诊。注意甲状腺质地,硬度,弥漫性和结节感,侧别,大小,压痛,随活动情况等。

　　该患者为右侧甲状腺质硬肿物 1.0cm×1.5cm 大小,质硬,随吞咽上下,位于甲状腺下极,有压痛,无粘连。

## 五、操作后处理

1. 告知患者和家属触诊情况。
2. 解释触诊的意义和下一步计划。

## 六、注意事项

1. 熟知颈部各区淋巴结肿大的意义,详细描述。
2. 检查时体位及手法要正确,动作轻柔。
3. 注意观察患者的反应,随时调整。

（皇甫辉　陈钢钢）

# 第三篇 口腔科学

## 实训一　口腔颌面部及牙体解剖标本观察

### 一、实训目的与要求

1. 掌握上颌骨和下颌骨的重要解剖标志及临床意义。
2. 掌握口腔颌面部肌肉、血管的走行与分布特点。
3. 掌握牙齿的分类及形态结构。
4. 熟悉颞下颌关节的结构特点。

### 二、实训内容

1. 学习颌面部、口腔、牙体的基本解剖特点。
2. 在老师的指导下,观察学习颌面部、口腔、牙体解剖标本或模型。

### 三、实训准备

1. 学生提前复习颌面部、口腔、牙体解剖结构的理论知识。
2. 老师准备实训教学的解剖标本、模型及信息化的教学用具,保证实训教学的顺利进行。

### 四、实训方法

1. 教师讲解口腔颌面部重要的解剖标志。
2. 学生分小组对照书、图、模型、标本自行观察。

（1）观察上颌骨的形态结构,确认下列结构:上颌体的四个面、上颌窦的形态特点、眶下孔、眶下缘、牙槽突、颧牙槽嵴、上颌结节、腭大孔、切牙孔、腭中缝、牙槽嵴。

（2）观察下颌骨的形态结构,确认下列结构:颏隆凸、颏结节、外斜线、颏孔、上颏棘、下颏棘、内斜线、舌下腺凹、下颌下腺凹、下颌角、下颌孔、下颌管、下颌小舌、下颌舌骨沟、喙突、髁突及前后斜面、髁状突颈部、下颌切迹及磨牙后三角。

（3）观察颌面部表情肌、咀嚼肌的分布特点及动、静脉走行与分布。

（4）观察牙体的组成及切牙、尖牙、前磨牙、磨牙的形态特点。

（5）观察颞下颌关节的结构:关节窝、髁突、关节盘、关节腔及关节韧带。

3. 实训老师巡回指导。

4. 总结　实训结束,学生帮助整理好标本、模型。老师进行总结,学生课后书写实训报告,按时统一上交老师,以便老师进行考核。

### 五、实训考核

学生根据实训的内容撰写实训报告,老师主要考查学生对颌面部、口腔、牙体解剖标志及形态的认识,结合实训报告,综合分析,进行考核。

### 六、参考课时

口腔颌面部及牙体解剖标本观察为 0.5 课时。

（何　伟　朱　星）

# 实训二　口腔颌面部检查

## 一、实训目的与要求

1. 掌握口腔颌面部检查常用器械的功能及使用方法。
2. 能够正确描述口腔、颌面部、颈部、颞下颌关节及唾液腺的检查方法。
3. 能够在老师指导下进行口腔及颌面部检查。

## 二、实训内容

1. 介绍口腔检查的体位、常用检查器械的功能及使用方法。
2. 示教口腔基本检查方法。
3. 示教颌面部、颈部、颞下颌关节及唾液腺检查的方法。
4. 每两个学生分为一组,按照示教进行相互检查。

## 三、实训准备

1. 学生复习口腔颌面部检查的主要方法、检查内容及注意事项。
2. 带教老师准备实训操作中需要的检查器械。

## 四、实训方法

1. 介绍口腔常用检查器械的名称、用途、使用方法。口腔检查常用器械有口镜、探针和镊子。

（1）口镜:由口镜头和柄组成,可用于牵拉唇颊、口角或推压舌体,或用口镜反射光线,增加局部亮度,亦可在不能直视的部位用口镜反映出来,口镜柄还能用作叩诊检查。

（2）探针:两端尖锐,呈不同形式弯曲。使用时右手执探针,有固定支点,避免探针滑动,刺伤软组织。

（3）镊子:呈反角式,口腔科专用,其尖端密合,可夹持异物、敷料,也可用于牙齿松动度的检查,镊子柄端亦可作牙齿叩诊。

2. 介绍椅位和光源的调节　一般要将患者的头、颈、背调节呈直线。检查上颌牙时,需将椅背后仰,使上颌牙面与地面接近 45°角;检查下颌牙时,使下颌牙面与地面大致平行。同时保证照明充足,避免直射患者眼睛。

3. 示教口腔检查方法并指导学生练习。

（1）视诊

1）视诊的内容：颌面部情况、牙齿和牙列、口腔软组织。

2）视诊的方法：首先检查主诉部位，然后再按一定顺序（如右上→左上→左下→右下）检查其他部位。

（2）探诊

1）探诊的内容：牙体缺损部位、充填体边缘密合程度、牙面的敏感点、皮肤或黏膜瘘道等。

2）探诊的方法：采用握笔式持口腔探针进行探诊，动作轻巧且有支点固定，先检查主诉牙和可疑牙，然后按顺序逐个检查。

（3）叩诊

1）叩诊的内容：根尖和根周牙周膜的健康状况。

2）叩诊的方法：用平端的手持器械，如口镜、镊柄等叩击牙齿。叩诊的方向为垂直叩和侧方叩。先叩正常对照牙，后叩患牙。一般以邻牙作对照，叩诊力量宜先轻后重，一般以叩诊正常牙不引起疼痛的力量为适宜力量。

（4）扪诊

1）扪诊的内容：牙齿松动度，牙龈的压痛、肿胀、范围及波动感。淋巴结的大小、活动、有无粘连等。

2）扪诊的方法：口内扪诊多用单个示指，应戴手套，动作要轻柔。

（5）牙齿松动度检查法：前牙用镊子夹持牙冠的切端；后牙将镊尖合拢置于殆面中央，按摇镊子观察牙齿松动情况。

（6）牙髓温度测试法

1）冷测法：使用三用枪的冷空气或冷水或使用小冰棒置于被测牙的唇（颊）或舌面中下1/3处，观察患者的反应。

2）热测法：使用加热的牙胶棒置于被测牙的唇（颊）或舌面的中下 1/3 处，观察患者的反应。

先测对照牙（首选对侧正常的同名牙），再测可疑患牙；避免在有病损的部位和修复体上作温度测试；用牙胶热测时，牙面应保持湿润，以防止牙胶粘于牙面。

4. 颈部检查

（1）一般检查：注意观察颈部的外形、色泽、轮廓、活动度，有否肿胀、畸形、斜颈、溃疡及瘘管等。

（2）扪诊检查：手法应轻柔，嘱患者肌肉放松。按照由后向前，由浅入深的顺序进行；如检查下颌下三角时嘱患者低头偏向患侧，以示指、中指轻扪下颌下区；如检查颈深淋巴结群时嘱患者头偏转向患侧，以示指、中指及无名指置于胸锁乳突肌前缘，向后及深部触摸，自上而下仔细检查。

5. 颞下颌关节检查　以两手小指伸入外耳道内，向前方触诊。以两手拇指分别置于两侧耳屏前关节外侧，嘱患者作张闭口运动，检查髁状突的动度及有无弹响、摩擦音等。

6. 唾液腺检查　腮腺触诊一般以示指、中指、无名指三指平触为宜，忌用手指提拉触摸；下颌下腺及舌下腺的触诊则常用双手合诊法检查。

## 五、实训考核

学生根据实训的内容撰写实训报告,教师主要考查学生对口腔基本检查方法的掌握程度,结合实训报告,综合分析,进行考核。

## 六、参考课时

口腔颌面部检查为 0.5 课时。

（王　锐）

# 实训三　窝沟封闭术

## 一、实训目的与要求

加深对窝沟封闭理论知识的理解,初步掌握窝沟封闭的操作方法、步骤及注意事项。

## 二、实训内容

1. 示教窝沟封闭并详细讲述操作要领。
2. 同学进行窝沟封闭操作练习,掌握操作要领。
3. 老师总结实训中出现的问题,分析失败案例的原因。

## 三、实训准备

1. 学生提前复习窝沟封闭的操作方法、步骤及注意事项。
2. 老师选择窝沟封闭适应证的对象（最好是小学生）,如果没有则由同学担当受试者。
3. 老师准备窝沟封闭剂、光固化灯和治疗盘（口镜、探针、镊子和棉卷）。

## 四、实训方法

1. 理论基础知识

（1）窝沟封闭的定义:不去除牙体组织,在面、颊面或舌面的点隙裂沟涂布一层粘结性树脂,保护牙釉质不受细菌及代谢产物侵蚀,达到预防龋病发生的一种有效防龋方法。窝沟封闭使用的封闭材料称为窝沟封闭剂,主要成分是树脂基质,分为光固化和化学固化两种。

（2）窝沟封闭的适应证:①深窝沟,特别是可以卡住探针的（包括可疑龋）;②患者其他牙齿,特别是对侧同名牙患龋或有患龋倾向。

（3）窝沟封闭的最佳时机:为牙齿完全萌出且尚未发生龋坏的时候。①儿童牙齿萌出后达到咬合平面即适宜作窝沟封闭,一般在萌出 4 年之内。②乳磨牙 3~4 岁,第一恒磨牙 6~7 岁,第二恒磨牙 11~13 岁。

2. 操作方法

（1）准备工作:调整好受试者体位,告知受试者窝沟封闭防龋的意义,嘱其配合医生完成临床操作。准备窝沟封闭剂、光固化灯和治疗盘。

（2）清洁牙面:在低速手机上装好锥形小毛刷或橡皮杯,蘸适量洁牙剂清洁牙面。注意:

不可使用含有油质的清洁剂。清洁后水枪冲洗牙面并排唾。

（3）酸蚀：清洁后的牙面即用棉卷隔湿，将牙面吹干后用细毛刷、小棉球或小海绵块蘸酸蚀剂涂布在要封闭的牙面上，酸蚀剂为含磷酸的凝胶或磷酸液，酸蚀面积应为接受封闭的范围，一般为牙尖斜面的 2/3，酸蚀时间为恒牙 20~30s，乳牙 60s。注意：酸蚀剂用量应适当，不可过多外溢到口腔软组织；酸蚀过程中不要擦拭酸蚀牙面，以免降低粘结力；酸蚀牙面不要被唾液污染，如果发生污染，应冲洗牙面后重新进行酸蚀。酸蚀后的牙面应呈白色雾状外观，否则应重复酸蚀。

（4）冲洗和干燥：酸蚀后彻底冲洗牙面，这是封闭成功的关键之一。通常加压冲洗10~15s，去除牙釉质表面的酸蚀剂和反应产物，冲洗后立即替换干棉卷隔湿，随后用压缩空气吹干牙面约 15s，也可采用挥发性强的溶剂（如无水乙醇或乙醚）辅助干燥。注意压缩空气中不能带有油和水。

（5）涂布封闭剂：采用自凝封闭剂时，每次封闭之前要取等量的 A、B 组分（分别含引发剂和促进剂）调拌均匀，调拌时要注意掌握速度以免产生气泡，导致固化失败。自凝封闭剂固化时间一般为 1~2min，通常调拌 10~15s，保证调拌均匀后在 45s 内完成涂布。光固封闭剂不需调拌，直接取出涂布在牙面上，如连续封闭多个牙时，注意取量不宜过多，光固封闭剂在自然光下也会逐渐凝固。

涂布的方法：用细刷笔、小海绵或制造厂家的专用供应器，将封闭材料涂布在酸蚀的牙面上，注意封闭剂要渗入窝沟，排挤出窝沟内的空气，并要涂布覆盖全部酸蚀牙面，在不影响咬合的情况下尽可能有一定厚度，略有高点也可在治疗后 2~3d 自然磨去。若涂层太薄就会缺乏足够的抗压强度，容易被咬碎而脱落。

（6）固化：自凝封闭剂涂布后 1~2min 即可自行固化。光固封闭剂涂布后，立即用可见光源照射，照射距离约离牙尖 1mm，时间一般为 20~40s。照射的部位要大于封闭剂涂布的部位。

（7）检查：封闭剂固化后，用探针进行全面检查。重点了解固化程度，粘结情况，有无气泡存在，寻找遗漏或未封闭的窝沟并重新封闭，观察有无过多封闭材料和是否需要去除。完成封闭的牙还应定期（3 个月、半年或一年）复查，观察封闭剂保留情况。

3. 实际操作　按照以上学习的内容，在老师的指导下，学生练习窝沟封闭的临床操作。

4. 总结　实训结束，学生整理好仪器设备。老师在总结后，学生准备书写实训报告，实训报告的书写内容及格式参照实训报告考核表，按时统一上交老师，以便老师进行考核。

## 五、实训考核

学生根据实训的内容撰写实训报告，老师主要考察学生对窝沟封闭临床操作方法的掌握程度，结合实训报告，综合分析，进行考核。

## 六、参考课时

窝沟封闭术为 0.5 课时。

（王　锐）

# 实训四　石膏牙窝洞制备

## 一、实训目的与要求

1. 正确使用制备洞形的器械。
2. 学生能够在石膏牙上制备Ⅰ类洞。
3. 熟悉窝洞的分类及制备洞形的要点。

## 二、实训内容

在标准模型上行上颌磨牙Ⅰ类洞的制备。

## 三、实训准备

1. 学生提前复习窝洞的分类　G·V·Black 分类Ⅰ～Ⅴ类；制备洞形的原则。
2. 老师对用于本次实训教学的器材、模型进行检查，保证实训教学的顺利进行。

## 四、实训方法

1. 分小组实训　实训指导老师进行示教。
（1）认识Ⅰ类洞：是指发生在所有牙点、窝、沟龋坏所制备的洞形。
（2）设计外形：用铅笔在𬌗面设计外形，窝洞在中央窝内，外形线避让牙尖斜嵴，顺沟裂扩展并呈一条圆缓的曲线。
（3）雕刻：在外形线内 1mm 处，用雕刻刀将洞雕刻呈盒状，要求底平、壁直、洞深 2mm。
（4）修整：修整窝洞，使洞缘刚好在外形线上，底平壁直，侧壁相互平行，点线角清晰而圆钝的标准盒状洞形。
（5）制备倒凹：在洞底牙尖下侧髓线角处作倒凹，增加固位。
（6）检查、修整、清洁窝洞：全面检查窝洞的外形、大小、深度等是否符合要求。最后将窝洞清洗干净。
2. 指导学生练习　实训指导教师示教完成后，学生练习，实训教师巡回指导，发现问题及时指出，学生及时改进。
3. 总结　实训结束，学生帮助整理好器械、模型。老师进行总结，学生根据实训的内容撰写实训报告，将实训报告和制备洞形后的模型一起，统一上交，老师进行考核。

## 五、实训考核

老师主要考查学生对石膏牙Ⅰ类洞形制备的掌握程度，结合实训报告，综合分析，进行考核。

## 六、参考课时

石膏牙窝洞制备为 0.5 课时。

（熊均平　邵建民）

# 实训五　石膏牙窝洞充填术

## 一、实训目的与要求

1. 学会银汞合金的调制及充填。
2. 了解充填材料的性能特点。
3. 临床上能够正确使用充填材料。

## 二、实训内容

1. 用银汞合金充填上颌磨牙Ⅰ类洞。
2. 指导老师进行示教。
3. 学生分组进行练习。

## 三、实训准备

1. 学生复习窝洞充填的相关知识内容以及注意事项。
2. 带教老师对本次实训用到的器械及仪器进行检查,保证本次实训的顺利进行。

## 四、实训方法

1. 分小组实训　实训指导老师进行示教。

（1）检查:检查制备好Ⅰ类洞的石膏模型。

（2）调拌银汞合金:将银汞合金胶囊置于银汞合金调和机调拌30s。

（3）充填:取出调拌好的银汞合金置于纱布上,用手指揉搓1min,银汞合金揉搓时有握雪感,指压有指纹,即可充填。用银汞合金输送器,逐次将银汞合金送入窝洞之中,用适合的银汞合金充填器压入点、线角,逐层填压。最后使充填体略高出洞缘。

（4）刻形:雕刻牙齿的形态,恢复牙齿原有的解剖形态及功能。

（5）调整咬合:去除早接触点。

（6）抛光:用磨光器在充填体表面轻轻推光,24h后再用磨光器彻底磨光,使银汞合金表面十分光亮。

2. 指导学生练习　实训指导老师示教完成后,学生练习,实训教师巡回指导,发现问题及时指出,学生及时改进。

3. 总结　实训结束,学生帮助整理好器械、模型。老师进行总结,学生根据实训的内容撰写实训报告,将实训报告和银汞合金窝洞充填后的模型一起,统一上交,老师进行考核。

## 五、实训考核

教师主要考查学生对银汞合金窝洞充填的掌握程度,结合实训报告,综合分析,进行考核。

## 六、参考课时

石膏牙窝洞充填为0.5课时。

（熊均平　邵建民）

# 实训六　离体前牙开髓术

## 一、实训目的与要求

1. 学会离体前牙开髓的步骤及牙髓腔预备的方法,为牙髓治疗的临床操作打下基础。
2. 了解前牙的髓腔解剖特点。

## 二、实训内容

1. 在老师的指导下完成前牙的髓腔预备。
2. 熟悉前牙的髓腔解剖。

## 三、实训准备

1. 学生提前复习口腔解剖生理学关于牙体髓腔的解剖形态及开髓要求。
2. 老师对用于本次实训教学的器材进行检查,保证实训教学的顺利进行。
3. 基本实训器材　多媒体图片、挂图、离体牙、高速涡轮手机、裂钻、球钻等。

## 四、实训方法

1. 分小组实训　实训指导老师进行示教。
（1）左手持离体前牙,右手用握笔式握持高速涡轮手机,找好支点。
（2）设计洞口外形:上颌前牙窝洞入口为略带三角的圆形,底向切缘而顶向牙颈部,下颌前牙则为纵径长,近远中径短的椭圆形。
（3）开髓、进入髓腔:用裂钻在舌面窝中央靠近舌隆突处开钻,钻针方向与舌面垂直,钻至釉牙本质界进入牙本质时,感阻力减小,立即改变钻针方向,使之与牙长轴平行,继续钻入髓腔,进入髓腔时有落空感,然后揭去髓室顶,充分暴露近远中髓角。
（4）修整洞壁,使窝洞与根管成近直线的通路。舌面备洞时,位置应准确,不宜过大,以免形成台阶。
2. 指导学生练习　实训指导老师示教完成后,学生练习,实训教师巡回指导,发现问题及时指出,学生及时改进。
3. 总结　实训结束,学生帮助整理好器械、模型。老师进行总结,学生根据实训的内容撰写实训报告,将实训报告和开髓后的离体牙一起,统一上交,老师进行考核。

## 五、实训考核

老师主要考查学生对离体前牙开髓法的掌握程度,结合实训报告,综合分析,进行考核。

## 六、参考课时

离体前牙开髓术为 0.5 课时。

（熊均平　邵建民）

# 实训七　离体牙根管治疗术

## 一、实训目的与要求

1. 正确使用根管治疗器械。
2. 能够在离体上中切牙上进行根管治疗。

## 二、实训内容

1. 在离体上中切牙上做根管治疗。
2. 在老师的指导下完成离体牙根管治疗术。

## 三、实训准备

1. 学生提前复习前牙髓腔的解剖形态及根管治疗术的要求。
2. 老师对用于本次实训教学的器材或模型进行检查,保证实训教学的顺利进行。

## 四、实训方法

1. 分小组实训　实训指导老师进行示教。
（1）介绍并认识根管治疗器材
1）光滑针:为光滑面、渐细有尖,工作端圆形者用于探查根管,呈角形者（三角形或四边形）用于放置棉捻。
2）拔髓针:工作端有倒钩刺,用于拔除牙髓。
3）根管扩大针:工作端为排列稍疏的螺旋刀刃,如延长的螺丝,用于切割管壁,扩大根管,通常使用 10~40 号,使用时由小号开始逐号使用。
4）根管锉:切割刃较密而浅,用于去掉管壁软化牙本质,使管壁光滑,通常使用 10~40 号,使用时由小号开始顺号使用。
（2）上中切牙根管治疗术
1）开髓、拔髓:准备好开髓的离体前牙,用光滑髓针缓缓插入根管达根尖部拔出牙髓。
2）测量根管长度。
3）预备根管:用根管扩大针和锉扩大和平整根管,清除管壁感染牙本质,操作时由小号至大号,逐号交替使用扩大针和锉,使用时以顺时针方向旋转进入根管,达根尖孔,旋转角度不宜过大（不超过 180°）贴管壁抽出,根管锉则在根管内贴管壁上、下提插,贴紧管壁拉出,使管壁光滑,操作时注意勿超出根尖孔,以防将感染推出根尖孔,勿强力扩锉以防器械折断于根管内。勿在根管内形成台阶或侧壁穿孔。
4）清洗根管:用 3% 过氧化氢冲洗根管后再用生理盐水冲洗。
5）干燥根管:用纸尖吸干根管内液体后,用烧热的根管充填器插入根管内以干燥根管。
6）根管充填:用适宜的根管充填器及扩大针蘸牙胶氯仿糊剂涂布于根管壁上,用主尖蘸少许糊剂后插入根管内达根尖孔,再逐根插入牙胶尖（副尖）进行侧方加压,直到挤紧为止。用热挖器齐根管口切除多余牙胶尖,用压器压紧。

7）垫底、充填。

2. 指导学生练习　实训指导教师示教完成后,学生练习,实训教师巡回指导,发现问题及时指出,学生及时改进。

3. 总结　实训结束,学生帮助整理好器械、模型。老师进行总结,学生根据实训的内容撰写实训报告,将实训报告和根管治疗后的离体牙一起,统一上交,老师进行考核。

### 五、实训考核

老师主要考查学生对离体前牙根管治疗术的掌握程度,结合实训报告,综合分析,进行考核。

### 六、参考课时

离体前牙根管治疗术为 0.5 课时。

（熊均平　邵建民）

# 实训八　超声波龈上洁治术

### 一、实训目的与要求

1. 能够正确使用超声波洁牙机。
2. 学会超声洁治技术。

### 二、实训内容

1. 超声波龈上洁治术的操作方法。
2. 超声波龈上洁治术的注意事项。

### 三、实训准备

1. 学生提前复习龈上洁治术相关知识要点。
2. 老师对用于本次实训教学的器材进行检查,保证实训教学的顺利进行。
3. 基本实训器材　超声波洁牙机、一次性器械盒、1% 碘伏、棉签、一次性洁牙机刀头等。

### 四、实训方法

1. 分小组实训　实训指导老师进行示教。

（1）调节椅位,手术区 1% 碘酊消毒,超声波洁牙机手机及工作头消毒。

（2）开机后调节超声波洁牙机的功率,功率大小根据牙石厚薄而定,踩下脚踏开关,见工作头有水雾喷溅,即可使用。

（3）洁治时从握笔式作好支点,工作头轻轻与牙面平行或 <15° 角接触牙石的下方来回移动,利用超声振动击碎并震落牙石。

（4）操作要有顺序,洁治要彻底。

（5）磨光:用杯状刷,橡皮杯等磨光设备,蘸牙膏或牙粉磨光牙面。

2. 指导学生练习 实训指导教师示教完成后,学生练习,实训教师巡回指导,发现问题及时指出,学生及时改进。

3. 总结 实训结束,学生帮助整理好器械、模型。老师进行总结,学生根据实训的内容撰写并上交实训报告,老师进行考核。

## 五、实训考核

老师主要考查学生对超声波龈上洁治术的掌握程度,结合实训报告,综合分析,进行考核。

## 六、参考课时

龈上洁治术为 0.5 课时。

（熊均平 邵建民）

# 实训九 口腔颌面部肿瘤检查与病历书写

## 一、实训目的与要求

掌握口腔专科病史的采集和病历书写,熟悉口腔颌面颈部肿物的检查方法、淋巴结检查方法及活体组织检查。

## 二、实训内容

1. 专科病历的书写及要求。
2. 复习淋巴结检查方法。
3. 活体组织检查方法。
4. 以良性肿瘤为例写一份门诊专科病历。
5. 以舌癌为例写一份恶性肿瘤专科病历。

## 三、实训准备

1. 老师准备典型的良性肿瘤和舌癌病例各一例,检查的手术器械、直尺、口镜、镊子、橡皮指套或手套。
2. 学生提前复习口腔颌面颈部肿块检查要点及良、恶性肿瘤鉴别方法。

## 四、实训方法

1. 口腔检查
（1）张口度检查:用直尺测量上、下切牙切缘间的垂直张口度。
（2）固有口腔检查:包括舌、腭、口咽、口底等部位的检查。
2. 颌面部检查 主要检查包括:表情、意识、对光反射、面部对称与眼、耳和鼻的情况。
3. 颈部检查
（1）一般检查:注意观察颈部的外形、色泽、轮廓、活动度,有否肿胀、畸形、斜颈、溃疡及瘘管。

（2）淋巴结检查：数目、大小、性质、硬度、活动度等情况。

4. 简述门诊病历及住院病历书写的格式与要求

（1）门诊病历：初诊病历通常由主诉、病史、检查、诊断、处理、建议和治疗计划、签名等部分构成。

（2）住院病历：通常由一般情况记录、主诉、现病史、既往史、个人史、生长发育史、月经生育史、家族史、体格检查（全身检查与专科检查）、记录实验室及影像学等检查结果、诊断、治疗计划和签名等部分构成。

5. 良恶性肿瘤的鉴别要点。

6. 总结　实训结束，学生帮助整理上交实训器材。老师在总结后，学生课后书写实训报告，实训报告的书写内容及格式参照实训报告考核表，按时统一上交老师，以便老师进行考核。

## 五、实训考核

学生根据实训的内容撰写实训报告，老师主要考查学生对口腔颌面部肿块的检查方法的掌握情况，结合实训报告，综合评定。

## 六、参考课时

口腔颌面部肿瘤检查与诊断为 1 课时。

（何　伟　陈　欢）

# 实训十　错𬌗畸形的分类

## 一、实训目的与要求

掌握错𬌗畸形的 Angle 分类法，熟悉错𬌗畸形的临床诊断。

## 二、实训内容

模型示教及多媒体演示 Angle 错𬌗畸形分类法。

## 三、实训准备

准备常见各类错𬌗畸形的石膏模型（编号），在教师指导下进行 Angle 错𬌗畸形分类法的诊断练习。

## 四、实训方法

利用模型示教讲解 Angle 错𬌗分类法及其评价。

### （一）第一类错𬌗——中性错𬌗

上下颌骨及牙弓的近、远中关系正常，磨牙关系为中性关系，即在正中颌位时，上颌第一恒磨牙的近中颊尖咬合于下颌第一恒磨牙的近中颊沟内。此时，若口腔内全部牙齿排列整齐而无错位，即称之为正常𬌗；若磨牙为中性关系但牙列中存在错位牙，则称为中性错𬌗或第一类错𬌗。

第一类错𬌗可表现为牙列拥挤,上牙弓前突,双牙弓前突,前牙反𬌗,前牙深覆𬌗,后牙颊、舌向错位等。

### (二)第二类错𬌗——远中错𬌗

上下颌骨及牙弓的近、远中关系不调,下颌及下牙弓处于远中位置,磨牙为远中关系;如果下颌后退 1/4 个磨牙或半个前磨牙的距离,即上下颌第一恒磨牙的近中颊尖相对时,称为轻度远中错𬌗关系或开始远中错𬌗,若下颌或下牙弓处于更加远中的位置,以至于上颌第一恒磨牙的近中颊尖咬合于下颌第一恒磨牙与下颌第二前磨牙之间,则称为完全远中错𬌗关系。

第二类,第一分类:磨牙为远中错𬌗关系,上颌前牙唇向倾斜。

第二类,第一分类,亚类:一侧磨牙为远中错𬌗关系,而另一侧为中性𬌗关系,且上颌前牙唇向倾斜。

第二类,第二分类:磨牙为远中错𬌗关系,上颌前牙舌向倾斜。

第二类,第二分类,亚类:一侧磨牙为远中错𬌗关系,而另一侧为中性𬌗关系,且上颌前牙舌向倾斜。

第二类第一分类可表现为上颌前牙前突、前牙深覆盖、深覆𬌗、开唇露齿等。第二类第二分类的临床症状可能有内倾型深覆𬌗、面下部过短、颏唇沟较深等。

### (三)第三类错𬌗——近中错𬌗

上下颌骨及牙弓的近远中关系不调,下颌及下牙弓处于近中位置,磨牙为近中关系;如果下颌前移 1/4 个磨牙或半个前磨牙的距离,即上第一恒磨牙的近中颊尖与下颌第一恒磨牙的远中颊尖相对时,称为轻度近中错𬌗关系或开始近中错𬌗,若下颌或下牙弓处于更加近中的位置,以至于上颌第一恒磨牙的近中颊尖咬合于下颌第一与第二恒磨牙之间,则称为完全近中错𬌗关系。

第三类,亚类:一侧磨牙为近中错𬌗关系,而另一侧为中性关系。

第三类错𬌗可表现为前牙对𬌗、反𬌗或开𬌗、上颌后缩或下颌前突等。

Angle 错𬌗畸形分类法具有一定的科学理论基础,简明、方便、易记,而成为迄今为止世界上应用最广泛的一种错𬌗畸形分类方法,但是,该方法也存在着以下不足之处:

1. 上颌第一恒磨牙的位置并非绝对稳定,对于某些远中𬌗或近中错𬌗,很可能是由于上颌第一恒磨牙或上牙弓整体的位置发生了变化,而非下牙弓或下颌骨位置异常所引起。

2. 该分类法没有考虑到牙、颌、面结构在长、宽、高三维方向上形成错𬌗畸形的综合机制。

3. 对于现代人类来说,牙量与骨量的不调是错𬌗畸形形成的重要机制之一,但 Angle 分类法未将此因素反映出来,忽略了牙量、骨量不调导致错𬌗畸形的重要机制。

## 五、实训考核

学生根据实训的内容撰写实训报告,老师主要考查学生对 Angle 分类法的掌握情况,结合实训报告,综合评定。

## 六、参考课时

错𬌗畸形分类法为 1 课时。

(常 新 刘 昭 卢 云)

# 第二部分　学习指导

## 第一篇　眼　科　学

| 第一章 | 眼科学基础 |
|---|---|

## 【学习要点】

本章着重对眼部的应用解剖、生理及眼科药物进行了阐述。通过本章节的学习,掌握眼球的组织解剖与生理;熟悉视路、眼眶及眼附属器的组织解剖与生理。了解眼的血管与神经、眼局部的药物动力学及常用眼药的剂型及给药方式。

## 【重点与难点解析】

### 一、眼球

眼球由眼球壁和眼球内容物组成。

1. 眼球壁　由外层、中层及内层构成。

(1) 外层:包括角膜、巩膜及角巩膜缘。角膜组织学上分为:①上皮细胞层;②前弹力层;③基质层;④后弹力层;⑤内皮细胞层。生理功能及特点:角膜无血管,有丰富的三叉神经末梢;角膜质地透明、具有屈光成像作用。巩膜:由致密而相互交错的胶原纤维组成。角巩膜缘:是前房角及房水引流系统所在部位,临床上又是许多内眼切口的标志部位。前房角可以见到Schwalbe 线、小梁网和 Schlemm 管、巩膜突、睫状带和虹膜根部。

(2) 中层:从前到后分虹膜、睫状体和脉络膜三部分。生理功能:①瞳孔有调节光线的作用;②睫状体具有分泌房水和调节作用;③脉络膜具有营养眼内组织、遮光和暗房的作用。

(3) 内层:视网膜,分为内外两层,外层是色素上皮层,内层是视网膜感觉层。包括黄斑、视盘、视网膜中央动静脉、视网膜。

2. 眼球内容物　包括房水、晶状体和玻璃体,与角膜共同构成屈光系统。

(1) 房水:由睫状突无色素上皮细胞产生后入后房,经瞳孔、前房、房角小梁网、Schlemm管、集液管和房水静脉到睫状前静脉而入血液循环。营养角膜、晶状体和玻璃体等,维持正常眼压。

（2）晶状体：形如凸透镜，位于瞳孔与虹膜后面、玻璃体前面，借晶状体悬韧带与睫状体固定。晶状体有一层囊膜，中央为核，核与囊膜之间为晶状体皮质。

（3）玻璃体：为透明的胶质体，位于晶状体后，占眼球容积的4/5，与视盘边缘、黄斑中心凹周围及玻璃体基底部粘连紧密。由房水、脉络膜供给营养；无再生能力；支撑视网膜；是重要的屈光间质。

### 二、视路

视路是视觉信息从视网膜光感受器开始，到大脑枕叶视中枢的神经传导通路。临床上通常指从视神经开始，经视交叉、视束、外侧膝状体、视放射到枕叶纹状区视中枢的神经传导径路。

### 三、眼附属器及眼眶

1. 眼睑　眼睑由外至内分为：①皮肤层；②皮下组织层；③肌层；④睑板层；⑤睑结膜层。

2. 结膜　为一层薄的半透明黏膜，分为睑结膜、球结膜和穹窿结膜三部分。结膜囊是结膜形成的一个以睑裂为开口的囊状间隙。

3. 泪器　包括泪腺和泪道两部分。①泪腺：位于眼眶外上方的泪腺窝内，是外分泌腺，开口于上穹窿部结膜囊内。②泪道：是泪液排泄通道，包括上、下泪点，泪小管，泪总管，泪囊和鼻泪管。

4. 眼外肌　包括上、下、内、外直肌和上、下斜肌共6条，除下斜肌起自眶下壁前内侧外，其余均起自眶尖部视神经孔周围的总腱环，向前附着于巩膜表面。

5. 眼眶　由额骨、蝶骨、筛骨、腭骨、泪骨、上颌骨和颧骨构成。眼眶骨壁的主要结构包括：视神经孔和视神经管；眶上裂；眶下裂；眶上切迹（或孔）；眶下孔。

### 四、眼球的血管与神经

1. 动脉　眼的血液供应主要来自颈内动脉的分支眼动脉，少部分来自颈外动脉系统。

2. 静脉　视网膜中央静脉收集视网膜内层静脉血后注入海绵窦；涡静脉收集部分虹膜、睫状体及全部脉络膜血液后注入海绵窦。

3. 神经支配　共有6条脑神经与眼有关。睫状神经节位于视神经外侧视神经孔前10mm左右，眼内手术施行球后麻醉即阻断此神经节。

### 五、眼科药物概述

1. 药物要在眼局部作用部位达到有效浓度和发挥治疗作用，与以下因素有关，即给药剂量，药物吸收率，组织中的结合和分布，循环药量，组织之间的转运，生物转化，排泄等。

2. 药物进入眼球内组织的主要途径是经角膜转运，影响药物透过角膜的因素有：药物的浓度、溶解度、黏滞性、脂溶性、表面活性等。

3. 药物也可从眼表结构中的血管如角膜缘血管和结膜血管吸收进入眼内，或经结膜、筋膜和巩膜直接渗透到眼球内。

4. 常用药物剂型及给药方式　常用药物剂型：滴眼液、眼膏；给药方式：滴眼、眼周注射、眼内注射。

# 【习题】

## 一、选择题

**A1 型题**

1. 视觉器官包括
    A. 眼球、眼附属器　　　B. 眼球、泪器、眼外肌　　　C. 眼球、眼附属器、视路
    D. 眼球、角膜、晶状体　　E. 眼眶、眼球

2. 眼球向前方平视时,测两眼球突出度,正常人两眼间相差不超过
    A. 2mm　　　　　　B. 3mm　　　　　　C. 4mm
    D. 5mm　　　　　　E. 1mm

3. 组织学上角膜分为五层,后弹力层是
    A. 鳞状上皮细胞组成　　　　　B. 无细胞成分的透明膜
    C. 较坚韧的透明均质膜　　　　D. 胶原纤维素薄板
    E. 损伤后不能再生

4. 下列**不构成**球壁的组织是
    A. 视网膜　　　　　B. 葡萄膜　　　　　C. 角膜
    D. 结膜　　　　　　E. 巩膜

5. 结膜可分为
    A. 睑结膜和球结膜　　　　　　B. 睑结膜,球结膜,穹窿结膜
    C. 球结膜和半月皱裂　　　　　D. 睑结膜,球结膜,半月皱裂
    E. 睑结膜,球结膜,泪阜

6. 前房角是指
    A. 巩膜与虹膜睫状体之夹角　　B. 虹膜之后与睫状体之间距离
    C. 虹膜后部　　　　　　　　　D. 角膜与虹膜睫状体之夹角
    E. 虹膜与晶状体之夹角

7. 角膜厚度的说法正确的是
    A. 周边 1.2mm,中央 0.7~0.8mm　　　B. 周边 0.7~0.8mm,中央 1.2mm
    C. 周边 1.0mm,中央 0.5~0.55mm　　 D. 周边 0.6~0.7mm,中央 1.0mm
    E. 周边 0.8~0.9mm,中央 1.0mm

8. 眼内容物包括
    A. 晶状体、玻璃体、葡萄膜　　B. 房水、晶状体、玻璃体
    C. 晶状体、葡萄膜、视网膜　　D. 葡萄膜、房水、玻璃体
    E. 视网膜

9. 有关正常眼底的描述**错误**的是
    A. 视网膜动脉比静脉细　　　　B. 视乳头在黄斑鼻侧
    C. 黄斑中心凹可见反光点称中心凹反射　　D. 视乳头在黄斑颞侧
    E. 视盘上无感光细胞

10. 视信息在视网膜内形成视觉神经冲动的神经元传递**不包括**

    A. 神经节细胞                 B. 视杆细胞                 C. 视锥细胞
    D. 胶质细胞                   E. 双极细胞

11. 构成视网膜神经上皮层的神经细胞中**不包括**
    A. 神经节细胞               B. 视网膜色素上皮细胞           C. 视杆细胞
    D. 视锥细胞                 E. 双极细胞

12. 视网膜由以下哪些成分组成
    A. 玻璃膜和视网膜色素上皮层           B. 视网膜色素上皮层和视网膜神经上皮层
    C. 玻璃膜和脉络膜                   D. 玻璃膜和视网膜神经上皮层
    E. 睫状体和脉络膜

13. 虹膜内含两种排列方向不同的平滑肌,分别为
    A. 瞳孔开大肌和瞳孔括约肌           B. 睫状肌和眼轮匝肌
    C. 提上睑肌和括约肌               D. 瞳孔开大肌和睫状肌
    E. 提上睑肌和眼轮匝肌

14. **不属于**正常人角膜组织的分层的是
    A. 上皮细胞层               B. 内皮细胞层               C. 血管层
    D. 基质层                 E. 前弹力层

15. 眼的附属器一般**不包括**
    A. 眼睑                   B. 泪器                   C. 眼外肌
    D. 眉毛                   E. 结膜

16. 眼睑组织结构**不包括**以下
    A. 皮肤                   B. 皮下组织               C. 肌层
    D. 球结膜                 E. 睑板

17. 支配眼轮匝肌的神经是
    A. 面神经                 B. 动眼神经               C. 交感神经
    D. 三叉神经               E. 展神经

18. 有关角膜药理学特性,以下说法正确的是
    A. 脂溶性物质容易通过角膜上皮细胞层
    B. 脂溶性物质容易通过角膜基质层
    C. 水溶性物质容易通过角膜内皮细胞层
    D. 角膜基质层脂质含量比上皮和内皮细胞层约大 100 倍
    E. 水溶性物质容易通过角膜上皮细胞层

## 二、名词解释

1. 前房角
2. 玻璃体

## 三、问答题

1. 简述角膜的组织结构。
2. 请问什么是房水循环?

## 【参考答案】

### 一、选择题

1. C  2. A  3. C  4. D  5. B  6. D  7. C  8. B  9. D  10. D  11. B  12. B  13. A  14. C  15. D  16. D  17. A  18. A

### 二、名词解释

1. 前房角:角巩膜缘和虹膜根部前面构成隐窝,称前房角。

2. 玻璃体:是位于晶状体后视网膜前,为透明的胶质体,充满于玻璃体腔内,占眼球容积的 4/5,约 4.5ml,中央部为一光学密度较低的细长条状物称 Cloquet 管。

### 三、问答题

1. 角膜的组织结构由前向后分为五层,即上皮层、前弹力层、基质层、后弹力层和内皮层。①上皮层:由 5~6 层鳞状上皮细胞组成,再生能力强,损伤后修复较快,不遗留瘢痕;②前弹力层:为一层透明膜,损伤后不能再生,而留下薄翳;③基质层:占角膜厚度的 90%,由与角膜表面平行的胶原纤维组成,损伤后不可再生,造成瘢痕;④后弹力层:为较坚韧的透明均质膜,损伤后可再生;⑤内皮层:由单层六角形扁平细胞构成,具有角膜 – 房水屏障功能,受损后依靠邻近细胞扩展和移行而覆盖缺损区。

2. 房水循环  房水由睫状突无色素上皮细胞产生后入后房,经瞳孔、前房、房角小梁网、Schlemm 管、集液管和房水静脉到睫状前静脉而入血液循环。

（闫锡秋）

# 第二章　眼科常用检查

## 【学习要点】

本章对眼科常用检查方法进行了阐述,着重对眼科病史采集、主要眼病症状、视功能检查的基本方法、眼部检查进行论述。需要掌握眼科病史采集;视力、视野检查;眼附属器和眼球检查;裂隙灯显微镜检查、前房角镜检查、眼压测量和检眼镜检查。熟悉主要眼病症状;色觉检查;暗适应检查。了解眼部特殊检查。

## 【重点与难点解析】

### 一、视力下降特点及原因

1. 一过性视力下降　视力可在 1h 内(通常不超过 24h)恢复正常。①常见原因:视盘水肿(数秒钟、通常双眼),一过性缺血(数分钟、单眼),椎基底动脉供血不足(双眼),体位性低血压,精神刺激性黑矇,视网膜中央动脉痉挛,癔症,过度疲劳,偏头痛(10~60min,伴或不伴有随后的头痛)。②其他原因:即将发生的视网膜中央静脉阻塞、血压突然变化、急性眶压升高、中枢神经系统病变等,也可偶尔见于缺血性视神经病变和青光眼等。

2. 突然视力下降不伴眼痛　见于视网膜动脉或静脉阻塞,缺血性视神经病变,玻璃体积血,视网膜脱离,视神经炎(通常伴有眼球运动痛)等。

3. 逐渐视力下降不伴眼痛　见于白内障,屈光不正,原发性开角型青光眼,慢性视网膜疾病如年龄相关性黄斑变性、特发性黄斑裂孔、糖尿病视网膜病变、慢性角膜疾病等。

4. 突然视力下降并眼痛　见于急性闭角型青光眼、葡萄膜炎、角膜炎症、眼内炎等。

5. 视力下降但眼底正常　见于球后视神经炎、早期视锥细胞变性、早期视神经挫伤、中毒、肿瘤所致的视神经病变、全色盲、弱视、癔症等。

### 二、小儿视力检查

对合作性差的幼儿,可通过观察其眼对外物的注视与跟随情况以及交替遮掩时的反应、视动性眼震、优选注视法、视觉诱发电位等,来进行视功能评价。

## 【习题】

### 一、选择题

**A1 型题**

1. 如眼前指数不能识别,则改查
   A. 手动　　　　　　　B. 光定位　　　　　　C. 光感
   D. 针孔视力　　　　　E. 色觉

2. 下列选项中,一般**不出现**一过性视力下降的是
   A. 视网膜中央动脉痉挛　　　　　　B. 急性结膜炎
   C. 精神刺激性黑矇　　　　　　　　D. 血压变化
   E. 体位性低血压

3. 如果在 4m 处才能看清 0.1 行视标,则该眼视力为
   A. 0.1　　　　　　　　B. 0.04　　　　　　　C. 0.02
   D. 0.4　　　　　　　　E. 0.08

4. 裂隙灯显微镜检查房水浑浊时最常用的检查方法是
   A. 圆锥光照明法　　　　B. 后部照明法　　　　C. 弥散照明法
   D. 镜面反光照明法　　　E. 角巩膜缘分光照明法

5. 下列哪项眼压测量方法最**不受**眼球壁硬度和角膜弯曲度的影响
   A. Schiötz 眼压计　　　B. 压平式眼压计　　　C. 非接触式眼压计
   D. 指测法　　　　　　　E. 以上均不是

6. 视野的特征**不符合**
   A. 某些眼病有特征性的视野改变　　　B. 可检测黄斑以外的视网膜功能
   C. 有中心视野和周边视野之分　　　　D. 反映周边视力
   E. 看到的是眼球正前方的空间

7. 检查泪道有无阻塞的方法**不包括**
   A. Schirmer 试验　　　B. 泪道冲洗　　　　　C. 超声检查
   D. 荧光素钠试验　　　　E. 碘油造影

**A2 型题**

8. 患者,女性,60 岁,因右眼剧烈胀痛伴头痛 6h 就诊。发病前一天晚上与家人吵架后引发,自觉视力下降。检查:视力　右眼 0.1,左眼 1.0,右眼混合充血,角膜雾状混浊,前房浅,瞳孔中度散大,对光反射迟钝,晶状体轻度混浊,余窥不清。左眼未见异常。此时应首先考虑的检查为
   A. 眼底血管造影　　　　B. 测眼压　　　　　　C. 视野检查
   D. 眼电图　　　　　　　E. 房角检查

9. 患者,女性,36 岁,右眼被碎玻璃击伤 1d。眼部检查:视力　右眼手动 / 眼前 20cm,左眼 1.0。右眼颞侧角膜可见贯通伤口,未看到异物,此时应首先考虑的检查为
   A. X 线检查　　　　　　B. 超声波检查　　　　C. 电生理检查
   D. 磁共振检查　　　　　E. 眼压检查

**A3 型题**

（10~11 题共用题干）

患者,女,17 岁。右眼疼痛、畏光、流泪、眼睑痉挛 2d,加重半天。2d 前"感冒、发热"后,出现右眼疼痛、畏光、流泪、眼睑痉挛,无明显视物模糊及分泌物,未诊治,半天前以上症状加重,遂来诊。1 年前,曾有过类似病史,诊断为"角膜炎",无药物过敏史及手术史,无不良嗜好。

10. 下述检查方法最有意义的是

    A. X 线碘油造影     B. 泪膜破裂时间测定     C. 荧光素钠角膜染色

    D. 超声检查     E. 泪道冲洗

11. 如患者诊断为病毒性角膜炎,下述治疗**不必要**的是

    A. 抗生素滴眼液     B. 抗病毒滴眼液     C. 促进角膜修复的滴眼液

    D. 人工泪液     E. 睡前用抗病毒眼膏

## 二、名词解释

1. 视力
2. 眼压

## 三、问答题

1. 简述如何检查近视力。
2. 指测法眼压检查应怎样进行?

## 【参考答案】

### 一、选择题

1. A  2. B  3. E  4. A  5. B  6. E  7. A  8. B  9. B  10. C  11. D

### 二、名词解释

1. 视力:视器辨别物体形状和大小的能力,它所反映的是黄斑中心凹的视功能。
2. 眼压:即为眼内压,是眼球内容物作用于眼球壁及内容物之间相互作用的压力。

### 三、问答题

1. 近视力检查   在充足光线照明下,令患者自己持近视力表前后移动,从上向下逐行辨认,直至能看出最小视标,并记录其距离,如 0.8/20cm。近视力检查有助于了解眼的调节能力,与远视力检查配合,可帮助推断有无屈光不正或其他眼病。

2. 指测法眼压检查   指测法是一种定性眼压测量方法,可粗略估计眼压高低。检查时嘱患者两眼向下注视,检查者两手示指尖放于被测眼上睑皮肤,通过两指交替向球心方向按压眼球,间接感触眼球软硬程度。记录时以 $T_n$ 代表正常眼压,$T_{+1}$、$T_{+2}$、$T_{+3}$ 分别表示眼压偏高、很高、极高;$T_{-1}$、$T_{-2}$、$T_{-3}$ 分别表示眼压偏低、很低、极低。

（巩　玲）

# 第三章　眼 睑 病

## 【学习要点】

本章对眼睑病进行了阐述。包括眼睑的炎症、眼睑位置异常及眼睑肿瘤等。通过本章节的学习,掌握:睑腺炎、睑板腺囊肿、睑内翻的概念、临床表现及治疗。熟悉:眼睑恶性肿瘤的临床表现及治疗。了解:睑缘炎、睑板腺囊肿、睑内翻、上睑下垂的病因;眼睑良性肿瘤的临床表现及治疗。

## 【重点与难点解析】

### 一、睑腺炎

睑腺炎是指细菌引起眼睑腺体的急性化脓性炎症。睫毛毛囊或其附属的皮脂腺或变态汗腺感染,为外睑腺炎;若感染发生在睑板腺,为内睑腺炎。

外睑腺炎早期可见较弥散的红肿,可触及明显压痛的结节。内睑腺炎被局限于睑板腺内,眼睑红肿较为局限,病变处可触及硬结并有压痛。睑腺炎发生数日后,可形成黄色脓点。

早期睑腺炎可热敷。重症患者可全身应用抗生素。当脓肿形成后,应切开排脓。外睑腺炎的切口应在睑皮肤面与睑缘平行,内睑腺炎的切口应在睑结膜面与睑缘垂直。

### 二、睑板腺囊肿

睑板腺囊肿是由于睑板腺导管出口阻塞,腺体的分泌物潴留在睑板内,对周围组织产生慢性刺激引起的无菌性慢性肉芽肿性炎症。

好发于青少年,多见于上睑,病程进展缓慢。对复发性或老年人的睑板腺囊肿应注意与睑板腺癌相鉴别,切除物应进行病理检查。

治疗为热敷,对于大而不能吸收者可以手术切除。

### 三、睑缘炎

睑缘炎是睑缘表面、睫毛毛囊及其腺组织的亚急性或慢性炎症。分为 3 种。

1. **鳞屑性睑缘炎**　患者自觉眼痒、烧灼感。睑缘充血、潮红,睫毛和睑缘表面附着灰白色上皮鳞屑。治疗为用生理盐水或 3% 硼酸溶液清洁睑缘,去除鳞屑和痂皮,然后涂抗生素眼膏。

2. **溃疡性睑缘炎**　患者有较明显的痒、刺痛和烧灼感。睑缘充血,睫毛根部散在小脓疱及黄色痂皮,去除痂皮后可见小脓疡。治疗用生理盐水或 3% 硼酸溶液清洗睑缘,去除痂皮及毛囊的脓液。涂抗生素眼膏加局部按摩。

3. 眦部睑缘炎　患者自觉局部刺痒、异物感和烧灼感。多见外眦部皮肤及邻近睑缘充血、肿胀及浸渍糜烂。治疗滴用 0.5% 硫酸锌滴眼液,每天 3~4 次。

## 四、眼睑位置、功能和先天异常

1. 睑内翻及倒睫　常见沙眼引起的睑结膜及睑板瘢痕性挛缩导致的睑内翻。如仅有少数倒睫,可用睫毛镊拔除。较彻底的方法是采用电解法破坏倒睫的毛囊以求达到根治目的。瘢痕性睑内翻须手术治疗,可采用睑板切断术和睑板楔形切除术( Hotz 改良法 )。

2. 睑外翻　常见于眼睑皮肤的外伤、烧伤、化学伤或睑部手术后等瘢痕性收缩引起。老年人眼轮匝肌功能减弱,眼睑皮肤较松弛,或面神经麻痹使眼轮匝肌功能丧失,加之下睑重量使之下坠也可致睑外翻。应针对病因进行治疗。

3. 上睑下垂　上睑下垂是指上睑的上睑提肌或 Müller 平滑肌功能不全或丧失,导致上睑部分或全部下垂。可分为先天性或获得性。先天性上睑下垂以手术治疗为主。获得性者要积极进行病因治疗或药物治疗,无效时再考虑手术治疗。

## 五、眼睑肿瘤

1. 基底细胞癌　是最常见的眼睑恶性肿瘤,多见于老年人,好发于下睑近内眦部。初起时表现为质地坚硬、隆起较高、生长缓慢的小结节,因富含色素,可被误诊为色素痣或黑色素瘤。罕有转移。应尽早手术切除,是否辅以放射治疗依病情而定。

2. 鳞状细胞癌　多见于中老年人,好发于睑缘皮肤黏膜移行处。初起似乳头状瘤,逐渐形成溃疡,边缘隆起,质地坚硬。不仅向周围及深部侵蚀,还可经淋巴系统向远处淋巴结转移。以手术治疗为主,辅以放射治疗。

## 【习题】

### 一、选择题

**A1 型题**

1. 睑腺炎常见的致病菌为

    A. 流感杆菌　　　　　　B. 葡萄球菌　　　　　　C. 铜绿假单胞菌

    D. 肺炎双球菌　　　　　E. 结核分枝杆菌

2. 睑板腺囊肿好发于

    A. 儿童　　　　　　　　B. 青少年　　　　　　　C. 中年人

    D. 老年人　　　　　　　E. 不定

**A2 型题**

3. 70 岁女性,右眼异物感 1 个月。眼部检查:视力　右眼 1.0,左眼上睑可见多量倒睫,结膜稍充血,角膜混浊,晶状体混浊,余未见异常。此时,彻底的处理为

    A. 睫毛镊拔除　　　　　B. 电解倒睫　　　　　　C. 滴眼液

    D. 睑板楔形切除术　　　E. 观察

4. 10 岁女孩,左眼上睑下垂出生即出现。眼部检查:视力 右眼 1.0 左眼 0.2(不能矫正),左眼上睑下垂,遮盖上方角膜缘下 5mm,结膜无充血,角膜透明,晶状体透明,玻璃体未见浑浊。余未见异常。眼压 右眼 12mmHg 左眼 13mmHg。临床诊断最可能是

    A. 先天性白内障　　　　　B. 先天性上睑下垂　　　　　C. 先天性青光眼

    D. 屈光不正　　　　　　　E. 眼球萎缩

**A3 型题**

(5~7 题共用题干)

15 岁男性,左眼红肿 2d,伴眼痛。眼部检查:视力 左眼 1.0,左眼睑可见较弥散的红肿,可触及明显压痛的结节,结膜充血,角膜透明,余未见异常。

5. 根据患者的临床表现,应考虑的诊断是

    A. 角膜炎　　　　　　　　B. 外睑腺炎　　　　　　　　C. 内睑腺炎

    D. 睑板腺囊肿　　　　　　E. 睑缘炎

6. 患者治疗考虑是用

    A. 抗生素　　　　　　　　B. 止血药　　　　　　　　　C. 激素

    D. 维生素　　　　　　　　E. 手术

7. 当脓肿形成后,考虑

    A. 继续观察　　　　　　　B. 切开排脓　　　　　　　　C. CT 检查

    D. 眼 B 超检查　　　　　　E. 磁共振检查

**A4 型题**

(8~10 题共用题干)

20 岁女性患者,左眼上睑可见包块。

8. 采集病史重点了解

    A. 眼部疾病史　　　　　　B. 输血史　　　　　　　　　C. 过敏史

    D. 接触史　　　　　　　　E. 出生史

9. 重点检查项目是

    A. 结膜　　　　　　　　　B. 角膜　　　　　　　　　　C. 巩膜

    D. 眼睑　　　　　　　　　E. 眼压

10. 如果考虑为睑板腺囊肿,进一步治疗是

    A. 全身用抗生素　　　　　B. 滴抗生素眼液　　　　　　C. 应用维生素

    D. 手术　　　　　　　　　E. 应用激素

## 二、名词解释

1. 睑腺炎

2. 睑内翻

## 三、问答题

1. 试述睑板腺囊肿的治疗。

2. 请问上睑下垂的治疗方法是什么?

## 【参考答案】

### 一、选择题

1. B  2. B  3. D  4. B  5. B  6. A  7. B  8. A  9. D  10. D

### 二、名词解释

1. 睑腺炎:指细菌引起眼睑腺体的急性化脓性炎症,常见为葡萄球菌。
2. 睑内翻:指睑缘向眼球方向翻转,同时睫毛倒向眼球。

### 三、问答题

1. 睑板腺囊肿的治疗是热敷可以促进吸收,对于大而不能吸收者可以手术切除。手术在睑结膜面作垂直于睑缘的切口,刮除囊肿内容物,剥离囊膜壁,将囊肿完整摘出。

2. 先天性上睑下垂以手术治疗为主,为避免弱视的发生,重度者应尽早手术。获得性者要积极进行病因治疗或药物治疗,无效时再考虑手术治疗。

(闫锡秋)

# 第四章　泪　器　病

## 【学习要点】

本章对泪器病进行了阐述,着重对泪道疾病进行论述。学生需要掌握慢性泪囊炎临床表现及治疗;熟悉急性泪囊炎、新生儿泪囊炎和泪道阻塞或狭窄的临床表现及治疗;了解泪腺炎和泪腺肿瘤临床表现及治疗原则。

## 【重点与难点解析】

泪器病中,泪道阻塞或狭窄、慢性泪囊炎在临床上比较常见。对于泪道阻塞或狭窄的治疗,主要是用各种方法解除阻塞部位,保持泪道长久通畅。近年来开展的泪道内镜技术,给泪道疾病治疗带来很大的进步。在内镜的观察下,对于膜性、小范围阻塞者,可以在内镜下进行激光治疗;范围较长的,可以用泪道微电钻治疗。泪道激光是通过探针引导导光纤维至阻塞部位,利用激光的气化效应打通阻塞物,术后配合插管或置线,以提高疗效。

慢性泪囊炎的彻底解决方法是手术治疗,常用术式为泪囊鼻腔吻合术。目的是建立鼻内引流通道,使泪液从吻合口直接流入中鼻道。近年来开展了鼻内镜下鼻腔泪囊造口术,或鼻泪管支架置入术,也可达到根治目的。对因各种原因不能行上述手术者,可考虑行泪囊摘除术。

对于急性泪囊炎,早期可行局部热敷,全身和局部使用足量抗生素控制炎症。炎症期切忌泪道探通或泪道冲洗,以免导致感染扩散,引起眶蜂窝织炎。如脓肿形成,则可切开排脓,待伤口愈合,炎症完全消退,后按慢性泪囊炎处理,行鼻内镜下鼻腔泪囊造口术较为适宜。

鼻泪管下端发育不完全,是婴儿溢泪的主要原因。婴儿泪囊若有继发感染,可出现黏液脓性分泌物,则形成新生儿泪囊炎。婴儿泪道阻塞或狭窄可试用手指有规律地向下压迫泪囊区,数次后点抗生素眼液,每日 3~4 次,坚持数周,能够促使鼻泪管下端开放。大多数患儿可随着鼻泪管开口发育开通而自愈,或经过压迫痊愈。若保守治疗无效,半岁以后可考虑行泪道探通术。

## 【习题】

### 一、选择题

**A1 型题**

1. 泪液分泌部包括

　A. 结膜杯状细胞　　　　　B. 上下泪点　　　　　　　C. 上下泪小管

D. 泪总管　　　　　　　　E. 泪囊

2. 泪器病的主要症状是

　　A. 眼红　　　　　　　　B. 眼痛　　　　　　　　C. 溢泪

　　D. 畏光　　　　　　　　E. 眼分泌物

**A2 型题**

3. 48 岁女性,右眼溢泪 10 年,无明显眼痛。眼部检查:视力　右眼 1.0,内眦部皮肤湿疹,无压痛,压迫泪囊区有黏液分泌物自泪小点溢出,结膜充血,角膜透明,余未见异常。临床诊断最可能是

　　A. 急性泪囊炎　　　　　　B. 慢性泪囊炎　　　　　　C. 角膜炎

　　D. 巩膜炎　　　　　　　　E. 青光眼

4. 66 岁女性,左眼溢泪 8 年,伴红肿 2d。有畏寒、发热。查体:体温 38℃。眼部检查:左眼　视力 1.0,泪囊区皮肤红肿、疼痛、压痛;眼睑和鼻根部水肿,结膜充血,角膜透明,余未见异常。临床诊断最可能是

　　A. 泪腺炎　　　　　　　　B. 泪腺肿瘤　　　　　　　C. 睑腺炎

　　D. 急性泪囊炎　　　　　　E. 慢性泪囊炎

**A3 型题**

(5~7 题共用题干)

8 个月男婴,双眼溢泪及分泌物被发现 5 个月。眼部检查:双眼结膜无充血,压迫泪囊区无脓性分泌物,余检查欠合作。

5. 根据婴儿的临床表现,考虑的诊断是

　　A. 结膜炎　　　　　　　　B. 角膜炎　　　　　　　　C. 新生儿泪囊炎

　　D. 泪道阻塞　　　　　　　E. 泪腺炎

6. 患者最需进一步的检查是

　　A. 眼 B 超检查　　　　　　B. 眼 A 超检查　　　　　　C. 泪道冲洗

　　D. 血培养及药敏试验　　　E. 胸部 X 线摄片

7. 治疗方针应是

　　A. 手术　　　　　　　　　B. 观察　　　　　　　　　C. 补液

　　D. 局部按摩　　　　　　　E. 全身应用抗生素

(8~10 题共用题干)

35 岁女性,左眼溢泪 2 年,无明显眼痛。眼部检查:左眼泪点正常,下泪道冲洗,可见冲洗液自原泪点返回,未见分泌物,结膜无充血,角膜透明,余未见异常。

8. 根据患者的临床表现,考虑的诊断是

　　A. 泪点闭锁　　　　　　　B. 泪小管阻塞　　　　　　C. 泪总管阻塞

　　D. 鼻泪管阻塞　　　　　　E. 慢性泪囊炎

9. 患者需进一步的检查是

　　A. 眼 B 超检查　　　　　　B. 眼 A 超检查　　　　　　C. 房角镜检查

　　D. 检眼镜检查　　　　　　E. 全身检查

10. 治疗原则是

　　A. 应用抗生素　　　　　　B. 应用激素　　　　　　　C. 泪道激光

　　D. 泪道冲洗　　　　　　　E. 鼻腔泪囊吻合术

**A4 型题**

（11~13 题共用题干）

3 个月女婴,出生即出现溢泪。

11. 采集病史重点了解
    A. 家族史　　　　　　　B. 出生史　　　　　　　C. 有无外伤史
    D. 用眼卫生　　　　　　E. 眼部有否分泌物

12. 重点检查项目是
    A. 血液　　　　　　　　B. 尿液　　　　　　　　C. 大便
    D. 胸部 X 线摄片　　　　E. 泪道

13. 根据上述检查初步印象为泪道阻塞,进一步治疗是
    A. 全身应用抗生素　　　B. 口服维生素　　　　　C. 泪道探通
    D. 泪道冲洗　　　　　　E. 观察

（14~16 题共用题干）

45 岁女性,右眼溢泪 2 年,泪囊区皮肤红肿 5d。

14. 重点了解的病史为
    A. 家族史　　　　　　　B. 婚育史　　　　　　　C. 结核病史
    D. 药物过敏史　　　　　E. 眼部疾病史

15. 重点检查项目是
    A. 眼睑　　　　　　　　B. 结膜　　　　　　　　C. 泪道
    D. 角膜　　　　　　　　E. 巩膜

16. 如考虑急性泪囊炎,进一步的治疗是
    A. 手术
    B. 应用抗生素,炎症控制后按慢性泪囊炎处理
    C. 泪道激光
    D. 泪道探通
    E. 泪道冲洗

## 二、名词解释

1. 溢泪
2. 功能性溢泪

## 三、问答题

1. 试述急性泪囊炎的治疗。
2. 简述泪道阻塞或狭窄的病因。

## 【参考答案】

### 一、选择题

1. A　2. C　3. B　4. D　5. D　6. C　7. D　8. B　9. E　10. C　11. E　12. E

13. D  14. E  15. C  16. B

## 二、名词解释

1. 溢泪:由于泪道阻塞导致泪液不能从正常泪道排出的症状。

2. 功能性溢泪:当眼轮匝肌松弛,泪液泵作用减弱或消失,泪液排出障碍,出现溢泪,为功能性溢泪。

## 三、问答题

1. 急性泪囊炎的治疗是早期局部热敷,全身和局部应用抗生素。炎症期切忌泪道冲洗或泪道探通。一旦脓肿形成,可切开排脓,放置引流条,炎症消退后按慢性泪囊炎处理,及时手术,使泪囊的泪液排出通畅。

2. 泪道阻塞或狭窄的病因为老年性眼睑松弛或睑外翻使泪小点外翻。先天性闭锁、缺如、狭窄,以及炎症、肿瘤、结石、外伤、异物、药物毒性等各种因素引起的泪道结构或功能不全。

(黄　健)

# 第五章　结　膜　病

## 【学习要点】

本章对结膜病进行了阐述,着重对细菌性结膜炎、病毒性结膜炎和沙眼进行论述。需要掌握细菌性结膜炎的临床表现及治疗;病毒性结膜炎的临床表现及治疗;沙眼的临床表现、后遗症和并发症、诊断及治疗;熟悉细菌性结膜炎、病毒性结膜炎及沙眼的病因;翼状胬肉、春季角结膜炎的临床表现及治疗。了解细菌性结膜炎及病毒性结膜炎分型;过敏性结膜炎、结膜结石和球结膜下出血的临床表现及治疗。

## 【重点与难点解析】

### 一、细菌性结膜炎

1. 急性或亚急性细菌性结膜炎　传染性强,多见于春秋季节,常见的致病菌为肺炎双球菌、金黄色葡萄球菌和流感嗜血杆菌等。发病急,潜伏期 1~3d。两眼同时或先后发病,常有眼红、流泪、异物感和灼热感等症状。眼睑肿胀,结膜充血,结膜囊内脓性分泌物,也可有球结膜下出血、角膜浸润或角膜溃疡。

2. 慢性细菌性结膜炎　进展缓慢,持续时间长。自觉症状多种多样,主要表现为眼痒、烧灼感、干涩感和视疲劳。结膜轻度充血,可有睑结膜肥厚、乳头增生,黏液性或白色泡沫样分泌物。可伴有外眦角溃疡、溃疡性睑缘炎或角膜周边点状浸润。

3. 淋病奈瑟菌性结膜炎　又称脓漏眼,是一种传染性极强、破坏性很大的超急性细菌性结膜炎。病原体为淋病奈瑟菌。潜伏期 10h 至 2~3d,畏光、流泪,眼睑肿胀,结膜高度充血水肿伴有大量脓性分泌物,严重者水肿的球结膜突出于睑裂外。常有耳前淋巴结肿大和压痛。严重者可并发角膜溃疡甚至眼内炎。

4. 细菌性结膜炎的诊断和治疗　根据临床表现、分泌物涂片或结膜刮片等检查,可以诊断。结膜刮片和分泌物涂片通过 Gram 和 Giemsa 染色,可在显微镜下发现大量多形核白细胞和细菌。治疗:开始使用广谱抗生素,确定致病菌属后给予敏感抗生素。

### 二、病毒性结膜炎

1. 流行性角膜结膜炎　是一种强传染性的接触性传染病。由腺病毒 8、19、29 和 37 型引起。起病急,症状重,双眼发病。主要症状有眼红、疼痛、畏光和水样分泌物。急性期眼睑水肿,结膜充血水肿,滤泡增生,结膜下出血。在发病数天后角膜出现弥散的斑点状上皮损害。

局部冷敷和使用血管收缩剂可减轻症状。急性期可使用抗病毒药物抑制病毒复制。若合并有细菌感染时加用抗生素治疗。出现严重的真膜或假膜、上皮下角膜炎时可酌情考虑短时间使用糖皮质激素滴眼液。

2. 流行性出血性结膜炎　是一种暴发流行的自限性眼部传染病。由 70 型肠道病毒引起。常见症状有眼痛、畏光、流泪、异物感等。检查见眼睑水肿,结膜充血水肿,滤泡形成,结膜下片状或点状出血,伴上皮性角膜炎和耳前淋巴结肿大。治疗同流行性角膜结膜炎,有自限性。应注意加强个人卫生和医院管理,防止疾病传播。

### 三、沙眼

由沙眼衣原体引起的一种慢性传染性结膜炎,常为双眼发病,通过直接接触或污染物间接传播。沙眼性角膜血管翳及睑结膜瘢痕为沙眼的特有体征。典型的沙眼可根据乳头、滤泡、角膜血管翳、结膜瘢痕和 Herbert 小凹作出诊断。治疗包括眼局部药物治疗、全身治疗和对并发症的治疗。

### 四、春季角结膜炎

春季角结膜炎为反复发作的双侧慢性眼表疾病。主要症状是眼部奇痒。分为睑结膜型、角结膜缘型及混合型三种。根据男性青年好发,季节性反复发作,奇痒;上睑结膜乳头增生呈扁平的铺路石样或角膜缘部胶样结节;显微镜下结膜刮片每高倍视野出现超过 2 个嗜酸性粒细胞,即可作出诊断。以局部用药为主,严重者可全身加用抗过敏药物。

### 五、过敏性结膜炎

过敏性结膜炎是由于眼部组织对过敏原产生超敏反应所引起的炎症。有速发型和迟发型两种。根据有明显的过敏原接触史;结膜囊分泌物涂片发现嗜酸性粒细胞增多等可以诊断。治疗原则是查找过敏原,避免再次接触。局部点用糖皮质激素滴眼剂、血管收缩剂、非甾体类抗炎药、抗组胺药滴眼剂及细胞膜稳定剂。严重者可加用全身抗过敏药物。

### 六、翼状胬肉

翼状胬肉是一种向角膜表面生长的与结膜相连的纤维血管样组织。一般无自觉症状,当病变接近角膜瞳孔区时,因牵拉引起角膜散光或遮盖瞳孔区而影响视力。翼状胬肉小而静止时一般不需治疗。胬肉进行性发展,侵及瞳孔区影响视力或美观且有手术要求者,可手术切除,但有一定的复发率。为减少复发率,翼状胬肉切除后可联合局部使用丝裂霉素 C、结膜瓣移植术、角膜缘干细胞移植术或羊膜移植术。

## 【习题】

### 一、选择题

A1 型题

1. 结膜炎治疗的最基本给药途径是
   A. 滴眼剂滴眼　　　　B. 全身用药　　　　C. 雾化吸入

D. 眼膏涂眼      E. 冲洗结膜囊

2. 结膜乳头
   A. 是由淋巴细胞反应引起
   B. 由增生肥大的上皮层隆凸形成
   C. 是结膜炎症的一种特异性体征
   D. 多见于球结膜
   E. 裂隙灯显微镜下见其周边有扩张的毛细血管

3. 对于春季角结膜炎治疗,**不正确**的是
   A. 需长期应用类固醇以减轻症状      B. 可用抗组胺类药
   C. 应用非甾体类抗炎药      D. 必要时可用 2% 环孢素
   E. 冷敷

4. 结膜结石的临床表现为
   A. 有异物感时,可在表麻下用尖刀剔除      B. 睑结膜表面上出现黄白色沉着
   C. 常见于慢性结膜炎患者      D. 一般无自觉症状
   E. 以上全对

5. 翼状胬肉治疗方法有
   A. 胬肉发展侵及瞳孔区时,手术切除
   B. 可行胬肉单纯切除
   C. 手术切除后联合应用丝裂霉素 C 可减少其复发
   D. 手术切除后联合结膜瓣移植术、羊膜移植术等
   E. 以上均对

6. 细菌性结膜炎的治疗措施中,**错误**的是
   A. 可用生理盐水冲洗结膜囊      B. 使用抗生素滴眼液
   C. 包扎患眼      D. 眼膏涂眼
   E. 全身治疗

7. 沙眼局部用药的疗程最少为
   A. 1~2 周      B. 3~4 周      C. 6~8 周
   D. 10~12 周      E. 半年以上

8. 沙眼的后遗症及并发症**不包括**
   A. 睑外翻和倒睫      B. 上睑下垂      C. 睑球粘连
   D. 慢性泪囊炎      E. 角膜混浊

**A2 型题**

9. 50 岁女性,双眼红、流泪和灼热感伴眼部黄色分泌物多 2d。自述 2d 前在公共浴池洗浴。眼部检查:双眼眼睑肿胀,结膜明显充血,结膜囊内有脓性分泌物,双眼角膜透明。眼压双眼 15mmHg。临床诊断最可能是
   A. 慢性细菌性结膜炎      B. 急性细菌性结膜炎
   C. 过敏性结膜炎      D. 病毒性结膜炎
   E. 衣原体性结膜炎

10. 61 岁男性,患者前一天有染发史。双眼奇痒、眼睑水肿、结膜充血及水肿。裂隙灯显微镜检查表现为眼睑皮肤湿疹样改变、睑结膜乳头、滤泡增生。眼压:右眼 12mmHg,左眼

13mmHg。临床诊断最可能是

A. 慢性细菌性结膜炎 B. 急性细菌性结膜炎

C. 病毒性结膜炎 D. 过敏性结膜炎

E. 沙眼

**A3 型题**

（11~13 题共用题干）

新生儿,生后第 3d,家长发现患儿双眼发红流泪,且伴有大量脓性分泌物。检查:双眼睑高度肿胀,结膜充血水肿,结膜囊可见大量黄白色脓性分泌物,角膜透明,余下检查不配合。

11. 该患儿最可能的诊断是

A. 春季角结膜炎 B. 淋病奈瑟菌性结膜炎

C. 流行性角结膜炎 D. 过敏性结膜炎

E. 沙眼

12. 下列检查方法有助于诊断和治疗的是

A. 分泌物做细菌培养 + 药敏试验 B. CT 检查

C. 眼压 D. 眼部 B 超

E. OCT 检查

13. 一旦确诊,治疗应首选何种药物

A. 青霉素 B. 阿昔洛韦 C. 地塞米松

D. 那他霉素 E. 四环素

## 二、名词解释

1. 乳头增生
2. 翼状胬肉

## 三、问答题

1. 简述沙眼的 WHO 诊断标准。
2. 请问结膜炎的治疗原则是什么?

## 【参考答案】

### 一、选择题

1. A 2. B 3. A 4. E 5. E 6. C 7. D 8. A 9. B 10. D 11. B 12. A
13. A

### 二、名词解释

1. 乳头增生为结膜炎症的一种非特异性体征,由增生肥大的上皮层皱叠或隆凸形成,裂隙灯下见中心有扩张的毛细血管到达顶端,并呈轮辐样散开。

2. 翼状胬肉是一种向角膜表面生长的与结膜相连的纤维血管样组织,呈三角形形态,似昆虫翅膀而得名。多见于热带地区和户外工作的人群。

## 三、问答题

1. 沙眼的 WHO 诊断标准 WHO 要求诊断沙眼时至少符合下述标准中的 2 条：①上睑结膜 5 个以上滤泡；②典型的睑结膜瘢痕；③角膜缘滤泡或 Herbert 小凹；④广泛的角膜血管翳。

2. 结膜炎的治疗原则是针对病因治疗，局部给药为主，必要时全身用药。急性期禁忌包扎患眼。

（余青松）

## 【学习要点】

本章对干眼病进行了详细的阐述。掌握眼表的解剖学含义；干眼的临床表现及治疗。熟悉干眼的概念。了解眼表重建术；干眼的病因及主要诊断依据。

## 【重点与难点解析】

### 一、眼表的结构

眼表的解剖学含义指起始于上、下眼睑缘间部的眼球表面全部黏膜上皮,包括角膜上皮和结膜上皮(球结膜、睑结膜、穹窿部结膜),眼表上皮来源于各自的干细胞,角膜上皮来源于位于角膜缘的干细胞,由于干细胞不断增殖、分化和迁移,因此角膜上皮是高度分化、可以迅速进行自我更新的组织。结膜上皮以复层扁平细胞为主,夹有许多可以分泌黏蛋白的杯状细胞,结膜上皮可能来源于结膜穹窿部或睑缘的皮肤黏膜结合处,也有研究认为结膜的干细胞均匀地分布于眼表。

### 二、泪液的性状及功能

正常情况下,泪液中清蛋白占蛋白总量60%,球蛋白和溶菌酶各占20%。泪液中还含有IgA、IgG、IgE等免疫球蛋白,IgA含量最多,由泪腺中浆细胞分泌。溶菌酶和 $\gamma-$ 球蛋白以及其他抗菌成分共同组成眼表的第一道防御屏障。泪液中的 $K^+$、$Na^+$ 和 $Cl^-$ 浓度高于血浆。泪液中还有少量葡萄糖(5mg/dl)、尿素(0.04mg/dl),其浓度随血液中葡萄糖和尿素水平变化发生相应改变。泪液 pH 范围为 5.20~8.35,平均 7.35,正常情况下泪液为等渗性。

### 三、泪膜的构成

泪膜分为 3 部分:位于最表面的脂质层厚约 $0.1\mu m$(睑裂开放时),中间水样层为 $7\mu m$ 厚,最内侧则是 20~50nm 厚的黏蛋白层。最近的一些研究认为泪膜厚约 $40\mu m$,大部分由黏蛋白凝胶构成,且水样层与黏蛋白层之间没有界限。

泪膜-空气界面是视觉通路的第一个折射表面,保持一个稳定健康的泪膜对于清晰物像的获得非常重要。其主要功能在于:①填补上皮间的不规则界面,保证角膜的光滑;②湿润及保护角膜和结膜上皮;③通过机械冲刷及内含的抗菌成分抑制微生物生长;④为角膜提供氧气和所需的营养物质。

### 四、干眼症的检查方法

干眼症的检查方法有泪液分泌试验、泪膜破裂时间、荧光素染色。必须注意的是,干眼最早出现眼表上皮点状染色是发生于结膜,而不是角膜。

## 【习题】

### 一、选择题

**A1 型题**

1. 角膜上皮细胞来源于
    A. 角膜缘干细胞　　　　　B. 结膜杯状细胞　　　　　C. 睑缘处黏膜杯状细胞
    D. 结膜穹窿部干细胞　　　E. 睑缘处黏膜上皮细胞

2. 眼表面的第一层保护层是
    A. 角膜上皮　　　　　　　B. 结膜上皮　　　　　　　C. 角膜和结膜上皮层
    D. 泪膜　　　　　　　　　E. 以上都不是

3. 泪膜从内向外分别由
    A. 水样层和黏蛋白层构成　　　　　　　B. 脂质层和黏蛋白层构成
    C. 脂质层、水样层和黏蛋白层构成　　　D. 水样层、脂质层和黏蛋白层构成
    E. 黏蛋白、水样层和脂质层构成

**A2 型题**

4. 患者,女,55 岁,诉双眼干涩、异物感 1 年。眼部检查:视力　双眼 1.0,结膜无充血,角膜透明,Schirmer Ⅰ试验 0~1mm/5min,晶状体透明,玻璃体未见混浊。余未见异常。临床诊断最可能是
    A. 干眼　　　　　　　　　B. 白内障　　　　　　　　C. 青光眼
    D. 巩膜炎　　　　　　　　E. 葡萄膜炎

**A3 型题**

(5~7 题共用题干)

患者,男性,36 岁,双眼干涩,畏光 1 个月,眼部检查:视力　右眼 1.0,结膜稍充血,余未见异常。

5. 根据患者的临床表现,应考虑的诊断是
    A. 角膜炎　　　　　　　　B. 睑腺炎　　　　　　　　C. 干眼
    D. 睑板腺囊肿　　　　　　E. 睑缘炎

6. 此时,应做的检查为
    A. Schirmer Ⅰ试验　　　　B. 眼压　　　　　　　　　C. 眼 B 超
    D. 眼 A 超　　　　　　　　E. CT

7. 若泪液分泌试验 <5mm,考虑
    A. 继续观察　　　　　　　B. 人工泪液　　　　　　　C. 维生素
    D. 止血药　　　　　　　　E. 磁共振检查

**A4 型题**

（8~10 题共用题干）

患者男 55 岁，双眼干伴异物感 3 年。

8. 采集病史重点了解

    A. 眼部疾病史        B. 外伤史        C. 过敏史

    D. 接触史          E. 出生史

9. 重点检查项目是

    A. 眼底           B. 角膜        C. 巩膜

    D. 眼睑           E. 脉络膜

10. 如果考虑为干眼，进一步的检查是

    A. 泪液分泌试验     B. 泪道冲洗     C. 眼 B 超

    D. 血液          E. 眼底荧光血管造影

## 二、名词解释

1. 眼表
2. 干眼

## 三、问答题

1. 简述干眼的分类。
2. 干眼的治疗原则是什么？

## 【参考答案】

## 一、选择题

1. A  2. D  3. E  4. A  5. C  6. A  7. B  8. A  9. B  10. A

## 二、名词解释

1. 眼表：指起始于上下眼睑睑缘间的眼球表面全部黏膜上皮，包括角膜上皮和结膜上皮（球结膜、睑结膜、穹窿部结膜）。

2. 干眼：指各种原因引起的泪液质和量异常或动力学异常，导致泪膜稳定性下降，并伴有眼部不适和 / 或引起眼表病变为特征的多种病症的总称。

## 三、问答题

1. 干眼的分类　按病因分类分为 4 类。①水样液缺乏性；②黏蛋白缺乏性；③脂质缺乏性；④泪液流体动力学（分布）异常性。临床分类：①泪液生成不足型；②蒸发过强型。

2. 干眼的治疗原则是在干眼的治疗中，发现病因并针对病因是进行治疗的关键。干眼是慢性病症，多需长期治疗，要鼓励患者坚持治疗。

（闫锡秋）

# 第七章　角膜病与巩膜病

## 【学习要点】

本章着重对角膜炎进行论述。通过本章节的学习,掌握细菌性角膜炎、真菌性角膜炎及单纯疱疹病毒性角膜炎的临床表现、诊断及治疗;熟悉角膜炎的病因、病理及治疗原则;了解角膜软化症的临床表现及治疗原则,巩膜炎的病因、临床表现及治疗。

## 【重点与难点解析】

### 一、概述

角膜病中感染性角膜炎症为多见。

1. 角膜炎病理过程　角膜炎病理过程分为 4 期:浸润期、溃疡形成期、炎症消退期及愈合期。

2. 角膜炎的临床表现　眼部刺激症状、睫状充血、角膜浸润及溃疡形成。

3. 治疗原则　祛除病因、促进溃疡愈合、减少瘢痕形成。根据感染种类,选择抗生素、抗真菌、抗病毒药物。糖皮质激素的使用要严格掌握适应证,细菌性角膜炎急性期一般不宜使用,慢性期病灶愈合后可酌情使用;真菌性角膜炎禁用;单纯疱疹病毒性角膜炎,糖皮质激素原则上只能用于非溃疡型的角膜基质炎。

### 二、细菌性角膜炎

1. 病因　外伤、剔除异物、佩戴角膜接触镜等已受损的角膜,细菌感染。

2. 临床表现　起病快;眼痛、畏光、流泪、眼睑痉挛;睫状充血或混合充血;角膜灰白或灰黄色浸润灶,周围组织水肿;浸润迅速扩大形成溃疡,溃疡表面和结膜囊内多有脓性或黏液脓性分泌物;可伴不同程度的前房积脓。

3. 诊断　病史、临床表现及角膜刮片检查均有助于早期诊断。明确的病原学诊断需要做细菌培养,同时进行药敏试验,为筛选敏感抗生素提供依据。

4. 治疗　细菌性角膜炎可造成角膜组织的迅速破坏,因此对疑似细菌性角膜炎患者应积极治疗。病原体未明的革兰氏阳性球菌感染首选头孢菌素,革兰氏阴性杆菌角膜炎首选氨基糖苷类,氟喹诺酮类有强力的杀菌作用,杀菌谱广。初诊患者根据临床表现和溃疡的严重程度给予广谱抗生素治疗,然后根据细菌培养和药敏试验的结果调整使用敏感抗生素。并发虹膜睫状体炎时应给予 1% 阿托品散瞳治疗,对药物治疗无效、病情急剧发展。可能或者已经发生角膜溃疡穿孔者,应考虑角膜移植术。

### 三、真菌性角膜炎

1. 病因　多有植物性(树枝、稻草等)角膜外伤史或长期使用激素和抗生素史。

2. 临床表现　起病缓慢;刺激症状较轻;角膜病灶呈灰白色、致密、表面欠光泽,呈苔垢样外观;溃疡周围有免疫环;可见"伪足"或卫星灶;角膜后可有斑块状沉着物;前房积脓灰白黏稠;真菌进入眼内可导致真菌性眼内炎。

3. 诊断　根据植物性外伤的病史,结合角膜病灶的特征可作出初步诊断,确诊需实验室检查(角膜刮片、培养、共聚焦显微镜)查找到真菌和菌丝。

4. 治疗　局部使用抗真菌药物治疗。目前0.15%两性霉素B和5%那他霉素滴眼液是抗真菌性角膜炎的一线药物。并发虹膜睫状体炎者,应使用1%阿托品眼药水或眼膏散瞳,不宜使用糖皮质激素。角膜溃疡即将或已经穿孔者,可考虑行角膜移植术。

### 四、单纯疱疹病毒性角膜炎

1. 病因　多为1型单纯疱疹病毒感染所致。原发感染常见于幼儿头、面部皮肤及黏膜组织的感染。复发性感染是当机体抵抗力下降、全身或局部使用糖皮质激素或免疫抑制剂时潜伏病毒的再活化所致。

2. 临床表现

(1)原发性单纯疱疹病毒感染:常见于幼儿。眼部受累表现为急性滤泡性结膜炎、假膜性结膜炎、眼睑皮肤疱疹、点状或树枝状角膜炎。

(2)复发性单纯疱疹病毒感染:根据不同的临床表现分为4种类型:上皮型角膜炎、神经营养性角膜病变、基质型角膜炎及角膜内皮炎。

3. 诊断　根据病史,角膜树枝状、地图状溃疡灶或盘状角膜基质炎等体征可以诊断。角膜上皮刮片发现多核巨细胞等实验室检查有助于诊断。

4. 治疗　单纯疱疹病毒性角膜炎治疗的目的是抑制病毒在角膜内的复制,减轻炎症反应引起的角膜损害。常用的抗病毒药物有阿昔洛韦、更昔洛韦等,也可与干扰素或其他口服抗病毒药物联合应用。已穿孔的患者可行穿透性角膜移植术。

## 【习题】

### 一、选择题

A1 型题

1. 下面表现属于角膜炎病理变化过程的"溃疡形成期"的是
   A. 角膜浸润　　　　　B. 角膜瘘　　　　　C. 角膜薄翳
   D. 粘连性角膜白斑　　E. 角膜葡萄肿

2. 革兰氏阴性杆菌引起的角膜溃疡表现为
   A. 荧光染色呈点状或树枝状
   B. 圆形或椭圆形局灶性脓肿,周围灰白色浸润,边界清晰
   C. 乳白色、表面致密的苔垢样浸润灶

D. 迅速进行的液化性角膜坏死

E. 角膜上皮广泛缺损,基质溶解坏死

3. 角膜炎除眼痛外,一般**不会**出现

A. 畏光　　　　　　　　B. 瞳孔散大　　　　　　C. 流泪

D. 睫状充血　　　　　　E. 角膜混浊

4. 关于细菌性角膜炎的临床特点,下列**不正确**的是

A. 起病急,常在外伤后 4~48h 起病　　B. 眼痛、眼胀、畏光、流泪

C. 眼睑水肿,睫状充血　　　　　　　　D. 早期出现边界不清的角膜上皮溃疡

E. 伴有脓性分泌物

5. **不符合**角膜白斑特点的是

A. 混浊呈乳白色而有光泽　　　　　　B. 角膜全层混浊

C. 表面平坦　　　　　　　　　　　　D. 仍可透见虹膜

E. 属瘢痕性角膜混浊

6. 早期诊断真菌性角膜炎的方法为

A. B 超　　　　　　　　B. 角膜刮片染色　　　　C. PAS 染色

D. 角膜组织活检　　　　E. 免疫荧光染色

7. 患者,男性,26 岁,左眼畏光流泪 5d。眼科检查:左眼　视力 0.06,球结膜混合性充血,角膜中央偏下方可见近圆形直径约 4mm 的椭圆形局灶性溃疡,周围有灰白色浸润区,溃疡表面和结膜囊内均可见黄白色黏液脓性分泌物。该患者角膜溃疡可能是由下面哪种病原微生物引起

A. 葡萄球菌　　　　　　B. 单纯疱疹病毒　　　　C. 铜绿假单胞菌

D. 茄病镰刀菌　　　　　E. 衣原体

8. 关于真菌性角膜炎的临床表现,**不正确**的是

A. 起病较缓慢,病程长

B. 表面坏死组织易于剔除

C. 可伴有前房积脓

D. 病灶灰白色,无光泽,病灶湿润而粗糙,表面微隆起

E. 溃疡周围出现浅沟或免疫环,并可见"卫星灶"

**A2 型题**

9. 患者男性,63 岁,农民,右眼被花生壳崩伤后视力下降 10d。曾在当地医院就诊,诊断为"角膜炎",给予氧氟沙星滴眼液、庆大霉素滴眼液等点眼,疗效不佳,症状逐渐加重。眼部检查:视力　右眼:指数 /50cm,结膜混合性充血,角膜中央偏鼻下方见 4mm × 5mm 灰白色致密的斑块状病灶,表面粗糙,边缘有沟状凹陷,前房黏稠、灰白色的积脓高约 2mm。下面检查中对诊断最有意义的是

A. 超声生物显微镜检查　　　　　　　B. 共聚焦显微镜检查

C. 电生理检查　　　　　　　　　　　D. 电脑视野检查

E. 眼部 B 超检查

10. 患者女性,45 岁,3d 前回家途中自觉有东西吹入右眼,自行清理后仍有异物感,出现视物轻度模糊症状。次晨右眼红痛及视物模糊症状加重,伴大量分泌物。眼部检查:右眼 视力 0.06,结膜囊分泌物略带黄绿色,球结膜混合性充血,角膜颞下方 3mm × 4mm 浸润灶,前房

积脓约 3mm,余眼内详细情况窥不清。该患者首选的治疗药物是

    A. 喹诺酮类           B. 头孢菌素           C. 氨基糖苷类

    D. 咪唑类           E. 糖皮质激素

### A3 型题

（11~12 题共用题干）

患者男性,31 岁,双眼红痛伴视力下降反复发作 10 年,左眼加重 1 周。眼部检查：视力右 0.6,矫正 0.8,左指数 / 眼前 60cm,不能矫正；左眼睫状充血,角膜近中央 5mm×5mm 地图状灰白色混浊区,荧光素染色阳性,裂隙灯显微镜下见混浊区角膜水肿增厚,后弹力层皱褶,前房深度正常,瞳孔圆,直径约 4mm,对光反应灵敏。眼压右 15mmHg,左 13mmHg。

11. 根据患者的临床表现,首先考虑的诊断是

    A. 金黄色葡萄球菌性角膜炎        B. 铜绿假单胞菌性角膜炎

    C. 真菌性角膜炎        D. 单纯疱疹病毒性角膜炎

    E. 泡性角膜结膜炎

12. 单纯疱疹病毒性角膜炎的治疗原则是

    A. 使用有效的抗生素        B. 使用有效的抗病毒药物

    C. 禁用糖皮质激素        D. 早期穿透性角膜移植

    E. 大量补充维生素 A

### A4 型题

（13~15 题共用题干）

李某,男,36 岁。左眼红痛伴视力下降 2d 就诊。

13. 下列病史对诊断最有意义的是

    A. 外伤史           B. 家族史           C. 手术史

    D. 婚育史           E. 药物过敏史

14. 最合适的实验室检查为

    A. 荧光素染色        B. 角膜刮片 + 分泌物培养 + 药敏试验

    C. 超声生物显微镜检查        D. 眼 B 超

    E. 角膜地形图

15. 根据目前的临床表现和溃疡形态,疑为细菌性角膜炎,进一步治疗**不恰当**的是

    A. 首选广谱抗生素,等待分泌物培养 + 药敏试验结果

    B. 局部可使用胶原酶抑制剂

    C. 口服维生素 C、维生素 B 等药物

    D. 并发虹膜睫状体炎者用散瞳剂

    E. 早期穿透性角膜移植术

## 二、名词解释

1. 角膜薄翳
2. 角膜疱疹

## 三、问答题

1. 简述革兰氏阴性细菌所引起的角膜炎典型的临床表现。

2. 试述病毒性角膜炎的治疗原则。

## 【参考答案】

### 一、选择题

1. B　2. D　3. B　4. D　5. D　6. B　7. A　8. B　9. B　10. C　11. D　12. B　13. A　14. B　15. E

### 二、名词解释

1. 角膜薄翳：浅层的瘢痕性混浊薄如云雾状，通过混浊部分仍能看清后面虹膜纹理者称角膜薄翳。

2. 角膜疱疹：感染初期角膜上皮出现针尖样灰白色小疱，排列成串或聚集成簇，称为角膜疱疹。

### 三、问答题

1. 革兰氏阴性细菌所引起的角膜炎，典型表现为迅速发展的角膜液化性坏死，其中铜绿假单胞菌引起的感染具有特征性，常发生于角膜异物剔除后或戴角膜接触镜引起的感染。溃疡表面有大量黏稠的脓性或黏液脓性分泌物，略带黄绿色，伴大量前房积脓。感染如未控制，数日内可发生整个角膜坏死穿孔，眼球内容脱出或全眼球炎。

2. 病毒性角膜炎的治疗原则是抑制病毒在角膜内的复制，减轻炎症反应引起的角膜损害。上皮型角膜炎必须给予有效的抗病毒药物抑制病毒活性。基质型角膜炎除抗病毒外，抗炎治疗尤为重要。内皮型角膜炎还应采取措施保护角膜内皮细胞功能。

（黄　健）

# 第八章　葡萄膜病

## 【学习要点】

本章着重对葡萄膜炎、两种常见的特殊葡萄膜炎及葡萄膜肿瘤进行论述。需要掌握虹膜睫状体炎的临床表现、鉴别诊断及治疗。熟悉葡萄膜炎的临床分类及病因。了解中间葡萄膜炎及后葡萄膜炎的临床表现及治疗；交感性眼炎、Vogt-小柳原田综合征的概念、临床表现及治疗；脉络膜恶性黑色素瘤、脉络膜血管瘤及脉络膜转移癌的诊断和治疗。

## 【重点与难点解析】

### 一、葡萄膜炎

发生在虹膜、睫状体和脉络膜的炎症称为葡萄膜炎。

病因有感染性因素、非感染性因素、自身免疫因素、前列腺素机制、遗传因素等。单一病因的葡萄膜炎很少，可有多种因素参与葡萄膜炎的发生发展过程，但是常常合并有免疫因素，临床上还有部分患者难以明确病因。

1. 前葡萄膜炎　是虹膜炎和睫状体炎的总称，二者常同时存在。临床表现有眼痛、视力减退、畏光、流泪、眼睑痉挛。体征有睫状充血、房水混浊、角膜后沉着物（KP）、虹膜改变、瞳孔改变、晶状体改变、玻璃体和眼底改变。并发症常见为并发性白内障、继发性青光眼、低眼压及眼球萎缩。局部治疗有散瞳、糖皮质激素、应用非甾体类抗炎药等。全身治疗主要是病因治疗。并发症治疗：并发性白内障可行白内障摘除或超声乳化人工晶状体植入术；继发性青光眼，可行虹膜周边切除术或滤过性手术。

2. 中间葡萄膜炎　临床表现症状轻。三面镜或间接检眼镜检查，可见睫状体平坦部有灰白色隆起的"雪堤样"改变。活动性炎症者应用类固醇激素局部或全身使用。亦可给予免疫抑制剂。

3. 后葡萄膜炎　临床表现可有眼前黑影或暗点或视力下降。体征有玻璃体内炎症细胞和混浊；视网膜出现血管鞘、闭塞和出血等；黄斑水肿；局灶性脉络膜视网膜浸润病灶。常用类固醇激素治疗；顽固病例尚需用其他免疫抑制剂。

4. 几种特殊类型的葡萄膜炎

（1）交感性眼炎：是指眼穿通性外伤或眼内手术眼后，一眼经过一段时间的肉芽肿性（非化脓性）全葡萄膜炎后，另一眼也发生同样性质的全葡萄膜炎（称交感眼）。诱发眼到交感眼出现炎症的时间从 2 周到 2 年不等，但大多数在 2 个月以内发病。前段受累应用糖皮质激素和睫状肌麻痹剂治疗,后段葡萄膜炎和全葡萄膜炎应用糖皮质激素和免疫抑制剂治疗。预防是眼球穿通伤后及时修复伤口,应用糖皮质激素。对修复无望的眼球可慎行眼球摘除术。

（2）Vogt-小柳原田综合征:特征是双侧全葡萄膜炎伴有脑膜刺激征、听力障碍、白癜风、毛发变白或脱落等病症。可能的病因是病毒感染、自身免疫反应异常。治疗是早期大剂量类固醇激素治疗,2周后予维持量治疗。复发者或顽固病例,一般给予免疫抑制剂。

### 二、葡萄膜肿瘤

1. 脉络膜恶性黑色素瘤　起源于脉络膜色素细胞和痣细胞,恶性度高。局限性肿瘤可局部切除、激光光凝和放射治疗。弥漫性肿瘤可行眼球摘除,侵及眼外者应行眼眶内容剜除术。

2. 脉络膜血管瘤　脉络膜血管瘤为先天性血管发育畸形。可为孤立性,呈淡红色的圆形或近似球形隆起;也可为弥漫性,呈广泛、扁平、边界不清的西红柿色增厚。本病可采用激光治疗。

3. 脉络膜转移癌　其他脏器的恶性肿瘤晚期时可通过血行转移至脉络膜,乳腺癌最为多见,表现为边界模糊不清的黄色或灰黄色圆盘状或半球形隆起。可考虑化学治疗或放射治疗。

## 【习题】

### 一、选择题

**A1 型题**

1. 葡萄膜炎按病程划分,急性为
   A. 小于 1 个月　　　　B. 小于 2 个月　　　　C. 小于 3 个月
   D. 小于 4 个月　　　　E. 小于 5 个月

2. 中间葡萄膜炎,是指炎症累及
   A. 睫状体平坦部　　　B. 虹膜　　　　　　　C. 脉络膜
   D. 视网膜　　　　　　E. 角膜

3. 治疗葡萄膜炎最主要的措施是
   A. 非皮质类固醇抗炎药　B. 皮质类固醇　　　　C. 散瞳和麻痹睫状体
   D. 免疫治疗　　　　　　E. 抗生素

4. 虹膜炎发作时引起视力下降的原因,**除外**
   A. 角膜水肿　　　　　B. 玻璃体混浊　　　　C. 角膜后沉着物
   D. 调节麻痹　　　　　E. 房水混浊

**A2 型题**

5. 患者男性,45 岁,右眼红痛伴视力下降 6d。眼部检查:视力　右眼 0.25,结膜混合性充血,角膜后沉着物阳性,前房闪辉阳性,瞳孔小,虹膜后粘连。该患者最可能发生的并发症是
   A. 脉络膜炎　　　　　B. 角膜溃疡　　　　　C. 巩膜炎
   D. 多瞳孔　　　　　　E. 继发性青光眼

6. 36 岁男性,左眼红痛伴视物模糊 1 周。眼部检查:视力　左眼 0.15,结膜混合性充血,角膜后沉着物阴性,前房闪辉阳性,玻璃体混浊。眼底窥及模糊。眼压 12mmHg。临床诊断最可能是
   A. 后葡萄膜炎　　　　B. 虹膜炎　　　　　　C. 巩膜炎

D. 多瞳孔                     E. 继发性青光眼

**A3 型题**

（7~9 题共用题干）

35 岁男性，自觉左眼前黑影飘动，偶有红、痛。眼部检查：视力 左眼 0.8，结膜充血，角膜后沉着物阳性，粉尘状，轻度前房闪辉，前部玻璃体轻混浊。眼底正常。

7. 根据患者的临床表现，应考虑的诊断是

    A. 急性结膜炎     B. 中间葡萄膜炎     C. 急性虹膜炎

    D. 细菌性角膜炎     E. 后葡萄膜炎

8. 患者最需进一步的检查是

    A. 眼压     B. 血培养及药敏试验     C. 眼 B 超检查

    D. 三面镜     E. 胸部 X 线摄片

9. 治疗方针应是

    A. 应用类固醇激素     B. 观察     C. 补液

    D. 紧急手术     E. 抗炎治疗

**A4 型题**

（10~12 题共用题干）

5 岁男性，3d 来自觉左眼视物模糊伴眼痛、畏光。

10. 采集病史重点了解

    A. 不良习惯     B. 家族史     C. 有无外伤史

    D. 用眼卫生     E. 出生史

11. 重点检查项目是

    A. 心电图     B. 胸部 X 线摄片     C. 大便

    D. 尿液     E. 眼

12. 根据上述检查初步诊断为外伤性虹膜炎，进一步的治疗是

    A. 手术     B. 激光     C. 放射治疗

    D. 应用抗生素     E. 应用激素

## 二、名词解释

1. 葡萄膜炎
2. Vogt– 小柳原田综合征

## 三、问答题

1. 简述前葡萄膜炎的并发症。
2. 前葡萄膜炎的治疗方法有哪些？

## 【参考答案】

### 一、选择题

1. C   2. A   3. C   4. D   5. E   6. A   7. B   8. D   9. A   10. C   11. E   12. E

## 二、名词解释

1. 葡萄膜炎：是指发生在葡萄膜、视网膜、视网膜血管和玻璃体的炎症。

2. Vogt-小柳原田综合征：又称特发性葡萄膜大脑炎，特征是双侧全葡萄膜炎伴有脑膜刺激征、听力障碍、白癜风、毛发变白或脱落等病症。

## 三、问答题

1. 前葡萄膜炎的并发症：①并发性白内障是由于房水成分改变影响晶状体代谢、长期使用糖皮质激素，导致晶状体混浊，主要是晶状体后囊下混浊；②继发性青光眼、虹膜睫状体炎时，可因炎症细胞、色素颗粒及组织碎片阻塞小梁网；虹膜周边前粘连，使房水引流受阻；瞳孔闭锁或瞳孔膜闭引起房水引流受阻，导致继发性青光眼，严重者视功能丧失；③低眼压及眼球萎缩：炎症反复发作或慢性化，可致睫状体脱离或萎缩，房水分泌减少，引起眼压下降，严重者可致眼球萎缩。

2. 前葡萄膜炎的治疗原则：立即散瞳以防止虹膜后粘连，迅速抗炎以防止眼组织破坏和并发症的发生，以及针对病因进行治疗。治疗方法有：

（1）局部治疗：①散瞳：一旦确诊应该立即散瞳，可以解除睫状肌痉挛，缓解疼痛，减轻充血水肿，同时使虹膜与晶状体前囊膜分离，防止或拉开虹膜后粘连。②糖皮质激素：及早应用糖皮质激素，以减轻炎症反应。如：0.1% 地塞米松眼药水或 0.5% 醋酸氢化可的松眼药水，每日滴 4~8 次。对病情严重，可选择球结膜下注射庆大霉素和地塞米松，每次 0.3~0.5ml，每日 1 次。③非甾体类抗炎药：通过阻断前列腺素、白三烯等炎性介质而发挥抗炎作用。局部点非甾体类抗炎药，常用滴眼液有吲哚美辛、双氯芬酸钠滴眼液等，每日 3~8 次点眼。

（2）全身治疗：主要是病因治疗。

1）糖皮质激素口服：用泼尼松 30~50mg 或地塞米松 3~4mg，每日早餐后顿服，随病情变化而调整用量。静脉用药一般在病情急、受累范围大的情况下应用。

2）非甾体类抗炎药：如阿司匹林口服 0.5g，每日 3 次；或吲哚美辛口服 25mg，每日 3 次。

3）抗生素：对结核、梅毒和钩端螺旋体感染有关的葡萄膜炎，需进行抗感染治疗。

（3）并发症治疗：并发性白内障可行超声乳化人工晶体植入术；继发性青光眼，可行虹膜周边切除术或滤过性手术。

（王 锐）

# 第九章　青　光　眼

## 【学习要点】

本章对青光眼进行学习,重点对急性闭角型青光眼、慢性闭角型青光眼和开角型青光眼进行论述。要求掌握急性闭角型青光眼的病因、临床表现、诊断和治疗;开角型青光眼的临床表现、诊断及治疗原则。熟悉慢性闭角型青光眼的临床表现、诊断及治疗原则。了解继发性青光眼、先天性青光眼的治疗原则。

## 【重点与难点解析】

### 一、概述

1. 眼压　是指眼球内容物对眼球壁的压力。

2. 眼压值

(1)正常眼压为 10~21mmHg。

(2)24h 眼压差≤8mmHg。

(3)双眼眼压差≤5mmHg。

3. 青光眼的分类　原发性青光眼、继发性青光眼和先天性青光眼。

### 二、原发性闭角型青光眼

#### (一)原发性急性闭角型青光眼

1. 临床表现及分期

(1)临床前期:①一眼急性发作确诊后,另一眼即使没有任何临床症状;②有青光眼家族史,虽无自觉症状,但具有前房浅和房角狭窄等解剖特点,激发试验阳性。

(2)先兆期:一过性或多次反复的小发作。角膜轻度雾状混浊,前房浅,房角大范围关闭,瞳孔稍散大,对光反射迟钝,眼压升高,常在 40mmHg 以上。

(3)急性发作期

1)症状:起病急骤,视力急剧下降到眼前指数或光感,常伴有剧烈眼痛及同侧头痛,有时出现恶心、呕吐等全身症状。

2)体征:①睫状充血或混合充血;②角膜水肿呈雾状混浊,角膜后色素沉着;③前房极浅,周边前房几近消失,房角镜检查房角大部分甚至全部关闭;④房水混浊,甚至出现絮状沉淀;⑤瞳孔中等度散大,呈竖椭圆形,对光反射迟钝或消失;⑥眼压急剧升高,达 50~80mmHg。

（4）缓解期（又称间歇期）：急性发作期经药物治疗后或小发作后自行缓解，房角重新开放或大部分开放，小梁网尚未遭受严重损害，不用药或仅用缩瞳剂眼压稳定在正常范围。

（5）慢性期：急性大发作未能及时治疗或反复小发作后，房角广泛粘连（通常 >180°），小梁网功能严重受损，眼压中度升高，瞳孔散大，眼底可见青光眼性视盘凹陷，出现青光眼性视野缺损。

（6）绝对期：眼压持续性升高，眼球组织尤其是视神经严重破坏，致视力永久丧失。

2. 治疗　治疗原则是手术。术前应采用综合药物治疗以缩小瞳孔，使房角开放，迅速控制眼压。手术方式：①周边虹膜切除术和激光周边虹膜切开术，适用于急性闭角型青光眼的临床前期、先兆期、急性大发作期经过治疗后房角开放或者房角粘连范围 <1/3 周、眼压稳定在 21mmHg 以下者；②滤过性手术，适用于房角粘连已达 2/3 周、应用缩瞳剂眼压仍超过 21mmHg 者，最常用的手术为小梁切除术；③减少房水生成的手术有睫状体冷凝术、透热术和光凝术。同时给予视神经保护性治疗及对症处理。

**（二）原发性慢性闭角型青光眼**

1. 慢性闭角型青光眼诊断　依据：①周边前房浅，中央前房深度略浅或接近正常；②房角为中度狭窄，有程度不同的虹膜周边前粘连；③眼压中等程度升高，常在 40~50mmHg；④眼底有典型的青光眼性视盘凹陷；⑤伴有不同程度的青光眼性视野缺损。

2. 治疗　对房角粘连范围采用缩瞳剂治疗、周边虹膜切除术或 / 和氩激光周边虹膜成形术、滤过性手术。

### 三、原发性开角型青光眼

**（一）临床表现**

1. 症状　发病隐匿，多数患者可无任何自觉症状。中心视力一般不受影响，晚期视功能遭受严重损害。

2. 体征

（1）眼压：早期眼压不稳定，随病情进展，眼压逐渐升高。

（2）眼底：主要表现为：①视盘凹陷进行性扩大和加深；②视盘上下方局限性盘沿变窄，或形成切迹，垂直径 C/D 值增大 ≥0.6；③双眼视盘凹陷不对称，C/D 差值 >0.2。

（3）视野缺损：早期视野缺损表现为孤立的旁中心暗点和鼻侧阶梯；随着病情进展，出现与生理盲点相连的弓形暗点等；晚期仅残存管状视野和 / 或颞侧视岛。

（4）其他检查结果：OCT 检查视网膜神经纤维层厚度异常；视觉诱发电位检查潜伏期延长、振幅下降等。

**（二）诊断**

眼压升高、视盘损害和视野缺损三大诊断指标，其中二项为阳性，房角检查属开角，诊断即可成立。

**（三）治疗原则**

以药物治疗为主，对药物治疗不能控制病情进展，或者不能耐受药物治疗的患者，采用激光、手术治疗。前列腺素衍生物为一线用药。

### 四、青光眼的治疗

治疗方法包括降低眼压及视神经保护性治疗。

青光眼降眼压药物分为以下 6 类：

1. 拟副交感神经药（缩瞳药） 常用 1%~2% 毛果芸香碱滴眼液。该类药物缩小瞳孔，使房角重新开放，减少房水外流阻力，降低眼压。

2. β肾上腺素能受体阻滞剂 通过抑制房水生成而降低眼压。常用药物有 0.25%~0.5% 噻吗洛尔、1%~2% 卡替洛尔等，每天 1~2 次。

3. 碳酸酐酶抑制剂 其作用是通过减少房水生成降低眼压。全身用药以醋甲唑胺为代表，25~50mg，每天 1~2 次；局部用药制剂以 1% 布林佐胺滴眼液为代表，每天 2 次。

4. 高渗剂 主要通过短期内提高血浆渗透压，使眼组织特别是玻璃体内的水分进入血液，从而减少眼内容量，实现降低眼压的目的。常用 20% 甘露醇。

5. 前列腺素衍生物 主要通过促进房水经葡萄膜巩膜外流通道的排出而降低眼压。常用药物有 0.005% 拉坦前列素和 0.004% 曲伏前列素滴眼液，每天傍晚 1 次。

6. 肾上腺能受体激动剂 常用 0.1% 地匹福林，主要是促进房水经小梁网及葡萄膜巩膜外流通道的排出降低眼压；0.2% 酒石酸溴莫尼定，主要通过减少房水生成和促进房水经葡萄膜巩膜外流通道的排出降低眼压。

# 【习题】

## 一、选择题

### A1 型题

1. 关于眼压的描述下列说法**不正确**的是
    A. 是眼球内容物作用于眼球壁的压力
    B. 正常人双眼眼压差一般不大于 5mmHg
    C. 正常人 24h 眼压波动范围不大于 8mmHg
    D. 眼压昼夜相对稳定
    E. 正常人的眼压范围绝对是在 11~21mmHg 之间

2. 正常人 24h 眼压波动**不应**大于
    A. 2mmHg                    B. 5mmHg                    C. 6mmHg
    D. 8mmHg                    E. 10mmHg

3. 关于原发性闭角型青光眼的解剖学特征，**不正确**的是
    A. 眼轴过长              B. 晶状体较厚，位置相对靠前          C. 前房角狭窄
    D. 角膜直径较小          E. 前房浅

4. 关于青光眼用药**不正确**的说法是
    A. 防止视神经进一步损伤                    B. 主要是降低眼压
    C. 点药次数并非越多越好                    D. 可采取个体化治疗
    E. 只能单独使用

5. 一眼急性闭角型青光眼急性发作，对侧无症状眼为
    A. 临床前期              B. 先兆期                    C. 间歇期
    D. 慢性期                E. 正常眼

6. 原发性开角型青光眼最早出现的视野缺损为
    A. 颞侧视岛              B. 旁中心暗点                C. 环形暗点

    D. 弓形暗点　　　　　　　　　E. 管状视野

7. 原发性闭角型青光眼**禁用**

    A. 缩瞳剂　　　　　　　　　　　　B. 碳酸酐酶抑制剂

    C. 散瞳剂　　　　　　　　　　　　D. β肾上腺素能受体阻滞剂

    E. 高渗剂

8. 治疗原发性闭角型青光眼的一线药是

    A. 缩瞳剂　　　　　　　　　　　　B. 碳酸酐酶抑制剂

    C. 前列腺素衍生物　　　　　　　　D. β肾上腺素能受体阻滞剂

    E. 高渗剂

9. 我国青光眼常见类型是

    A. 新生血管性青光眼　　B. 原发性开角型青光眼　　C. 原发性闭角型青光眼

    D. 继发性青光眼　　　　E. 先天性青光眼

10. 目前最准确的眼压测量方式为

    A. 指测法　　　　　　　B. Schiötz 眼压计　　　　C. Goldmann 压平眼压计

    D. 非接触眼压计　　　　E. Perkin 眼压计

11. 下列几类药物中,可以减少房水分泌的是

    A. 缩瞳剂　　　　　　　B. 碳酸酐酶抑制剂　　　　C. 睫状肌麻痹剂

    D. 镇静剂　　　　　　　E. 高渗剂

**A2 型题**

12. 患者,女,62 岁,因左眼渐进性视物模糊 2 年,红痛伴头痛、恶心、呕吐 8h 就诊。检查:视力　右眼 1.0　左眼 FC/50cm。左眼混合充血,角膜稍水肿混浊,周边前房浅,瞳孔大小约 5.5mm×5.0mm,对光反射迟钝,晶状体不均匀灰白色混浊,眼底窥不清。右眼晶状体混浊,余未见异常。测眼压:右眼 13mmHg 左眼 43mmHg。初步诊断为

    A. 急性虹膜炎并继发性青光眼　　　　B. 急性闭角型青光眼

    C. 老年性白内障并继发性青光眼　　　D. 原发性开角型青光眼

    E. 青光眼睫状体炎综合征

**A3 型题**

（13~15 题共用题干）

患者女,56 岁,因右眼剧烈胀痛、视力严重下降伴右侧头痛半天就诊。发病前一天晚上因在昏暗的灯光下看电影至深夜而引发。检查:视力　右眼 0.1　左眼 1.0,右眼混合充血,角膜雾状水肿混浊,未见 KP,前房浅,瞳孔中度散大,对光反射迟钝,晶状体尚透明,余窥不清。

13. 此时首先应考虑的检查为

    A. 眼底荧光血管造影　　B. 眼压　　　　　C. 视野

    D. 眼电图　　　　　　　E. 房角检查

14. 该患者最可能的诊断是

    A. 急性闭角型青光眼　　B. 慢性闭角型青光眼　　C. 青光眼睫状体炎综合征

    D. 晶状体源性青光眼　　E. 原发性开角型青光眼

15. 为支持诊断而应选择的检查方法为

    A. 测眼压　　　　　　　B. 查房角　　　　C. 眼底荧光血管造影

    D. B 型超声　　　　　　E. 彩色多普勒成像

## 二、名词解释

1. 青光眼
2. 继发性青光眼

## 三、问答题

1. 简述原发性急性闭角型青光眼的治疗。
2. 原发性开角型青光眼的诊断标准及治疗原则是什么？

## 【参考答案】

### 一、选择题

1. E　2. D　3. A　4. E　5. A　6. B　7. C　8. A　9. C　10. C　11. B　12. C　13. B　14. A　15. B

### 二、名词解释

1. 青光眼：是一组以特征性视神经萎缩和视野缺损为共同特征的疾病，病理性眼压增高是其主要危险因素。

2. 继发性青光眼：由于其他眼部疾病、全身疾病或药物导致房水流出受阻，引起眼压升高的一组特殊类型的青光眼。

### 三、问答题

1. 原发性急性闭角型青光眼的治疗。

（1）缩小瞳孔：1%~2% 毛果芸香碱滴眼液，开始时每 3~5min 滴眼 1 次，待眼压降低或瞳孔缩小后改为每 1h 1 次或每天 4 次。

（2）联合用药降眼压治疗：①β 肾上腺能受体阻滞剂；②碳酸酐酶抑制剂；③高渗脱水剂：以甘露醇、甘油和异山梨醇为常用。

（3）手术治疗：根据急性闭角型青光眼的临床分期不同，采用不同的手术方式。①周边虹膜切除术和激光周边虹膜切开术：适用于急性闭角型青光眼的临床前期、先兆期、急性大发作期经过治疗后房角开放或者房角粘连范围 <1/3 周、眼压稳定在 21mmHg 以下者；②滤过性手术：适用于房角粘连已达 2/3 周、应用缩瞳剂眼压仍超过 21mmHg 者，最常用的手术为小梁切除术；③减少房水生成的手术：睫状体冷凝术、透热术和光凝术。

（4）辅助治疗：给予视神经保护性治疗及对症处理。

2. 原发性开角型青光眼的诊断标准：眼压升高、视盘损害和视野缺损三大诊断指标，其中二项为阳性，房角检查属开角，诊断即可成立。

原发性开角型青光眼的治疗原则：以药物治疗为主，对药物治疗不能控制病情进展，或者不能耐受药物治疗的患者，采用激光治疗，如果仍不能有效控制病情，考虑手术治疗。前列腺素衍生物为原发性开角型青光眼的一线用药。

（余青松）

# 第十章 晶 状 体 病

## 【学习要点】

晶状体病主要包括白内障与晶状体脱位。白内障临床分类通常是按病因进行分类,其中年龄相关性白内障最常见。学习白内障疾病的重点是需要掌握年龄相关性白内障的临床分型,皮质性白内障的临床分期,外伤性白内障、糖尿病性白内障及后发性白内障的发病特点及治疗原则,白内障手术适应证及术前检查;熟悉白内障的分类及年龄相关性白内障的治疗;了解先天性白内障、并发性白内障、药物和中毒性白内障及晶状体脱位的临床表现及治疗原则;白内障手术方法。

## 【重点与难点解析】

白内障最终需要手术治疗,手术分为标准的现代白内障囊外摘除术、白内障囊内摘除术和白内障超声乳化术,每一种手术均有其适应证和禁忌证。一般来说,除晶状体脱位,几乎所有类型的白内障均可作现代白内障囊外摘除术;白内障囊内摘除术在晶状体脱位及意外的白内障囊内摘除术中可以应用;目前,白内障手术较先进的方法是白内障超声乳化。

超声乳化手术治疗白内障的优点如下。

1. 视力恢复更好,术后反应更轻,恢复时间更短。

2. 术后散光小,且更利于矫正或控制术后散光。

3. 手术时间短,切口小、疼痛轻,光损伤减少。

4. 手术创伤小,术后恢复快;术后用药剂量小,时间短。

5. 手术控制更好,安全性提高,并发症减少,术中易于维持深的前房,后囊损伤、皮质残余的概率下降,人工晶状体植入更为安全、可靠。

6. 无须等待白内障成熟才能施行手术,避免了由于需要等待而造成的种种不便与痛苦,提高了生活质量。

其手术的绝对禁忌证是晶状体脱位,以及角膜内皮已经失代偿者;相对禁忌证是角膜内皮变性、浅前房、小瞳孔、晶状体核硬化。随着手术方法的熟练及器械的改进,相对禁忌证手术也取得较好的效果。

白内障超声乳化手术的主要步骤如下:

1. 麻醉　通常采用局部麻醉,现在多数情况下采用表面麻醉。

2. 切口　沿上方角膜缘剪开结膜,向后暴露巩膜,充分止血。距角巩膜缘后 3~5mm 作巩膜隧道切口。现在广泛应用角膜隧道切口。

3. 撕囊　以撕囊镊拉住反转的囊膜片,作连续的弧形延伸,直至形成 6mm 直径的圆形撕开。

4. 水分离术和水分层术　以注水钝针头深入在前囊膜瓣下注入平衡盐溶液,使前囊膜和囊下皮质分离。水分层术即用同样的方法可使浅层皮质和深层皮质、深层皮质和核上皮质分离。

5. 晶状体乳化　扩大内切口,伸入乳化头,按预定方式依次对核进行乳化吸出。即以乳化头释放的能量将晶状体核击碎成乳糜状。将整个晶状体核依次乳化并吸出。

6. 清除皮质　以机械注 – 吸器清除皮质,一般将皮质拖至瞳孔中央,再加大吸力将其吸出。其吸力大时极易吸破后囊膜,操作时应小心。

为了较好地解决患者术后视力的恢复,提高视觉的质量,常规白内障超声乳化后同时联合植入人工晶状体手术。

晶状体脱位有晶状体全脱位及半脱位。对于半脱位,需要注意是否为全身疾病的眼部表现,同时,需要根据晶状体脱位的程度进行治疗或者观察。

## 【习题】

### 一、选择题

**A1 型题**

1. 白内障的混浊表现在
   A. 玻璃体　　　　　　　B. 晶状体　　　　　　　C. 角膜
   D. 结膜　　　　　　　　E. 房水

2. 最常见的白内障是
   A. 年龄相关性白内障　　B. 外伤性白内障　　　　C. 糖尿病白内障
   D. 后发性白内障　　　　E. 并发性白内障

**A2 型题**

3. 5 岁女孩,双眼视物模糊出生始,无明显眼痛。查体:眼部检查:视力　右眼 0.6,左眼 0.8,结膜无充血,角膜透明,晶状体皮质有白色或淡色细小点状混浊,前玻璃体未见混浊,眼底:视盘边界清,视网膜淡红,血管走行自然,黄斑反光可见。眼压右眼 12mmHg,左眼 11mmHg。临床诊断最可能是
   A. 外伤性白内障　　　　B. 并发性白内障　　　　C. 后发性白内障
   D. 先天性白内障　　　　E. 低血钙性白内障

4. 60 岁男性,左眼白内障术后 1d,自觉左眼眼痛。眼部检查:左眼　视力手动 / 眼前 20cm,结膜充血,角膜水肿,前房未见渗出,人工晶状体在位,玻璃体未见混浊,眼底窥不清。眼压 54mmHg。WBC $8.8 \times 10^9$/L,该患者目前考虑是
   A. 眼内炎　　　　　　　B. 人工晶状体脱位　　　C. 青光眼
   D. 角膜炎　　　　　　　E. 虹膜睫状体炎

**A3 型题**

(5~7 题共用题干)

23 岁男性,因右眼外伤 2h 来院诊治,自觉右眼视物模糊,伴眼痛。眼部检查:视力　右眼

手动 / 眼前 50cm,不能矫正,结膜充血,角膜水肿,前房可见边缘带金色光泽而透明油滴状晶状体,玻璃体未见混浊,眼底窥不清。眼压 50mmHg。

5. 根据患者的临床表现,应考虑的诊断是

    A. 晶状体脱位      B. 白内障      C. 眼内炎

    D. 角膜穿通伤      E. 玻璃体积血

6. 患者需进一步的检查是

    A. 血培养      B. 尿培养      C. 大便检查

    D. 眼 B 超检查      E. 心电图

7. 治疗方针应是

    A. 休息      B. 应用止血药      C. 紧急手术

    D. 抗炎      E. 应用激素

(8~10 题共用题干)

50 岁女性,因右眼进行性视物模糊 10 年来院诊治,无明显眼痛。既往体健,无高血压及糖尿病病史。眼部检查:视力 右眼 0.3,左眼 0.4,均不能矫正;双眼结膜无充血,角膜透明,前房清,晶状体混浊,皮质内有空泡和水裂,可见虹膜投影,玻璃体及眼底窥不清。眼压右眼 18mmHg,左眼 15mmHg。

8. 根据患者的临床表现,应该考虑的诊断是

    A. 核性白内障          B. 皮质性白内障

    C. 后囊膜下白内障          D. 糖尿病白内障

    E. 后发性白内障

9. 患者白内障是属于

    A. 初发期      B. 膨胀期      C. 成熟期

    D. 过熟期      E. 其他

10. 此期可能出现

    A. 眼内炎      B. 急性闭角型青光眼      C. 视网膜脱离

    D. 玻璃体混浊      E. 角膜炎

(11~13 题共用题干)

50 岁女性,因右眼进行性视物模糊 2 年来院诊治,无明显眼痛。眼部检查:视力 左眼 0.4,不能矫正,结膜无充血,角膜透明,前房清,晶状体混浊,可见虹膜投影,玻璃体未见混浊,眼底未见异常。眼压 14mmHg。右眼未见异常。

11. 根据患者的临床表现,应考虑的诊断是

    A. 皮质性白内障初发期          B. 皮质性白内障膨胀期

    C. 皮质性白内障成熟期          D. 皮质性白内障过熟期

    E. 后发性白内障

12. 患者需进一步的检查是

    A. 验光      B. 测眼压      C. 房角镜检查

    D. 眼 A 超检查      E. 眼 B 超检查

13. 治疗原则是

    A. 应用抗生素      B. 应用激素      C. 应用维生素

    D. 观察      E. 放弃治疗

**A4 型题**

（14~16 题共用题干）

78 岁女性, 2 年来自觉右眼视物模糊, 无眼痛。

14. 采集病史重点了解
    A. 有无糖尿病病史　　　B. 家族史　　　　　　C. 不良习惯
    D. 用眼卫生　　　　　　E. 出生时状况

15. 重点检查项目是
    A. 心电图　　　　　　　B. 胸部 X 片　　　　　C. 血液
    D. 晶状体　　　　　　　E. 结膜

16. 根据上述检查如初步诊断为白内障, 有助于进一步确定诊断的检查是
    A. 血糖检查　　　　　　B. 结膜细菌学检查　　　C. 角膜染色检查
    D. 药物过敏试验　　　　E. 内分泌检查

（17~19 题共用题干）

80 岁男性, 5d 前右眼视物模糊, 伴眼痛。

17. 重点了解的病史是
    A. 心脏病病史　　　　　B. 家族史　　　　　　　C. 白内障病史
    D. 用眼卫生　　　　　　E. 婚育史

18. 重点检查项目是
    A. 胸部 X 片　　　　　　B. 血液　　　　　　　　C. 尿培养
    D. 大便检查　　　　　　E. 测眼压

19. 根据上述检查初步诊断为白内障继发性青光眼, 进一步的治疗是
    A. 应用维生素　　　　　　　　　　　B. 应用抗生素
    C. 应用止血药　　　　　　　　　　　D. 应用激素
    E. 可考虑应用降眼压药物

（20~22 题共用题干）

65 岁男性, 左眼白内障术后 9d 伴眼痛。

20. 重点了解的病史是
    A. 发育史　　　　　　　B. 家族史　　　　　　　C. 手术史
    D. 出生史　　　　　　　E. 婚育史

21. 重点检查项目是
    A. 眼睑　　　　　　　　B. 巩膜　　　　　　　　C. 前房
    D. 视网膜　　　　　　　E. 视神经

22. 根据上述检查考虑为虹膜睫状体炎, 进一步的治疗是
    A. 应用白内障药物　　　B. 手术　　　　　　　　C. 激光
    D. 观察　　　　　　　　E. 使用激素

## 二、名词解释

1. 白内障
2. 晶状体脱位

### 三、问答题

1. 试述先天性白内障的临床表现。
2. 简述后发性白内障的治疗。

## 【参考答案】

### 一、选择题

1. B  2. A  3. D  4. C  5. A  6. D  7. C  8. B  9. B  10. B  11. B  12. E
13. D  14. A  15. D  16. A  17. C  18. E  19. E  20. C  21. C  22. E

### 二、名词解释

1. 白内障:晶状体混浊称为白内障。
2. 晶状体脱位:出生后由于先天因素、外伤或其他一些疾病使晶状体位置改变,称为晶状体脱位。

### 三、问答题

1. 先天性白内障的临床表现:多为双侧、静止性。根据晶状体混浊部位、形态和程度分为多种类型,常见的有前、后极白内障,花冠状白内障,绕核性白内障,核性白内障,点状白内障,全白内障和膜状白内障等。此外,先天性白内障常合并斜视、眼球震颤、先天性小眼球等。

2. 后发性白内障的治疗:当后发性白内障影响视力时,可用 Nd:YAG 激光将瞳孔区的后囊膜切开。如无条件施行激光治疗或囊膜过厚时,可手术治疗。

（黄　健）

# 第十一章　玻 璃 体 病

## 【学习要点】

本章对玻璃体病进行了阐述。需要掌握玻璃体积血的临床表现和治疗。熟悉增生性玻璃体视网膜病变、飞蚊症的治疗原则。了解玻璃体炎症与玻璃体寄生虫的治疗原则。在带教老师的指导下,对玻璃体病的患者进行病史采集,运用裂隙灯显微镜、检眼镜等眼科设备进行眼前段及玻璃体、眼底检查。根据病史、体格检查及辅助检查结果进行综合分析,提出玻璃体疾病的治疗原则。

## 【重点与难点解析】

玻璃体是透明的凝胶体,由精细的Ⅱ型胶原形成的细纤维网支架和交织在其中的透明质酸分子构成,其中99%是水,在玻璃体基部和视网膜前的皮质部,胶原和透明质酸的浓度最大,两者使玻璃体具有刚性、黏弹性和抗压缩性。干扰两者及其相互作用的任何因素,会使玻璃体凝胶变为液体(液化)。

玻璃体病的常见症状:早期可因牵拉视网膜出现闪光感;玻璃体混浊时可有眼前黑影飘动,视力下降,甚至失明;累及黄斑区可出现视物变形等。

玻璃体病的治疗包括:病因治疗、保守治疗及手术治疗。

### 一、玻璃体积血

玻璃体积血通常来自视网膜和葡萄膜破损的血管或新生血管。常见视网膜裂孔和视网膜脱离,玻璃体后脱离,眼外伤以及视网膜血管疾病,如视网膜中央静脉阻塞或视网膜分支静脉阻塞,增殖性糖尿病视网膜病变,视网膜静脉周围炎等。

临床表现:不同程度的玻璃体积血,临床表现不同。当出血进入玻璃体凝胶主体后形成玻璃体混浊。少量出血时,患者自诉眼前灰尘状、条状、絮块状及漂浮不定的黑影飘动,视力有不同程度的减退。较多出血时,可出现视野暗区和视物略发红、模糊、玻璃体混浊增多,并有形状不一的血凝块。大量出血时,视力严重减退,甚至光感。玻璃体因浓厚出血所致混浊,看不见视乳头和视网膜血管,仅有红光反射或红光反射消失。大量或反复出血可引起增殖性病变,造成牵拉性视网膜脱离,也可引起血影细胞性青光眼等并发症。

临床上可根据玻璃体积血的程度,将玻璃体积血分为四级。

1级:可见视乳头和视网膜血管。

2级:轻度玻璃体积血,模糊可见视乳头。

3级:重度玻璃体积血,视乳头和视网膜血管不可见,可见眼底红光反射。

4级:严重玻璃体积血,眼底不可见,红光反射消失。

治疗:

1. 药物治疗及物理疗法:疗效尚不确切。出血量少者可待其自行吸收,同时治疗引起玻璃体积血的原发病。

2. 手术治疗:大量或者反复的玻璃体积血,经数周治疗无吸收希望,或有发展为增生性玻璃体视网膜病变者需尽早行玻璃体切除手术,避免或减少并发症的发生。对于不明原因的玻璃体积血,需尽快行玻璃体切除术,寻找病因,防止视网膜脱离的发生和增生性玻璃体视网膜病变。

## 二、增生性玻璃体视网膜病变

增生性玻璃体视网膜病变,是孔源性视网膜脱离复位手术失败的主要原因,其发病机制是视网膜表面和玻璃体后面广泛纤维增殖膜收缩,牵拉而引起视网膜脱离。按1983年的国际分类法,PVR分为A、B、C、D四级。增生性玻璃体视网膜病变临床分级如下:

| 分级 | 临床表现 |
| --- | --- |
| A(轻度) | 玻璃体出现色素颗粒样混浊 |
| B(中度) | 视网膜皱褶,血管迂曲,裂孔边缘翻卷 |
| C(重度) | 脱离的视网膜出现全层皱褶 |
| C1 | 累及1个象限 |
| C2 | 累及2个象限 |
| C3 | 累及3个象限 |
| D(极重度) | 整个脱离的视网膜全层固定皱褶 |
| D1 | 宽漏斗脱离,可见后极部35°网膜 |
| D2 | 窄漏斗脱离,可见视乳头 |
| D3 | 闭合漏斗脱离,视乳头不可见 |

治疗:对C2级以上PVR需采用玻璃体手术治疗,手术中应用膜剥除、视网膜切开或部分切除、重水压贴视网膜、眼内光凝等技术使视网膜复位,然后视情况用长效气体或硅油充填完成手术。

## 三、玻璃体炎症

治疗:玻璃体切割术广泛用于眼内炎的治疗。玻璃体化脓除全身和局部抗生素治疗外,需尽快行玻璃体切除手术。对于玻璃体混浊不能吸收的可考虑行玻璃体切除手术。

## 四、玻璃体寄生虫病

常见的玻璃体寄生虫病是猪囊尾蚴病。

治疗:依据虫体部位可采用药物或玻璃体切割手术治疗。

### 五、飞蚊症

治疗原则：应散瞳后用检眼镜、三面镜仔细检查。对有危害视力的病变如视网膜裂孔等，应按有关治疗原则处理。

## 【习题】

### 一、选择题

**A1 型题**

1. 玻璃体积血未合并纤维血管膜者可观察
   A. 1 个月           B. 2 个月           C. 3 个月
   D. 4 个月           E. 5 个月

2. 增生性玻璃体视网膜病变国际分类分为
   A. 1 级             B. 2 级             C. 3 级
   D. 4 级             E. 5 级

**A2 型题**

3. 47 岁女性，左眼视物模糊 7d，无明显眼痛。该患者患有高血压 10 年。查体：血压 160/95mmHg，眼部检查：视力　左眼 0.02，结膜无充血，角膜透明，晶状体透明，前玻璃体内可见积血，眼底：视网膜可见出血。眼压 12mmHg。临床诊断最可能是
   A. 白内障                          B. 玻璃体液化
   C. 玻璃体积血                      D. 眼内炎
   E. 增生性玻璃体视网膜病变

4. 60 岁男性，3d 前行左眼白内障手术，现自觉左眼眼痛。眼部检查：视力　左眼手动 / 眼前 20cm，结膜充血，角膜水肿，前房可见积脓，人工晶状体在位，玻璃体混浊，眼底窥不清。眼压 12mmHg。WBC $10.8 \times 10^9$/L，该患者目前的处理是
   A. 卧床休息
   B. 服用镇静药
   C. 抽取脓液进行培养及药敏试验，同时应用抗生素
   D. 降眼压
   E. 应用维生素

**A3 型题**

（5~7 题共用题干）

20 岁男性，因右眼外伤 6h 来院诊治，自觉右眼视物模糊。眼部检查：视力　右眼 0.1，不能矫正，结膜充血，角膜透明，前房清，晶状体透明，玻璃体混浊，可见积血，眼底窥不清。眼压 12mmHg。

5. 根据患者的临床表现，应考虑的诊断是
   A. 青光眼            B. 白内障            C. 眼内炎
   D. 角膜挫伤          E. 玻璃体积血

6. 患者需进一步检查的是

A. 血培养     B. 眼 B 超检查    C. 尿培养

D. 大便检查     E. 心电图

7. 治疗方针应是

 A. 休息,应用止血药  B. 针刺     C. 紧急手术

 D. 补液抗炎     E. 应用激素

(8~10 题共用题干)

50 岁女性,因右眼眼前黑影飘动 10d 来院诊治,无明显眼痛。眼部检查:视力　右眼 1.0,结膜无充血,角膜透明,前房清,晶状体透明,玻璃体混浊,眼底未见异常。眼压 18mmHg。左眼未见异常。

8. 根据患者的临床表现,**不应**考虑的诊断是

 A. 飞蚊症     B. 白内障     C. 眼内炎

 D. 玻璃体混浊    E. 玻璃体液化

9. 患者需进一步检查的是

 A. 眼压检查     B. 视觉电生理检查   C. 房角镜检查

 D. 眼 B 超检查    E. 眼 A 超检查

10. 治疗原则是

 A. 应用眼部吸收药物治疗    B. 手术

 C. 化学治疗        D. 抗生素

 E. 放弃治疗

**A4 型题**

(11~13 题共用题干)

18 岁女性,2 年来自觉右眼眼前黑影飘动,无眼痛。

11. 采集病史重点了解

 A. 有无外伤史    B. 家族史     C. 不良习惯

 D. 用眼卫生     E. 出生时状况

12. 重点检查项目是

 A. 结膜      B. 角膜     C. 眼底

 D. 血液分析     E. 胸部 X 线片

13. 根据上述检查初步诊断为飞蚊症,有助于进一步确定诊断的检查是

 A. 眼部 B 超     B. 结膜细菌学检查  C. 角膜染色检查

 D. 泪道冲洗     E. 内分泌检查

(14~16 题共用题干)

75 岁男性,5d 前无诱因出现右眼视物模糊,黑影飘动,无眼痛。

14. 重点了解的病史是

 A. 高血压病史    B. 家族史     C. 发育史

 D. 用眼卫生     E. 婚育史

15. 重点检查项目是

 A. 眼睑      B. 结膜     C. 巩膜

 D. 角膜      E. 眼底及玻璃体

16. 根据上述检查初步诊断为玻璃体积血,有助于进一步确定诊断的检查是

    A. 眼部 A 超　　　　　　B. 眼底荧光血管造影　　　　C. 角膜染色检查
    D. 药物过敏试验　　　　　E. 眼压检查

## 二、名词解释

1. 玻璃体后脱离
2. 增生性玻璃体视网膜病变

## 三、问答题

1. 请问眼内炎的治疗是什么?
2. 简述飞蚊症的处理。

【参考答案】

## 一、选择题

1. C　2. D　3. C　4. C　5. E　6. B　7. A　8. A　9. D　10. A　11. A　12. C
13. A　14. A　15. E　16. B

## 二、名词解释

1. 玻璃体后脱离:是指玻璃体和视网膜内界膜的分离。
2. 增生性玻璃体视网膜病变:是指玻璃体内及视网膜表面的细胞增殖、收缩,造成牵拉性视网膜脱离的病变。

## 三、问答题

1. 眼内炎的治疗:要针对病因进行治疗。用药途径有眼内注药、结膜下注射、结膜囊点药和静脉给药。目前,玻璃体切割术广泛用于眼内炎的治疗。玻璃体化脓除全身和局部抗生素治疗外,需尽快行玻璃体切除手术。对于玻璃体混浊不能吸收的可考虑行玻璃体切除手术。
2. 飞蚊症的处理:对主诉有飞蚊症的患者,应散瞳后用检眼镜、三面镜仔细检查。对有危害视力的病变如视网膜裂孔等,应按有关治疗原则处理。

（李　燕）

# 第十二章　视网膜与视神经疾病

## 【学习要点】

本章对视网膜与视神经疾病进行了阐述,着重对视网膜血管疾病、视网膜脱离、视神经炎进行诊治。需要掌握视网膜中央动脉阻塞、视网膜中央静脉阻塞、中心性浆液性脉络膜视网膜病变、视网膜脱离、视神经炎的治疗原则。熟悉动脉硬化、高血压与糖尿病视网膜病变分级或分期;年龄相关性黄斑变性临床表现、分型。了解视网膜静脉周围炎、动脉硬化、高血压与糖尿病视网膜病变的治疗原则;视网膜色素变性、视网膜母细胞瘤的临床表现;视盘水肿及视神经萎缩的发病原因及治疗原则。

## 【重点与难点解析】

### 一、视网膜中央动脉阻塞

多发生在老年人,常单眼发病。临床主要表现为突发无痛性视力丧失,患眼瞳孔散大,直接光反射极度迟缓或消失,间接光反射存在。眼底检查:视网膜呈灰白色水肿,后极部尤为明显,黄斑区形成"樱桃红斑"。

治疗原则是尽快改善血液循环状态,同时积极查找病因,治疗原发病。对于视网膜中央动脉阻塞者应争分夺秒,积极挽救视功能。可用血管扩张剂,如亚硝酸异戊酯吸入或硝酸甘油片含服;球后注射妥拉唑林;按摩眼球、前房穿刺或口服乙酰唑胺等降低眼压;也可吸入 95% 氧和 5% 二氧化碳混合气体,缓解视网膜缺氧状态。

### 二、视网膜中央静脉阻塞

患者可处于各年龄段。多为单眼发病,视力不同程度下降。

眼底表现特点为各个象限的视网膜静脉迂曲扩张,视网膜内出血呈火焰状,沿视网膜静脉分布,视盘和视网膜水肿,黄斑区尤为明显,久之,易形成黄斑囊样水肿。根据临床表现和愈后可分为非缺血型和缺血型,以缺血型视力损害较严重,多低于 0.1,后期可有新生血管生成,可导致玻璃体积血及牵拉性视网膜脱离,FFA 可有广泛的毛细血管无灌注区。

治疗应针对全身疾病进行病因治疗。对于缺血型,应行全视网膜激光光凝,防治眼新生血管并发症;发生黄斑水肿或视网膜新生血管,宜行玻璃体腔注射曲安奈德或抗血管内皮生长因子药物;发生大量非吸收性玻璃体积血和 / 或视网膜脱离时,宜行玻璃体切割术和眼内光凝。

### 三、中心性浆液性脉络膜视网膜病变

本病好发于健康男性,患者常骤然发觉视物模糊,视物变暗、变形、变色等。重者眼底检查可见黄斑区视网膜有圆形隆起的盘状脱离,其边缘有反光轮,中心反射消失;数周后盘状脱离区有黄白色渗出点。

Amsler 表检查常有变形或暗点,OCT 检查可见黄斑区神经上皮层脱离,FFA 检查:静脉期可见黄斑部一个或多个高荧光渗漏点,随着造影进程荧光点迅速扩大,呈"墨渍样"渗漏;有些病例渗漏呈"烟囱喷出"样改变。

本病目前尚无特效药物治疗。应禁用糖皮质激素和血管扩张药物,对病变数月不能自愈或复发者,中心凹 $200\mu m$ 以外的渗漏点,可用激光光凝治疗。

### 四、视网膜脱离

视网膜脱离是指视网膜神经上皮层和色素上皮层之间的分离,按照视网膜脱离形成的原因分为孔源性、渗出性和牵拉性三类。临床以孔源性视网膜脱离较为多见,其发生需要两大要素:①视网膜裂孔形成;②玻璃体牵引液化。

临床表现早期可有飞蚊症、闪光感等,继而出现与视网膜脱离范围相一致的眼前遮挡感;脱离累及黄斑区时,视力明显减退,眼压多偏低。眼底检查可见脱离区视网膜呈青灰色波浪状隆起,视网膜血管爬行其间,裂孔呈红色边界清晰样外观。

治疗原则是尽早手术,封闭裂孔,促使脱离的视网膜复位。

### 五、视神经炎

视神经炎泛指各种病因导致视神经本身的炎症,依据病变累及视神经部位不同,可分为视乳头炎及球后视神经炎。

临床表现视力常突然减退,瞳孔可不同程度散大,直接对光反射迟钝或消失,间接对光反射存在,视乳头充血、水肿,边界模糊,视乳头表面或其周围可有小的出血点,视网膜静脉增粗。视野及 VEP 检查可见异常,MRI 通过了解脑白质有无脱髓鞘斑,对早期诊断多发性硬化、选择治疗方案以及患者的预后判断有参考意义。

本病治疗主要针对病因进行,同时给予糖皮质激素、神经营养药物及血管扩张剂。

### 六、视网膜母细胞瘤

视网膜母细胞瘤是婴幼儿最常见的眼内恶性肿瘤。本病须与导致白瞳征的其他相关眼病鉴别。

临床表现:患儿多因被发现瞳孔区出现白色反光(白瞳征)和斜视而就诊。本病患儿早期一般无明显不适,中晚期因继发青光眼可出现眼红、眼痛、头痛等症状。体格检查:早期可见视网膜上出现灰白色结节状实体肿物,可向玻璃体腔内突起;中晚期眼球增大呈"牛眼"状或形成巩膜葡萄肿,也可发生肿瘤全身转移,导致死亡。

治疗原则:根据肿瘤进展的不同阶段采取个体化治疗方案。

## 【习题】

### 一、选择题

**A1 型题**

1. 神经上皮层又由

    A. 一级神经元组成　　　B. 二级神经元组成　　　C. 三级神经元组成

    D. 四级神经元组成　　　E. 五级神经元组成

2. 早产儿视网膜病变,其孕期 34 周以下、出生体重小于 1 500g、生后吸氧史,发生率约

    A. 40%　　　　　　　　B. 50%　　　　　　　　C. 60%

    D. 70%　　　　　　　　E. 80%

**A2 型题**

3. 25 岁男性,1d 前左眼突感视物模糊,无明显眼痛。视物变暗、变形。眼部检查:视力右眼 1.0,左眼 0.4 戴 +1.00D=0.6,左眼结膜无充血,角膜透明,等大正圆,对光反射存在,晶状体透明,玻璃体未见混浊,眼底:视盘边界清,视网膜淡红,中心凹光反射略为弥散;重者可见黄斑区视网膜有圆形隆起的盘状脱离,中央凹反射消失。眼压 15mmHg。右眼未见异常。OCT 检查可见黄斑区神经上皮层脱离。临床诊断最可能是

    A. 视网膜静脉阻塞　　　　　　　　B. 视网膜中央动脉阻塞

    C. 年龄相关性黄斑变性　　　　　　D. 中心性浆液性脉络膜视网膜病变

    E. 视神经炎

4. 40 岁男性,右眼突然视物模糊 1d,眼球转动时痛。查体:血压 130/80mmHg,眼部检查:视力 右眼 0.1,不能矫正,左眼 1.0,右眼结膜无充血,角膜透明,瞳孔散大、直径 6mm、圆,直接对光反射迟钝或消失,间接对光反射存在。玻璃体未见混浊,眼底:视盘充血、水肿,边界模糊、隆起度小于 3 个屈光度,视盘表面有小的出血点,视网膜静脉增粗,眼压 12mmHg。左眼未见异常。右眼视野可见中心暗点。VEP 潜伏期延长,振幅降低。该患者目前的处理是

    A. 服用镇静药　　　　　B. 应用抗生素　　　　　C. 应用激素

    D. 应用维生素　　　　　E. 观察血压

**A3 型题**

（5~7 题共用题干）

48 岁男性,因左眼视物模糊 5d 就医,5d 前自觉左眼闪光感,随后出现视物模糊。眼部检查:视力 左眼 0.1,不能矫正,结膜无充血,角膜透明,前房清,晶状体透明,玻璃体混浊,眼底:视盘边界清,视网膜呈青灰色波浪状隆起,视网膜血管爬行其间,可见红色边界清晰样马蹄形裂孔,眼压 8mmHg。左眼未见异常。

5. 根据患者的临床表现,应考虑的诊断是

    A. 视网膜静脉阻塞　　　B. 视网膜色素变性　　　C. 视网膜脱离

    D. 玻璃体后脱离　　　　E. 眼内炎

6. 患者需进一步进行的检查是

    A. 房角镜检查　　　　　B. 三面镜检查　　　　　C. 血液分析

    D. 尿液分析　　　　　　E. 心电图

7. 治疗原则是

    A. 观察　　　　　　　　B. 应用抗生素　　　　　　C. 应用激素

    D. 应用维生素　　　　　E. 手术

（8~10 题共用题干）

60 岁女性,因右眼视物变形 2 年来院诊治,曾在外院医治,无明显好转。眼部检查:视力右眼 0.4,不能矫正,结膜无充血,角膜透明,前房清,晶状体透明,玻璃体未见混浊,眼底:视盘边界清,视网膜淡红,血管走行自然,A∶V=1∶3,黄斑色素紊乱,眼压 15mmHg。左眼未见异常。

8. 根据患者的临床表现,可以考虑的诊断是

    A. 视网膜色素变性　　　　　　　　　　B. 眼内炎

    C. 中心性浆液性脉络膜视网膜病变　　　D. 年龄相关性黄斑变性

    E. 视神经炎

9. 患者需进一步进行的检查是

    A. 眼底荧光血管造影　　B. 视觉电生理检查　　　　C. 房角镜检查

    D. 眼 B 超检查　　　　　E. 眼 A 超检查

10. 治疗原则是

    A. 观察　　　　　　　　B. 手术　　　　　　　　　C. 使用糖皮质激素

    D. 使用抗生素　　　　　E. 放弃治疗

（11~13 题共用题干）

20 岁男性,因右眼视物变形 10d 诊治。眼部检查:视力　右眼 0.4,戴 +2.00DS=0.6,结膜无充血,角膜透明,晶状体透明,眼底:视盘边界清,视网膜淡红,血管走行自然,黄斑可见水肿,少许渗出。眼压 16mmHg。

11. 根据患者的临床表现,可以考虑的诊断是

    A. 视网膜色素变性　　　　　　　　B. 中心性浆液性脉络膜视网膜病变

    C. 眼内炎　　　　　　　　　　　　D. 视网膜脱离

    E. 视神经炎

12. 患者需进一步进行的检查是

    A. 眼底荧光素血管造影　　　　　　B. 视觉电生理检查

    C. 房角镜检查　　　　　　　　　　D. 眼 B 超检查

    E. 眼 A 超检查

13. 治疗原则是

    A. 使用血管扩张药　　　　　　　　B. 手术

    C. 使用糖皮质激素　　　　　　　　D. 必要时考虑激光治疗

    E. 放弃治疗

**A4 型题**

（14~16 题共用题干）

50 岁男性,10d 前自觉右眼视物模糊,无眼痛。

14. 采集病史重点了解

    A. 疾病史　　　　　　　B. 家族史　　　　　　　　C. 不良习惯

    D. 用眼卫生　　　　　　E. 出生时状况

15. 眼部重点检查项目是

  A. 结膜　　　　　　　　B. 眼睑　　　　　　　　C. 晶状体、眼底及玻璃体

  D. 泪器　　　　　　　　E. 巩膜

16. 如根据上述检查初步诊断为视网膜静脉阻塞,有助于进一步确定诊断的检查是

  A. 眼部 B 超　　　　　　B. 眼部 A 超　　　　　　C. 角膜染色检查

  D. 房角镜检查　　　　　E. 眼底荧光素血管造影

（17~19 题共用题干）

55 岁女性,2 年来双眼出现视物模糊,夜盲,无眼痛。

17. 重点了解的病史为

  A. 眼病史　　　　　　　B. 家族史　　　　　　　C. 外伤史

  D. 用眼卫生　　　　　　E. 婚育史

18. 眼部重点检查项目是

  A. 眼睑　　　　　　　　B. 结膜　　　　　　　　C. 角膜

  D. 巩膜　　　　　　　　E. 眼底

19. 如果考虑视网膜色素变性,有助于诊断的检查是

  A. 眼部 B 超　　　　　　B. 眼底荧光血管造影　　C. 视野

  D. MRI　　　　　　　　E. 测眼压

## 二、名词解释

1. 视神经炎

2. 视网膜脱离

## 三、问答题

1. 请问视网膜中央动脉阻塞的治疗原则是什么？

2. 简述视网膜母细胞瘤的临床表现。

## 【参考答案】

### 一、选择题

1. C　2. C　3. D　4. C　5. C　6. B　7. E　8. D　9. A　10. A　11. B　12. A　13. D　14. A　15. C　16. E　17. A　18. E　19. C

### 二、名词解释

1. 视神经炎:泛指各种病因导致视神经本身的炎症,依据病变累及视神经部位不同,可分为视乳头炎及球后视神经炎。

2. 视网膜脱离:是指视网膜神经上皮层和色素上皮层之间的分离。

### 三、问答题

1. 视网膜中央动脉阻塞的治疗原则是尽快改善血液循环状态,同时积极查找病因,治疗原发病。对于视网膜中央动脉阻塞者应争分夺秒,积极挽救视功能。可用血管扩张剂,如亚硝

酸异戊酯吸入或硝酸甘油片含服,球后注射妥拉唑林;按摩眼球、前房穿刺或口服乙酰唑胺等降低眼压;也可吸入 95% 氧和 5% 二氧化碳混合气体,缓解视网膜缺氧状态。

2. 视网膜母细胞瘤的临床表现:患儿多因被发现瞳孔区出现白色反光(白瞳征)和斜视而就诊。本病患儿早期一般无明显不适,中晚期因继发青光眼,可出现眼红、眼痛、头痛等症状。查体:早期可见视网膜上出现灰白色结节状实体肿物,可向玻璃体腔内突起;中晚期眼球增大呈“牛眼”状或形成巩膜葡萄肿,也可发生肿瘤全身转移,导致死亡。

（李　燕）

# 第十三章 眼 外 伤

## 【学习要点】

掌握虹膜睫状体挫伤的临床表现及治疗原则;晶状体损伤的治疗原则;眼球穿通伤的临床表现、治疗原则及急救处理方法;眼内异物的诊断及治疗原则;眼部酸、碱烧伤的致伤原因、特点、急救和治疗。熟悉视网膜震荡与挫伤的临床特点及治疗原则。了解其他眼钝挫伤的处理方法;眼表异物及眶内异物的诊断及治疗原则;热烧伤和辐射伤疾病。

## 【重点与难点解析】

对眼外伤患者需要详细询问病史,仔细检查与处理。

(1)询问病史:要详细了解如下情况:何时受伤;怎样受伤;致伤性质,是否有异物进入;是否合并系统性损伤;受伤前及伤后即刻视力,视力丧失是迅速还是缓慢发生;已经接受何种急诊医疗处置。

(2)眼部检查:主要评估视力、瞳孔反应、眼球运动,有无传入性瞳孔障碍等。应用仪器依次检查:眼表有无异物、出血和擦伤;有无异物入口、前房积血、虹膜损伤及嵌顿、白内障等。有时需要打开球结膜进一步探查。若没有眼球损伤,可详细检查眼睑及穹窿部;若怀疑眼球破裂,应用眼罩保护,以免造成再次损伤。对儿童或不合作者应在麻醉下检查。

(3)疑有异物、眶骨骨折或眼球破裂:需作 CT、B 超等影像学检查,但磁性异物不宜做 MRI 检查。

### 一、眼钝挫伤

1. 角膜挫伤　应用促上皮细胞生长眼药水和抗生素眼膏后包扎。

2. 虹膜睫状体挫伤　常见外伤性前房积血。治疗采取半卧位休息;应用止血药;局部使用糖皮质激素和高渗糖溶液;眼压升高时应用降眼压药物;必要时手术。

3. 晶状体损伤　晶状体不全脱位,观察。晶状体脱入前房或嵌顿于瞳孔区引起继发性青光眼者,立即手术摘除。晶状体脱入玻璃体,可行晶状体切除或玻璃体手术。

4. 玻璃体积血　玻璃体大量积血时,不能窥视眼底,B 超检查了解视网膜、脉络膜和玻璃体情况。药物促进吸收,或者玻璃体切割。

5. 视网膜震荡与挫伤　视网膜震荡,后极部出现一过性灰白色视网膜水肿,中央凹反射消失,可试用糖皮质激素、神经营养药、血管扩张剂、维生素类药物。

## 二、眼球穿通伤

眼球穿通伤分为角膜穿通伤、巩膜穿通伤及角巩膜穿通伤。眼球穿通伤需急诊处理。治疗原则：①缝合伤口；②防治感染等并发症；③必要时行二期手术。

## 三、眼异物伤

1. 眼表异物　在表面麻醉下取出；对部分穿入前房异物，缩小瞳孔后试取异物，必要时在显微镜下通过角膜缘切口取出异物。异物取出后包扎伤眼，预防和控制感染。

2. 眼内异物　眼内异物包括伤道造成的组织破坏，异物的特殊损害（化学性及毒性反应、眼内感染）。尤其是铜质异物和铁质异物。眼内异物应尽早取出，以重建和恢复视功能为目的。

## 四、眼睑及眼眶外伤

1. 眼睑外伤　无伤口者48h内冷敷。皮肤裂伤者缝合，破损的组织尽可能保留复位。修补缝合后应常规注射破伤风抗毒素。

2. 眼眶外伤　出现眼眶骨折、眶内出血及视神经挫伤。视神经损伤应及时应用大剂量糖皮质激素，必要时试行视神经管减压术。闭合性眼眶骨折，根据眼球运动障碍、复视或眼球内陷程度等并发症决定是否手术。对合并颅脑外伤的昏迷患者，应早期行眼科检查，以便及时发现和治疗视神经损伤。眶内出血引起的急性眶内压升高，需要及时做眶内开放减压术。

## 五、酸碱化学伤

1. 酸性烧伤　强酸能使组织蛋白凝固坏死，形成痂膜，能阻止酸性溶液继续向深层渗透，组织损伤相对较轻。

2. 碱性烧伤　碱能溶解脂肪和蛋白质。碱性物质接触组织细胞后，能很快渗透到组织深层和眼内，引起持续性的破坏，导致角膜溃疡和穿孔。

3. 急救　分秒必争地彻底冲洗眼部，是酸碱烧伤最重要的处理措施。伤后就地取材，立即用大量清水或其他水源反复冲洗。患者送至医疗单位后，根据情况可再次冲洗，必要时切开结膜行结膜下冲洗或行前房穿刺术。

4. 治疗　早期控制感染，散瞳，适时全身应用糖皮质激素和非甾体类抗炎药物，局部或全身应用维生素C。伤后2周可行角膜板层移植、羊膜移植或口腔黏膜移植术。结膜下注射自家血清或全血，同时可以改善角膜营养，促进组织再生，防止睑球粘连。

## 【习题】

## 一、选择题

### A1 型题

1. 下列损伤最严重的是
    A. 紫外线损伤　　　　B. 红外线损伤　　　　C. 火焰性热烧伤
    D. 酸性烧伤　　　　　E. 碱性烧伤

2. 取深层角膜异物时应注意

    A. 异物取出后无须用抗生素滴眼液　　　B. 务必一次取净

    C. 严格执行无菌操作　　　D. 可不包扎

    E. 均需缝合伤口

**A2 型题**

3. 患者,男,35 岁,电焊工,突发眼痛、畏光 1h。眼部检查:双眼睑红肿,结膜水肿,角膜散在点片状上皮脱落。临床诊断最可能是

    A. 角膜炎　　　B. 虹膜睫状体炎　　　C. 电光性眼炎

    D. 眼内炎　　　E. 视网膜脱离

4. 患儿被玩具枪子弹击伤右眼 2h,检查发现角膜水肿、前房积血,余窥不清。下列诊断最可能的是

    A. 角膜炎　　　B. 虹膜睫状体炎　　　C. 玻璃体积血

    D. 外伤性前房积血　　　E. 视网膜脱离

**A3 型题**

(5~7 题共用题干)

患者,男性,28 岁,右眼被石灰烧伤。

5. 现场急救应

    A. 包扎右眼,转送医院　　　B. 硼酸液滴眼　　　C. 抗生素药液滴眼

    D. 涂红霉素眼膏　　　E. 大量清水反复冲洗

6. 如果在现场采用清水冲洗伤眼,应至少冲洗

    A. 10min　　　B. 20min　　　C. 30min

    D. 50min　　　E. 60min

7. 早期治疗是

    A. 控制感染　　　B. 防止瞳孔后粘连　　　C. 抑制胶原合成

    D. 抑制新生血管形成　　　E. 促进角膜修复

**A4 型题**

(8~10 题共用题干)

10 岁男孩,右眼被铅笔刀击中 1h 就诊。眼部检查:视力　右眼 0.6,球结膜下出血,有一小裂口,右眼眼压 6mmHg。

8. 采集病史重点了解

    A. 不良习惯　　　B. 家族史　　　C. 外伤史

    D. 用眼卫生　　　E. 出生史

9. 重点检查项目是

    A. 眼部 A 超　　　B. 角膜刮片染色或培养找菌丝

    C. 眼底　　　D. 视野

    E. 眼部 B 超

10. 根据上述检查初步诊断为球结膜裂伤,有助于进一步确定诊断的检查是

    A. 伤口不作处理　　　B. MRI 检查

    C. 结膜伤口探查　　　D. 给抗生素消炎,1 周后复诊

    E. 缝合球结膜伤口

## 二、名词解释

1. 眼外伤
2. 眼球穿通伤

## 三、问答题

1. 眼球穿通伤的治疗方法有哪些?
2. 简述眼部酸碱烧伤的急救处理原则。

## 【参考答案】

### 一、选择题

1. E  2. C  3. C  4. D  5. E  6. C  7. A  8. C  9. C  10. C

### 二、名词解释

1. 眼外伤:是指机械性、物理性和化学性等因素直接作用于眼部,引起眼的结构和功能的损害。

2. 眼球穿通伤:是由锐利器械或高速飞行的异物碎片击穿眼球壁所致,以金属碎片、刀、剪刺伤者多见。

### 三、问答题

1. 眼球穿通伤的治疗原则是积极缝合伤口,以恢复眼球解剖结构的完整,防治感染和防止并发症发生。

(1)较小且规则的角膜伤口伴前房存在者,抗生素眼膏加压包扎即可。大于 3mm 以上的伤口需要在手术显微镜下严密缝合并恢复前房。有虹膜嵌顿者,用抗生素溶液冲洗后利用角膜侧切口尽可能将其还纳复位。脱出的晶状体和玻璃体予以切除。

(2)对复杂病例早期缝合伤口,在 1~2 周内,再处理外伤性白内障、玻璃体积血、异物或视网膜脱离等。

(3)局部和全身应用抗生素、糖皮质激素及破伤风抗毒素。

2. 眼部酸碱烧伤的急救处理原则是:分秒必争,就地取材,彻底冲洗。伤后就地用大量清水或其他水源反复冲洗。冲洗时翻转眼睑,转动眼球,暴露穹窿部,将结膜囊内的化学物质彻底冲出。及时彻底冲洗与化学性烧伤的预后有很大关系。冲洗后涂入抗生素眼膏,包扎后再转送专科进一步处理。

（王 锐）

## 【学习要点】

本章主要学习眼的屈光与调节、正视、屈光不正和老视。通过学习,要求学生掌握眼屈光的概念、屈光系统的组成;近视、远视的概念、发病原因、临床表现、治疗及预防;老视的概念、临床表现及治疗。熟悉眼的调节与集合的机制;正视眼、散光、屈光参差的概念、临床表现及治疗。了解屈光度、屈光参差的概念、临床表现及治疗。能够运用检查结果分析患者的病情,并指导临床工作。

## 【重点与难点解析】

### 一、调节幅度、调节与年龄

眼所能产生的最大调节力称为调节幅度。调节幅度与年龄密切相关,青少年调节力强,随着年龄增长,调节力将逐渐减退而出现老视。

### 二、病理性近视和单纯性近视

近视度数较高的患者,常伴有夜间视力差、飞蚊症、漂浮物、闪光感等症状,并可发生程度不等的眼底改变,如近视弧形斑、豹纹状眼底、黄斑部出血或形成新生血管膜,可发生形状不规则的白色萎缩斑,或有色素沉着呈圆形黑色斑(Fuchs 斑);视网膜周边部格子样变性、囊样变性。由于眼球前后径变长,眼球较突出,眼球后极部扩张,形成后巩膜葡萄肿。伴有上述临床表现者,称为病理性近视。病理性近视患者发生视网膜脱离、撕裂、裂孔、黄斑出血和新生血管的危险性要比正常人大得多。

### 三、老视与远视的区别

老视与远视的区别见表 2-1-1。

表 2-1-1　老视与远视的区别

|  | 老视 | 远视 |
|---|---|---|
| 年龄 | 和年龄相关,一般 40 岁左右出现 | 与年龄关系不大,出生后往往就存在 |
| 视力 | 远视力如常,近视力明显下降 | 视远不清、视近更不清,部分可被调节代偿 |
| 治疗 | 视近矫正 | 远屈光矫正,高度远视优势还需近视矫正 |

## 四、眼科处方的解读

眼科处方的解读有助于本章的学习和理解。眼镜处方的规范写法为：标明眼别，先写右眼处方，后写左眼处方。右和左可缩写为 R 和 L，或用拉丁文缩写 OD（右眼）、OS（左眼），双眼可缩写为 BE 或 OU。如需同时配远用（DV）和近用（NV）眼镜，先写 DV 处方，后写 NV 处方。球镜度数用 DS 表示，柱镜度数用 DC 表示，同时标明柱镜轴向。棱镜度用符号 Δ 表示，并需标明棱镜基底朝向。如同时有球镜、柱镜或棱镜成分，则可用（/ 或）表示联合。如：

$$-3.50DS/-1.50DC \times 165/3\Delta BD$$

上述处方表示 –3.50D 球镜联合 –1.50D 柱镜，轴子午线为 165°，3 棱镜度，BD 表示棱镜基底朝下。

# 【习题】

## 一、选择题

### A1 型题

1. 以下对近视的理解，正确的是

    A. "假性"近视指用阿托品散瞳后检查，近视度数消失，呈现正视或远视，为不可逆

    B. "假性"近视指用阿托品散瞳后检查，近视屈光度未降低或降低的度数 <0.5D

    C. 大多数单纯性近视眼为屈光性近视眼

    D. –4.00D 以上为高度近视

    E. 调节性近视属于轴性近视

2. 以下**不属于**远视眼的临床表现的是

    A. 远视力下降，近视力正常　　　　　　B. 近距离工作视疲劳

    C. 高度远视可能伴随内斜视　　　　　　D. 一般远视眼眼底多无变异

    E. 随年龄增长，症状更明显

### A2 型题

3. 患者，男性，20 岁，角膜外伤后视力由 1.0 降至 0.4，角膜地形图示：不规则散光。该患者最佳的矫正方法是

    A. 凹透镜　　　　　　　　B. 凸透镜　　　　　　　　C. 交叉圆柱镜

    D. 接触镜　　　　　　　　E. 渐进多焦镜

4. 男性患者，32 岁，双眼视物模糊 20 年，近期加重。眼部检查：视力　右眼 0.1，矫正 0.3，左眼 0.15 矫正 0.4，眼前段检查未见异常，眼底双眼视盘颞侧弧形斑，呈豹纹状眼底。眼压 Tn（双眼）。该患者的可能诊断为

    A. 视网膜色素变性　　　　B. 老年黄斑变性　　　　　C. 视网膜静脉周围炎

    D. 视神经炎　　　　　　　E. 高度近视

### A3 型题

（5~7 题共用题干）

女性患者，22 岁，双眼视物模糊 10 年，眼部检查：视力　右眼 0.1，戴 –6.00DS 矫正 1.0，左眼 0.4，戴 –2.00DS 矫正 1.0，眼前段检查未见异常，眼底未见异常。眼压 Tn（双眼）。

5. 该患者的可能诊断为

　　A. 弱视　　　　　　　　B. 老视　　　　　　　　C. 远视

　　D. 屈光参差　　　　　　E. 散光

6. 患者目前最佳的治疗方法是

　　A. 配眼镜　　　　　　　B. 观察　　　　　　　　C. 滴眼液治疗

　　D. 口服药物治疗　　　　E. 角膜屈光手术

7. 手术前的检查是

　　A. CT　　　　　　　　　B. MRI　　　　　　　　C. 肝、肾功能

　　D. 染色体　　　　　　　E. 角膜厚度

**A4 型题**

（8~10 题共用题干）

7 岁女孩,2 个月来自觉双眼视物模糊,无眼痛。既往视力检查正常。

8. 采集病史重点了解

　　A. 遗传史　　　　　　　B. 家族史　　　　　　　C. 药物过敏史

　　D. 用眼卫生　　　　　　E. 出生时状况

9. 重点检查项目是

　　A. 心电图　　　　　　　B. 胸部 X 片　　　　　　C. 血液

　　D. 屈光　　　　　　　　E. 结膜

10. 根据上述检查如初步诊断为近视,有助于进一步确定诊断的检查是

　　A. 血液检查　　　　　　B. 结膜细菌学检查　　　　C. 角膜染色检查

　　D. 药物过敏试验　　　　E. 散瞳检影

## 二、名词解释

1. 正视

2. 近视

## 三、问答题

1. 近视的治疗方法有哪些?

2. 简述散光的治疗方法。

## 【参考答案】

## 一、选择题

1. B　2. A　3. D　4. E　5. D　6. E　7. E　8. D　9. D　10. E

## 二、名词解释

1. 正视:是眼球在调节静止的状态下,来自 5m 以外的平行光线,经过眼的屈光系统后,在视网膜黄斑中心凹聚焦。

2. 近视:是眼在调节静止的状态下,平行光线经眼的屈光系统后,所形成的焦点在视网膜

之前,在视网膜上成像不清晰。

## 三、问答题

1. 近视的治疗方法:选用使患者能舒适生活的最佳视力的最低度数镜片。过度矫正可能促使近视加重。

(1)验光配镜:验光确定近视度数,用凹透镜片使平行光线成像于视网膜上。

(2)角膜接触镜:从材料上分为软镜和硬镜。适用于近视、屈光参差较大及某些特殊职业者。

(3)屈光手术:包括角膜屈光手术、眼内屈光手术和后巩膜加固术等。

角膜屈光手术是指在角膜上施行手术以改变眼的屈光状态。分为非激光性和激光性两种。

1)非激光性角膜屈光手术包括放射状角膜切开术、角膜基质环植入术、散光性角膜切开术等。放射状角膜切开术是通过在角膜前表面的中央区以外对称性的放射状切开,使角膜中央区变扁平,屈光力减弱,达到矫正近视的目的。因矫正近视效果有限、准确性较差,现已被准分子激光角膜屈光手术取代。

2)激光性角膜屈光手术是指应用准分子激光等手段,通过切削角膜基质改变角膜的曲率半径以达到矫正屈光不正的目的。分为表层切削术和板层(基质)切削术两类。

2. 散光的治疗方法

(1)规则散光:可以用柱镜矫正,应注意度数与轴向。

(2)不规则散光:不能用柱镜矫正,对于角膜引起的不规则散光可试用角膜接触镜矫正,或应用角膜屈光手术进行矫正。

(王 锐)

# 第十五章　斜视与弱视

## 【学习要点】

本章对斜视与弱视进行了阐述,着重对斜视和弱视的概念、分类、表现进行论述。需要掌握双眼单视、斜视的概念;斜视的分类及治疗原则;弱视的概念、病因与分类、临床表现及治疗原则。熟悉共同性斜视和非共同性斜视的临床表现及治疗原则。了解斜视的检查。

## 【重点与难点解析】

### 一、斜视的分类

1. 共同性斜视

（1）共同性内斜视

1）先天性内斜视:生后 6 个月以内发病,内斜视恒定,一般不合并明显屈光异常。

2）调节性内斜视:远视眼患者过度使用调节引起。

3）非调节性内斜视:多在 2 岁后（幼儿期）发病,与调节无关,无明显屈光不正,开始呈间歇性,随年龄增大斜视角变大。

（2）共同性外斜视

1）间歇性外斜视:斜视角度随两眼集合力的强弱而变化,注意力集中时可保持正位,疲劳或遮盖一眼时出现外斜。

2）恒定性外斜视:外斜视发生在成年期,开始呈间歇性,以后因调节力衰竭,失去代偿,成为恒定性外斜视。

2. 非共同性斜视

（1）麻痹性斜视:由于支配眼外肌运动的神经核、神经或眼外肌本身器质性病变引起。

（2）限制性斜视:由于肌肉组织的粘连或嵌顿所致。

### 二、共同性斜视和非共同性斜视的鉴别诊断

共同性斜视和非共同性斜视的鉴别诊断见表 2-1-2。

表 2-1-2 共同性斜视和非共同性斜视的鉴别诊断

| | 共同性斜视 | 非共同性斜视 |
| --- | --- | --- |
| 年龄 | <5 岁多见 | 任何年龄 |
| 发病 | 缓慢 | 突然 |
| 病因 | 不详 | 神经系统、颅脑系统、肌肉疾病、内分泌、外伤 |
| 症状 | 无明显症状 | 复视 |
| 代偿头位 | 无 | 有 |
| 眼球运动 | 正常 | 有障碍 |
| 斜视度 | ∠1=∠2 各方向度相等 | ∠2>∠1,向受累肌方向运动时斜视角大 |

### 三、弱视的病因分类

1. 斜视性弱视  因斜视双眼不能同时聚焦同一物体,大脑皮质中枢主动抑制由斜视眼传入的视觉信息,形成弱视。

2. 屈光参差性弱视  双眼屈光参差较大(正球镜相差≥1.50D,柱镜相差≥1.00D),致使两眼视网膜成像大小不等,融合困难,屈光不正程度较重一侧形成弱视。

3. 屈光不正性弱视  未经过矫正的屈光不正无法使影像聚焦在视网膜上,引起弱视。

4. 形觉剥夺性弱视  因角膜混浊、白内障、完全性上睑下垂或遮盖一眼过久,妨碍外界物体对视觉的刺激,产生弱视。

## 【习题】

### 一、选择题

**A1 型题**

1. 用角膜映光法检查斜度时,反光点落在鼻侧角膜缘表示
   A. 外斜 15°          B. 内斜 15°          C. 外斜 30°
   D. 内斜 30°          E. 外斜 45°

2. 关于先天性内斜视的临床特点,下列**不符**的是
   A. 出生 6 个月内表现斜视          B. 不受调节的影响
   C. 通常伴有外直肌麻痹          D. 偏斜度 >40°
   E. 一般无明显屈光异常

3. 共同性斜视与非共同性斜视的鉴别关键点是
   A. 发病的急缓          B. 发病时有无复视
   C. 第一、第二斜视角是否相等          D. 斜视度的大小
   E. 眼球的运动情况

4. 导致弱视的原因**不包括**
   A. 先天性白内障          B. 先天性黄斑缺损          C. 屈光参差
   D. 屈光不正          E. 不恰当的遮盖治疗

5. 治疗单眼弱视的最经典方法是

    A. 戴镜　　　　　　　　　B. 遮盖疗法　　　　　　　C. 精细目力作业

    D. 治疗仪训练　　　　　　E. 药物治疗

6. 检查眼位时,角膜映光法发现右眼映光点位于瞳孔中央,左眼映光点位于瞳孔鼻侧缘,交替遮盖双眼由外到正位,属于

    A. 显性外斜　　　　　　　B. 隐性外斜　　　　　　　C. 显性内斜

    D. 隐性内斜　　　　　　　E. 以上都不是

7. 共同性外斜视的主要治疗方法为

    A. 屈光矫正　　　　　　　B. 手术矫正眼位　　　　　C. 集合训练

    D. 同视机训练　　　　　　E. 以上都不是

**A2 型题**

8. 患儿,6 岁,双眼近视,右 -2.0D,左 -9.50D,则患儿易发生

    A. 右眼外斜视　　　　　　　　　　　　B. 左眼内斜视

    C. 右眼屈光参差性弱视合并外斜视　　　D. 右眼外斜视合并左眼弱视

    E. 左眼屈光参差性弱视合并外斜视

9. 患儿,5 岁,1 年前开始出现歪头视物,要求头部放正就伴有右眼上睑下垂。来院就诊检查发现:右上眼睑遮盖 1/2 角膜。眼位:右眼有外上斜。屈光间质透明,眼底无异常。右眼上睑下垂的原因是

    A. 先天性上睑下垂　　　B. 代偿性上睑下垂　　　C. 不良习惯

    D. 重症肌无力　　　　　E. 动眼神经不全麻痹

**A3 型题**

(10~11 题共用题干)

患者,5 岁,发现内斜视半年,视力　右眼 0.3,左眼 0.6。验光结果　右眼 +4.50D→0.3,左眼 +3.50D→1.0。

10. 该患儿应如何配镜

    A. 给足度数　　　　　　　　　　　B. 过矫 +1.00D

    C. 不足矫 -1.50D　　　　　　　　　D. 不戴镜观察

    E. 看近给足,看远给不足

11. 患儿散瞳前检查斜视度为 25°,阿托品散瞳后眼位为正位,应诊断为

    A. 调节性内斜视　　　　　　　　　B. 非调节性内斜视

    C. 部分调节性内斜视　　　　　　　D. 残余性内斜视

    E. 进一步检查,才可确定

## 二、名词解释

1. 双眼单视

2. 共同性斜视

## 三、问答题

1. 简述角膜映光法检查及结果判断。

2. 麻痹性斜视的表现有哪些?

## 【参考答案】

### 一、选择题

1. E  2. C  3. C  4. B  5. B  6. A  7. B  8. E  9. B  10. A  11. A

### 二、名词解释

1. 双眼单视:正常人双眼注视时,物体在双眼视网膜对应点所形成的像,经大脑视觉中枢融合成一完整的立体形态,称为双眼单视。

2. 共同性斜视:眼外肌本身及其支配神经均无器质性病变,由于某一对拮抗肌力量不平衡引起的眼位偏斜。在向各不同方向注视或更换注视眼时,其偏斜度相等。

### 三、问答题

1. 角膜映光法检查:让受检者注视 33cm 处的手电灯光,检查者对面而坐,观察角膜上映光点的位置。映光点位于瞳孔缘者,偏斜约 15°,位于瞳孔缘与角膜缘间距的中点时,约为 30°;位于角膜缘时约为 45°。

2. 麻痹性斜视的表现:①眼球运动受限:眼球向麻痹肌作用方向运动时不同程度受限;②斜视角随注视方向的不同而变化;③第二斜视角(麻痹眼注视时的斜视角)大于第一斜视角(健眼注视时的斜视角);④代偿头位:头转向麻痹肌运动方向,用头位转动弥补肌肉功能的不足以消除复视。

(巩 玲)

# 第十六章　眼　眶　病

## 【学习要点】

本章对眼眶病进行了阐述,着重对眶蜂窝织炎、甲状腺相关性眼病进行论述。需要掌握眶蜂窝织炎、甲状腺相关性眼病的临床表现、诊断及治疗。熟悉炎性假瘤、眼眶爆裂性骨折的临床表现及治疗。了解眼眶病的应用解剖特点及常用检查方法;眼眶常见肿瘤的临床表现及治疗。

## 【重点与难点解析】

### 一、甲状腺相关性眼病

甲状腺相关性眼病是引起成人单眼或双眼球突出的最常见原因之一。病理改变主要为早期的炎症细胞浸润、眼外肌水肿、淋巴细胞浸润,后期出现肌肉变性坏死及纤维化、眶内球后脂肪和结缔组织成纤维细胞活跃,黏多糖沉积和水肿。

眼部主要临床表现:①眼睑征,包括眼睑退缩和上睑迟落;②眼球突出、复视及眼球运动受限。

治疗包括全身治疗和眼部治疗。全身治疗主要是甲状腺功能异常的治疗,糖皮质激素可以全身或局部应用,也可用免疫抑制剂。眼部治疗主要是保护性治疗、药物抗炎治疗、手术和放射治疗。对于严重突眼或伴压迫性视神经病变的患眼,药物治疗无效时,也可用放射治疗或手术治疗。

### 二、眶蜂窝织炎

眼眶蜂窝织炎是眶内软组织的急性感染,属于眼眶特异性炎症,多由邻近组织的细菌感染扩展引起。

眶蜂窝织炎分为隔前蜂窝织炎和隔后蜂窝织炎。隔后蜂窝织炎较严重,包括发热,眼球明显前突、眼睑红肿,球结膜高度充血水肿、甚至突出于睑裂之外。眼球运动明显受限、转动时疼痛。若感染向颅内扩展,可造成海绵窦血栓、脑膜炎、脑脓肿或败血症,危及生命。

确诊后尽早全身采用足量的广谱抗生素,争取做细菌培养和药敏试验,及时应用有效抗生素。根据病情适当使用糖皮质激素治疗。眼局部同时使用抗感染滴眼液,涂眼膏保护暴露的角膜。如炎症已化脓局限,形成眶内脓肿,可在波动最明显处切开引流,但忌过早手术。若并发海绵窦血栓,应按败血症的治疗原则进行抢救。

### 三、炎性假瘤

属于眼眶非特异性炎症的范畴,基本病理改变是炎症细胞轻度浸润,纤维组织增生、变性。

典型表现是急性起病,眼眶痛、眼球运动障碍,复视和眼球突出,眼睑和结膜肿胀、充血。约有 1/3 病例眶缘可扪及肿物,呈结节状,多发,可推动,轻度压痛。肌肉附着点处水肿充血明显,透过结膜隐见紫红色肥大的眼外肌。病变后期,眼球运动各方向明显受限,上睑下垂,视神经萎缩,视力丧失,眼球固定,且疼痛难忍。

病变的组织类型与疗效关系密切。目前常采用的治疗方法是全身和眶内局部使用糖皮质激素;糖皮质激素治疗无效及有全身疾病禁忌者,可采用环磷酰胺或小剂量放射治疗。糖皮质激素、环磷酰胺和放射治疗不能控制或反复发作的炎性假瘤,可酌情考虑适当的手术切除,但仍可复发。

### 四、眼眶肿瘤

眼眶肿瘤可原发于眼眶,也可由邻近组织包括眼睑、眼球、鼻窦、鼻咽部和颅腔内等的肿瘤侵犯所致,或为远处的转移癌。

皮样囊肿和表皮样囊肿增长缓慢,浅表病变多在儿童期即可发现,临床表现为渐进性眼球突出。扪诊为圆形肿物,质软、表面光滑,无压痛。海绵状血管瘤是成人眶内最常见的良性肿瘤,近似圆球形,紫红色,有完整包膜,内部呈海绵状,由大小不等的血管窦构成。

眼眶肿瘤的治疗主要根据肿瘤的性质而定,多数需要手术治疗。

### 五、眼眶爆裂性骨折

眼眶爆裂性骨折是由于外力作用于眼部,其冲击力使眼眶压力突然增高,外力沿眶壁及软组织传递,使薄弱处的眼眶骨壁发生破裂,眶内软组织疝出或嵌塞,造成眼球内陷、眼球运动障碍的一组综合征。由于现代交通工具的增多,车祸所致疾病愈来愈常见。

临床上多见眼眶内壁骨折或下壁骨折。外伤早期多表现复视,眼睑肿胀充血、眼球突出、固定,球结膜出血、水肿。眼球内陷和眼球运动障碍是眼眶爆裂性骨折最常见的临床表现。CT扫描是眼眶爆裂性骨折常规的检查方法。

早期对症治疗,眶压较高者可使用脱水剂、糖皮质激素减轻水肿,鼻窦损伤较严重,可疑并发感染较严重者加用抗生素;视力损伤者仔细查找原因并给予相应的治疗。手术原则是还纳疝出的眼眶软组织;修复骨折的眶壁,可选用合适的填充材料修复眶壁。手术后常需要进行一定时间的眼球运动训练。

## 【习题】

### 一、选择题

**A1 型题**

1. 导致眼球运动障碍的疾病是
    A. 眶蜂窝织炎　　　　　　B. Graves 眼病　　　　　　C. 横纹肌肉瘤
    D. 眶尖综合征　　　　　　E. 以上均有可能

2. 关于甲状腺相关性眼病,叙述**错误**的是

    A. 是引起成人眼球突出的最常见原因

    B. 病理改变为眼外肌水肿、肌肉纤维化、淋巴细胞浸润等

    C. 病变主要损害眼轮匝肌

    D. B 超检查可帮助诊断

    E. 甲状腺功能检查对诊断帮助不大

3. 眼眶炎性假瘤与 Graves 眼病均可能出现

    A. 眼肌麻痹        B. 眼球突出        C. 球结膜水肿

    D. 视神经受累      E. 以上均有可能

4. 搏动性眼球突出最常见于

    A. 炎性假瘤        B. 眶内气肿        C. 眼眶静脉曲张

    D. 颈动脉海绵窦瘘  E. 以上均有可能

5. 成人最常见的眼眶良性肿瘤为

    A. 毛细血管瘤     B. 海绵状血管瘤    C. 视神经胶质瘤

    D. 皮样囊肿        E. 横纹肌肉瘤

**A2 型题**

6. 女性患者,42 岁,右眼球缓慢向正前方前突 2 年余。无视力下降,无眼红、眼痛,无头痛及睑裂增大现象。眼部检查:眼球未见明显异常,眶缘未扪及肿物。B 超显示右眼球后椭圆形病变,边界清楚,内回声均匀且回声强,加压轻度变形。本病例最可能的诊断为

    A. 泪腺多形性腺瘤   B. Graves 眼病     C. 炎性假瘤

    D. 海绵状血管瘤     E. 视神经脑膜瘤

7. 中年男性患者,发现右上眼睑肿块 3 年余。眼部检查:视力 双眼 0.8,右上睑颞侧可触及椭圆形肿块,直径约 1.5cm,结节状,质硬,活动度可,无压痛。上睑轻度下垂,眼球向颞上方运动轻度受限。CT 示眼眶前外上方椭圆形高密度影,泪腺窝骨质变薄,无骨质破坏。最可能的诊断是

    A. 泪腺多形性腺瘤   B. 皮样囊肿       C. 海绵状血管瘤

    D. 泪腺腺样囊腺癌   E. 炎性假瘤

**A3 型题**

(8~10 题共用题干)

32 岁男性患者,因左眼球向内下方突出 2 个月入院。检查:T 37.2℃,眼部检查:视力 右眼 1.0,左眼 0.8,双眼眼前节及眼底未见明显异常,眼球突出度:右眼 13mm,左眼 17mm;左眼球向外、向上运动轻度受限。于左眶上壁稍外可触及 1.5cm×1.5cm 的表面光滑、质地坚硬、无压痛肿物。

8. 根据患者的临床表现,下列检查最能帮助诊断的是

    A. 血常规        B. 泪道冲洗       C. 眼部 B 超

    D. 眼眶 CT        E. 颈动脉造影

9. 最可能的诊断为

    A. 泪腺多形性腺瘤   B. 皮样囊肿       C. 眶骨骨瘤

    D. 泪腺腺样囊腺癌   E. 炎性假瘤

10. 治疗方针应是

A. 抗炎        B. 观察        C. 补液

D. 紧急手术        E. 手术切除并送病理检查

**A4 型题**

（11~13 题共用题干）

男性患儿，10 岁，右眼慢性无痛性眼球突出，视力 0.02，双眼眼前节及眼底未见明显异常。

11. 采集病史重点了解

A. 不良习惯        B. 家族史        C. 有无外伤史

D. 用眼卫生        E. 出生史

12. 重点检查项目是

A. 心电图        B. 胸部 X 线片        C. 眼 B 超

D. 尿液        E. 心脏

13. B 超示视神经梭形肿大，边界清，内回声缺乏，最可能的诊断是

A. 视网膜母细胞瘤        B. 视神经胶质瘤        C. 视神经脑膜瘤

D. 横纹肌肉瘤        E. 海绵状血管瘤

## 二、名词解释

1. 眼睑迟落

2. 眼眶爆裂性骨折

## 三、问答题

1. 甲状腺相关性眼病的治疗有哪些？

2. 简述眼眶蜂窝织炎的临床表现。

## 【参考答案】

### 一、选择题

1. E    2. C    3. E    4. D    5. B    6. D    7. A    8. D    9. C    10. E    11. C    12. C    13. B

### 二、名词解释

1. 眼睑迟落：当眼球向下运动时，上睑不随眼球向下移动，称眼睑迟落。

2. 眼眶爆裂性骨折：眼眶爆裂性骨折是由于外力作用于眼部，其冲击力使眼眶压力突然增高，外力沿眶壁及软组织传递，使薄弱处的眼眶骨壁发生破裂，眶内软组织疝出或嵌塞，造成眼球内陷、眼球运动障碍的一组综合征。

### 三、问答题

1. 甲状腺相关性眼病的治疗：全身治疗主要是甲状腺功能异常的治疗，糖皮质激素可以全身或局部应用，也可用免疫抑制剂。眼部治疗主要是保护性治疗。对于严重突眼或伴压迫性视神经病变的患眼，药物治疗无效时，也可用放射治疗，或手术治疗。

2. 眼眶蜂窝织炎的临床表现：眶蜂窝织炎分为隔前蜂窝织炎和隔后蜂窝织炎。隔前蜂窝织炎是指炎症和感染局限在眶隔之前的眼睑和眶周结构。主要表现为眼睑水肿，眼球未受累。隔后蜂窝织炎是隔后眶软组织感染引起的，较严重，表现为发热，眼球明显前突、眼睑红肿，球结膜高度充血水肿、甚至突出于睑裂之外，眼球运动明显受限、转动时疼痛。若感染向颅内扩展，可造成海绵窦血栓、脑膜炎，危及生命。

（黄　健）

# 第十七章 防盲与治盲

## 【学习要点】

本章对防盲与治盲进行阐述。需要掌握低视力与盲目的分级标准。熟悉几种主要致盲疾病的防治,了解防盲治盲的现状。能对低视力和盲的患者进行正确的分级,具有识别常见导致盲的常见眼病的能力。根据检查结果进行综合分析,并能提出防治的常用方法。

## 【重点与难点解析】

### 一、盲和视力损伤的标准

世界卫生组织于 1973 年提出了盲和视力损伤的分类标准,这一标准将盲和视力损伤分为 5 级。

实际工作中,又将盲和低视力分为双眼盲、单眼盲、双眼低视力和单眼低视力。如果一个人双眼最好矫正视力均 <0.05,则为双眼盲;如果一个人双眼最好矫正视力均 <0.3、但 >0.05 时,则为双眼低视力。这与 WHO 标准一致。如果一个人只有一眼最好矫正视力 <0.05,另眼 >0.05 时,则称为单眼盲。如果一个人只有一眼最好矫正视力 <0.3、但 >0.05 时,另眼 >0.3 时则称为单眼低视力。按这种规定,有些人同时符合单眼盲和单眼低视力的标准。在实际统计中,这些人将归于单眼盲中,而不归入单眼低视力中。

### 二、"视觉 2020" 行动

1999 年 2 月 17 日,世界卫生组织、一些国际非政府组织联合在日内瓦发起 "视觉 2020,享有看见的权利" 行动,目标是在全球范围内加强合作,于 2020 年前根治可避免盲。

"视觉 2020" 的行动内容是:①2020 年前根治可避免盲的共同目标将使全球所有的防盲治盲合作伙伴共同工作。联合开展的宣传活动将有助于在全球范围内提高对于盲的认识,动员各方面的资源防治可避免盲。②在已经取得的国际和各国防盲工作经验的基础上,"视觉 2020" 行动将进一步加强和发展初级健康保健和眼保健,来解决可避免盲的问题。③这一行动将寻求更广泛的区域合作,最终建立全球的伙伴关系来解决眼保健问题。

### 三、我国防盲治盲工作的现状

我国采取多种形式开展防盲治盲工作。建立县、乡、村三级初级眼病防治网络是一种最常见的形式,它将防盲治盲工作纳入了我国初级卫生保健,可以发挥各级眼病防治人员的作用。

组织眼科手术医疗队、手术车到农村和边远地区巡回开展白内障复明手术,也是防盲治盲的一种有效形式。近年来,我国大规模地开展防盲治盲工作,也为我国锻炼和培养了一支防盲治盲队伍。

提高防盲治盲的工作质量也是当务之急。人员培训是开展防盲治盲的核心问题。合理地调整眼科力量的布局也是一个重要问题。此外,我们应当在积极开发我国防盲治盲资源的前提下,加强与世界卫生组织和国际非政府防盲组织的合作,争取更多的资源,努力创造防盲治盲工作的新局面。

## 【习题】

### 一、选择题

**A1 型题**

1. 全球最主要的致盲性疾病是
   A. 白内障　　　　　　　　B. 青光眼　　　　　　　　C. 年龄相关性黄斑病变
   D. 糖尿病视网膜病变　　　E. 角膜混浊

2. 世界卫生组织将盲和视力损伤分为
   A. 1 级　　　　　　　　　B. 2 级　　　　　　　　　C. 3 级
   D. 4 级　　　　　　　　　E. 5 级

3. 盲人为较好眼的最好矫正视力低于
   A. 0.3　　　　　　　　　B. 0.2　　　　　　　　　C. 0.15
   D. 0.1　　　　　　　　　E. 0.05

4. 低视力者较好眼的最好矫正视力 >0.05,低于
   A. 0.3　　　　　　　　　B. 0.2　　　　　　　　　C. 0.15
   D. 0.1　　　　　　　　　E. 0.05

5. "视觉 2020,享有看见的权利" 行动的重点**不包括**
   A. 白内障　　　　　　　　B. 沙眼　　　　　　　　　C. 儿童盲
   D. 屈光不正和低视力　　　E. 以上均不对

6. 眼底病在致盲原因中排在首位的是
   A. 年龄相关性黄斑变性　　B. 糖尿病视网膜病变　　　C. 儿童盲
   D. 角膜混浊　　　　　　　E. 视网膜色素变性

7. 估计我国积存的急需手术治疗的白内障盲人有
   A. 100 多万人　　　　　　B. 200 多万人　　　　　　C. 300 多万人
   D. 400 多万人　　　　　　E. 500 多万人

8. 关于青光眼的描述**不正确**的是
   A. 引起的视功能损伤可逆转　　　　　　B. 普及青光眼防治知识
   C. 合理治疗确诊患者　　　　　　　　　D. 早期筛查患者
   E. 以上均不对

9. 估计目前全世界有多少人因白内障而失明
   A. 1 千万　　　　　　　　B. 2 千万　　　　　　　　C. 2.5 千万

D. 3 千万　　　　　　　　E. 3.5 千万

10. 我国每年新增白内障盲人约为

A. 10 万　　　　　　　B. 20 万　　　　　　　C. 30 万

D. 40 万　　　　　　　E. 50 万

## 二、名词解释

1. 盲

2. 低视力

## 三、问答题

1. 简述 1973 年 WHO 的盲和低视力标准。

2. 盲和低视力的康复有哪些?

## 【参考答案】

### 一、选择题

1. A　2. E　3. E　4. A　5. D　6. A　7. C　8. A　9. C　10. D

### 二、名词解释

1. 盲:是指双眼最佳矫正视力小于 0.05,如好眼最佳矫正视力优于 0.05,但视野小于 10° 者亦为盲。

2. 低视力:是指双眼最佳矫正视力大于 0.05,小于 0.3。

### 三、问答题

1. 1973 年 WHO 盲和低视力标准是将盲分为 5 级,即一个人较好眼最佳矫正视力在 0.1~0.3 为 1 级;0.05(数指 /3m)~0.1 为 2 级;0.02(数指 /1m)~0.05 为 3 级;光感 ~0.02 为 4 级; 无光感为 5 级。其中,1~2 级属于低视力,3~5 级属于盲。如好眼最佳矫正视力优于 0.05,但 视野小于 10° 者亦为盲。

2. 盲和低视力的康复　对于手术和药物治疗无效的盲人和低视力者,大部分可靠助视器 提高视力,并用残余视力去工作、学习,以获得较高质量的生活。目前使用的助视器有远、近两 种。远用助视器,它是借助其光学性能来提高视力的能力,常用放大倍数为 2.5 倍的 Galileo 式 望远镜以看清远方景物。但远用助视器不适于行走时配戴。近用助视器的种类较多:手持放 大镜是一种凸透镜,最为常用,可使视网膜成像增大;立式放大镜一般是将凸透镜固定在支架 上,读物与透镜间的距离不变,这样可减少透镜周边部的畸变;双合透镜放大镜是由一组消球 面差正透镜组成,置于眼镜架上,它们各有不同的放大倍数,根据需要选用。优点是在近距离 工作时不需用手固定,缺点是焦距短,照明要求高;近用望远镜亦称望远显微镜,将望远镜加阅 读帽而成,可用它阅读、写字;电子助视器,利用电视屏幕等将阅读物放大,便于阅读。

（王　锐）

# 第二篇　耳鼻咽喉－头颈外科学

## 第一章　耳鼻咽喉－头颈外科应用解剖与生理

### 第一节　耳部的应用解剖与生理

**【学习要点】**

1. 掌握中耳解剖,中耳鼓室六壁的重要结构。
2. 熟悉外耳与内耳的解剖。
3. 了解听觉生理、平衡生理的形成机制。

**【重点与难点解析】**

#### 一、耳部的应用解剖

耳由外耳、中耳和内耳三部分组成。外耳道骨部、中耳及内耳都位于颞骨内。颞骨为一块复合骨,由鳞部、鼓部、乳突部、岩部及茎突五部分组成。

（一）外耳

外耳包括耳郭及外耳道。

1. 耳郭　由软骨外覆软骨膜及皮肤构成。血管位置表浅,皮肤菲薄,易冻伤且局部抗感染能力较差。

2. 外耳道　呈"S"形,起自外耳道口,止于鼓膜,全长 2.5~3.5cm,外 1/3 为软骨部,内 2/3 为骨部。软骨部的皮肤含有毛囊、皮脂腺及耵聍腺,而骨部皮肤菲薄,无毛囊及腺体存在。骨性外耳道后上壁由颞骨鳞部构成,前壁、下壁和大部分后壁由颞骨鼓部构成。

（二）中耳

中耳分为鼓室、咽鼓管、鼓窦及乳突四部分。

1. 鼓室　颞骨内最大的不规则含气腔。其前方经咽鼓管与鼻咽部相通,向后经鼓窦入口通向鼓窦和乳突气房。

鼓室为一形似火柴盒的六面体,有顶、底、前、后、内、外 6 个壁。

（1）外壁:由膜部及骨部两部分组成。骨部由上鼓室的外壁和骨性鼓环组成。膜部即鼓膜,为鼓室外侧壁的主要组成部分。鼓膜为椭圆形半透明薄膜。分紧张部与松弛部两部分。

（2）前壁:即颈动脉壁。

（3）后壁:即乳突壁,上宽下窄,面神经垂直段通过此壁的内侧。

（4）上壁:即鼓室盖。分隔鼓室与颅中窝,上有岩鳞裂。

（5）下壁:即颈静脉球壁。借一薄骨板与颈内静脉和颈静脉球相隔。

（6）内壁:即内耳外壁（迷路壁）。上有蜗窗和前庭窗。

鼓室的内容物:包括听小骨、肌肉、韧带及神经。听小骨即锤骨、砧骨和镫骨,是人体最小的一组骨头,三者以关节连接成链,称之为听骨链。鼓室的肌肉有鼓膜张肌和镫骨肌。

2. 咽鼓管　沟通鼓室与鼻咽部的通道,由骨部（外1/3）和软骨部（内2/3）构成。咽鼓管鼓室口位于鼓室前壁,鼻咽端开口位于鼻咽侧壁、咽隐窝之前,距下鼻甲后端1.0~1.5cm处。鼓室口高于鼻咽口。小儿咽鼓管在解剖学上与成人相比具有粗、短、直特点,因此婴幼儿易因鼻咽部炎症经咽鼓管侵入鼓室而引起中耳炎。咽鼓管在吞咽、张口及捏鼻鼓气时开放,使鼓室与外界气压保持平衡,咽鼓管功能异常,通气功能下降是形成分泌性中耳炎的主要原因。

3. 鼓窦　鼓室后上方一个较大骨气腔,介于上鼓室与乳突气房之间,是鼓室与乳突气房相通要道,也是中耳乳突手术重要的解剖标志及入路。鼓窦形状不规则,与乳突气化有直接关系。在鼓窦前壁有一近似三角形开口,称鼓窦入口,向前与上鼓室相通,在其前下方为外耳道后壁及面神经垂直段起始部,有重要临床意义。

4. 乳突　位于颞骨后下部,内含有许多相互交通、有黏膜被覆、大小不等的气腔,即乳突气房。根据气房发育情况,可将乳突分为4型,即气化型、板障型、硬化型、混合型,以气化型最为多见。

### （三）内耳

内耳又称迷路,深居颞骨岩部。

内耳可分为耳蜗、前庭和半规管三部分,由骨迷路、膜迷路和淋巴液组成。骨迷路是内耳骨性包裹,膜迷路包含在骨迷路之中,骨迷路与膜迷路之间的间隙称之为外淋巴隙,内含外淋巴液,膜迷路内含有内淋巴液,两种淋巴系统互不相通。

1. 骨迷路　由人体最致密骨质构成。

（1）前庭:居骨迷路中部,耳蜗与半规管之间,为一不规则椭圆形腔,容纳椭圆囊和球囊。前庭向前与耳蜗的前庭阶相通,向后经5个小孔与骨半规管相通。

（2）耳蜗:位于前庭前部,为一蜗牛壳形螺旋骨管,内含膜迷路,螺旋状,旋绕蜗轴,底部突出于鼓室内壁,形成鼓岬,蜗顶朝向前外下方,接近鼓膜张肌半管和咽鼓管鼓室口。

（3）半规管:每侧共3个半规管,均位于前庭后上方。3个半规管互相垂直,当头位垂直时,外半规管与地面成30°角。

2. 膜迷路　膜迷路包含在骨迷路内,由椭圆囊、球囊、3个膜半规管、膜蜗管（中阶）、内淋巴管和内淋巴囊构成。膜迷路借网状纤维系于骨迷路内,悬浮于外淋巴中,膜迷路内充满内淋巴。

3. 内耳的血供　内耳血供主要来自小脑前下动脉或基底动脉分出的迷路动脉,少数来自耳后动脉的茎乳动脉的分支。

4. 位听神经及传导径路　位听神经分蜗神经和前庭神经二支。

## 二、耳部的生理学

### （一）听觉

声波传入内耳有两种途径。①空气传导：声波由耳郭集音后，经外耳道振动鼓膜，引起鼓膜 – 听骨链机械振动，该机械振动通过镫骨足板激动内耳的内、外淋巴液，引发基底膜振动，位于基底膜上的螺旋器产生神经冲动，经蜗神经传至听觉中枢，引起听觉。②骨传导：为声波直接振动颅骨，使内耳淋巴液发生相应的波动，并激动耳蜗的螺旋器产生神经冲动，引起听觉。

咽鼓管对维持中耳的生理功能有重要作用。它能使中耳与外界大气压保持平衡，引流鼓室分泌物等。咽鼓管通常处于关闭状态，能阻挡说话声、呼吸声传入中耳，防止呼吸道感染传入中耳。

鼓室内鼓膜张肌和镫骨肌有保护内耳结构免受强声损伤的作用。

### （二）平衡

人体维持平衡，主要依靠前庭系、视觉系及本体感觉系相互协调来完成。

# 第二节　鼻的应用解剖与生理

## 【学习要点】

1. 掌握鼻前庭、固有鼻腔的分区，固有鼻腔各壁的解剖结构。掌握窦口鼻道复合体（OMC）的概念。

2. 熟悉面部危险三角区静脉回流特点，外鼻解剖标志的名词。

3. 了解外鼻支架，鼻腔黏膜的分区，各鼻窦毗邻关系，鼻的主要生理功能。

## 【重点与难点解析】

### 一、鼻腔

鼻腔为一顶窄底宽的不规则狭长腔隙，起于前鼻孔，后端借后鼻孔与鼻咽部相通，以鼻中隔为界分为左右两侧鼻孔，以鼻阈为界分为鼻前庭和固有鼻腔。

1. 鼻前庭　即鼻翼内面所对应的空间，前端为前鼻孔，后方为鼻内孔。鼻前庭内有皮肤覆盖，长有鼻毛，皮肤富含皮脂腺和汗腺，是疖肿的好发部位。

2. 固有鼻腔　起自鼻内孔，止于后鼻孔，有内、外、顶、底四壁。

（1）内侧壁：即鼻中隔，由软骨及骨组成。在鼻中隔的前下方黏膜内血管丰富，交织成网，为鼻出血的好发部位，儿童及青壮年尤为多见，称为利特尔区。

（2）外侧壁：鼻腔外侧壁表面有 3 个呈阶梯状排列的长条骨片，外覆骨膜及黏膜，从下向上依次称之为下鼻甲、中鼻甲、上鼻甲，3 个鼻甲与对应的鼻腔外侧壁形成一间隙，分别称之为下鼻道、中鼻道、上鼻道。

下鼻甲为一单独呈水平状卷曲的长骨片，表面被覆黏膜即为下鼻甲，是 3 对鼻甲中体积最大的,如肿胀或肥厚时常可引起鼻塞;下鼻甲的后端距咽鼓管咽口 1~1.5cm,下鼻甲的肿胀可影响咽鼓管的正常开放,出现耳部症状;下鼻道的前上方有鼻泪管的开口;下鼻道外侧壁的前段近下鼻甲附着处,骨壁最薄,是上颌窦穿刺冲洗的最佳进针点。

中鼻甲属筛骨的一部分,分水平部与垂直部,从前上向后下倾斜形成的中鼻甲基板将筛窦分为前组筛窦和后组筛窦。中鼻甲是鼻内镜手术的重要标志。

中鼻道是内镜手术进路最为重要的区域。上有两个隆起,前下者名钩突,后上者名筛泡。两者之间的半月形裂隙,名为半月裂孔,半月裂孔向前下和外上逐渐扩大的漏斗状空间,名为筛漏斗,额窦经鼻额管开口于其最上部,向后下依次为前组筛窦开口和上颌窦开口。

上鼻甲属筛骨的一部分,其最小,位于鼻腔外侧壁后上部。前鼻镜检查一般无法窥及上鼻甲。上鼻甲后端的后上方有蝶筛隐窝,是蝶窦开口所在部位,因此,上鼻甲是术中判定蝶窦开口的重要标志之一。后组筛窦开口于上鼻道。

(3)顶壁:呈穹窿状。前段倾斜上升,由鼻骨和额骨鼻突构成。后段倾斜向下,即蝶窦前壁。中段呈水平状,即分隔颅前窝的筛骨水平板,又名筛板。

(4)底壁:即硬腭的鼻腔面,与口腔相隔。

3. 鼻腔黏膜 分为嗅区黏膜和呼吸区黏膜两部分。

(1)嗅区黏膜:面积较小,主要分布于上鼻甲内侧面及与其相对应的鼻中隔部。

(2)呼吸区黏膜:指除嗅区以外的鼻腔黏膜区。表面光滑湿润,内含丰富的静脉窦,构成海绵体样结构。呼吸区黏膜对吸入的气体有很好的加温、加湿和过滤清洁作用。

## 二、鼻窦

鼻窦是位于鼻腔周围颅骨内的含气空腔,借自然窦口与鼻腔相通。依据窦口所在位置,将开口于中鼻道的上颌窦、额窦及前组筛窦称为前组鼻窦;将开口于上鼻道和蝶筛隐窝的后组筛窦及蝶窦称为后组鼻窦。

## 三、鼻部解剖与鼻内镜手术参考标志

内镜下可获得放大清晰的图像,但多是一维或二维的图像,缺乏立体感,操作者在熟悉内镜使用的前提下,明确镜下解剖学标志是至关重要的。一些固定或相对固定的标志作为手术中的“路标”,是手术顺利进行的重要保证,现就鼻内镜下重要的手术标志性解剖结构做一描述。

### (一)中鼻甲

中鼻甲是最为重要的标志性结构。其垂直部的上端附着于筛顶与筛板的连接部。筛窦切除手术的操作范围应在中鼻甲的外侧及下方进行。其前端与鼻腔外侧壁附着并形成弓形结构对手术具有指导意义,是确定钩突及上颌窦自然开口的重要标志。术中需认真对无病变的中鼻甲予以保留,如不能完整保留也要对中鼻甲的上端予以保留,以便作为术中标志。中鼻甲的后端向外形成横行的中鼻甲基板,将筛窦分为前组筛窦和后组筛窦,是开放后组筛窦的解剖标志及手术路径。同时,中鼻甲本身的解剖变异,如中鼻甲反张、泡性中鼻甲、中鼻甲息肉样变也是影响中鼻道宽畅程度的重要因素,是开放 OMC 的重要环节。

### (二)钩突

属筛骨的一部分,它构成筛漏斗的前壁、半月裂的前缘,是 OMC 中构成中鼻道入口的“第一关"，因此也是传统 Messerklinger 手术中首先切除的解剖结构。钩突也是开放上颌窦及额窦的重要解剖学标志。通常切除钩突尾端后即可暴露上颌窦自然开口，而钩突上端的附着点及方式是判定额窦开口的重要解剖学标志，如钩突上端附着于纸样板，对应的额窦开口则位于钩突与中鼻甲之间；钩突的上端附着于中鼻甲或颅顶，额窦的开口则位于纸样板与钩突之间。

### （三）筛泡

筛泡属前组筛窦中最大的气房，是鼻内镜手术切除钩突后首先要处理的筛窦气房，其外界为纸样板，下壁为筛窦的底，从而构成中鼻道的标志性结构，后界为中鼻甲基板，内侧壁与中鼻甲相邻，上界因发育的差异而呈多种形状。

### （四）纸样板

纸样板属筛骨的结构，构成筛窦的外侧壁与眼眶的内侧壁，菲薄如纸而得名，易在术中受损。

### （五）上鼻甲及上鼻道

也是鼻内镜手术的重要解剖学标志。上鼻甲后方为蝶筛隐窝，为蝶窦自然开口所在部位，上鼻甲是术中判定蝶窦开口的重要标志，同时，上鼻甲附近区域解剖位置复杂，术中易出现并发症。

### （六）下鼻甲及下鼻道

上颌窦自然开口的下缘为下鼻甲在鼻腔外侧壁的附着部，可根据下鼻甲辅助定位上颌窦开口，尤其是中鼻道相关结构紊乱不清的情况。

# 第三节　咽的应用解剖与生理

## 【学习要点】

1. 掌握咽鼓管咽口、咽隐窝、咽峡、会厌谷、梨状窝的解剖部位，明确咽淋巴内环的概念。
2. 掌握腭扁桃体及腺样体的解剖部位及毗邻关系。
3. 了解导致咽腔狭窄的因素、咽部的重要筋膜间隙。

## 【重点与难点解析】

### 一、咽的解剖分部

咽是呼吸道和消化道上端的共同通道。上起颅底，下至第 6 颈椎，成人全长约 12cm。向前与鼻腔、口腔和喉相通；后壁与椎前筋膜相邻；两侧与颈部大血管和神经毗邻。咽被人为地分为三部分，即鼻咽、口咽及喉咽部。

### 二、咽鼓管咽口和咽隐窝

鼻咽部呈穹窿状，顶部有腺样体，又称咽扁桃体，左右两侧壁有咽鼓管咽口及咽隐窝。咽鼓管咽口位于下鼻甲平面后端后方 1.0~1.5cm 处,咽口周围有咽鼓管扁桃体,其上方有咽鼓管圆枕,咽鼓管圆枕后上方即为咽隐窝,是鼻咽癌的好发部位。咽隐窝上方与颅底破裂孔接近,鼻咽癌易经此处侵及颅内。

### 三、咽峡

所谓咽峡是由上方的腭垂和软腭游离缘、下方的舌根、两侧的腭舌弓和腭咽弓所围成的环形狭窄部分。

### 四、会厌谷、梨状窝

喉口由会厌、杓会厌襞和杓状软骨所围成。在喉口两侧各有一个梨状窝,两侧梨状窝之间,环状软骨板之后为环后区。在会厌与舌根之间有会厌谷,会厌谷与梨状窝均是异物存留的好发部位。

### 五、咽的淋巴组织

咽的淋巴组织丰富,较大的淋巴组织团块呈环状排列,构成咽淋巴环。

1. 腺样体　又称咽扁桃体,位于鼻咽顶后壁,表面不平,有 5~6 条纵行沟隙,居中的沟隙最深,其下端有时可见胚胎期残余的咽囊。腺样体出生后即存在,6~7 岁时最显著,10 岁后逐渐萎缩。

2. 腭扁桃体　可分为内外侧面及上下极。内侧面由鳞状上皮覆盖,有 6~20 个深浅不一的扁桃体隐窝,是易形成感染"病灶"的部位。外侧与咽腱膜和咽上缩肌毗邻,咽腱膜与扁桃体被膜间形成扁桃体周围隙。

# 第四节　喉的应用解剖与生理

## 【学习要点】

1. 掌握喉部软骨支架,喉内肌的功能、神经支配,喉的分区。
2. 掌握喉返神经的解剖,小儿喉部的解剖特点。
3. 熟悉环甲膜的概念及部位,喉的生理功能。
4. 了解喉的淋巴回流,筋膜间隙。

## 【重点与难点解析】

### 喉的解剖

喉是位于颈前正中,由软骨、肌肉、韧带、纤维组织与黏膜构成的锥形腔状器官。上通喉咽、下连气管,上端为会厌软骨的游离缘,下端为环状软骨下缘。

（一）软骨

1. 会厌软骨　形如叶片,位于喉上部,上缘游离,面向后方呈弧形,成人宽而硬,小儿柔软、卷曲呈∩形。

2. 甲状软骨  形似一本打开的书,由左右对称的四边形软骨板构成,于前方相交,形成角度。成年男性呈一锐角,于颈前可见一隆突,称为喉结,即甲状软骨"V"形切迹。

3. 环状软骨  形如戒指,位于甲状软骨下方,是喉部唯一外形完整的软骨环。损伤环状软骨易出现喉狭窄。

4. 杓状软骨  左右各一,呈三棱锥体形,位于环状软骨后上部,底部与环状软骨板构成环杓关节。喉内肌的牵引下,杓状软骨借助于环杓关节运动,带动声带,形成声门的开关闭合。

连接主要有甲状舌骨膜、环甲膜与环气管韧带。

（二）喉肌

分为内、外两组,喉外肌主要指舌骨上、下肌群,起上升或下降喉体,并起固定喉体的作用。

喉内肌有声带内收肌:环杓侧肌与杓肌;声带外展肌:环杓后肌;声带紧张与松弛肌:甲杓肌与环甲肌;会厌活动肌:杓会厌肌和甲状会厌肌。

（三）喉腔

1. 声门上区  声带以上的部位,包括会厌、杓会厌皱襞、室带与喉室。

2. 声门区  位于两声带之间的区域。包括声带、前连合、杓状软骨、后连合。

3. 声门下区  声带下方与环状软骨下缘以上的部分。

（四）喉的血管与淋巴

喉的血供源于甲状腺上动脉的分支喉上动脉与甲状腺下动脉的分支喉下动脉;静脉随动脉伴行继而汇入甲状腺上、中、下静脉。

喉的淋巴分声门上与声门下两组,声门上组汇入颈总动脉分叉处与颈内静脉附近的颈深上淋巴结群。声门下组一部分穿过环甲膜汇入喉前与气管前淋巴结,另一部分注入颈深下淋巴结群与气管食管淋巴结群。声门区淋巴组织分布少。

（五）喉的间隙

1. 会厌前间隙  声门上型喉癌易侵犯此间隙,对于声门上型喉癌术中要求完整切除此间隙。

2. 声门旁间隙  跨声门型喉癌易沿此间隙生长,因此跨声门型喉癌的切除范围要足够大。

（六）喉的神经

1. 喉上神经  为迷走神经在颈部的分支,于舌骨大角平面从迷走神经分出,分两支,外支支配环甲肌,内支穿入甲舌膜入喉,司喉上部的感觉。

2. 喉返神经  为迷走神经入胸后的分支。右侧喉返神经在锁骨下动脉之前分出后,由前向后绕过锁骨下动脉;左侧喉返神经则在主动脉弓平面时分出,由前向后绕过主动脉弓,最后均沿气管食管旁沟上行经环甲关节的后方入喉,支配除环甲肌以外的所有喉内肌以及声门下方喉黏膜的感觉。

# 第五节 气管、支气管、食管的应用解剖与生理

## 【学习要点】

1. 掌握气管、食管解剖位置及毗邻关系,掌握气管隆嵴和左、右主支气管的解剖特点,掌握食管的4个狭窄。

2. 了解食管的组织学结构。

## 【重点与难点解析】

### 气管、支气管、食管的应用解剖

#### (一)气管

气管是呼吸系统的重要组成部分,由马蹄形软骨作为支架,其中软骨部占管腔的前2/3,后1/3为膜部。

气管上起于环状软骨的下缘,下至气管隆嵴处,共16~20个气管环,分为颈段气管与胸段气管。颈段气管自环状软骨下缘至胸骨上窝,有7~8个气管环,其位置表浅,在第2~4气管环的前面,有甲状腺的峡部跨越。胸段气管有9~12个气管环,位于上纵隔内,两侧胸膜囊之间,前方有胸腺、左头臂静脉、主动脉弓,后方紧贴食管。

气管下端分支形成左、右主支气管,气管隆嵴是左、右主支气管的分界,是支气管镜检查时的重要解剖标志。

#### (二)支气管

支气管连接气管与肺部,其结构与气管相似。

右侧主支气管具有粗、短、直的解剖特点,而左侧主支气管则有细、长、斜的解剖学特点,临床右侧支气管异物较为多见。

#### (三)食管

食管是上消化道的组成部分之一。成人约第6颈椎平面与喉咽下端相延续,下行于颈、胸部,穿过横膈食管裂孔,进入腹部约平第8胸椎,与贲门相连。

食管自上而下有4处生理性狭窄:第一狭窄即食管入口处,成人距离上切牙的距离约16cm,由环咽肌收缩所致,是食管最狭窄的部位,异物最易嵌顿于此处。第二狭窄为主动脉弓压迫食管左侧壁所致,距上切牙的距离约23cm。第三狭窄相当于第5胸椎平面,为左主支气管压迫食管前壁而成,距上切牙的距离约25cm,距第二狭窄2~3cm,由于第二、三狭窄位置邻近,临床上常合称为第二狭窄。第四狭窄平第10胸椎,距上切牙的距离约40cm,为食管穿过横膈裂孔所致。

食管壁厚3~4mm,从内到外由黏膜层、黏膜下层、肌层与纤维层构成。

# 第六节 颈部应用解剖

## 【学习要点】

1. 掌握颈部分区、各三角区的主要解剖结构。
2. 了解颈部的筋膜及筋膜间隙、颈部的淋巴组织。

## 【重点与难点解析】

### （一）颈部的分区

颈部的分区包括颈前区、胸锁乳突肌区及颈外侧区三部分。

颈前区以舌骨为界，分为舌骨上区、舌骨下区。舌骨上区又以二腹肌为界，分为颏下三角区、下颌下三角区；舌骨下区则以肩胛舌骨肌上腹为界，分为颈动脉三角区及肌三角区。

胸锁乳突肌区即该肌所在部位。

颈外侧区以肩胛舌骨肌下腹为界，分为枕三角区与锁骨上三角区。

### （二）颈动脉三角区的主要内容物

包括颈内静脉、颈总动脉、颈内动脉、颈外动脉、颈动脉窦、颈动脉小体以及迷走神经、舌咽及舌下神经，其中颈总动脉、颈内动脉、颈内静脉、迷走神经是构成颈鞘的内容。

### （三）颈部的筋膜及筋膜间隙

颈部的筋膜分浅、深两层，其中浅层筋膜即皮下结缔组织。颈部深筋膜又称颈部固有筋膜，由致密的结缔组织构成，位于浅筋膜及颈阔肌的深面，分浅、中、深3层。

（1）浅层：围绕整个颈部形成一总鞘，称封套筋膜。

（2）中层：又称内脏筋膜，位于舌骨下肌群的深面，包绕颈部脏器。此层筋膜在气管和甲状腺前方形成气管前筋膜和甲状腺假被膜囊。两侧形成颈动脉鞘，后上部形成颊咽筋膜。

（3）深层：即椎前筋膜，覆盖在椎前肌和椎体的前面。向上附于颅底，向下在第3胸椎平面与前纵韧带相融合。两侧覆盖前、中斜角肌和肩胛提肌等，构成颈后三角的底。向后与颈后部肌膜相续。臂丛神经干和锁骨下动脉穿出斜角肌间隙时，携带此层筋膜延伸至腋窝，形成腋鞘，又名颈腋管。

### （四）颈部的淋巴

颈部淋巴由淋巴结及淋巴管连成网链，收纳头、颈、部分胸及上肢淋巴。分为浅及深淋巴结，以深层淋巴结最有意义。又分为以下3组。

（1）颈内静脉淋巴结：上起颅底，下达颈根部，沿颈内静脉全长排列，以舌骨及肩胛舌骨肌跨越颈内静脉处为界，分为颈内静脉上组、中组及下组淋巴结，接纳不同解剖部位的淋巴引流，汇入右淋巴导管、胸导管（左侧），或直接汇入静脉角。

（2）锁骨上淋巴结：沿颈横动、静脉排列，为颈部淋巴集中回流处，收纳副神经淋巴结、胸上部、乳房及上肢引流区的淋巴，汇入颈深下淋巴结，或直接汇入胸导管、右淋巴导管。左锁骨上淋巴结是胃及食管下部常累及的颈淋巴结。

（3）副神经淋巴结：沿副神经全程排列，多位于神经下内方，收纳枕部、耳后及肩胛上的淋巴,汇入颈深上淋巴结及锁骨上淋巴结。

## 【习题】

### 一、选择题

1. 外耳道骨部占外耳道全长的多少
   A. 1/2　　　　　　　　B. 1/3　　　　　　　　C. 2/3
   D. 3/4　　　　　　　　E. 1/4

2. 小儿咽鼓管的解剖特点是
   A. 管腔短水平且粗　　B. 管腔细而长且平　　C. 鼓室口粗咽口细
   D. 鼓室口高咽口低　　E. 咽口扁平且垂

3. 咽鼓管开口于鼓室的部位是
   A. 内壁　　　　　　　　B. 外壁　　　　　　　　C. 上壁
   D. 下壁　　　　　　　　E. 前壁

4. 下列**不是**咽壁的构成的是
   A. 黏膜层　　　　　　　B. 黏膜下层　　　　　　C. 肌肉层
   D. 纤维层　　　　　　　E. 外膜层

5. 会厌谷位于
   A. 咽鼓管咽口与软腭之间　　　　　B. 舌与扁桃体之间
   C. 咽扁桃体与舌扁桃体之间　　　　D. 舌根与会厌之间
   E. 增殖体与软腭之间

6. **不属于**喉软骨的是
   A. 甲状软骨　　　　　　B. 环状软骨　　　　　　C. 大翼软骨
   D. 杓状软骨　　　　　　E. 小角软骨

7. 鼻泪管开口于
   A. 下鼻道　　　　　　　B. 中鼻道　　　　　　　C. 上鼻道
   D. 后鼻孔　　　　　　　E. 鼻咽部

8. 使声门张开的肌肉是
   A. 环杓后肌　　　　　　B. 环杓侧肌　　　　　　C. 杓肌
   D. 环甲肌　　　　　　　E. 甲杓肌

9. 食管异物最好发的部位是
   A. 食管入口　　　　　　B. 主动脉弓处狭窄　　　C. 左支气管处狭窄
   D. 横膈处狭窄　　　　　E. 上述均不是

10. 正常声门裂的形态是
    A. 梭形　　　　　　　　B. 等腰三角形　　　　　C. 直角三角形
    D. 圆形　　　　　　　　E. 椭圆形

11. 面静脉的解剖特点是
    A. 直接与海绵窦相通　　B. 静脉较粗　　　　　　C. 静脉较多
    D. 静脉较细　　　　　　E. 有瓣膜

12. 青少年鼻出血的好发部位是

    A. 鼻腔后部　　　　　　　　B. 鼻腔顶部　　　　　　　　C. 鼻中隔前下方

    D. 上鼻道　　　　　　　　　E. 中鼻道

13. 咽淋巴环内环**不包括**

    A. 腺样体　　　　　　　　　B. 腭扁桃体　　　　　　　　C. 舌扁桃体

    D. 咽鼓管扁桃体　　　　　　E. 锤骨体

14. 咽隐窝位于

    A. 下鼻甲后方　　　　　　　B. 中鼻甲后方　　　　　　　C. 咽鼓管圆枕后方

    D. 会厌前方　　　　　　　　E. 会厌两侧

15. 耳道毛囊、皮脂腺和耵聍腺位于

    A. 外耳道软骨部　　　　　　　　　　　B. 外耳道软骨部和骨部交界处

    C. 外耳道骨部　　　　　　　　　　　　D. 外耳道骨部深处

    E. 外耳道骨部皮下组织

16. 咽部扁桃体组织中体积最大的是

    A. 咽扁桃体　　　　　　　　B. 舌扁桃体　　　　　　　　C. 腭扁桃体

    D. 管扁桃体　　　　　　　　E. 咽侧索

17. 咽鼓管功能是

    A. 调节鼓室气压　　　　　　B. 调节吞咽功能　　　　　　C. 维持身体平衡

    D. 传导声音　　　　　　　　E. 以上都不是

## 二、名词解释

1. 听阈

2. 听骨链

3. 鼻窦

4. 窦口鼻道复合体（OMC）

5. Waldeyer 咽淋巴环

6. 咽峡

7. 利特尔动脉丛

8. 声门裂

## 三、填空题

1. 喉单块较大的软骨有_____、_____、_____。

2. 咽鼓管是沟通_____和_____的管子。

3. 幼儿咽鼓管比成人_____、_____、_____。

4. 青少年鼻出血的好发部位是_____。

5. 鼻窦有四组，分别为_____、_____、_____、_____。

6. 乳突根据气房发育情况可分为四型，分别为_____、_____、_____、_____。

7. 喉腔分区为_____、_____、_____。

8. 鼻咽癌的好发部位为_____。

## 四、问答题

1. 为什么左侧喉返神经易损伤？试述左侧喉返神经的走行。
2. 简述小儿喉的解剖特点。
3. 鼻窦有哪几对,其开口如何?

## 【参考答案】

### 一、选择题

1. C　2. A　3. E　4. B　5. D　6. C　7. A　8. A　9. A　10. B　11. A　12. C　13. E　14. C　15. A　16. C　17. A

### 二、名词解释

1. 听阈:能引起人耳听觉的最小声音强度叫做人耳的听阈。

2. 听骨链:鼓室内的三块听小骨——锤骨、砧骨和镫骨,以关节连接成链,称为听骨链,借韧带悬吊于鼓室腔。

3. 鼻窦:鼻窦是位于鼻腔周围颅骨内的含气空腔,借自然窦口与鼻腔相通。

4. 窦口鼻道复合体(OMC):以筛漏斗为中心的一组解剖结构,包括中鼻甲、钩突、筛泡、半月裂、筛漏斗及额窦、前组筛窦和上颌窦的自然开口。如此区发生解剖变异和病理改变,将直接影响鼻窦的通气引流,导致鼻窦炎。

5. Waldeyer 咽淋巴环:咽黏膜淋巴组织丰富,较大淋巴组织团块环状排列,称为咽淋巴环(Waldeyer 咽淋巴环),主要由咽扁桃体(腺样体)、咽鼓管扁桃体、腭扁桃体、咽侧索、咽后壁淋巴滤泡及舌扁桃体构成内环。

6. 咽峡:是由上方的腭垂(又称悬雍垂)和软腭游离缘、下方舌背、两侧腭舌弓和腭咽弓,以及两弓之间的扁桃体所围成的狭窄部分。

7. 利特尔动脉丛:鼻腭动脉、筛前动脉、筛后动脉、上唇动脉和腭大动脉在鼻中隔前下部黏膜下相互吻合,形成动脉丛,称为利特尔动脉丛(Little plexus),是鼻出血的最常见部位。

8. 声门裂:双侧声带外展时声门区出现一等腰三角形的裂隙,称之为声门裂,简称声门。空气由此进出,为喉最狭窄处。

### 三、填空题

1. 甲状软骨　环状软骨　会厌软骨
2. 鼓室　鼻咽
3. 管腔短　内径宽　接近水平
4. 利特尔区
5. 上颌窦　额窦　筛窦　蝶窦
6. 气化型　板障型　硬化型　混合型
7. 声门上区　声门区　声门下区
8. 咽隐窝

## 四、问答题

1. 左侧喉返神经是迷走神经进入胸腔后发出,向下经过主动脉弓后离开迷走神经,绕主动脉弓后上行,沿气管食管沟,直到环甲关节的后上方进入喉内。因左侧喉返神经径路长,因此临床上易损伤。

2. 小儿喉部的解剖与成人相比有不同之处:小儿喉的位置较成人高,喉腔较小;喉内黏膜下组织疏松,炎症、水肿时易使声门阻塞;小儿喉软骨较软,尚未钙化。触诊检查不明显;黏膜下淋巴组织及腺体组织丰富,炎症时易肿胀;小儿咳嗽反射较差,呼吸道分泌物不易排出;小儿神经系统较不稳定,易受激惹而发生喉痉挛。

3. 鼻窦是位于鼻腔周围颅骨内的含气空腔,借自然窦口与鼻腔相通。共分为 4 对:上颌窦,开口于中鼻道;筛窦,分为前组筛窦和后组筛窦,前者开口于中鼻道,后者开口于上鼻道;额窦,开口于中鼻道;蝶窦,开口于蝶筛隐窝。

（杨坤娜）

# 第二章　耳鼻咽喉检查法

## 第一节　检 查 设 备

### 【学习要点】

1. 掌握额镜的使用方法和受检者的体位。
2. 熟悉耳鼻咽喉科常用的检查设备和基本器械的名称、用途。
3. 了解耳鼻咽喉科常用的检查设备和基本器械的使用方法。

### 【重点与难点解析】

#### 一、耳鼻咽喉科常用的检查器械和设备

耳鼻咽喉各器官均腔小洞深、不易直视和观察,需使用专门的检查器械和良好的照明才能进行检查。

常用的专科器械有:额镜、枪状镊、膝状镊、压舌板、前鼻镜、鼻咽镜、间接喉镜、喷壶、耳镜、电耳镜、鼓气耳镜、音叉、耵聍钩、卷棉子等。

目前各种内镜如鼻内镜、耳内镜、纤维和电子耳鼻咽喉镜、动态喉镜等在临床的广泛应用,大大改善了检查的广度和深度以及精确度和清晰度,同时可以具备图像显示、处理和保存的功能。诊疗综合工作台也已成为常用的耳鼻咽喉科设备。

#### 二、额镜的使用方法

额镜为中央有一小孔的凹面反射聚光镜,其焦距为 25cm,借额带固定于头部额前,镜面可灵活转动。检查时,光源一般置于额镜同侧,略高于受检者耳部,相距约 15cm。调整镜面使之贴近左眼或右眼,并使投射于额镜面上的光线经反射后聚集于受检部位,保持瞳孔、额镜中央孔和受检部位处于同一条直线上。两眼同时睁开进行检查。

#### 三、检查体位

受检者与检查者相对而坐,受检者上身稍前倾。不合作的儿童须由其家属或医务人员抱持,采用双腿夹住双下肢、右手固定额头部于胸前,左手环抱两臂,将其全身固定。

# 第二节　耳部检查法

## 【学习要点】

1. 掌握耳郭及耳周的望诊和触诊检查、外耳的徒手和耳镜检查法。
2. 熟悉咽鼓管功能检查法中的吞咽法、导管吹张法。
3. 掌握音叉试验和纯音听阈测试和临床意义；熟悉声导抗测试的基本方法和临床意义。
4. 了解常用的平衡功能检查；熟悉眼震的基本生理特征和观察方法及其临床意义。

## 【重点与难点解析】

### 一、外耳道及鼓膜检查法

徒手检查法：包括双手法和单手法。依次检查外耳道和鼓膜。必要时可借助电耳镜和鼓气耳镜等器械进行检查。注意外耳道是否通畅、充血、糜烂及分泌物的性质。观察鼓膜的各个标志及色泽、活动度、有无充血、内陷、积液征、穿孔及穿孔的部位和大小、鼓室内有无分泌物、肉芽及胆脂瘤等。

### 二、咽鼓管功能检查法

1. 吞咽法　使用前端为橄榄头的听诊器，注意受试者作吞咽动作时有无轻柔的嘘嘘样气流声。
2. 吹张法　主要有捏鼻鼓气法、波氏球吹张法和咽鼓管导管法。

### 三、听觉功能检查

（一）音叉试验

常用 C 调倍频程频率音叉，最常用的为 C256 和 C512。检查时，将振动的叉臂末端置于与距受试耳外耳道口在一平面的 1cm 处进行气导听力检查，或将叉柄末端的底部压置于颅面中线上或鼓窦区进行骨导听力检查，以初步鉴别耳聋的性质。检查的项目有：林纳试验（Rinne test，RT）、韦伯试验（Weber test，WT）和施瓦巴赫试验（Schwabach test，ST），盖莱试验（Gelle test，GT）用于检测鼓膜完整者的镫骨活动情况。

（二）纯音听力计检查法

1. 纯音听阈测试　通过纯音听力计测试不同频率听觉的最小声强值，并绘制纯音听力图。
2. 言语测听法　将编制的标准测听词汇录入数码载体上，通过耳机或自由声场进行测试。

（三）声导抗检测法

是利用声导抗仪进行的一种可以评价中耳传音系统、内耳、听神经和脑干听觉通路功能及咽鼓管功能的客观听力检查方法。主要的测试项目有鼓室导抗测量和镫骨肌声反射。

### （四）耳声发射检测法

耳声发射是耳蜗外毛细胞主动收缩过程中所产生的向外耳道发射的声能,因此从外耳道记录这种能量的特性可用于检测耳蜗功能,具有客观、简便、省时、无创、灵敏等特点。瞬态诱发性耳声发射和畸变产物耳声发射是临床上常用的检测项目,是新生儿听力筛查的首选方法,对蜗病变和蜗后病变聋的鉴别诊断也有帮助。

### （五）听性诱发电位检测法

听性诱发电位是声波从耳蜗的毛细胞起,沿听觉通路传入大脑过程中所产生的神经冲动而形成的各种生物电反应。

## 四、前庭功能检查

### （一）平衡及协调功能检查

检查平衡功能的方法分为静态平衡和动态平衡功能检查两大类。静态平衡功能检查法有:①闭目直立检查法;②静态姿势描记法。动态平衡功能检查法有:①星形足迹行走试验;②动态姿势描记法。检查协调功能的方法有:指鼻试验、跟 – 膝 – 胫试验、轮替运动及对指运动等,用于检测小脑功能。

### （二）眼动检查

通过观察眼球运动(包括眼球震颤)来检测前庭眼反射径路、视眼反射径路与视前庭联系的功能状态。眼动检测方法包括自发性眼震检查法、视眼动检查法和前庭眼动检查法,常采用眼震电图描记仪进行检查。

# 第三节　鼻部检查法

## 【学习要点】

1. 掌握前鼻镜检查法。
2. 熟悉鼻窦体位引流法、上颌窦穿刺冲洗法。
3. 了解鼻腔及鼻窦的内镜检查法和影像学检查法。

## 【重点与难点解析】

### 一、前鼻镜检查

左手持鼻镜,右手扶持受检者面颊部,调整头位。将鼻镜两叶合拢,使之与鼻底平行,缓缓置入鼻前庭,不能超越鼻阈,将前鼻镜两叶上下张开以扩张鼻孔。按 3 个头位由底往上依次进行检查:受检者头稍低(第一位置),观察鼻腔底部、下鼻甲、下鼻道及鼻中隔前下部;使头后仰至 30°(第二位置),检查鼻中隔中段、中鼻甲、中鼻道和嗅裂中后部;使头进一步后仰至 60°(第三位置),查看鼻中隔上部、中鼻甲前端、鼻丘、嗅裂与中鼻道的前部。

### 二、鼻窦体位引流法

1% 麻黄碱液充分收缩中鼻道与嗅裂附近黏膜后,上颌窦取头前倾 90°,患侧居上;前组筛窦取头位稍向后倾;后组筛窦取头位稍向前倾;额窦取正坐位,头位直立;蝶窦取低头位。保持原位 10min,然后检查鼻腔,观察有无分泌物排出。

### 三、上颌窦穿刺冲洗术

用 1% 丁卡因棉片行下鼻道前段黏膜表面麻醉,在下鼻道内的下鼻甲附着缘下、距下鼻甲前端约 1.5cm 处进针,针尖朝向眼外眦方向,将针头穿通上颌窦内侧壁,回抽出空气表明已进入窦腔内。冲洗后还可注入适当的药物。拔针后将棉片填压于鼻底部。

### 四、鼻内镜检查

受检者取坐位或仰卧位,1% 丁卡因加少量肾上腺素棉片麻醉鼻腔黏膜表面后,选用不同角度的鼻内镜进行检查。0° 镜可观察鼻腔大部分解剖部位,如下鼻甲、下鼻道、鼻中隔、中鼻甲、中鼻道、钩突、筛泡、后鼻孔、咽鼓管咽口等;30° 或 70° 镜可观察中鼻道、额窦、前组筛窦、上颌窦的开口以及蝶筛隐窝和后组筛窦的开口;90° 镜可观察嗅裂、上鼻甲及上鼻道。

### 五、鼻功能检查

1. 鼻通气功能检查　采用鼻测压计法、声反射鼻量计法等,了解鼻通气程度、鼻气道阻力、鼻气道狭窄部位、鼻气道有效横截面积等,判定病情和决定治疗方案。
2. 嗅觉功能检查　包括嗅瓶试验、嗅阈检查和嗅觉诱发电位。嗅瓶试验是最常用的定性法。

### 六、鼻部的影像学检查

常用的 X 线摄片体位有鼻颏位(Water 位)和鼻额位(Caldwell 位)。CT 扫描是鼻腔鼻窦疾病诊断和鼻内镜手术前最常用和首选的影像学检查方法,常采用冠状位和轴位拍摄。如鼻及鼻窦与颅内或眶内有相关联病变时,MRI 检查更有利于显示相互间的病变。

# 第四节　咽部检查法

## 【学习要点】

1. 掌握口咽部检查法。
2. 熟悉鼻咽部检查法。
3. 了解咽部的影像学检查法和多导睡眠描记术(PSG)。

## 【重点与难点解析】

### 一、口咽部检查

受检者端坐,张口平静呼吸。检查者用压舌板置于舌前 2/3 处,将舌压向口底,观察腭舌弓、腭咽弓、腭扁桃体及咽侧索、咽后壁等处有无病变。嘱受检者发"啊"音,观察软腭的位置和运动。

## 二、间接鼻咽镜检查

嘱受检者端坐,张口用鼻平静呼吸。咽反射敏感者,用1%丁卡因喷雾黏膜表面麻醉后再进行检查。检查者左手持压舌板压住舌前 2/3 处,右手持鼻咽镜伸至软腭与咽后壁之间,避免触及咽后壁或舌根。借助额镜照明,逐渐转动镜面,通过反光镜面观察软腭背面、鼻中隔后缘、后鼻孔、咽鼓管咽口、圆枕、咽隐窝、鼻咽顶后壁及腺样体。

## 三、咽部影像学检查

X 线检查最常用的是鼻咽侧位片,主要用于腺样体肥大的检查,根据鼻咽顶后壁黏膜增厚的程度及气道的宽窄,判断有无腺样体的肥大。CT 及 MRI 检查适合于鼻咽部的占位性病变,可提示病变的范围及与周围结构的关系。

## 四、多导睡眠描记术

多导睡眠描记术(polysomnography, PSG)是在全夜睡眠中,连续并同步地记录和监测口鼻气流、血氧饱和度、心电图、胸腹呼吸运动、脑电图、眼动电图、颏下肌群肌电图、胫前肌肌电图、体位、鼾声、睡眠时间等 10 余项指标,根据监测的结果分析睡眠结构、脑电反应、肌电反应、呼吸功能和心血管功能等,为阻塞性睡眠呼吸暂停低通气综合征的诊断提供"金标准"。

# 第五节　喉部检查法

## 【学习要点】

1. 掌握间接喉镜检查法和常见标志。
2. 了解直接喉镜检查法、纤维(电子)喉镜检查法、喉部的影像学检查法。

## 【重点与难点解析】

### 一、间接喉镜检查

受检者张口伸舌,检查者以消毒纱布包裹受检者舌前部,左手拇、中指挟持并向前牵拉舌体,右手持间接喉镜,镜面稍加热,在检查者手背试温后,将间接喉镜经左侧口角放入口咽部。镜面朝前下方,镜背将腭垂和软腭推向后上方,嘱患者发"衣"音,使会厌上举,依次检查舌面、舌根、会厌、会厌谷、双侧室带和声带、梨状窝、环后区等部位。注意有无病变以及声带的运动情况。

### 二、直接喉镜检查

适应证、禁忌证、检查前准备、麻醉方法、注意事项等详见教材。

检查方法:受检者仰卧,头颈部置于手术台外,肩部靠近手术台边缘,并高出手术台约

15cm。助手固定受检者头颈部,并根据具体情况调整头位。检查者以纱布保护受检者上列牙齿及上唇,左手持镜沿舌背正中或右侧导入咽部,见会厌后再深入 1cm 左右,挑起会厌,用力向上抬起喉镜,暴露喉腔,即可进行检查和手术。

### 三、纤维(电子)喉镜检查法

经鼻或经口进行检查,受检者取坐位或仰卧位,鼻腔及口腔黏膜表面麻醉后,将喉镜经鼻腔或口腔导入,对鼻、鼻咽、口咽及喉咽、喉等解剖部位进行检查,还可进行活检、息肉摘除及个别异物的取出等。

### 四、喉的影像学检查法

常规 X 线检查有喉正位片、侧位片及正位体层片,有助于发现喉肿瘤的部位、范围及喉狭窄的程度。CT 检查是临床最为常用的影像学检查,对喉部外伤、肿瘤的诊断有指导意义,可显示肿瘤的范围、颈部淋巴结的转移等。MRI 能更好地显示喉部软组织的病变,如肿瘤有无侵及会厌前间隙、声门旁间隙及舌根、梨状窝等有帮助。

# 第六节 气管、支气管与食管检查法

## 【学习要点】

1. 熟悉软、硬支气管镜检查的适应证、禁忌证、基本操作方法、并发症及注意事项。
2. 熟悉食管镜检查的适应证、禁忌证、基本操作方法、并发症及注意事项。

## 【重点与难点解析】

### 一、支气管镜检查

支气管镜检查包括硬管支气管镜检查及纤维支气管镜检查。支气管镜检查具有诊断和治疗的双重功能,目的是明确气管、支气管的病变部位、范围和性质。

（一）支气管镜检的适应证和禁忌证

详见教材。

（二）支气管镜插入的方法

间接法和直接法。

### 二、食管镜检查

（一）适应证和禁忌证

详见教材。

（二）术前准备

1. 根据病史,术前需行食管钡剂造影,怀疑食管损伤严重者需行食管碘油造影,以避免因食管穿孔而致钡剂溢入纵隔。

2. 术前禁饮食 4~6h。

3. 术前 30min 可给予阿托品及镇静药。

4. 根据年龄及发育情况选择合适的食管镜及异物钳。

### （三）手术过程

受检者取仰卧垂头位，头后仰并高出手术台面约 15cm，随食管镜进入，将头位渐放低。检查者左手持食管镜的远端，同时固定于上切牙，右手持食管镜的近端，将食管镜经口腔导入。可循正中入路，经会厌、杓状软骨、环后隙，抬起食管镜前端达食管入口处；也可经右侧杓状软骨后外侧进入右侧梨状窝，然后渐移到中线，抬起食管镜前端暴露食管入口。进入过程中要仔细检查食管入口处有无异物残留及黏膜损伤，如有新生物则需观察病变范围和性质，并留取组织送病检。

# 第七节　颈部检查法

## 【学习要点】

1. 掌握颈部的视诊、触诊、听诊的检查方法。

2. 了解颈部影像学检查方法和临床意义。

## 【重点与难点解析】

### 一、颈部的一般检查

#### （一）视诊

观察颈的位置和头位、体表标志、各三角区的正常标志和界线，有无肿块以及肿块的性质，胸骨上窝有无随呼吸的凹陷，颈部静脉有无充盈、怒张，动脉有无异常搏动。

#### （二）触诊

自上而下依次对颈部各分区进行触诊，观察正常标志和结构是否清楚，局部有无压痛、肿胀、硬结、肌紧张感、动脉的异常搏动等，注意肿物的分布、数目及其他性质等。

#### （三）听诊

甲状腺和颈动脉区有无血管杂音，气管区域有无气管内拍击音等。

### 二、颈部的影像学检查

#### （一）超声检查

主要用于颈部涎腺、甲状腺腺瘤和淋巴结等的诊断。

#### （二）X 线检查

颈部正位片、侧位片、体层片等用于颈部疾病的诊断。

#### （三）CT 及 MRI 检查

CT 和 MRI 可显示肿块的大小、位置、形状及与周围组织的关系。CT 有助于判断有无骨组织破坏，MRI 则对软组织的分辨率较高，二者还可通过增强技术诊断血管性疾病及占位性疾病与血管的关系。

## （四）数字减影血管造影（DSA）

用于判定颈部肿块与血管的关系、血供来源。还可经血管内导管将栓塞物注入肿瘤血管内。

## （五）放射性核素检查

主要用于甲状腺疾病的诊断以及颈部可疑为甲状腺病变的鉴别诊断。最常用的是甲状腺核素显影,根据放射性核素在甲状腺的分布规律,判断病变的性质。

# 【习题】

## 一、选择题

### A1 型题

1. 关于额镜**不正确**的叙述是
   A. 为中央有一小孔的凹面反射聚光镜
   B. 焦距为 25cm
   C. 检查时,光源一般置于额镜同侧,略高于受检者耳部,相距约 15cm
   D. 戴额镜时,应保持瞳孔、额镜中央孔和光源处于同一条直线上
   E. 应两眼同时睁开进行检查

2. 关于耳鼻咽喉科检查,以下正确的说法是
   A. 常需使用专门的检查器械和良好的照明
   B. 可选用相应的内镜进行检查
   C. 1% 丁卡因是最常用的表面麻醉剂
   D. 受检者与检查者应相对而坐,受检者上身稍前倾
   E. 以上都是正确的

3. 以下**不属于**耳鼻咽喉科常用专科检查器械的是
   A. 听诊器、体温计、血压计       B. 音叉、压舌板、卷棉子
   C. 鼻咽镜、前鼻镜、间接喉镜      D. 耳镜、电耳镜、鼓气耳镜
   E. 膝状镊、枪状镊、耵聍钩

4. 关于外耳道检查,下列方法**错误**的是
   A. 外耳道被耵聍或外耳道分泌物堵塞者,需首先清理干净后再进行检查
   B. 因外耳道弯曲呈 S 状,检查时应将耳郭向后、上、外方轻轻牵拉,使外耳道变直
   C. 婴幼儿外耳道的牵拉方向与成人一致
   D. 可根据外耳道的宽窄选用适当口径的耳镜,用以撑开狭窄弯曲的耳道,避开耳毛,便于光线射入
   E. 耳镜的前端勿超过软骨部和骨部交界处

5. 音叉试验最常用的音叉频率是
   A. 128Hz 和 256Hz        B. 256Hz 和 512Hz        C. 512Hz 和 1 024Hz
   D. 512Hz 和 2 048Hz      E. 256Hz 和 2 048Hz

6. 声导抗检查中,鼓室负压的鼓室压图是

A. A 型        B. As 型        C. Ad 型

D. B 型        E. C 型

7. 纯音测听的检查结果提示：骨气导一致性下降,气骨导无差距,高频听力损失较重,低频听力呈渐进性下降,最可能的诊断是

    A. 传导性聋        B. 感音神经性聋        C. 伪聋

    D. 混合性聋        E. 非器质性聋

8. 有关声导抗测试的**错误**描述是

    A. 鼓膜平面的静态顺值,代表中耳传音系统的活动度

    B. 鼓室导抗图又称声顺图或鼓室功能曲线

    C. 声顺图可反映鼓室内各种病变的情况

    D. 鼓膜与听骨链复合病变时,曲线可不典型

    E. 仅测试鼓膜被正压压紧时的等效容积毫升数

9. 检查气导听力,振动的音叉叉臂距外耳道口的距离是

    A. 0.5cm        B. 1cm        C. 1.5cm

    D. 2cm        E. 以上都不是

10. 纯音测听的检查结果提示：骨导正常或接近正常,气导听阈提高；气骨导间有间距,气导曲线平坦或低频听力损失较重,最可能的诊断是

    A. 传导性聋        B. 感音神经性聋        C. 伪聋

    D. 混合性聋        E. 非器质性聋

11. 关于嗅瓶试验**错误**的描述是

    A. 是一种嗅觉检查的定性方法

    B. 一般用醋、香油、煤油、香精等作为嗅觉检查剂

    C. 气味剂应分别装入颜色、大小、式样完全相同的有色小瓶内备用

    D. 检查时应双鼻同时进行

    E. 如全部气味检查剂都不能嗅出则为嗅觉丧失

12. 前鼻镜检查时,关于患者的体位**不正确**的描述是

    A. 第一位置时头稍低

    B. 第二位置时头后仰至 30°

    C. 第三位置时后仰至 60°

    D. 第一位置是查看鼻中隔上部、中鼻甲前端、鼻丘、嗅裂与中鼻道的前部

    E. 第一位置是观察鼻腔底部、下鼻甲、下鼻道及鼻中隔前下部

13. 前鼻镜检查第二体位正确的描述是

    A. 患者头稍向后仰 20°

    B. 患者头稍向后仰 40°

    C. 患者头稍向后仰 30°

    D. 患者头位在第一头位基础上继续后仰 30°

    E. 患者头部稍低或头面部呈垂直位

14. 怀疑为鼻窦炎时,检查采用的**不正确**引流体位是

    A. 疑为上颌窦炎者,取侧卧低头位,患侧居上

    B. 疑为额窦或筛窦炎时,取正坐位,头位直立

C. 疑为前组筛窦炎,头位稍向后倾

D. 疑为蝶窦炎,取低头位

E. 以上都正确

15. 关于上颌窦穿刺冲洗术方法,**不正确**的是

  A. 用于上颌窦内病变的活检和分泌物的冲洗

  B. 穿刺前先用 1% 丁卡因棉片行中鼻道前段黏膜表面麻醉

  C. 穿刺点在下鼻道内的下鼻甲附着缘下,在距下鼻甲前端约 1.5cm 处

  D. 穿刺时针尖朝向眼外眦方向

  E. 进入上颌窦后,应拔出针芯,用空针如可抽出空气表明已进入窦腔内

16. 口咽部检查时**错误**的是

  A. 受检者端坐,放松,自然张口

  B. 用压舌板轻压舌前 1/3 处,观察口咽黏膜

  C. 咽部触诊可以了解咽后、咽旁肿块的质地

  D. 咽部反射过度敏感者,可喷 1% 丁卡因

  E. 咽部检查需观察软腭的活动

17. 鼻咽部检查法时**错误**的是

  A. 鼻咽镜尽量不触及周围组织,以免引起恶心而妨碍检查

  B. 咽反射敏感者可喷 1% 丁卡因

  C. 鼻咽部触诊主要用于成人

  D. 检查时要转动镜面角度,依次观察鼻咽各壁

  E. 鼻咽内镜检查可全面观察鼻咽部

18. 显示喉肿瘤大小及颈部淋巴结转移情况的最好检查方法是

  A. 喉正侧位片　　　　B. 喉 CT　　　　C. 喉 MRI

  D. 颈部 B 超　　　　E. 纤维喉镜

19. 判断喉软骨有无破坏的最好检查方法是

  A. 喉正侧位片　　　　B. 喉 CT　　　　C. 喉 MRI

  D. 纤维喉镜　　　　E. 间接喉镜

20. 以下情况应该行支气管镜检查的是

  A. 急性支气管肺炎　　　B. 大咯血　　　C. 不明原因的肺不张

  D. 胸腔积液　　　　E. 纵隔肿瘤

21. 食管镜检查以下**错误**的是

  A. 受检者取仰卧垂头位

  B. 头后仰并高出手术台面约 15cm

  C. 食管镜最容易通过的部位是食管入口

  D. 有严重的颈椎病变者不宜检查

  E. 如有新生物则需观察病变范围和性质,并留取组织送病检

22. 食管异物最常见的停留部位是

  A. 食管下段　　　　B. 主动脉弓压迫食管处　　　C. 食管入口

  D. 食管穿过横膈处　　　E. 食管中段

23. 硬食管镜检查适应证**不包括**

A. 食管异物　　　　　　B. 食管瘢痕狭窄　　　　　C. 食管腐蚀伤的急性期

D. 不明原因的吞咽困难　　E. 食管占位活检

24. 硬管支气管镜检查,受检者取仰卧位,肩部与手术台前沿平齐,助手固定受检者头部,开始进镜时应将头后仰并高出手术台平面约

A. 5cm　　　　　　　　B. 10cm　　　　　　　　C. 15cm

D. 20cm　　　　　　　　E. 25cm

25. 支气管镜检查的禁忌证**不包括**

A. 严重高血压、心脏病

B. 活动性肺结核

C. 近期曾严重咯血

D. 颈椎疾病、张口困难及全身情况较差

E. 原因不明、久治不愈的肺不张

26. 颈部 CT 扫描难以判断

A. 肿块的位置　　　　　　　　　　B. 肿块的血供

C. 肿块的性质　　　　　　　　　　D. 肿块与周围组织的关系

E. 肿块的大小

27. 颈部肿块的诊断最终有赖于

A. CT 检查　　　　　　B. DSA 检查　　　　　　C. 细胞学及组织学检查

D. ECT 检查　　　　　　E. MRI 检查

## 二、名词解释

1. 额镜
2. 多导睡眠监测
3. 眼球震颤
4. 林纳试验(Rinne test, RT)
5. 韦伯试验(Weber test, WT)
6. 施瓦巴赫试验(Schwabach test, ST)
7. 盖莱试验(Gelle test, GT)
8. 纯音听阈测试
9. 言语测听法
10. 鼓室导抗图
11. 耳声发射
12. 听性诱发电位(AEP)

## 三、填空题

1. 戴额镜检查时,光源应略高于受检者耳部,相距约_____cm。
2. 耳鼻咽喉科检查时最常用的表面麻醉剂是_____。
3. 额镜使用时,应保持_____、_____和_____处于同一条直线上。
4. 外耳道及鼓膜的徒手检查法包括_____和_____两种。
5. 鼓气耳镜检查可通过挤压橡皮球囊改变外耳道的压力后观察_____的活动情况。

6. 耳镜检查时,耳镜的前端勿超过_____。

7. 检查骨导时应将振动的音叉柄末端底部压置于_____。

8. 言语测听的主要测试项目有_____和_____。

9. 鼓室导抗图表示咽鼓管功能障碍、鼓室负压的是_____型曲线。

10. 上颌窦穿刺主要用于_____病变的诊断和治疗。

11. 鼻功能检查的方法有_____、_____和_____。

12. 鼻咽部指诊主要用于_____。

13. 口咽部检查时检查者应将压舌板置于舌前_____处。

14. 支气管镜下左、右主支气管分叉的重要解剖标志是_____。

## 四、问答题

1. 额镜有哪些基本特点?如何正确使用?

2. 外耳道徒手检查法如何操作?

3. 咽鼓管功能检查的常用方法有哪些?

4. 传导性聋、感音神经性聋和混合性聋的纯音听阈图各有什么特点?

5. 鼓室导抗图有哪几种类型?各类型曲线有何临床意义?

6. 简述音叉试验的意义。

7. 前庭性眼震有哪些特点?

8. 前鼻镜检查时主要有哪几个头位,各头位主要观察鼻腔的哪些结构?

9. 作鼻部体位引流时可采取哪些体位?有何临床意义?

10. 如何进行间接鼻咽镜检查?

11. 简述间接喉镜检查的基本操作方法。

12. 直接喉镜检查的适应证有哪些?

13. 支气管镜检的适应证有哪些?

14. 食管镜检查的适应证和禁忌证有哪些?

## 【参考答案】

### 一、选择题

1. D　2. E　3. A　4. C　5. B　6. E　7. B　8. E　9. B　10. A　11. D　12. D
13. C　14. E　15. B　16. B　17. C　18. C　19. B　20. C　21. C　22. C　23. C　24. C
25. E　26. B　27. C

### 二、名词解释

1. 额镜:为中央有一小孔的凹面反射聚光镜,焦距为 25cm,借额带固定于头部额前,镜面可灵活转动,用于耳鼻咽喉科检查的器械。

2. 多导睡眠监测:是在全夜睡眠中,通过对与睡眠呼吸相关的 10 余项指标进行连续和同步的记录和监测,为阻塞性睡眠呼吸暂停低通气综合征的诊断提供"金标准"的检查方法。

3. 眼球震颤:是眼球的一种不随意的节律性往返运动。

4. 林纳试验（Rinne test, RT）：用于比较受试耳气导和骨导长短的音叉试验。

5. 韦伯试验（Weber test, WT）：用于比较受试者两耳的骨导听力的音叉试验。

6. 施瓦巴赫试验（Schwabach test, ST）：用于比较受试者与正常人的骨导听力的音叉试验。

7. 盖莱试验（Gelle test, GT）：用于检测鼓膜完整者的镫骨活动情况的音叉试验。

8. 纯音听阈测试：采用能发出 125~10 000Hz 频率和 –20~100dB HL 强度纯音的纯音听力计所进行的主观测听的听力学检查方法。

9. 言语测听法：通过收录机或 CD 机将编制的标准测听词汇传入听力计并输送至耳机，进行言语接受阈和言语识别率的听力学检查方法。

10. 鼓室导抗图：记录鼓膜在 +200~–200mmH$_2$O 连续逐渐调节外耳道气压时，由内向外移动所产生的声顺动态变化所得到的记录结果。又称为声顺图或鼓室功能曲线。

11. 耳声发射：通过记录耳蜗外毛细胞主动收缩过程中所产生的向外耳道发射的声能来检测耳蜗功能的一项检查。

12. 听性诱发电位（AEP）：声波从耳蜗的毛细胞起沿听觉通路传入大脑过程中产生的神经冲动可以形成各种生物电反应。

## 三、填空题

1. 15
2. 1% 丁卡因
3. 瞳孔　额镜中央孔　受检部位
4. 单手法　双手法
5. 鼓膜
6. 骨部和软骨部交界处
7. 乳突部
8. 言语接受阈　言语识别率
9. C
10. 上颌窦
11. 鼻通气功能检查法　鼻自洁功能检查法　嗅觉功能
12. 儿童
13. 2/3
14. 气管隆嵴

## 四、问答题

1. 额镜的基本特点和正确使用方法：

额镜的基本特点：中央有一小孔的凹面反射聚光镜，焦距为 25cm，借额带固定于头部额前，镜面可灵活转动。

使用方法：光源置于额镜同侧，略高于受检者耳部，相距约 15cm。调整镜面使之贴近左眼或右眼，并使投射于额镜面上的光线经反射后聚集于受检部位，保持瞳孔、额镜中央孔和受检部位处于同一条直线上。两眼同时睁开进行检查。

2. 外耳道徒手检查法：外耳道被耵聍或外耳道分泌物堵塞者，需首先清理干净后再进行检查。因外耳道弯曲呈 "S" 状，检查时应将耳郭向后、上、外方轻轻牵拉，使外耳道变直，同时用示指将耳屏向前推压,使外耳道口扩大,以便观察。婴幼儿外耳道呈裂隙状,检查时应向后下牵拉耳郭,并将耳屏向前推才能使外耳道变直,便于观察。

3. 咽鼓管功能检查的常用方法:①吞咽法;②吹张法:包括捏鼻鼓气法、波氏球(Politzer bag)吹张法和咽鼓管导管法;③声导抗仪检查法;④鼓膜穿孔者,可采用鼓室滴药法、咽鼓管造影法或声导抗仪等。

4. 传导性聋、感音神经性聋和混合性聋的纯音听阈图的特点:①传导性聋:骨导正常或接近正常,气导听阈提高;气骨导间有间距(气骨导差),一般不大于60dB HL;气导曲线平坦,或低频听力损失较重使曲线呈上升型。②感音神经性聋:气、骨导曲线呈一致性下降,无气骨导差,一般高频听力损失较重,故听力图呈渐降型或陡降型。严重的感音神经性聋曲线呈岛状。少数感音神经性聋亦可以低频听力损失为主。③混合性聋:兼有传导性聋与感音神经性聋的听力图特点。气、骨导曲线皆下降,但存在一定的气骨导差值。

5. 鼓室导抗图的类型和临床意义:A型为正常曲线;As型见于耳硬化、听骨固定或鼓膜明显增厚等;Ad型见于听骨链中断、鼓膜萎缩、愈合性穿孔以及咽鼓管异常开放;B型曲线多见于鼓室积液和中耳明显粘连;C型曲线表示咽鼓管功能障碍、鼓室负压。

6. 音叉试验是临床常用的主观测听法。林纳试验(RT):通过比较受试耳气导和骨导的长短判断耳聋性质。韦伯试验(WT):用于比较受试者两耳的骨导听力。施瓦巴赫试验(ST):目的在于比较受试者与正常人的骨导听力。盖莱试验(GT):用于检测鼓膜完整者的镫骨活动情况。

7. 前庭性眼震的特点:①有节律,快相在疾病早期朝向患侧,晚期转向健侧;②一般为中频、小幅,强度多为Ⅰ~Ⅱ度;③大多表现为水平旋转性的混合性眼震,偶尔也可有单纯水平性或旋转性眼震,但无垂直及对角性眼震;④持续时间短,多伴有眩晕、耳鸣、耳聋。

8. 前鼻镜检查的头位以及各头位所能观察的结构有以下几方面。①第一位置:受检者头稍低,观察鼻腔底部、下鼻甲、下鼻道及鼻中隔前下部;②第二位置:头后仰至30°,检查鼻中隔中段、中鼻甲、中鼻道和嗅裂中后部;③第三位置:头进一步后仰至60°,查看鼻中隔上部、中鼻甲前端、鼻丘、嗅裂与中鼻道的前部。

9. 鼻体位引流时采取的体位和临床意义:先用1%麻黄碱液充分收缩中鼻道与嗅裂附近黏膜,使鼻窦口通畅。疑为上颌窦炎者,取头前倾90°,患侧居上;疑为额窦炎,取正坐位,头位直立;疑为前组筛窦炎时,头位稍向后倾;疑为后组筛窦炎,头位稍向前倾;疑为蝶窦炎,取低头位。检查时应保持原位10min,然后检查鼻腔,观察有无分泌物排出。亦可取坐位,下肢自然分开,屈身,头垂抵膝,10min后坐正检查,观察中鼻道、嗅裂处有无脓性分泌物出现。

10. 间接鼻咽镜检查方法:受检者端坐,张口用鼻平静呼吸。如遇咽反射敏感者,可先用1%丁卡因进行口咽腔喷雾黏膜表面麻醉后再进行检查。检查者左手持压舌板压住舌前2/3处,右手持鼻咽镜伸至软腭与咽后壁之间,避免触及咽后壁或舌根,以免引起恶心。借助于额镜照明,逐渐转动镜面,通过反光镜面观察软腭背面、鼻中隔后缘、后鼻孔、咽鼓管咽口、圆枕、咽隐窝、鼻咽顶后壁及腺样体。

11. 间接喉镜检查的基本操作方法:受检者张口伸舌,全身放松,检查者以消毒纱布包裹受检者舌前部,左手拇、中指挟持并向前牵拉舌体,右手持间接喉镜,镜面稍加热,在检查者手背试温后,将间接喉镜经左侧口角放入口咽部。镜面朝前下方,镜背将腭垂和软腭推向后上方,嘱患者发"衣"音,使会厌上举,依次检查舌面、舌根、会厌、会厌谷、双侧室带和声带、梨状窝、环后区等部位,也可大致观察声门下区及上段的气管软骨环。

12. 直接喉镜检查的适应证：①喉腔检查，因会厌短而后倾不能暴露喉腔或不合作的小儿，无法用间接喉镜查清病变者；②喉腔手术：喉部活检、摘除息肉和小肿瘤、取出异物、切除瘢痕组织、扩张喉腔等；③导入支气管镜：作小儿支气管镜时，一般先用直接喉镜暴露声门后再插入支气管镜；④气管内插管：用于抢救喉阻塞患者和作麻醉插管；⑤作气管内吸引：用于清除呼吸道积液及给氧。

13. 支气管镜检的适应证：①原因不明的咯血、咳嗽，久治不愈的肺炎、肺不张、肺气肿、肺脓肿，下呼吸道阻塞性呼吸困难等，需查明原因者；②气管切开术后呼吸困难未解除或拔管困难；③气管、支气管狭窄，气管食管瘘，明确病变部位；④收集下呼吸道分泌物做细菌培养和组织标本；⑤支气管造影时将药液导入；⑥吸出下呼吸道潴留的分泌物、血液，或取出干痂及假膜；⑦取出气管、支气管异物；⑧气管、支气管病变的局部治疗，如激光切除小的良性肿瘤或肉芽组织，止血、滴药和灌洗。

14. 食管镜检查的适应证和禁忌证：

（1）适应证：①明确食管异物的诊断，并取出食管异物；②检查食管狭窄的情况，并可行食管镜扩张术；③了解食管占位病变，并可行活检。

（2）禁忌证：①食管腐蚀伤的急性期；②严重的心血管疾患，如重度脱水、全身衰竭，需在情况改善后手术；③严重的食管静脉曲张；④明显的脊柱前凸，严重的颈椎病变或张口困难。

（杨坤娜）

# 第三章　耳部疾病

## 第一节　耳外伤

### 【学习要点】

1. 掌握鼓膜外伤的临床表现及治疗。
2. 熟悉耳郭外伤、颞骨骨折的临床表现和治疗。
3. 了解耳郭外伤、鼓膜外伤、颞骨骨折的病因。

### 【重点与难点解析】

#### 一、耳郭外伤

（一）病因

常见损伤原因有机械性损伤,如挫伤和撕裂伤;其次有物理性损伤,如冻伤及烧伤等。耳郭外伤可单独发生,亦可伴发于头面部外伤。

（二）临床表现

早期多表现为血肿、出血、皮肤和软骨断裂,若继发感染,后期可表现为缺损或畸形。

（三）治疗

治疗原则:及时清创止血、控制感染、预防畸形。

#### 二、鼓膜外伤

（一）病因

常因直接或间接外力作用所致,可分为器械伤:如棒状物挖耳刺伤鼓膜;医源性损伤:如取耵聍、外耳道异物等;压力伤:如掌击、炮震、高台跳水及潜水等;其他如烧伤、颞骨纵行骨折等引起。

（二）临床表现

突感耳痛、听力减退伴耳鸣,耳道内少量出血和耳内闭塞感。气压伤时,因气压、撞击可致内耳受损,出现眩晕、恶心。耳镜检查见鼓膜多呈不规则裂隙状穿孔,穿孔边缘及耳道内有血迹或血痂;颞骨骨折伴脑脊液漏时,可见有清水样液渗出。听力检查呈传导性聋或混合性聋。

（三）治疗

1. 应用抗生素预防感染，外耳道用酒精擦拭消毒，外耳道口松填消毒棉球，保持外耳道清洁干燥。

2. 预防上呼吸道感染，嘱患者切勿用力擤鼻，以防来自鼻咽的感染。

3. 禁止外耳道冲洗或滴药。穿孔愈合前，禁止游泳或任何水液入耳。绝大多数的穿孔若无感染可于 3~4 周自行愈合，较大而经久不愈的穿孔可择期行鼓膜修补术。

（四）预防

加强卫生宣教，禁用锐器挖耳，在强气压环境工作时要戴防护耳塞。

### 三、颞骨骨折

（一）病因

常为头部外伤的一部分，多见于车祸、高处坠落及各种暴力直接或间接伤及头部、颞部和耳部。

（二）临床表现

1. 纵行骨折　最多见，占 70%~80%，骨折线与岩部长轴平行，常伴有中耳结构受损，表现为耳出血、传导性聋或混合性聋，约 20% 发生面瘫。

2. 横行骨折　较少见，约占 20%，骨折线与岩部长轴垂直，常有耳蜗、前庭及面神经受损症状，如感音性聋、面瘫、眩晕、自发性眼震和血鼓室等。面瘫的发生率约为 50%，且不易恢复。

3. 混合型骨折　少见，常因颅骨多发性骨折，颞骨同时发生纵行与横行骨折，出现多种中耳与内耳症状。

4. 岩尖骨折　很少见，可损伤第 Ⅱ~Ⅵ 对脑神经，发生弱视、睑裂变小、上睑下垂、瞳孔扩大、眼球运动障碍等眼部症状以及三叉神经痛和面部感觉障碍。岩尖骨折可损伤颈内动脉，引起致命性大出血。

（三）治疗

1. 颞骨骨折常伴有颅脑外伤，应先处理危及患者生命的主要问题，然后处理耳部情况。保持呼吸道通畅，必要时行气管切开；控制出血，及时补液或输血，防止失血性休克；外耳道严重出血或颅内压增高者，速请神经外科会诊。

2. 应用抗生素预防和控制颅内和耳部感染，注意耳部消毒。有脑脊液漏者，严格按照颅脑外伤处理。

3. 横行骨折所致周围性面瘫，应及早手术减压。后遗鼓膜穿孔、听骨断离或面神经麻痹等症状，可后期行鼓室成形术或面神经手术。

# 第二节　耳郭假性囊肿

## 【学习要点】

了解耳郭假性囊肿的概念、病因、临床表现和治疗。

## 【重点与难点解析】

### 一、病因

耳郭假性囊肿指耳郭软骨夹层内的非化脓性浆液性囊肿。病因不明,目前认为与机械性刺激、挤压造成局部微循环障碍,引起组织间的无菌性炎性渗出有关。

### 二、临床表现

偶然发现耳郭外侧面局限性囊性隆起,有肿胀感,无痛,表面肤色正常或略红。穿刺可抽出淡黄色液体,生化检查含丰富蛋白质,细菌培养无细菌生长。

### 三、治疗

治疗目的是减少囊液渗出,促进囊壁粘连愈合,预防囊肿感染。发病早期或小囊肿可用冷敷、超短波、紫外线照射等物理治疗。积液明显者可采用穿刺抽液,加压包扎。穿刺效果不佳者可手术治疗。

# 第三节　外耳道耵聍栓塞

## 【学习要点】

熟悉耵聍栓塞的临床表现和治疗方法。

## 【重点与难点解析】

耵聍栓塞是由于外耳道内耵聍聚积过多,形成较硬团块,阻塞于外耳道内,可影响听力。

### 一、临床表现

未完全阻塞者多无症状;完全堵塞者可有耳闷、听力下降、耳鸣,偶伴眩晕。有时伴有耳痛。外耳道内棕黑色团块,质硬,也有软如枣泥者。可伴传导性耳聋。

### 二、治疗

取出外耳道耵聍是唯一治疗方法。可选用耵聍钩取出法和外耳道冲洗法。

# 第四节　外耳道疖与外耳道炎

## 【学习要点】

掌握外耳道疖及外耳道炎的临床表现和治疗措施。

## 【重点与难点解析】

### 一、外耳道疖

是外耳道皮肤的局限性化脓性炎症。

**（一）病因**

外耳道疖肿多发生在软骨部，由皮肤毛囊、皮脂腺和耵聍腺感染而形成的。挖耳；游泳、洗头、洗澡时不洁水进入和浸泡；化脓性中耳炎的脓液刺激；糖尿病、慢性肾炎、营养不良等全身性疾病使局部抵抗力下降是本病的诱因。

**（二）临床表现**

局部跳动性疼痛为主要症状。疖肿破溃后有稠厚脓液流出，可混有血液。严重者可伴有发热和全身不适。有明显的耳屏压痛和耳郭牵拉痛，外耳道软骨部有局限性红肿，肿胀的中央可有白色脓头。血象检查，白细胞升高。

**（三）诊断**

根据症状和体征，不难诊断。需与急性乳突炎和慢性化脓性中耳乳突炎、耳后骨膜下脓肿相鉴别。

**（四）治疗**

疖肿未成熟者，禁忌切开，可用鱼石脂甘油涂敷患处促进成熟。成熟者行穿刺或切开排脓。疖肿已经破溃，用3%过氧化氢溶液将脓液清洗干净，保持引流通畅。严重者加以抗生素治疗。疼痛剧烈者，服用镇静、止痛药。

### 二、外耳道炎

外耳道炎是外耳道皮肤或皮下组织的急、慢性弥漫性炎症。病因与外耳道疖大致相同。

**（一）临床表现**

1. 急性弥漫性外耳道炎　初期耳内灼热感，胀痛，逐渐加剧，外耳道有稀薄或渐呈脓性分泌物流出。耳郭牵拉痛和耳屏压痛，外耳道弥漫性充血、肿胀、潮湿，有时可见小脓疱。

2. 慢性外耳道炎　耳痒不适，少量分泌物流出。外耳道皮肤多增厚、脱屑或有痂皮。外耳道潮湿，内有少量黏稠分泌物或有白色豆渣状分泌物堆积。

**（二）治疗**

保持局部清洁、干燥和引流通畅。局部滴用2%~3%酚甘油或敷用鱼石脂软膏。严重者需应用抗生素。避免使用有耳毒性药物。耳痛剧烈者给予镇静止痛药。必要时可联合应用抗生素和糖皮质激素。

# 第五节　外耳道真菌病

## 【学习要点】

了解外耳道真菌病的病因、临床表现、治疗和预防方法。

## 【重点与难点解析】

### 一、病因

外耳道内真菌侵入或外耳道内的条件致病性真菌,在适宜的条件下繁殖所引起的外耳道炎性病变。外耳道进水、中耳流脓、挖耳损伤外耳道;机体抵抗力下降;全身长期大剂量应用或滥用抗生素均可导致真菌感染。

### 二、临床表现

耳内发痒及闷胀感,有时奇痒,以夜间为甚;真菌大量繁殖,堆积成团块致阻塞感,听觉障碍、耳鸣甚至眩晕;合并细菌感染,可有外耳道肿胀、疼痛和流脓;有些以化脓和肉芽肿为主的真菌感染,严重者可引起面瘫。

检查:外耳道深部和鼓膜覆盖有霉苔或痂皮。揭去痂皮,可见患处充血肿胀、潮湿、轻度糜烂,少量渗血。显微镜下可见菌丝和孢子,真菌培养可明确诊断。

### 三、治疗

清除外耳道内污物,保持外耳道干燥。局部应用广谱抗真菌霜剂或溶液,一般不需要全身应用抗真菌药。

### 四、预防

保持外耳道干燥,耳内进水及时拭干。改变不良的挖耳习惯。合理使用抗生素及激素。

# 第六节　分泌性中耳炎

## 【学习要点】

1. 掌握分泌性中耳炎的临床表现、检查方法和治疗原则。
2. 熟悉分泌性中耳炎的病因研究、诊断与鉴别诊断。

## 【重点与难点解析】

### 一、概述

分泌性中耳炎是指以鼓室积液、听力下降为主要特征的中耳非化脓性炎症。

### 二、病因

1. 咽鼓管功能障碍

(1)咽鼓管阻塞:当咽鼓管阻塞时,中耳腔逐渐形成负压,黏膜发生水肿,血管通透性增加,漏出的血清聚集于中耳,形成积液。

1）机械性阻塞:长期以来,咽鼓管咽口的机械性阻塞直接压迫、堵塞咽鼓管咽口,被认为是本病的主要原因。有学者认为还涉及其他发病机制:如①腺样体炎症;②慢性鼻窦炎;③鼻咽癌等因素。

2）非机械性阻塞:①司咽鼓管开闭的肌肉收缩无力,软骨弹性差,咽鼓管软骨段向腔内下陷,管腔更为狭窄,甚至闭塞;②细菌蛋白溶解酶的破坏,使咽鼓管内表面活性物质减少,表面张力提高,影响咽鼓管的开放。

（2）咽鼓管的清洁和防御功能障碍:细菌的外毒素或先天性纤毛运动不良综合征可引发纤毛运动障碍甚至瘫痪,影响咽鼓管黏膜的“黏液纤毛输送系统”清洁功能。此外,老年人因管壁周围组织的弹性降低可致咽鼓管关闭不全。

2. 感染　轻型或低毒性的细菌或病毒感染,致病菌的内毒素在病变迁延为慢性的过程中具有一定作用。滥用抗生素、致病菌毒力较弱,可能与本病的非化脓性特点有关。

3. 免疫反应　慢性分泌性中耳炎可能是一种由抗体介导的免疫复合物疾病。但也有学者认为它是由 T 细胞介导的迟发型变态反应。

4. 其他　如神经能性炎症机制、胃食管反流学说等。牙错位咬合、腭裂亦可引起本病,而被动吸烟、环境污染、哺乳方法不当、家族遗传等均为儿童患病的危险因素。

## 三、临床表现

1. 症状

（1）耳痛:急性起病时多有耳痛,可轻可重。慢性期耳痛不明显。

（2）听力下降:发病前多有上呼吸道感染病史,后听力渐下降,伴自听增强。可有变位性听力改善。小儿常因对声音反应迟钝,注意力不集中就诊。慢性病患者起病隐匿,常说不清发病时间。

（3）耳内闭塞感:耳内闭塞感或闷胀感是成人常见的主诉之一,按压耳屏后症状可暂时减轻。

（4）耳鸣:多为低调间歇性,如“噼啪”声,或“轰轰”声等。当头部运动、打呵欠或擤鼻时,耳内可出现气过水声,但若积液已充满鼓室或很黏稠,则无此症状。

2. 检查

（1）耳镜检查:①充血。急性者鼓膜松弛部或全鼓膜轻度弥漫性充血。②鼓膜内陷。表现为光锥缩短,变形或消失,锤骨柄向后上移位,锤骨短突外突明显。③鼓室积液。鼓膜失去正常光泽,呈淡黄、橙红或琥珀色,慢性者可呈灰蓝或乳白色,紧张部有扩张的微血管。若积液不黏稠且未充满鼓室,透过鼓膜可见到凹面向上的弧形液气平面,称为发状线。头位改变时,此平面与地面平行的关系不变。透过鼓膜有时尚可见到气泡影,作咽鼓管吹张后气泡可增多。④鼓膜活动受限。鼓室积液很多时,鼓膜向外隆凸,鼓气耳镜检查显示活动受限。

（2）听力学检查:①音叉试验和纯音听阈测试显示不同程度传导性听力损失,重者可达 40dB HL。听力损失一般以低频为主,少数患者可合并感音神经性听力损失。②声导抗图:平坦型（B 型）是分泌性中耳炎的典型曲线,负压型（C 型）示鼓室负压,咽鼓管功能不良,部分患者中耳可有积液。

（3）影像学检查:颞骨 CT 扫描可见鼓室内低密度影,乳突气房中可见液气面。

## 四、诊断

根据病史和临床表现,结合听力学检查结果,诊断一般不难。必要时可在无菌操作下做鼓膜穿刺术可确诊。

## 五、鉴别诊断

1. 鼻咽癌 鼻咽癌好发于咽隐窝,早期可压迫或阻塞咽鼓管咽口,引起分泌性中耳炎。对成年患者一侧分泌性中耳炎应警惕有鼻咽癌的可能。进行鼻咽镜或内镜检查,同时血清中EB 病毒血清学、鼻咽部 CT 扫描或 MRI 有较高诊断价值。对可疑患者要密切随访,必要时反复多次鼻咽部活检。

2. 脑脊液耳漏 颞骨骨折合并脑脊液漏而鼓膜完整者,脑脊液聚集于鼓室产生类似分泌性中耳炎的临床表现。头部外伤史,鼓室液体的实验室检查结果及颞骨 CT 或 X 线摄片可资鉴别。

3. 胆固醇肉芽肿 也称特发性血鼓室,中耳内并无血液,而是鼓室、乳突内有棕褐色液体积聚。鼓膜呈蓝色或蓝黑色,有蓝鼓膜之称。鼓室及乳突腔内有暗红色或棕褐色肉芽,颞骨CT 片示鼓室及乳突内有软组织影,少数有骨质破坏。

## 六、治疗

治疗原则是控制感染,清除中耳积液,改善咽鼓管通气、引流,同时治疗相关疾病。

1. 非手术治疗

(1)抗生素:急性分泌性中耳炎可针对致病菌选用青霉素类或头孢类抗生素,适当短期治疗。对于小儿,国外较新的流行病学发现,75%~90% 的患儿在 3 个月内可痊愈,过早的药物和手术干预并无益处,反而增加副作用风险,即使鼓膜充血也不可作为临床使用抗生素的指征。建议暂时给予观察随访 2~3 个月。观察期间定期复查鼓气耳镜和声导抗,若出现病情变化再做相应处理。

(2)糖皮质激素:急性期可用糖皮质激素如地塞米松或泼尼松等短期治疗,以减少积液渗出和促进吸收。

(3)改善咽鼓管通气引流:减充血剂如 1% 麻黄碱、盐酸羟甲唑啉滴(喷)鼻腔;咽鼓管吹张。成人可经导管向咽鼓管咽口吹入泼尼松龙 1ml,隔日 1 次,共 3~6 次。

(4)稀化黏液,促纤毛运动:口服稀化黏素类药物,可稀化黏液,增加纤毛输送系统的清洁功能,利于分泌物经咽鼓管排出。

(5)若小儿因耳痛哭闹不止,无法入睡,可短期给予止痛处理。

2. 手术治疗

(1)鼓膜穿刺术:在无菌条件下通过鼓膜穿刺抽出积液。也可于抽液后注入药物。

(2)鼓膜切开术:黏稠积液,鼓膜穿刺时难以吸净;或经反复抽吸,积液又迅速生成、聚积时,宜作鼓膜切开术。小儿可在全麻下行鼓膜切开术。

(3)鼓膜切开加置管术:病情迁延不愈,或反复发作积液黏稠如胶耳者可于鼓膜切开并将积液充分吸净后,在切口处放置一通气管,以改善中耳的通气引流,促进咽鼓管功能的恢复。

3. 病因治疗 积极治疗鼻咽或鼻腔疾病。其中腺样体摘除术,在儿童分泌性中耳炎治疗中的作用应予以重视。

# 第七节 急性化脓性中耳炎

## 【学习要点】

1. 掌握急性化脓性中耳炎的临床表现和治疗原则。
2. 熟悉急性化脓性中耳炎的病因、感染途径。
3. 了解急性化脓性中耳炎的病理生理。

## 【重点与难点解析】

### 一、概述

急性化脓性中耳炎是中耳黏膜的急性化脓性炎症。好发于儿童,冬春季多见,常继发于上呼吸道感染。病变主要位于鼓室黏膜,中耳其他部位黏膜亦可受累。临床上以耳痛、耳漏、鼓膜充血、穿孔为主要特点。

### 二、病因

主要致病菌为肺炎链球菌、葡萄球菌、流感嗜血杆菌、乙型溶血性链球菌及铜绿假单胞菌等,原发性真菌感染罕见。

感染途径:咽鼓管途径、外耳道 – 鼓膜途径、血行感染,其中以咽鼓管途径最为常见。

### 三、病理生理

病变早期,鼓室黏膜充血、水肿、炎性渗出,渗出物聚集逐渐变为脓性。脓液增多,鼓膜受压,局部溃破、穿孔,脓液随之外泄。若治疗得当,局部引流通畅,炎症可逐渐消退,若治疗不当病变可迁延为慢性。

### 四、临床表现

1. 症状  本病全身及局部症状均较重,可有畏寒、发热、耳痛、听力下降伴耳鸣等。一旦鼓膜穿孔,脓液外泄,症状可迅速缓解。请注意鼓膜穿孔前后症状比较。
2. 检查  耳镜检查:起病早期,鼓膜松弛部充血,随着病情发展,整个鼓膜弥漫性充血、肿胀,向外膨出,局部出现小黄点,后从此处发生穿孔。电耳镜下可见穿孔处"灯塔征"。婴幼儿的鼓膜较厚,富有弹性,不易穿孔,要特别注意;听力检查:多呈传导性听力损失。少数患者出现混合型听力损失;血象检查:白细胞总数增多,中性粒细胞比率增加。鼓膜穿孔后血象渐趋正常。

### 五、治疗

治疗原则:控制感染、通畅引流、祛除病因。
1. 全身治疗  及早应用足量的广谱抗生素控制感染;减充血剂喷鼻,利于恢复咽鼓管功能,改善引流;注意休息,进食清淡易消化饮食,通便。

2. 局部治疗

（1）鼓膜穿孔前，选用 2% 苯酚甘油滴耳，可消炎止痛。鼓膜穿孔后应立即停止使用。对全身及局部症状较重，鼓膜膨出明显，经一般治疗后无明显减轻；穿孔太小，分泌物引流不畅；疑有并发症可能，但尚无须立即行乳突手术者，可考虑鼓膜切开术。

（2）鼓膜穿孔后：先用 3% 过氧化氢溶液或硼酸液彻底清洗外耳道脓液，滴用无耳毒性的抗生素溶液；脓液减少，炎症渐消退，可选用甘油或酒精制剂；炎症完全消退后，穿孔大都可自行愈合。穿孔长期不愈合者，可行鼓膜成形术。

3. 病因治疗　积极治疗鼻、咽部慢性疾病，防止中耳炎复发。

# 第八节　慢性化脓性中耳炎

## 【学习要点】

1. 掌握慢性化脓性中耳炎的临床表现、诊断、鉴别诊断与治疗。
2. 了解慢性化脓性中耳炎的分型、病因、病理。

## 【重点与难点解析】

### 一、病因

急性化脓性中耳炎未及时治疗或治疗不彻底；急性坏死性中耳炎，病变深达骨质者；全身或局部抵抗力下降；婴幼儿免疫功能低下，患急性中耳炎时较易演变为慢性；鼻、咽部存在慢性疾病；细菌生物膜具有屏障作用，加重感染。

### 二、病理生理

轻者病变位于鼓室，主要是黏膜充血、水肿、炎性渗出。病变重者，除黏膜病变外，病变可深达骨质，形成慢性骨疡，有局部肉芽或息肉生长，病变可迁延不愈，少数有硬化灶和粘连并存。有些局部可发生鳞状上皮化生继发胆脂瘤。

### 三、分型

新的分类指南（2012 年，昆明）将中耳炎分为分泌性中耳炎、化脓性中耳炎、中耳胆脂瘤、特殊类型中耳炎四类。其中化脓性中耳炎分为急性和慢性两类。而慢性化脓性中耳炎分静止期和活动期。

### 四、临床表现

耳内长期间歇或持续性流脓，鼓膜穿孔和听力下降是本病的临床特点。静止期最多见，病变主要局限于中耳鼓室黏膜，故又有黏膜型之称。活动期病变超出黏膜组织，可有不同程度骨质破坏，又称坏死型或肉芽骨疡型，可由急性坏死性中耳炎迁延而来。注意两型慢性化脓性中耳炎的鉴别要点见表 2-3-1。

表 2-3-1　两型慢性化脓性中耳炎的鉴别要点

| | 静止期 | 活动期 |
| --- | --- | --- |
| 耳流脓 | 一般无,上呼吸道感染时,有流脓发作,呈间歇性 | 持续性 |
| 分泌物性质 | 继发感染时为黏液性或黏液脓性,一般不臭 | 黏稠脓性间带血丝,可有臭味 |
| 鼓膜及鼓室 | 紧张部中央性穿孔,鼓室黏膜光滑,可轻度水肿 | 鼓膜边缘性穿孔或紧张部大穿孔或完全缺失,鼓室内有肉芽或息肉 |
| 听力下降 | 一般为轻度传导性聋 | 多为较重传导性聋或混合型聋 |
| 颞骨 CT | 无骨质破坏 | 中耳有软组织影或骨质破坏 |
| 并发症 | 一般无 | 可引起颅内外并发症 |

## 五、诊断与鉴别诊断

根据病史、鼓膜穿孔及鼓室情况,结合颞骨 CT 图像,诊断一般不难。应与以下疾病鉴别。

1. 中耳胆脂瘤　长期耳流脓,量多少不等,可含"豆渣样物",奇臭。松弛部穿孔或紧张部后上边缘性穿孔,鼓室内有灰白色鳞片状或无定形物质。颞骨 CT 常有骨质破坏。常可引起颅内外并发症。

2. 中耳癌　好发于中年以上的患者,有长期耳流脓病史。耳内有血性分泌物及肉芽,伴耳痛,可出现同侧周围性面瘫及张口困难,晚期有多对脑神经受损表现。检查见外耳道或鼓室内有新生物,接触易出血。影像学检查可发现局部骨质破坏。新生物活检可确诊。

3. 结核性中耳炎　多继发于肺部或其他部位结核。起病隐匿,耳内脓液稀薄,听力损失明显,早期可发生面瘫。鼓膜紧张部大穿孔,肉芽苍白。颞骨 CT 示骨质破坏区及死骨形成。肉芽组织病理学或分泌物涂片、培养及结核菌素试验可确诊。

## 六、治疗

治疗原则为祛除病因,控制感染,畅通引流,清除病灶,恢复听力。

1. 病因治疗　积极治疗急性化脓性中耳炎和可能引发和加重中耳病变的邻近器官感染性病灶。

2. 药物治疗　静止期以及引流通畅的活动期患者,以局部用药为主,炎症急性发作时宜全身应用抗生素。用药前尽可能先取脓液作细菌培养及药敏试验,以指导用药。

3. 手术治疗　近年来,随着耳显微外科、内镜中耳手术的迅速开展与普及,及时处理中耳细微病变,彻底清除中耳病灶,保留或改善中耳功能,已成为慢性化脓性中耳炎手术治疗的原则。

根据病情可选择以清除中耳病灶为主的各种乳突手术以及以重建中耳传音结构为目的的鼓室成形术等。

# 第九节　中耳胆脂瘤

## 【学习要点】

1. 掌握中耳胆脂瘤的临床表现与治疗原则。
2. 熟悉中耳胆脂瘤与慢性化脓性中耳炎的鉴别。
3. 了解中耳胆脂瘤的病因、发病机制。

## 【重点与难点解析】

### 一、概述

中耳胆脂瘤是一种位于中耳内的囊性结构并非真性肿瘤。但由于胆脂瘤具有侵袭性、破坏性，可破坏吸收颅底骨质，可侵入颅内，对患者有潜在危险，应予以重视。

### 二、病因及发病机制

颞骨内的胆脂瘤可分为先天性和后天性两种。先天性胆脂瘤来源于胚胎期外胚层组织，后天性胆脂瘤分为原发性和继发性两种：①后天性原发性胆脂瘤：缺乏引起鼓膜穿孔的病因和中耳感染的病史，胆脂瘤合并细菌感染后中耳可出现化脓性炎症；②后天性继发性胆脂瘤：继发于慢性化脓性中耳炎或慢性分泌性中耳炎，感染和咽鼓管功能不良通常被认为是后天性继发性胆脂瘤的易感因素。

后天性胆脂瘤的发生确切机制不清，主要的经典学说如下：

1. 袋状内陷学说　咽鼓管功能不良，中耳内长期处于负压状态，上鼓室长期高负压的影响，鼓膜松弛部向鼓室内陷入，形成了一个不能自洁的囊袋，表层上皮及角化物质可不断脱落，并在囊内堆积，囊腔逐渐扩大，形成胆脂瘤。

2. 基底细胞增殖学说　鼓膜松弛部的上皮细胞能通过增殖而形成上皮小柱，破坏基底膜后伸入上皮下组织，在此基础上形成原发性胆脂瘤。

3. 上皮移行学说　原有慢性化脓性中耳炎边缘性穿孔或大穿孔，其外耳道及鼓膜的上皮可由穿孔处沿骨面向鼓室内移行生长，并逐渐伸达鼓窦及乳突区，其脱落上皮及角化物质堆积于该处而不能自洁，逐渐聚集成团，形成继发性胆脂瘤。

4. 鳞状上皮化生学说　中耳慢性炎症和鼓膜外伤刺激中耳黏膜的上皮细胞，使之化生为角化性鳞状上皮（胆脂瘤基质）继而发生胆脂瘤。

### 三、临床表现

1. 不伴感染的胆脂瘤，早期可无任何症状。

2. 继发性胆脂瘤可有长期持续耳流脓，脓量时多时少，常有特殊的恶臭。伴有肉芽者，脓液中可带血丝。后天原发性胆脂瘤早期无耳流脓，合并感染后可有耳流脓。

3. 听力下降　本病一般均有较重的传导性听力损失。如病变侵及耳蜗，则听力损失可呈混合性。

## 四、检查

1. 耳镜检查　鼓膜松弛部或紧张部后上边缘性穿孔,从穿孔处可见鼓室内有灰白色鳞屑状或豆渣样无定形物质,奇臭。若穿孔被痂皮覆盖,常致漏诊。

2. 纯音测听　听力损失可轻可重,多为传导性或混合性听力损失。

3. 颞骨 CT　显示上鼓室、鼓窦或乳突有边缘浓密、整齐的骨质破坏区。

## 五、鉴别诊断

本病应与不伴胆脂瘤的慢性化脓性中耳炎(静止期)鉴别,见表 2-2-1。慢性化脓性中耳炎活动期参见本章第八节慢性化脓性中耳炎,不再赘述。

表 2-2-1　慢性化脓性中耳炎(静止期)与中耳胆脂瘤的鉴别诊断

|  | 慢性化脓性中耳炎(静止期) | 中耳胆脂瘤 |
|---|---|---|
| 耳内流脓 | 间歇性 | 持续性,如穿孔被痂皮所堵则为间歇性 |
| 分泌物性质 | 继发感染时为黏液性或黏液脓性,一般不臭 | 脓性或黏液脓性,可含"豆渣样物",奇臭 |
| 鼓膜及鼓室 | 紧张部中央性穿孔,鼓室黏膜光滑,可轻度水肿 | 松弛部穿孔或紧张部后上边缘性穿孔,少数为大穿孔,鼓室内有灰白色鳞片状或无定形物质,亦可伴有肉芽 |
| 听力 | 一般为轻度传导性聋 | 听力损失可轻可重,为传导性或混合性 |
| 颞骨 CT | 无骨质破坏 | 骨质破坏,边缘浓密,整齐 |
| 并发症 | 一般无 | 常可引起颅内外并发症 |

## 六、治疗

胆脂瘤可出现颅内并发症,威胁生命。故原则上应及早手术治疗。手术治疗的目的:①彻底清除胆脂瘤和炎性肉芽、息肉以及病变的骨质、黏膜等;②重建传音结构;③力求干耳;④预防并发症。

# 第十节　化脓性中耳乳突炎
# 并发症及后遗疾病

## 【学习要点】

1. 掌握化脓性中耳乳突炎并发症的分类和临床表现。

2. 熟悉化脓性中耳乳突炎并发症的诊断与治疗原则。

3. 了解化脓性中耳炎并发症的病因与传播途径;了解后遗疾病的处理原则。

## 【重点与难点解析】

### 一、耳源性颅内外并发症

#### （一）病因

1. 发病的相关因素　骨质破坏严重；致病菌毒力强；机体抵抗力差；不合理的治疗。

2. 传播途径　经破坏的骨壁途径：是最常见的传播途径；血行途径；经解剖通道或未闭骨缝扩散。

#### （二）分类

耳源性并发症可分为 2 类，即颅外并发症和颅内并发症。

1. 颅外并发症　包括颞骨内和颞骨外并发症。

（1）颞骨内并发症：迷路炎、岩锥炎及耳源性周围性面瘫。

（2）颞骨外并发症：耳后骨膜下脓肿及瘘管、颈深部脓肿（Bezold 脓肿）、二腹肌下脓肿（Mouret 脓肿）、帽状腱膜下脓肿等。

2. 颅内并发症　硬脑膜外脓肿、硬脑膜下脓肿、乙状窦血栓性静脉炎、蛛网膜炎、耳源性脑积水、脑膜炎、脑脓肿、脑疝等。

#### （三）临床表现

1. 颅外并发症

（1）耳后骨膜下脓肿：脓液经破坏或缺损的骨壁或乳突尖部骨皮质流入耳后骨膜下。表现耳痛、高热、全身不适，儿童尤甚。检查见耳后红肿，明显触痛，有波动感，穿刺有脓。脓肿穿破骨膜和皮肤可形成耳后瘘管。

（2）颈深部脓肿（Bezold 脓肿）：多发生于乳突尖部气化良好的化脓性中耳炎患者。脓液从乳突尖破溃至胸锁乳突肌深面，在颈侧形成脓肿。表现高热、寒战、颈侧疼痛，活动受限。

（3）迷路炎：又称内耳炎，是化脓性中耳乳突炎常见的并发症。按病变范围及病理改变可分为局限性迷路炎（亦称迷路瘘管），浆液性迷路炎和化脓性迷路炎 3 种类型。可表现为不同程度的眩晕、恶心、呕吐、耳鸣、听力减退甚至全聋，检查可见眼震。

2. 颅内并发症

（1）硬脑膜外脓肿：发生于颅骨骨板和硬脑膜之间的脓液积聚，是最常见的耳源性颅内并发症。脓肿较小时无特殊症状。脓肿较大、发展较快时可有病侧头痛，多为局限性或持续性跳痛、体温多不超过 38℃。脓肿大，范围广，可引起颅内压增高症状。

（2）耳源性脑膜炎：急慢性化脓性中耳炎所并发的弥漫性蛛网膜、软脑膜的急性化脓性炎症。局限性脑膜炎又称硬脑膜下脓肿。临床表现为：①高热、头痛、喷射状呕吐为主要症状。寒战、高热、体温高达 40℃左右，晚期可达 41℃。脉快，剧烈头痛，部位不定，可为弥漫性全头痛，以枕后部为重。②精神神经症状：感觉过敏，烦躁不安，四肢抽搐，重者嗜睡、谵妄，甚至昏迷。③脑膜刺激征：轻者有颈部抵抗，随着病情加重，出现颈项强直，甚至角弓反张，以及病理性神经反射。④脑脊液改变。

（3）耳源性脑脓肿：是化脓性中耳乳突炎最严重的颅内并发症，可危及患者生命。脓肿多发于大脑颞叶，其次为小脑。在各种脑脓肿中 80% 为耳源性脑脓肿，小脑脓肿几乎全为耳源性。常为单发性，当细菌毒力强或患者体质差，也可多发。典型病例在临床可分为 4 期：起病期、隐伏期、显症期、终末期。其中显症期可出现多种症状：①中毒症状；②颅内高压症状；③局灶性症状。终末期可形成脑疝。耳源性脑脓肿需与脑积水、脑肿瘤鉴别。颅脑 CT 扫描或MRI 可显示脓肿的位置、大小、脑室受压情况。

（4）乙状窦血栓性静脉炎：为伴有血栓形成的乙状窦静脉炎，是常见的耳源性颅内并发症。主要临床表现有：①全身症状：细菌侵入乙状窦内引起静脉系统感染，可出现明显的脓毒血症。寒战后高热（体温可达 40~41℃）、剧烈头痛、脉快、呼吸急促、重病容，体温呈弛张型，高热数小时后大汗淋漓，体温骤降，过数小时再高热，一日内 1~2 次。当机体抵抗力很差时也可以无体温反应。小儿高热时常有抽搐。②局部症状：病侧耳痛与剧烈头痛，乳突后方轻度水肿，同侧颈部可触及条索状物，压痛明显。③实验室检查：血白细胞明显增多，多形核白细胞增高，红细胞及血红蛋白减少。脑脊液常规检查可正常。④压颈实验：Tobey-Ayer 试验阳性。⑤眼底检查：Growe 试验阳性。

### （四）诊断

由于抗生素的使用，耳源性并发症的症状可能不典型，需详询病史，完善检查，特别注意以下几点。

1. 详询病史　中耳炎患者突然出现神志改变、意识淡漠，常常是发生颅内并发症的首发症状。流脓突然减少、增多或停止（引流不畅），同时伴头痛、高热，出现耳后肿胀等应考虑并发症的可能。

2. 注意观察有无颅内并发症的特征性表现（如：脑膜刺激症状、颅内压增高的表现以及中枢局灶性定位体征）。注意眼底改变，腰穿和脑脊液及血液的实验室检查对诊断颅内并发症如脑膜炎、脑脓肿等有重要参考价值。

3. 耳部检查　观察耳道内分泌物性质，有无臭味，有无血性分泌物；鼓膜的穿孔部位、性质，有无小穿孔引流不畅，有无肉芽及胆脂瘤等，有无慢性化脓性中耳炎急性发作；乳突区有无红肿压痛，颈部是否呈硬条索状。

4. 颞骨和颅脑影像学检查　了解有无骨质破坏以及并发症的范围和类型。

5. 细菌培养　做脓液和脑脊液的细菌培养及药敏试验，有助于指导用药。

### （五）治疗

治疗原则：手术清除中耳乳突的病灶和相关病变，畅通引流，应用广谱抗生素抗感染、对症支持治疗，颅内高压者首先以降低颅内压，抢救生命为主。

1. 手术治疗　彻底清除中耳乳突的病变，探查鼓室盖、乙状窦板有无破坏，可疑病例需开放检查，力求去除病灶，畅通引流。

2. 应用足量广谱抗生素　未做药敏试验之前选用可穿透血脑屏障的广谱强力抗生素，考虑患者多合并厌氧菌感染，建议联合应用抗厌氧菌的药物。

3. 支持疗法　根据病情需要给予补液，能量消耗大者可适当补血浆、氨基酸等。

4. 对症治疗　如颅内压高时可用甘露醇脱水治疗，同时注意水、电解质平衡。遇有颅内高压危象时，首先处理颅内高压而后手术，或同时进行。糖皮质激素可减轻脑水肿，可酌情使用。

## 二、中耳炎后遗疾病

### （一）粘连性中耳炎

1. 概述　粘连性中耳炎又称不张性中耳炎，是指各种原因引起的中耳黏膜损伤继发纤维组织增生，在中耳传音系统之间以及与鼓室壁之间构成异常连接，从而引起中耳传音系统运动障碍,导致传导性聋。

2. 病因 病因不明,可能与下列因素有关:①咽鼓管狭窄、阻塞或功能障碍;②中耳黏膜炎性反应;③鼓膜萎缩变薄,弹性丧失;④鼓峡阻塞;⑤乳突气化不良;⑥外伤等。

3. 临床表现 听力减退,多为传导性,少数为混合性,甚至全聋。患者常有耳鸣,偶有眩晕。耳镜检查可见鼓膜完整,内陷或塌陷。多有不同程度的增厚、混浊、萎缩、瘢痕或钙化斑等变化。鼓膜活动度常减弱或消失,光锥移位、变形或消失;咽鼓管功能多有障碍,咽鼓管吹张听力多无改善;音叉试验、纯音测听检查多呈传导性聋。

4. 治疗 病程早期、病变活动期应积极处理,针对鼓膜内陷和塌陷,鼓室内可注入空气、药物或行鼓膜置管;病程后期、病变静止期应根据不同的病因,听力损失程度,有无其他病变选用不同处理。听力损失程度轻,不影响工作、生活的可不予处理;老年人及治疗困难的病例可选配助听器;听力损失程度较重的年轻患者建议手术治疗。最近研究表明,使用软骨重建鼓膜可有效防止复发,且可获得较好的听力。

### (二)鼓室硬化症

1. 概述 鼓室硬化症是指中耳黏膜长期受慢性炎症刺激引起的一种退行性病理变化,本病特征是鼓室黏膜固有层和鼓膜纤维层水肿增厚,炎症细胞浸润,胶原结缔组织发生透明样变和钙质沉着,鼓膜出现白色斑块和中耳黏膜下结节样沉积。传音系统的钙质沉着,可引起传导性听力下降。

2. 临床表现 绝大多数患者有慢性中耳炎病史。主诉缓慢进行性听力减退,部分患者伴有耳鸣。鼓膜有中央性穿孔,多为干性穿孔。或鼓膜萎缩性瘢痕愈合,增厚混浊,鼓膜上可见片状或岛状钙化斑沉着。多为传导性聋。气骨导差通常在 20~40dB,当硬化症累及鼓膜及中耳腔传音结构时气骨导差通常在 40dB 以上。部分患者可有骨导听力下降。乳突 X 线摄片、颞骨 CT 显示硬化型或板障型乳突,上鼓室可见软组织影。咽鼓管功能多正常。

3. 治疗 手术治疗是目前的有效措施。目的是清除影响听力的病灶、重建听力。

（邵广宇）

# 第十一节 耳源性眩晕疾病

## 【学习要点】

1. 了解眩晕的定义、分类和鉴别诊断。
2. 掌握梅尼埃病的临床表现、诊断和治疗原则。
3. 熟悉梅尼埃病的病理变化。
4. 熟悉良性阵发性位置性眩晕的定义、分类和病理机制。
5. 掌握良性阵发性位置性眩晕的临床表现、检查和后骨半规管 BPPV 的手法复位。

## 【重点与难点解析】

### 一、眩晕的定义

眩晕是因机体对空间定位障碍而产生的一种运动性或位置性错觉,眩晕是症状而非临床疾病。

## 二、眩晕的分类

按照发病部位来区分为：外周性眩晕和中枢性眩晕。

按照发作频率可以分为：阵发性和持续性。

## 三、眩晕的鉴别诊断

参见本节难点。

## 四、梅尼埃病

### （一）流行病学

多发于青壮年，其次为青年人，儿童罕见。一般单耳发病，后可累及双耳。

### （二）病因

迄今不明，可能与内淋巴管机械阻塞与内淋巴吸收障碍、精神因素导致的内耳循环障碍或免疫有关。

### （三）病理

基本病理改变为膜迷路积水膨大，内淋巴压力极高时可使前庭膜反复破裂或形成永久性瘘道，内外淋巴混合，局部离子平衡破坏，从而导致内耳终器的退行性病变。

### （四）临床表现与专科检查

典型的临床表现有四大主症：发作性眩晕，波动性、渐进性耳聋，耳鸣及耳胀满感。

检查可见鼓膜像及声导抗正常；发作期及多次复发者前庭功能检查可能异常；感音性听力损失早期为低频下降，后累及全频；可有重振现象，但音衰试验正常；耳蜗电图异常；甘油试验阳性。经鼓室钆剂注射内耳造影技术是检测膜迷路积水可靠、有效的检查手段。

### （五）诊断依据及鉴别诊断

在排除其他眩晕病因后，参照中华医学会耳鼻咽喉头颈外科学分会制定的《梅尼埃病诊断和治疗指南（2017）》中梅尼埃病的临床诊断标准，可作出诊断。需与常见周围性眩晕疾病如良性阵发性位置性眩晕、前庭神经炎、迷路炎、突发性聋等鉴别。

### （六）治疗原则及疗效评判

根据发作频率和程度，以综合治疗为主。分为急性期和间歇期的治疗，包括饮食调节、前庭康复及心理治疗；药物以缓解眩晕和自主神经系统症状，减轻迷路积水及改善微循环为主；保守治疗无效而严重影响生活者可行鼓室内注射庆大霉素或手术。

## 五、良性阵发性位置性眩晕（benign paroxysmal positional vertigo，BPPV）

### （一）定义

俗称"耳石症"，是因特定的头位变化伴随出现短暂性眩晕发作的前庭疾病。本病占全部眩晕性疾病的 20%~40%，是目前临床上最常见的外周性眩晕疾病。

### （二）分类

按不同受累半规管，分为后骨半规管、外骨半规管和前骨半规管 BPPV，以后骨半规管 BPPV 最常见。

主要的病理机制有管结石症和壶腹嵴帽结石症。

## （三）临床表现

主要症状为随头位或体位改变而诱发的短暂性眩晕，主要体征是眼震。一般无听力异常改变。

## （四）检查

1. Dix-Hallpike 变位性眼震试验为后骨半规管 BPPV 的常规检查方法。

患侧的判定：诱发出含旋转和上跳成分的眼震的那一侧判定为患侧。若双侧同时诱发出眼震者，为双侧后骨半规管 BPPV。

2. Roll 变位性眼震试验为外骨半规管 BPPV 常用的诱发体位。

患侧的判定：外骨半规管管结石症行 Roll 试验均可诱发双侧水平向地性眼震，以诱发试验时眼震较强烈一侧为患侧。而壶腹嵴帽结石症行 Roll 试验均可诱发双侧水平背地性眼震，以眼震相对较弱一侧为患侧。

## （五）治疗

手法复位是本病最主要和有效的方法，可反复进行。

## 六、本节难点

### （一）外骨半规管 BPPV 的患侧判定

外骨半规管管结石症行 Roll 试验均可诱发双侧水平向地性眼震，以诱发试验时眼震较强烈一侧为患侧。而壶腹嵴帽结石症行 Roll 试验均可诱发双侧水平背地性眼震，以眼震相对较弱一侧为患侧。

### （二）后骨半规管 BPPV 的 Epley 手法复位

①患者坐于治疗床上，在治疗者帮助下迅速完成 Dix-Hallpike 试验的患侧体位，等待患者的眼震和眩晕消失；②将头逐渐转正，继续向健侧转 45°，保持头位 30s 以上；③将患者头部连同身体向健侧翻转 90°，使身体侧卧于治疗床，而此时头部偏离仰卧位达 135°，维持此位置 30s 以上；④坐起头前倾 20°~30°。完成上述 4 个步骤为 1 个治疗循环，复位后 5~10min 再行 Dix-Hallpike 试验，观察是否还有眼震。

### （三）眩晕的鉴别诊断

引起眩晕症状的疾病很多，在首要排除中枢性病因后，还需要与下列常见周围性眩晕疾病相鉴别：良性阵发性位置性眩晕、前庭神经炎、前庭药物中毒、迷路炎、突发性聋、Hunt 综合征、Cogan 综合征、外淋巴瘘、听神经瘤等。

（皇甫辉　陈钢钢　赵沁丽）

# 第十二节　突发性聋

## 【学习要点】

1. 熟悉突发性聋的新定义、病因和治疗。
2. 了解突发性聋的疗效评价和预后。

## 【重点与难点解析】

### 一、定义

指突发快速的或 72h 内原因不明的主观感受到的单耳或双耳感音神经性听力损失。可伴有耳鸣和眩晕。患者多能准确提供发病时间、地点与情形。单侧发病多见,有自愈倾向。

### 二、病因

1. 内耳供血障碍。
2. 病毒感染。
3. 其他　自身免疫病(如 Cogan 综合征)、听神经瘤、颅脑外伤、药物中毒、精神心理因素等。

### 三、治疗方法及预后

1. 肾上腺糖皮质激素　目前被列为首选。
2. 改善血流动力学状态、扩血管以及纤溶治疗。
3. 抗病毒治疗　在有直接病毒感染证据时可采用。
4. 高压氧　可改善内耳血管的氧摄入,有利于突发性聋的治疗。
5. 其他　银杏叶制剂、维生素类以及改善内耳能量代谢的药物等。

### 四、预后

1. 单独发生在低频或中频的突发性聋,无论是否伴有耳鸣或眩晕,预后较好。
2. 听力损失越严重,预后越差。
3. 初始发病为全聋型者预后很差。
4. 复发常见于低频和中高频型突发性聋。

### 五、疗效

根据中华医学会耳鼻咽喉头颈外科学分会制定的《突发性耳聋诊断和治疗指南(2015)》,疗效分级如下。

痊愈:受损频率听阈恢复至正常,或达健耳水平,或达此次患病前水平。

显效:受损频率平均听力提高 30dB 以上。

有效:受损频率平均听力提高 15~30dB。

无效:受损频率平均听力改善不足 15dB。

### 六、本节难点

由于病因未明,治疗过程需牢记以下几点:①首诊时仍需注意排除危及生命的因素,特别是双侧突发性耳聋以及有并发症者;②患者新出现的耳胀满感和阻塞感可能是潜在严重疾病的症状;③注意疾病给患者造成的心理影响,如极度焦虑和抑郁;④熟悉一些听力辅助技术、设备(助听器)和耳鸣康复训练。

# 第十三节　耳聋及其防治

## 【学习要点】

1. 掌握耳聋的分类、分级及常见病因。
2. 熟悉耳聋的预防,电子耳蜗植入术的适应证。
3. 了解人工助听技术的相关知识及听觉言语康复训练。

## 【重点与难点解析】

### 一、耳聋分类

耳聋按病变性质可分为器质性聋和功能性聋两大类。前者可依照病变位置划分为传导性聋、感音神经性聋和混合性聋3类。感音神经性聋可细分为感音性即耳蜗性聋和神经性即蜗后聋。功能性聋因无明显器质性变化,又称精神性聋或癔症性聋。

按发病时间分类,以出生前后划分为先天性聋和后天性聋。以语言功能发育程度划分为语前聋和语后聋。先天性聋按病因不同,可分为遗传性聋和非遗传性聋两类。

### 二、耳聋分级

我国法定为以 500Hz、1 000Hz、2 000Hz 三个频率为准,WHO(1997)建议将 4 000Hz 列入统计范围。

我国将耳聋分为五级。

(1)轻度耳聋:听低声谈话有困难,语频平均听阈 <40dB HL。

(2)中度耳聋:听一般谈话有困难,语频听阈在 41~55dB HL。

(3)中重度聋:要大声说话才能听清,语频听阈 56~70dB HL。

(4)重度耳聋:需要耳旁大声说话才能听到,听阈 71~90dB HL。

(5)极重度耳聋:耳旁大声呼唤都听不清,听阈 >90dB HL。

WHO(1997)建议分轻度(26~40dB HL)、中度(41~60dB HL)、重度(61~80dB HL)、极重度(>81dB HL)四级。

### 三、传导性聋

外耳和／或中耳疾病使传抵内耳的声能减弱,从而引起的听觉功能减退为传导性聋。常见疾病可分为先天性和后天性。不同的病因需要不同的治疗方法,大多数传导性聋,可以经过耳显微外科手术重建听力。因各种原因不能手术者,可配戴助听器。传导性聋多由中耳炎引起,应以预防和治疗中耳炎为重点。

### 四、感音神经性聋

病变存在于螺旋器毛细胞至听觉皮质通路上的任一环节,根据部位不同可细分为感音性、神经性或中枢性聋。常见原因如下：先天性聋、老年性聋、传染病源性聋、药物性聋、创伤性聋、特发性突发性聋、自身免疫性聋、全身系统性疾病引起内耳供血障碍导致的听觉终末器官退行性变，其他如梅尼埃病、耳蜗性耳硬化、小脑脑桥角占位性疾病、多发性硬化症等。

准确的诊断和鉴别诊断往往需要影像学和系统的全身检查。

感音神经性聋的治疗原则是恢复或部分恢复已丧失的听力，尽量保存并利用残余的听力。具体方法包括药物治疗、选配助听器及电子耳蜗植入等。

### 五、对功能性聋及伪聋的鉴别

全面系统地收集病史，详尽的耳鼻部检查，严格的听功能、前庭功能和咽鼓管功能检测，必要的影像学和全身检查等是诊断和鉴别诊断的基础。客观的综合分析则是其前提。

### 六、人工助听技术

包括助听器、振动声桥、骨锚式助听器及人工耳蜗植入。

### 七、听觉和言语训练

听觉训练是借助助听器并利用聋人的残余听力，或植入人工耳蜗后获得听力，通过长期有计划的声响刺激，逐步培养其聆听习惯，提高与听觉相关的能力。言语训练是依据听觉、视觉与触觉等之互补功能，借助仪器，训练聋儿发声、唇读，进而理解并积累词汇，掌握语法规则，灵活准确表达思想感情。听觉和言语训练相互补充，共同促进耳聋患者的功能锻炼。

（皇甫辉　陈钢钢　贺小玲）

# 第十四节　耳鸣的诊断及治疗

## 【学习要点】

1. 熟悉耳鸣的分类、检查方式、病史采集及主要治疗手段。
2. 了解耳鸣的病理生理机制。

## 【重点与难点解析】

### （一）耳鸣的定义

耳鸣（tinnitus）是在无外界相应声源或外界电磁等刺激源的情况下患者耳内或颅内有声音的一种主观感觉。耳鸣是听觉功能紊乱所致的一种常见症状。

### （二）耳鸣的分类

1. 根据耳鸣产生的部位分类

（1）耳源性耳鸣：外中耳病变、耳蜗及蜗后病变、中枢听觉通路病变等听觉系统通路的病变可以引起耳源性耳鸣。

（2）非耳源性耳鸣：指起源于听觉系统以外部位的耳鸣，多指体声。包括血管源性耳鸣、肌源性、咽鼓管病变（咽鼓管异常开放）、颞颌关节病等引起的耳鸣。

2. 根据产生耳鸣的病因分类　许多耳鸣患者常未能发现明显的病因,故上述分类法难以完全满足临床需要。大多数已知的耳鸣病因在前面已有叙述,其他可能的病因尚包括:

(1)疾病性耳鸣:某些疾患可导致耳鸣,如甲状腺功能异常、偏头痛、糖尿病、高血压、高血脂、贫血、肾病、多发性硬化、碘或锌缺乏、自身免疫性疾病等。

(2)精神心理性耳鸣:①幻听:耳鸣声呈语言样,如听见被指责或被骂声,为精神病的一种症状。②听像:听像(auditory imagery)是由心理学原因引起的耳鸣,最常见的为乐声或歌声,它可能是平常的耳鸣声被大脑想象转换为愉快的乐声,也可能为轻型精神病或精神紊乱而同时伴有耳鸣者。精神心理性耳鸣应作精神病治疗。

### (三)耳鸣的检查

1. 一般全身检查。

2. 神经系统检查　可协助中枢及其他周围神经系统病变的诊断及定位。

3. 耳鼻咽喉科物理检查　除常规检查外,应作颈部检查和颞颌关节功能检查。如为搏动性耳鸣,应做头、颈侧及耳周的听诊,了解有无血管搏动声、颈转动及压迫颈动、静脉对耳鸣的影响等。

4. 听觉及平衡功能检查　如纯音测听、声导抗、耳声发射、听觉脑干诱发电位、平衡功能、协调试验及眼动检查等。

5. 耳鸣的测试　包括耳鸣音调的频率或频谱匹配、耳鸣响度匹配、耳鸣可掩蔽性测定、耳鸣的残留抑制测定等。

### (四)耳鸣的诊断

耳鸣可能是全身疾病及局部疾病的一种症状,诱发和影响因素较为复杂,且与患者的心理状态关系密切,因此耳鸣的诊断较为困难,诊断过程中应力求达到定位(病变部位诊断)、定因(病因诊断)和定量(分级诊断)。

(1)病史的采集:病史采集极为重要,是耳鸣诊断的关键。

病史应包括:①耳鸣发生情况及病程;②耳鸣的特征;③伴随的耳部症状:如耳聋、眩晕、耳闷胀感等,三者之间出现时间之先后关系;④耳鸣音调性质、响度及对生活的影响程度;⑤耳鸣的可能原因及触发因素;⑥全身性疾病情况及家族史。

(2)精神心理学评价:由于耳鸣与焦虑互为因果,故应对耳鸣患者的性格、精神状态作出精神心理学的评价。

(3)耳鸣的医学评价:耳鸣的医学评价项目包括:①一般医学检查评价;②神经耳科学检查评价;③耳蜗及前庭功能检查评价;④耳鸣检查评价。

### (五)耳鸣的治疗

(1)病因治疗:若能确定原发病变,则针对原发疾病进行治疗。如病因无法确定,则病因治疗较为困难。

(2)药物治疗:至今,尚未发现可彻底治愈耳鸣的药物,但某些药物对耳鸣有短期疗效。如改善耳蜗血供的药物、改善内耳组织能量代谢的药物、利多卡因以及其他抗惊厥药、抗焦虑、抗抑郁药等。

(3)耳鸣掩蔽疗法。

(4)生物反馈疗法。

(5)电刺激疗法。

(6)耳鸣再训练疗法。

（7）认知行为疗法：2014 年美国耳鼻咽喉头颈外科学会出版发表的《耳鸣临床应用指南》中将认知行为疗法作为耳鸣临床决策建议进行推广。

（8）手术治疗：体声的某些病因可通过手术进行根治。例如梅尼埃病引起的耳鸣，可根据不同情况施行内淋巴囊减压或引流术、前庭神经切除术等手术。

（皇甫辉　陈钢钢）

## 【习题】

### 一、选择题

**A1 型题**

1. 鼓膜外伤穿孔后正确的处理是

    A. 氯霉素滴耳剂，3 次 /d 滴耳

    B. 清洁外耳道内血痂，无菌生理盐水冲洗

    C. 用力擤出鼻腔内的分泌物

    D. 保持外耳道清洁和干燥到穿孔愈合

    E. 不予理睬

2. 水样耳漏常见于

    A. 分泌性中耳炎      B. 外耳道湿疹      C. 化脓性中耳炎

    D. 脑脊液耳漏      E. 大疱性鼓膜炎

3. 血性耳漏常见于

    A. 外耳道湿疹      B. 大疱性鼓膜炎      C. 卡他性中耳炎

    D. 慢性化脓性中耳炎      E. 脑脊液耳漏

4. 耳郭冻伤应

    A. 耳郭局部加热，立即复温

    B. 可不予理睬

    C. 用冰雪揉搓耳郭

    D. 使耳部逐渐复温，改善其血管痉挛的情况

    E. 局部立即涂抗生素软膏

5. 关于耳郭假性囊肿**不正确**的叙述是

    A. 病因不明      B. 为非化脓性的      C. 有明显的囊性结构

    D. 易反复积液      E. 可手术治疗

6. **错误**的外耳道疖描述是

    A. 又称局限性外耳道炎

    B. 为外耳道软骨部的毛囊感染

    C. 脓肿成熟时，红肿处变软，顶部有黄色脓点

    D. 病原体主要是真菌

    E. 严重者可伴有发热和全身不适

7. 外耳道炎和外耳道疖的病因

    A. 外耳道皮肤损伤后细菌感染      B. 污水进入和浸泡外耳道

C. 化脓性中耳炎　　　　　　　　　　　　D. 全身性疾病

E. 以上都是

8. 以下**不符合**外耳道真菌病的特点的是

A. 不会由外耳道内的条件致病性真菌所引起

B. 一般表现为耳内发痒及闷胀感

C. 常见外耳道深部有白色、灰色、黄色或烟黑色霉苔

D. 治疗时应保持外耳道干燥并处于酸化状态

E. 合理使用抗生素及激素是预防的措施之一

9. 关于耳郭外伤的处理，**不正确**的是

A. 及时清创止血

B. 预防和控制感染

C. 尽可能保留组织以免形成畸形

D. 当耳郭形成血肿时，应尽早行抽吸治疗

E. 血肿或开放性伤口均易引发感染，多见链球菌感染，故应选用相应敏感的抗生素

10. 鼓膜穿孔伴听骨链损伤者，听力损失可达

A. 50~60dB　　　　　　　B. 30~50dB　　　　　　　C. 小于 30dB

D. 小于 60dB　　　　　　E. 大于 50dB

11. 以下**不属于**慢性分泌性中耳炎后遗症的是

A. 粘连性中耳炎　　　　　B. 胆固醇肉芽肿　　　　　C. 耳硬化症

D. 原发性胆脂瘤　　　　　E. 鼓室硬化

12. 关于分泌性中耳炎下列**错误**的是

A. 可与鼻咽部病变有关　　　　　　　B. 可有耳闭塞感等症状

C. 典型鼓室图为 B 型　　　　　　　　D. 咽鼓管功能障碍为主要病因

E. 鼓室置管术适合于各种患者

13. 急性化脓性中耳炎患者，鼓膜穿孔后立即停用 1% 苯酚甘油滴耳，是因为该药

A. 仅有止痛作用　　　　　　　　　　B. 不含抗生素，故无杀菌作用

C. 对鼓室黏膜及鼓膜有腐蚀作用　　　D. 油剂不易经穿孔进入中耳

E. 上述都不对

14. 下列**不属于**急性化脓性中耳炎的表现是

A. 耳郭牵拉痛　　　　　　B. 耳流脓　　　　　　　　C. 鼓膜充血

D. 耳鸣　　　　　　　　　E. 传导性耳聋

15. 一般认为，急性化脓性中耳炎病程迁延几周，可称为慢性化脓性中耳炎

A. 2 周　　　　　　　　　B. 3~4 周　　　　　　　　C. 4~5 周

D. 5~6 周　　　　　　　　E. 6 周以上

16. 下列**不是**慢性化脓性中耳炎病因的是

A. 急性化脓性中耳炎彻底治疗后　　　B. 患者身体抵抗力差

C. 存在细菌生物膜　　　　　　　　　D. 鼻腔、鼻窦、咽部存在慢性病灶

E. 中耳系统内阻塞性病变

17. 下列**不符合**慢性化脓性中耳炎临床特点和治疗的是

A. 间断流脓，一般无臭味　　　　　　B. 鼓室可有肉芽、息肉

C. 鼓膜紧张部大穿孔或边缘性穿孔　　　　D. 脓液多或穿孔小者,忌用粉剂

E. 为了引流通畅,无须修补穿孔的鼓膜

18. 鼓膜内陷形成囊袋,囊袋内堆积表皮及角化物质而形成的胆脂瘤,称为

A. 先天性原发性胆脂瘤　　　　　　　　B. 先天性继发性胆脂瘤

C. 后天性原发性胆脂瘤　　　　　　　　D. 后天性继发性胆脂瘤

E. 上述都不是

19. 下列**不符合**胆脂瘤型中耳炎临床特征的是

A. 长期持续流脓　　　　　　　　　　　B. 脓液有特殊恶臭

C. 部分病例听力损失可不甚严重　　　　D. 很少引起并发症

E. 后天性原发性胆脂瘤早期无流脓史

20. 临床上检查中耳胆脂瘤主要首选

A. B 超　　　　　　　B. 颞骨 X 线　　　　　　C. 声导抗

D. 磁共振　　　　　　E. 颞骨高分辨率 CT

21. 胆脂瘤型中耳炎出现高热、枕后部头痛、喷射状呕吐应考虑是

A. 硬脑膜外脓肿　　　B. 乙状窦血栓性静脉炎　　C. 化脓性脑膜炎

D. 脑脓肿　　　　　　E. 硬脑膜下脓肿

22. 最常见的慢性化脓性中耳炎颅内并发症是

A. 化脓性脑膜炎　　　B. 硬脑膜外脓肿　　　　　C. 脑脓肿

D. 硬脑膜下脓肿　　　E. 乙状窦血栓性静脉炎

23. **不符合**乙状窦血栓性静脉炎的选项是

A. 早期症状不典型　　　　　　　　　　B. 体温呈弛张型

C. Tobey–Ayer 试验阳性　　　　　　　　D. 急行乳突根治术

E. 探查乙状窦并取出窦内的血栓

24. 下列符合梅尼埃病眩晕典型特点的是

A. 眩晕发作时伴有意识障碍

B. 上呼吸道感染后眩晕,持续数日或数周,无耳鸣和听力下降

C. 发作性眩晕伴耳鸣及波动性听力下降

D. 仅当头处于某一位置则眩晕

E. 突发性眩晕伴高频听力非波动性下降

25. 下列**不是**梅尼埃病检查结果的是

A. 纯音测听为感音神经性听力损失,声导抗为 A 型

B. 甘油试验阳性

C. 耳蜗电图的 –SP 增大、SP–AP 复合波增宽、–SP/AP 比值异常增加（≥0.4）

D. 诱发性耳声发射引不出或幅值降低

E. 前庭功能提示患耳前庭功能亢进

26. 抬头、转头或躺下时出现一过性眩晕,无听力下降,首先考虑

A. 颈椎病　　　　　　B. BPPV　　　　　　　　C. 梅尼埃病

D. 前庭神经炎　　　　E. 突发性耳聋

27. 良性阵发性位置眩晕的治疗首选是

A. 改善微循环药物　　B. 手术　　　　　　　　C. 手法复位

D. 抗生素 　　　　　　　　E. 针灸、理疗

28. **不属于**外周性眩晕的疾病是

　　A. BPPV 　　　　　　　B. 梅尼埃病 　　　　　　C. 前庭神经炎

　　D. 小脑梗死 　　　　　　E. 突发性聋伴眩晕

29. 下列**不符合**突发性聋的临床特点是

　　A. 突然发生的非波动性的感音神经性听力损失,常为中或重度

　　B. 可伴有耳鸣

　　C. 除听神经外,无其他脑神经受损症状

　　D. 可伴眩晕、恶心、呕吐,且不反复发作

　　E. 大多数可以找到病因

30. 突发性耳聋的治疗首选是

　　A. 抗病毒药物 　　　　　B. 改善微循环药物 　　　　C. 抗生素

　　D. 肾上腺糖皮质激素 　　E. 甲磺酸倍他司汀(敏使朗)

31. 引起传导性聋的常见后天性疾病**不包括**

　　A. 外耳道异物 　　　　　B. 耵聍栓塞 　　　　　　　C. 突发性聋

　　D. 耳硬化 　　　　　　　E. 化脓性中耳炎

32. 可引起感音神经性耳聋的常见全身系统性疾病**不包括**

　　A. 高血压与动脉硬化 　　B. 肾功能不全 　　　　　　C. 尿毒症

　　D. 甲状腺功能亢进 　　　E. 糖尿病微血管病变

33. 关于助听器选配,**错误**的是

　　A. 根据完善的听力学检查结果,可一次性选配合适的助听器

　　B. 外耳道狭窄或长期有炎症者宜用骨导助听器

　　C. 感音性聋伴有重振者需采用具备自动增益控制的助听器

　　D. 单侧耳聋一般不需配用助听器

　　E. 合并屈光不正者可用眼镜式助听器

**A2 型题**

34. 患者男性,42 岁,1 周前出现耳痛,逐渐加重,近两日出现耳流脓,CT 检查见外耳道骨部和颅底有骨质破坏。耳周软组织肿胀,糖尿病病史 10 年,抗感染治疗效果不佳,应首先考虑

　　A. 分泌性中耳炎 　　　　B. 外耳道湿疹 　　　　　　C. 化脓性中耳炎

　　D. 坏死性外耳道炎 　　　E. 外耳道疖

35. 患者男性,20 岁,被钝器击中头部后出现耳痛,听力下降,外耳道有鲜血流出,意识清醒。以下处理**不正确**的是

　　A. 行 CT 检查颞骨

　　B. 外耳道内填塞止血

　　C. 首先治疗原发症状,再处理耳科情况

　　D. 严重出血者请神经外科会诊共同抢救

　　E. 有脑脊液漏者,严格按颅脑外伤处理

36. 某男性患者,34 岁,颞骨 CT 示骨折线起自颅后窝的枕骨大孔,横过岩锥到颅中窝,最佳的诊断是

　　A. 脑脊液耳漏 　　　　　B. 颞骨纵行骨折 　　　　　C. 颞骨横行骨折

D. 颞骨混合型骨折　　　　　E. 无法判断

37. 患者 18 岁，有掏耳习惯，耳痛剧烈，咀嚼或说话时疼痛更重，有明显的耳屏压痛和耳郭牵拉痛，外耳道软骨部局限性红肿隆起，最佳的诊断为

　　A. 急性乳突炎　　　　　　B. 坏死性外耳道炎　　　　C. 急性化脓性中耳炎

　　D. 急性外耳道炎　　　　　E. 外耳道疖

**X 型题**

38. 分泌性中耳炎常见的病因有

　　A. 腺样体肥大　　　　　　B. 鼻咽癌　　　　　　　　C. 急性上呼吸道感染

　　D. 急性咽喉炎　　　　　　E. 软腭裂

39. 分泌性中耳炎的治疗原则**不包括**

　　A. 改善咽鼓管通气　　　　　　　　　B. 改善中耳血液循环

　　C. 病因治疗　　　　　　　　　　　　D. 儿童可立即予抗感染和激素治疗

　　E. 鼓膜置管

40. 急性化脓性中耳炎的治疗原则包括

　　A. 控制感染　　　　　　　B. 通畅引流　　　　　　　C. 病因治疗

　　D. 抗病毒治疗　　　　　　E. 合并急性乳突炎需要手术

41. 急性化脓性中耳炎的感染途径**不包括**

　　A. 血行感染　　　　　　　B. 咽鼓管途径　　　　　　C. 外耳道 – 鼓膜途径

　　D. 免疫反应　　　　　　　E. 淋巴回流障碍

42. 鼓膜切开术的适应证有

　　A. 穿孔太小，引流不畅

　　B. 可疑有并发症，但无须立即手术者

　　C. 炎症确已消退，鼓膜穿孔长期不愈者

　　D. 全身及局部症状较重，鼓膜明显膨出，经一般治疗无明显减轻

　　E. 鼓膜穿孔后有血性分泌物

43. **不符合**慢性化脓性中耳炎（不伴胆脂瘤）临床特点的是

　　A. 耳聋为混合性聋，程度较轻　　　　B. 耳聋为感音性聋，程度较轻

　　C. 脓液呈黏液性或黏脓性，一般不臭　　D. 长期持续流脓，有特殊恶臭

　　E. 多为紧张部边缘性穿孔

44. 下列符合慢性化脓性中耳炎的治疗原则的是

　　A. 祛除病因　　　　　　　B. 清除中耳腔积液　　　　C. 控制感染

　　D. 通畅引流　　　　　　　E. 恢复听功能

45. 关于胆脂瘤的命名**有误**的是

　　A. 胆脂瘤系发生于中耳、乳突腔内的肿瘤

　　B. 由胚胎期内胚层组织遗留于颅骨中发展而成，称为先天性原发性胆脂瘤

　　C. 袋状内陷形成的胆脂瘤称为后天性原发性胆脂瘤

　　D. 由外耳道、鼓膜上皮向鼓室、鼓窦移行而形成的胆脂瘤称为后天性胆脂瘤

　　E. 后天性原发性胆脂瘤常见于化脓性中耳炎

46. 下列符合中耳胆脂瘤临床特征的是

　　A. 耳内长期持续流脓

B. 多为紧张部中央性穿孔

C. 胆脂瘤严重时可出现鼻窦炎、扁桃体炎等并发症

D. 颞骨 CT 片常提示上鼓室、鼓窦或乳突有骨质破坏区

E. 一般有较重的神经性聋

47. 耳源性并发症的主要原因是

A. 中耳脓液引流不畅　　B. 患者抵抗力下降　　C. 中耳炎骨质破坏严重

D. 乳突气化不良　　E. 致病菌毒力强

48. 属于耳源性颅内并发症的有

A. 乙状窦血栓性静脉炎　　B. 脑脓肿　　C. Bezold 脓肿

D. 帽状腱膜下脓肿　　E. 硬脑膜外脓肿

49. 耳源性脑脓肿患者出现颅内压增高，用于降低颅内压的药物有

A. 生理盐水　　B. 20% 甘露醇　　C. 30% 呋塞米

D. 50% 葡萄糖　　E. 泼尼松

50. 关于迷路炎的叙述，**错误**的是

A. 有阵发性或继发性眩晕

B. 听力减退

C. 瘘管试验阴性

D. 浆液性迷路炎感染有向颅内扩散的危险

E. 眼震快相向病侧

51. 梅尼埃病的特征有

A. 半规管或内淋巴囊膨大

B. 多双耳同时发病

C. 耳聋发作期加重，间歇期减轻，有明显波动

D. 听力损失呈感音神经性聋

E. 眩晕多数十分钟或数小时，24h 内缓解

52. 梅尼埃病的治疗原则包括

A. 发作期卧床休息，缓解期应尽早活动

B. 抗感染治疗

C. 改善内耳微循环及利尿药物

D. 调节自主神经功能紊乱

E. 鼓室内注射庆大霉素，必要时手术治疗

53. 良性阵发性位置性眩晕的特征有

A. 较梅尼埃病常见

B. 因特定的头位变化伴随出现短暂性的眩晕发作

C. 除眩晕外常伴有恶心、呕吐、听力下降

D. 治疗包括长期服药、手法复位和手术

E. 后骨半规管 BPPV 常用的手法复位为 Epley 复位法

54. 关于突发性聋的说法**不正确**的选项是

A. 多数的突发性聋患者可找到病因，但仍需注意排除听神经瘤、脑卒中

B. 由于自愈率较高，可以观察、等待数日后再行治疗

    C. 首选改善血流动力学状态、扩血管治疗

    D. 辅助治疗有抗病毒、抗感染、高压氧

    E. 全聋型患者预后很差

55. 下列情况需要**慎用**耳毒性药物预防耳毒性聋的是

    A. 肾功能不全者        B. 孕妇             C. 婴幼儿

    D. 已有耳聋者        E. 有家族药物中毒史

56. 常见耳毒性药物有

    A. 链霉素、卡那霉素、庆大霉素等氨基糖苷类

    B. 水杨酸类止痛药

    C. 奎宁、氯喹等抗疟药；顺铂、长春新碱等抗癌药

    D. 呋塞米、依他尼酸

    E. 青霉素及磺胺类抗生素

## 二、名词解释

1. 胶耳

2. 复听

3. 感音性耳聋

4. Cogan 综合征

5. BPPV

## 三、填空题

1. 慢性分泌性中耳炎的病程达_____以上。

2. 分泌性中耳炎在诊断时要注意与_____、_____和_____相鉴别。

3. 急性化脓性中耳炎的常见致病菌有_____、_____。

4. 慢性中耳炎一般分为_____和_____。

5. 慢性化脓性中耳炎的穿孔部位常为_____。

6. 中耳胆脂瘤具有的特征为_____，_____，_____，_____。

7. 耳源性脑脓肿常见部位为_____，其次为_____。

8. 常用的降颅内压药物有_____和_____。

9. 梅尼埃病的耳聋和耳鸣典型特点为_____。

10. 诊断梅尼埃病阳性率较高的影像学技术是_____。

11. 临床上最常见的外周性眩晕疾病是_____，发作时眩晕时间一般不超过_____。

12. 后骨半规管 BPPV 常用的检查和复位方法分别为_____和_____。

## 四、问答题

1. 试述外耳道疖的临床表现及处理。

2. 试述耵聍栓塞的临床表现及处理。

3. 简述颞骨骨折的分类及其临床表现。

4. 分泌性中耳炎的病因有哪些？

5. 简述分泌性中耳炎的治疗原则。

6. 慢性化脓性中耳炎的主要鉴别诊断有哪些？

7. 慢性化脓性中耳炎使用滴耳药的注意事项有哪些？

8. 化脓性中耳炎的颅外并发症和颅内并发症有哪些？

9. 耳源性并发症诊断的注意事项有哪些？

10. 简述梅尼埃病的临床表现。

11. Dix-Hallpike 变位性眼震试验的具体步骤有哪些？

12. Epley 手法复位的具体步骤有哪些？

13. 简述常见外周性眩晕疾病（除梅尼埃病）的临床特点。

14. 突发性耳聋的治疗原则有哪些？

15. 简述耳聋的分级。

16. 简述感音神经性聋的常见原因。

17. 简述耳鸣的临床分类及治疗方法。

## 【参考答案】

### 一、选择题

1. D　2. D　3. B　4. D　5. C　6. D　7. E　8. A　9. E　10. B　11. C　12. E　13. C　14. D　15. E　16. A　17. E　18. C　19. D　20. E　21. C　22. D　23. E　24. C　25. E　26. B　27. C　28. D　29. E　30. D　31. C　32. D　33. A　34. D　35. B　36. C　37. E　38. ABCE　39. BD　40. ABCE　41. DE　42. ABD　43. BDE　44. ACDE　45. ABCE　46. AD　47. ABCE　48. ABE　49. BCD　50. CD　51. CDE　52. ACDE　53. ABE　54. ABCD　55. ABCDE　56. ABCD

### 二、名词解释

1. 胶耳：分泌性中耳炎时出现中耳积液极为黏稠的现象。

2. 复听：梅尼埃患者听高频强声时常感刺耳难忍。有时健、患两耳能将同一纯音听成音调、音色截然不同的两个声音，临床上称为复听。

3. 感音性耳聋：由于螺旋器毛细胞、听神经及听传导径路或各级神经元受损害，致声音的感受与神经冲动传递障碍以及皮质功能缺如者引起的听力下降，分别称感音性、神经性或中枢性聋。临床上用常规测听法未能将其区分时，可统称感音神经性聋。

4. Cogan 综合征：临床有眩晕及双侧耳鸣、耳聋等症状，非梅毒性角膜实质炎与脉管炎为其特点，糖皮质激素治疗效果显著。

5. BPPV：俗称耳石症，因特定的头位变化伴随出现短暂性眩晕发作的前庭疾病。是目前临床上最常见的外周性眩晕疾病。

### 三、填空题

1. 3 个月

2. 鼻咽癌　脑脊液耳漏　胆固醇肉芽肿

3. 肺炎链球菌　葡萄球菌

4. 慢性化脓性中耳炎　胆脂瘤型中耳炎

5. 紧张部

6. 侵袭性　破坏性　迁徙性　异常增殖

7. 大脑颞叶　小脑

8. 甘露醇　高渗糖

9. 波动性改变

10. 经鼓室钆剂注射内耳造影

11. 良性阵发性位置性眩晕　1min

12. Dix-Hallpike 试验　Epley 复位法

## 四、问答题

1. 外耳道疖的临床表现及处理：外耳道疖患者早期有剧烈跳动性耳痛，张口、咀嚼时加重，并可放射至同侧头部；全身不适，体温可微升；疖肿堵塞外耳道时可致听力减退；疖肿位于外耳道前、下壁可致耳屏前下方肿胀，疖肿位于外耳道后壁可因肿胀致耳郭外突，耳郭后沟消失。早期查体可见外耳道软骨部局限性红肿，触痛明显，牵拉耳郭或按压耳屏可使疼痛加剧；脓肿成熟后，红肿处变软，其顶部有黄色脓点，溃破后有少量脓液流出，脓液量少、稠厚、无黏液，有时带血。

治疗：早期应用抗生素，服用镇静、止痛药物，局部理疗或 10% 鱼石脂甘油涂抹。疖破溃者，清理脓液后，局部涂用 10% 甲紫乙醇或 3% 硼酸乙醇。疖成熟未破溃者，可用纯苯酚烧灼脓头，或直接切开排脓。脓栓脱出后，局部可用纱布填塞，防止肉芽生长，促进疖腔闭合。

2. 耵聍栓塞的临床表现及处理：耵聍栓塞者，平素并无症状，可因吸水膨胀而产生或加重症状。其主要症状为耳堵塞感、耳鸣和耳聋，合并外耳道炎时可有耳痛等症状。检查可见外耳道内有一黑色或棕色栓状物，硬度不等。

治疗：栓塞之耵聍可用耵聍钩钩出，难以取出者可用 3%~5% 碳酸氢钠或 1%~2% 酚甘油等滴耳后冲洗。

3. 颞骨骨折的分类及其临床表现：①纵行骨折：最多见，骨折线与岩部长轴平行，极少伤及内耳，但外耳道皮肤及鼓膜常被撕裂，中耳结构受损，故常有耳出血、传导性聋或混合性聋。约 20% 可发生面瘫。②横行骨折：较少见，骨折线与岩部长轴垂直，因骨折线可通过内耳道或骨迷路，还可将鼓室内壁、前庭窗、蜗窗折裂，故常有耳蜗、前庭及面神经受损症状，如感音性聋、眩晕、自发性眼震、面瘫和血鼓室等。面瘫的发生率约为 50%，不易恢复。③混合性骨折：少见，常由于颅骨多发性骨折致使颞骨同时发生纵行与横行骨折线，造成鼓室、迷路骨折，出现多种中耳与内耳症状。

4. 分泌性中耳炎的病因有：

（1）咽鼓管功能障碍：①咽鼓管阻塞：包括咽鼓管咽口受到周围病变组织、分泌物或鼻咽填塞物的机械性阻塞，小儿咽鼓管开放肌肉薄弱、软骨弹性差、咽鼓管表面活性物质减少等非机械性阻塞；②咽鼓管的清洁和防御功能障碍：细菌的外毒素或先天性纤毛运动不良综合征可致纤毛运动瘫痪；③因管壁周围组织的弹性降低所导致的咽鼓管关闭不全。

（2）感染：轻型或低毒性的细菌或病毒感染，急性化脓性中耳炎治疗不当、滥用抗生素等。

（3）免疫反应：可能为免疫复合物疾病（Ⅲ型变态反应）所致。

（4）其他：被动吸烟、胃－食管反流、居住环境不良、哺乳方法不当、腭裂等。

5. 分泌性中耳炎的治疗原则

成人分泌性中耳炎的治疗有以下几方面：

（1）保守治疗

1）短期使用抗生素和糖皮质激素。

2）保持鼻腔及咽鼓管通畅：滴鼻或咽鼓管吹张。

3）稀化黏液，促进分泌物经咽鼓管排出。

（2）手术治疗

1）鼓膜穿刺术：通过鼓膜穿刺液或鼓室内注药。

2）鼓膜切开术：用于液体黏稠时或经反复穿刺仍有积液聚积者。

3）鼓膜切开加置管术：凡病情迁延长期不愈，或反复发作之慢性分泌性中耳炎、胶耳等，可行鼓膜置管。

（3）病因治疗：对反复发作的分泌性中耳炎，注意仔细寻找病因并积极治疗。包括胃－食管－咽喉反流，鼻部、鼻咽部、口咽部疾病等。对慢性分泌性中耳炎未查出明显相关疾病时，如发现鼓室或乳突内有肉芽或鼓室粘连时，应做鼓室探查术或单纯乳突开放术，彻底清除病变组织后，根据不同情况进行相应的手术。

2 个月至 12 岁患儿分泌性中耳炎的治疗包括：

1）保守治疗：确诊后进行为期 3 个月的观察随访。观察期间每 2~4 周定期复查鼓气耳镜和声导抗。

2）外科手术治疗：观察期间较好耳的听力水平为 40dB 或更差；病程持续在 3~4 个月或以上伴有听力减退；已经引起鼓膜或中耳的结构损伤；合并急性中耳炎反复发作等的患儿可行相关手术治疗。

首次手术：包括首选鼓膜置管术；有鼻塞、慢性鼻窦炎、慢性腺样体炎等指征时，同时行腺样体切除术。

再次手术：鼓膜置管脱出或取管后复发，可行腺样体切除术和鼓膜切开术，同时行鼓膜置管或不置管。不建议单独行鼓膜切开术、激光辅助鼓膜造孔或单独行扁桃体切除术。

6. 慢性化脓性中耳炎的主要鉴别诊断有：

（1）中耳胆脂瘤：持续性流黏稠脓，可含"豆渣样物"，奇臭。松弛部穿孔或紧张部后上边缘性穿孔，鼓室内有灰白色鳞片状或无定形物质。颞骨 CT 常有骨质破坏。

（2）中耳癌：好发于中年以上的患者。大多有患耳长期流脓史，近期耳内出血，伴耳痛。鼓室内有新生物，接触易出血。早期容易出现面瘫，晚期有其他脑神经受损表现。颞骨 CT 示骨质破坏。新生物活检可确诊。

（3）结核性中耳炎：耳内脓液稀薄，听力损害明显，早期易发生面瘫。鼓膜大穿孔，肉芽苍白。肺部或其他部位有结核病灶。

7. 慢性化脓性中耳炎使用滴耳药的注意事项：①用药前用 3% 过氧化氢溶液或生理盐水彻底清洗外耳道及鼓室的脓液，并用棉签拭干后方可滴药；②忌用氨基糖苷类抗生素制剂（如新霉素，庆大霉素等）滴耳，以免耳中毒；③脓液多或穿孔小者忌用粉剂，否则影响引流，甚至导致并发症；④忌用腐蚀剂；⑤滴耳药应尽可能与体温接近，以免引起眩晕。

8. 化脓性中耳炎的颅外并发症和颅内并发症有：

（1）颅外并发症：包括颞骨内和颞骨外并发症。

1）颞骨内并发症：迷路炎、岩锥炎及耳源性周围性面瘫。

2）颞骨外并发症：耳后骨膜下脓肿及瘘管、颈部 Bezold 脓肿、Mouret 脓肿，帽状腱膜下脓肿等。

（2）颅内并发症：硬脑膜外脓肿、硬脑膜下脓肿、乙状窦血栓性静脉炎、蛛网膜炎、耳源性脑积水、脑膜炎、脑脓肿、脑疝等。

9. 耳源性并发症诊断的注意事项有：

（1）详细询问病史，了解近期的自觉症状。中耳炎患者突然出现头痛、高热、耳后肿胀，尤其是流脓突然减少或停止（引流不畅）、神志改变、意识淡漠时，应考虑并发症的可能。

（2）仔细行耳部检查。观察分泌物的颜色，有无臭味，有无血性分泌物等。仔细观察鼓膜的穿孔部位，特别是有无边缘性穿孔、松弛部穿孔。

（3）颞骨和颅脑影像学检查。颞骨 CT 了解鼓室、鼓窦或乳突区有无骨质破坏，或是否有密度不均匀的软组织阴影。颅脑 CT 扫描或 MRI 了解是否有颅内病变。

（4）眼底检查：有助于了解有无颅内高压存在。

（5）脑脊液及血液的实验室检查：对诊断脑膜炎、脑脓肿等有重要参考价值。

（6）细菌培养：做脓液和脑脊液的细菌培养及药敏试验，有助于指导用药。

10. 梅尼埃病的临床表现主要有：

（1）发作性眩晕：多呈突发旋转性，患者感到自身或周围物体沿一定的方向与平面旋转，或感摇晃、升降或漂浮。眩晕均伴有恶心、呕吐、面色苍白、出冷汗、脉搏迟缓、血压下降等自主神经反射症状。上述症状在睁眼转头时加剧，闭目静卧时减轻。患者神志清醒，眩晕持续时间短暂，多数十分钟或数小时，通常 2~3h 后转入缓解期，眩晕持续超过 24h 者较少见。

（2）耳聋：多次发作后出现。一般为单侧，呈波动性听力下降。听力丧失的程度随发作次数的增加而每况愈下，但极少全聋。患者听高频强声时常感刺耳难忍，可出现复听。

（3）耳鸣：多出现在眩晕发作之前。初为持续性低调声，后转为高音调蝉鸣声、哨声或汽笛声。耳鸣在眩晕发作时加剧，间歇期自然缓解，但常不消失。

（4）耳胀满感：发作期患侧耳内或头部有胀满、沉重或压迫感，有时感耳周灼痛。

11. Dix-Hallpike 变位性眼震试验的步骤有：

（1）患者坐于检查床上，检查者位于患者侧方，双手持头，向一侧扭转 45°，让患者迅速向后躺下，同时头部向后仰 15°~30°。

（2）观察患者的眼震方向至眼震停止后，恢复患者至端坐位。

（3）休息 5min 后检查另一侧。

12. Epley 手法复位的具体步骤有：

（1）患者坐于治疗床上，在治疗者帮助下迅速完成 Dix-Hallpike 试验的患侧体位，等待患者的眼震和眩晕消失。

（2）将头逐渐转正，继续向健侧转 45°，保持头位 30s 以上。

（3）将患者头部连同身体向健侧翻转 90°，使身体侧卧于治疗床，而此时头部偏离仰卧位达 135°，维持此位置 30s 以上。

（4）坐起头前倾 20°~30°。

完成上述 4 个步骤为 1 个治疗循环。

13. 常见外周性眩晕疾病（除梅尼埃病）的临床特点 参考第十一节耳源性眩晕疾病的"本节难点"。

14. 突发性耳聋的治疗原则

（1）首选肾上腺糖皮质激素：泼尼松 1mg/（kg·d）顿服（常用最大剂量为 60mg），疗程为 10~14d。对于糖尿病患者或者全身用药无效者，可以采用鼓室内注射。

（2）改善血流动力学状态、扩血管以及纤溶治疗：静脉滴注低分子右旋糖酐、复方丹参、川芎嗪等，口服尼莫地平、氟桂利嗪、倍他司汀等。使用纤溶剂治疗时，需动态监测患者凝血功能状态。

（3）抗病毒治疗。

（4）高压氧：可改善内耳血管的氧摄入。

（5）其他：银杏叶制剂、维生素类，以及改善内耳能量代谢的药物等。

15. 我国将耳聋分为五级。

（1）轻度耳聋：听低声谈话有困难，语频平均听阈 <40dB HL。

（2）中度耳聋：听一般谈话有困难，语频听阈在 41~55dB HL。

（3）中重度聋：要大声说话才能听清，语频听阈 56~70dB HL。

（4）重度耳聋：需要耳旁大声说话才能听到，听阈为 71~90dB HL。

（5）极重度耳聋：耳旁大声呼唤都听不清，听阈 >90dB HL。

16. 感音神经性聋的常见原因

（1）先天性聋：指出生时或出生后不久就已存在的听力障碍。可分为遗传性聋及非遗传性聋两大类。

（2）老年性聋：老年性聋是人体老化过程在听觉器官中的表现。可能与老化过程中所遭受到的各种有害因素（包括疾病、精神创伤等）影响有关。

（3）传染病源性聋：又称感染性聋，系指由各种急、慢性传染病产生或并发的感音神经性聋。

（4）全身系统性疾病引起的耳聋：如高血压与动脉硬化、糖尿病、慢性肾炎、尿毒症、甲状腺功能减退、克汀病、白血病等疾病。

（5）耳毒性聋：又称药物中毒性聋，指误用某些药物或长期接触某些化学制品所致的耳聋。而孕妇应用后可经胎盘进入胎儿体内损害听觉系统。

（6）创伤性聋：指头颅闭合性创伤、颞骨骨折等导致迷路震荡、内耳出血、内耳毛细胞和螺旋神经节细胞受损出现的耳聋。此外，潜水、爆震与长期噪声刺激也可引起内耳损伤，出现感音神经性聋。

（7）特发性突发聋：指突发快速的或 72h 内原因不明的主观感受到的单耳或双耳感音神经性听力损失。

（8）自身免疫性聋：为多发于青壮年的双侧同时或先后出现的、非对称性、波动性进行性感音神经性聋。

（9）其他：如梅尼埃病、耳蜗性耳硬化、小脑脑桥角占位性疾病，多发性硬化症等。

17. 耳鸣的临床分类及治疗方法

根据耳鸣产生的部位分类：①耳源性耳鸣：外中耳病变、耳蜗及蜗后病变、中枢听觉通路病变等听觉系统通路的病变可以引起耳源性耳鸣。②非耳源性耳鸣：指起源于听觉系统以外部位的耳鸣，多指体声。包括血管源性耳鸣、肌源性、咽鼓管病变（咽鼓管异常开放）、颞颌关节病等引起的耳鸣。

根据产生耳鸣的病因分类，可能的病因尚包括：①疾病性耳鸣：某些疾患可导致耳鸣，如甲状腺功能异常、偏头痛、糖尿病、高血压、高血脂、贫血、肾病、多发性硬化、碘或锌缺乏、自身免疫性疾病等。②精神心理性耳鸣。幻听：耳鸣声呈语言样，如听见被指责或被骂声，为精神病的一种症状；听像：是由心理学原因引起的耳鸣，最常见的为乐声或歌声，它可能是平常的耳鸣声被大脑想象转换为愉快的乐声，也可能为轻型精神病或精神紊乱而同时伴有耳鸣者。精神心理性耳鸣应作精神病治疗。

耳鸣的治疗：病因治疗、药物治疗、耳鸣掩蔽疗法、生物反馈疗法、电刺激疗法、耳鸣再训练疗法、认知行为疗法、手术治疗。

# 第四章　鼻部疾病

## 第一节　鼻前庭炎与鼻疖

### 【学习要点】

1. 掌握鼻前庭炎和鼻前庭湿疹的鉴别,鼻疖并发症的表现和处理原则。
2. 了解鼻前庭炎和鼻疖的病因、临床表现,鼻疖处理原则。

### 【重点与难点解析】

#### 一、鼻前庭炎

##### （一）病因

多因鼻腔分泌物的刺激所致,也可由于长期接触有害粉尘、挖鼻等不良的生活习惯刺激鼻前庭局部引起。

##### （二）临床表现

急性:局部疼痛,触痛明显。查体,鼻前庭皮肤充血、肿胀、浅表糜烂。

慢性:局部痒、干燥、结痂。查体,鼻毛稀少,皮肤增厚、结痂或皲裂等。

##### （三）诊断与鉴别诊断

鼻前庭湿疹是有明显渗出倾向的皮肤炎症反应,多伴外鼻、口唇等处皮肤的湿疹,常与过敏因素相关。

#### 二、鼻疖

##### （一）病因

挖鼻、拔鼻毛等不良的生活习惯或外伤导致金黄色葡萄球菌感染是其主要原因,也可继发于鼻前庭炎,在机体抵抗力下降的情况下易发病。

##### （二）并发症

炎症进一步发展,可引起上唇及面颊部蜂窝织炎。严重者可引起颅内并发症如海绵窦血栓性静脉炎,若不及时正确治疗,可迅速发展至对侧,严重情况可危及生命或遗留脑和眼部后遗症。

（三）治疗

怀疑或合并海绵窦血栓性静脉炎者,应及时使用大剂量能透过血脑屏障的抗生素,并和眼科及神经科医师共同诊治。

# 第二节　急性鼻炎

## 【学习要点】

1. 掌握急性鼻炎的并发症。
2. 了解急性鼻炎的病因、鉴别诊断。

## 【重点与难点解析】

（一）病因

病毒感染引起,可合并细菌感染,以鼻病毒最为常见,其次是流感和副流感病毒、腺病毒、冠状病毒、柯萨奇病毒等引起,病毒经呼吸道侵入机体。

（二）并发症

可并发有急性鼻窦炎,其中以上颌窦及筛窦最为常见,炎症通过咽鼓管可导致急性中耳炎。若炎症向下蔓延可引发咽炎、喉炎、气管及支气管炎等,小儿或老年患者可合并肺炎。

（三）诊断及鉴别诊断

1. 流行性感冒　短期内同一地区可出现有较大人群发病的特点。
2. 变应性鼻炎　无全身症状,表现为阵发性喷嚏、清水样涕和鼻塞及鼻痒。
3. 某些急性传染病。

# 第三节　慢性鼻炎

## 【学习要点】

1. 掌握慢性鼻炎的治疗原则。
2. 了解两种类型慢性鼻炎的区别及“空鼻征”。

## 【重点与难点解析】

（一）病理表现

1. 慢性单纯性鼻炎　为鼻腔黏膜组织血管慢性扩张,尤其是下鼻甲海绵状血窦的扩张,通透性增加,伴局部的淋巴细胞及浆细胞为主的炎症细胞浸润,腺体的分泌功能活跃。
2. 慢性肥厚性鼻炎　在慢性单纯性鼻炎的基础上进一步演变,引起纤维组织增生,表现为黏膜、黏膜下层甚至骨膜和骨的局限性或弥漫性纤维组织增生、肥厚,以下鼻甲最为明显,肉眼可呈结节状、桑葚状或分叶状,中鼻甲前端和鼻中隔也可发生。

（二）治疗

1. 慢性单纯性鼻炎　间断使用减充血药物滴喷鼻,常用 0.5%~1% 麻黄碱生理盐水缓解局部症状,中药和局部定期热敷及针刺迎香穴等均有一定的疗效。近年来,鼻用类固醇激素对慢性单纯性鼻炎的治疗作用提到非常重要的地位,可减轻鼻塞症状,恢复鼻腔通气功能。

2. 慢性肥厚性鼻炎　下鼻甲黏膜下切除结合下鼻甲骨折外移,更符合鼻腔生理功能的要求。如果下鼻甲切除过多可引起"空鼻征",如患者表现为鼻塞和鼻腔、鼻咽、咽部干燥,严重的有窒息感、烦躁、焦虑、抑郁、无法集中注意力等。查体:鼻腔过度宽敞,可直接窥及鼻咽部,下鼻甲萎缩或缺如,鼻腔可有脓涕、脓痂、血痂等。临床上易引起医疗纠纷。

# 第四节　萎缩性鼻炎

## 【学习要点】

1. 掌握萎缩性鼻炎的治疗原则。
2. 了解萎缩性鼻炎的病因。

## 【重点与难点解析】

（一）病因

分为原发性及继发性两种。其中原发性萎缩性鼻炎病因不清楚,相关研究提示为一种自身免疫性疾病。而继发性萎缩性鼻炎病因较明确,认为与以下情况有关:①鼻腔、鼻窦脓性分泌物、有害粉尘、化学气体的刺激;②不适当的手术所致鼻黏膜的广泛损伤;③局部大剂量放射治疗后;④鼻部的某些特殊性疾病,如结核、梅毒和麻风等对鼻黏膜的损害。

（二）治疗

现无针对性疗法,多为对症治疗,改善症状。

1. 局部治疗　鼻腔冲洗,严重者可定期清理脓痂。使用 1% 链霉素液状石蜡、1% 复方薄荷樟脑液状石蜡改善黏膜血液循环、软化脓痂,使之易擤出。

2. 手术治疗　缩窄鼻腔的空间,减少鼻通气量,减少鼻黏膜水分散失。

3. 全身治疗　加强营养,改善环境及个人卫生。

# 第五节　变应性鼻炎

## 【学习要点】

1. 掌握变应性鼻炎的诊断和治疗原则。
2. 了解变应性鼻炎的分类。

## 【重点与难点解析】

### （一）定义及分类

变应性鼻炎是特异性个体接触致敏原后由 IgE 介导的介质（主要是组胺）释放，并有多种免疫活性细胞和细胞因子等参与的鼻黏膜慢性炎症反应性疾病。以鼻痒、喷嚏、大量清水样涕及鼻塞为其主要的临床特点。

传统分类是依患者发病有无季节性，分为常年性变应性鼻炎和季节性变应性鼻炎两种，其中后者又称"花粉症"（pollinosis）。世界卫生组织"变应性鼻炎及其对哮喘的影响"（ARIA）工作小组根据患者发病情况、病程和对患者生活质量的影响，将变应性鼻炎分为：间歇性和持续性变应性鼻炎。间歇性是指症状发生的天数 <4d/ 周或病程 <4 周。持续性是指症状发生的天数 ≥4d/ 周并且病程 ≥连续 4 周。依据患者症状的程度和是否影响生活质量（包括睡眠、日常生活、工作和学习），变应性鼻炎分为轻度和中 – 重度，轻度是指症状较轻，对生活质量无影响；中 – 重度是指症状明显，对生活质量产生影响。

### （二）变应性鼻炎发病机制

本病属 IgE 介导的 I 型变态反应，也与细胞因子、细胞间黏附分子（intercellular adhesion molecule，ICAM）及部分神经肽的相互作用密切相关。当特异性抗原进入机体后，鼻黏膜局部 CD4$^+$ T 淋巴细胞受细胞因子（IL-4）的刺激，分化成为 TH2 细胞，释放多种细胞因子，进而激活血管内皮细胞表达 ICAM-1 等黏附分子，促进多种淋巴细胞（嗜酸性粒细胞、肥大细胞、嗜碱性粒细胞及 T 淋巴细胞）向鼻黏膜局部的迁移、黏附及定位。变应原刺激机体产生的特异性 IgE 抗体结合在鼻黏膜局部的肥大细胞及嗜碱性粒细胞的细胞膜上，此时机体处于致敏状态。当该变应原再次进入机体时，变应原与 IgE 发生"桥连"，进而激发细胞膜一系列的生化反应，最终释放以组胺为主的多种介质，介质作用于鼻黏膜血管、腺体、神经末梢上的受体，引起相应的组织反应，表现为阻力血管收缩（鼻黏膜苍白），或容量血管扩张（鼻塞、黏膜呈浅蓝色），毛细血管的通透性增高（黏膜水肿），多形核细胞、单核细胞浸润，其中以嗜酸性粒细胞为主。同时副交感神经的兴奋性增高，腺体分泌功能旺盛（大量清水样涕），感觉神经的敏感性增强（连续性喷嚏）。

### （三）临床表现

1. 鼻痒　鼻腔黏膜感觉神经受到刺激后引起，可伴有眼痒不适等。
2. 喷嚏　为反射性动作，阵发性喷嚏，可连续几个到数十个不等。
3. 清涕　鼻腺体分泌亢进，产生大量清水样涕。
4. 鼻塞　鼻塞程度不一，季节性鼻炎发作时鼻塞明显。
5. 嗅觉减退　鼻腔黏膜水肿可导致嗅觉有不同程度的减退。

查体：常年性者鼻黏膜可为苍白、充血或浅蓝色，季节性者在发作期鼻黏膜水肿明显。以上变化下鼻甲最为明显，总鼻道可见清涕。

### （四）诊断

1. 详细采集病史　过敏性疾病史，发作期典型症状、症状持续时间，对于诊断必不可少。
2. 特异性抗原检查　分体内法及体外法。
（1）体内法：包括皮肤试验及黏膜激发试验，其中皮内试验最为常见。该试验一般以

1：100 浓度的变应原溶液 0.01ml 于患者上臂外侧做皮内注射,以生理盐水作为对照,观察皮肤局部的反应结果,出现风团及红晕阳性反应。极个别高度敏感病例可在皮试时出现过敏性休克,故在做体内试验时应备有抢救措施。

（2）体外法：通过 UniCAP 系统等方法,直接检测血清中特异性 IgE 的浓度。此法的抗原－抗体反应在体外进行,机体不会出现过敏反应,且其灵敏度及特异性均高于传统方法。

### （五）治疗

包括对症治疗和对因治疗。前者主要是指药物治疗及手术治疗,后者主要是避免接触变应原及免疫治疗。药物治疗应该是按阶梯治疗方案治疗。药物主要包括抗组胺药、鼻用激素、细胞膜稳定剂、血管减充血剂等。

# 第六节　鼻　息　肉

## 【学习要点】

1. 掌握鼻息肉鉴别诊断、并发症和治疗原则。
2. 了解鼻息肉病的临床特点。

## 【重点与难点解析】

### （一）定义

鼻息肉是以极度水肿的鼻黏膜在中鼻道形成息肉为临床特征,为鼻黏膜的慢性炎症。好发于前筛区,其中来源于上颌窦并发展到后鼻孔的单发息肉,称为上颌窦－后鼻孔息肉。

### （二）临床表现

多为双侧持续性渐进性的鼻塞,鼻腔黏脓性分泌物。多伴有嗅觉的下降,闭塞性鼻音。后鼻孔息肉阻塞咽鼓管可引起分泌性中耳炎症状。鼻镜检查：典型鼻息肉表面光滑,半透明,呈灰白色或淡黄色,如荔枝肉样肿物。可为单蒂、多蒂或广基,基底多位于中鼻道、筛窦,巨大鼻息肉可引起外鼻变形,形成“蛙鼻”。

### （三）并发症

1. **鼻窦炎**　息肉引起窦口的阻塞,鼻腔黏膜的肿胀,息肉样变等均可影响窦腔的引流,继发感染可形成鼻窦炎。

2. **分泌性中耳炎**　息肉的堵塞或鼻窦炎等可引起咽鼓管功能障碍,导致鼓室积液及听力下降。

3. **支气管哮喘**　鼻息肉患者中有较高的支气管哮喘发病率,发病机制尚不清楚。

### （四）鉴别诊断

1. **鼻腔内翻性乳头状瘤**　多为单侧,呈多发性,分叶状,表面粗糙,淡红色,术中出血倾向明显,多次复发者有一定的恶性倾向。

2. **鼻咽纤维血管瘤**　多见于青春期男性,多因鼻塞、鼻出血就诊。好发于鼻咽部,基底广泛,表面粗糙不平,色红,触之较硬。

3. 鼻内脑膜-脑膨出 发生于新生儿或幼儿,肿物多来自于鼻腔顶部,表面光滑,单一肿物,不能移动,无蒂,影像学检查可帮助诊断。不可贸然活检,以免脑脊液鼻漏和颅内感染。

**(五)治疗**

1. 手术治疗 采用鼻内镜手术,在切除病变的同时,尽可能保留鼻腔鼻窦黏膜组织。

2. 糖皮质激素治疗 分局部及全身用药两种方法,对于体积较小,初次发病的息肉可行单纯药物治疗;对于体积较大或复发病例,可作为术前及术后的重要辅助治疗。

# 第七节 急性鼻窦炎

## 【学习要点】

1. 掌握急性鼻窦炎症不同类型的临床特征和诊断。
2. 了解急性鼻窦炎治疗原则。

## 【重点与难点解析】

**(一)临床表现**

1. 全身症状 多继发于急性鼻炎,原有症状加重,出现畏寒、发热、周身不适等症状。小儿可出现呕吐、腹泻、咳嗽等消化道和呼吸道的症状。

2. 局部症状

(1)鼻塞。

(2)脓涕。

(3)头痛或鼻局部疼痛。

3. 体征

(1)多有急性鼻炎的体征。

(2)上颌窦炎可有下睑和颌面压痛。额窦炎可有额窦前壁叩击痛、额部皮肤红肿及眶内上角压痛。筛窦炎可有鼻根部和内眦皮肤红肿及压痛。

(3)鼻腔局部:除急性鼻炎体征外,前鼻镜下可见鼻腔黏膜充血、肿胀,以中、下鼻甲变化明显,鼻腔内可见大量脓性或黏脓性鼻涕。

4. 辅助检查 瓦氏位片、柯氏位片有助于诊断,鼻窦 CT 对诊断具有重要指导意义,儿童宜少用。

**(二)治疗**

1. 全身治疗 一般治疗同急性鼻炎治疗,但需使用有效、足量的抗生素。

2. 局部治疗 可使用 1% 麻黄碱滴鼻,收缩鼻腔黏膜,保持鼻腔良好通气,上颌窦穿刺可有效引流脓涕,儿童可采用鼻窦负压置换法。

# 第八节　慢性鼻窦炎

## 【学习要点】

1. 掌握慢性鼻窦炎的诊断标准和治疗原则。
2. 了解慢性鼻窦炎病因。

## 【重点与难点解析】

### （一）定义

慢性鼻窦炎多为鼻腔及鼻窦急性炎症未彻底治愈,反复发作迁延所致。根据鼻窦炎症范围可分为前组鼻窦炎、后组鼻窦炎及全组鼻窦炎。根据鼻腔是否有息肉,分为伴有或不伴鼻息肉的慢性鼻窦炎。

### （二）临床表现

1. 全身症状　轻重不一,有时可无。常见全身症状有精神不振、头晕、记忆力减退等。
2. 局部症状　以鼻塞、脓涕为主要症状,次要症状包括头痛、嗅觉减退、视力减退或失明等。
3. 体征　前鼻镜检查可见鼻黏膜呈慢性充血、肿胀、肥厚,中鼻甲肥大或息肉样变,中鼻道狭窄,黏膜水肿或息肉形成。前组鼻窦炎时,中鼻道可见有脓性分泌物引流,后组鼻窦炎脓液可位于嗅裂或积蓄于鼻腔后端流入鼻咽部。1% 麻黄碱收缩鼻腔后再行体位引流,有助于诊断。
4. 辅助检查　鼻内镜检查能清楚、准确地看清病变部位及其他解剖学异常,对诊断有重要的意义。CT 检查为确诊的金标准。上颌窦穿刺可起到诊断及治疗的作用。

### （三）治疗

1. 鼻用糖皮质激素。
2. 抗生素使用。
3. 黏液促排剂。
4. 血管收缩剂。
5. 鼻腔冲洗。
6. 上颌窦穿刺冲洗及鼻窦负压置换。
7. 鼻内镜手术。

# 第九节　鼻中隔偏曲

## 【学习要点】

1. 掌握鼻中隔偏曲的定义。

2. 鼻中隔偏曲的临床表现和手术指征。

## 【重点与难点解析】

### （一）定义

鼻中隔偏曲是指鼻中隔偏向单侧或双侧，或局部形成突起，并引起鼻腔通气功能障碍，产生临床症状者。

对于无临床症状、轻度偏曲者，不可视为鼻中隔偏曲。

### （二）临床表现

1. 鼻塞。

2. 鼻出血。

3. 反射性头痛。

4. 体征　可见有各种形状的偏曲，严重者可伴有外鼻的畸形。

### （三）治疗

对于临床症状明显者，可在鼻内镜下行鼻中隔手术，如鼻中隔黏膜下矫正术、鼻中隔重建术及单纯的棘突切除等。

# 第十节　鼻　出　血

## 【学习要点】

1. 掌握鼻出血治疗方法及原则，方法尤其要掌握鼻腔前、后鼻孔堵塞。

2. 了解鼻出血特点。

## 【重点与难点解析】

### （一）临床特点

多由鼻腔、鼻窦疾病引起，少数是全身疾病引起；多数为单侧鼻腔出血，少数为双侧鼻腔的出血；多数为间歇性少量出血，少数为持续性大量出血；多数为鼻腔易出血区出血（儿童及青壮年多见），少数为后鼻孔吴氏鼻–鼻咽静脉丛的出血（老年患者多见）。

### （二）治疗

了解病史，明确出血侧鼻腔、出血诱因、出血量的多少、既往病史。

1. 一般处理。

2. 常用止血方法　首先要估计出血部位，采用不同的止血方法。

（1）简易止血法：双侧鼻翼压迫。

（2）烧灼法：化学及物理方法。

（3）填塞法：对于出血点不明确，烧灼法治疗无效或无相应条件者，可选用鼻腔填塞法。

1）前鼻孔填塞法：多使用凡士林油纱条填塞鼻腔。另外，还可使用抗生素油纱条、止血纱布、明胶海绵作为填塞物，对于少量弥漫性渗血情况，可首选可吸收性填塞物，避免对黏膜的损伤。

2）后鼻孔填塞法：对于出血部位在鼻腔后部、前鼻孔填塞无效者，可使用后鼻孔填塞法。

3）新型材料堵塞：膨胀海绵、气囊或水囊可用于鼻腔止血。

（4）血管结扎法：对于堵塞无效，出血严重者使用。对于肿瘤引起或者不明原因大出血，可采用血管介入方法止血。

（5）血管栓塞法：对严重出血者如肿瘤引起或者不明原因大出血可采用此法。

（6）鼻内镜止血术：鼻内镜为鼻出血的检查、诊断和治疗提供了一个先进准确的技术手段，损伤小，患者痛苦少，止血效果较好。

3. 全身治疗　止血药物治疗，可辅以广谱抗生素治疗，严重出血者应注意观察血压变化，有无休克倾向。

# 第十一节　鼻　外　伤

## 【学习要点】

1. 掌握鼻骨骨折诊断及处理原则。
2. 掌握鼻窦骨折处理原则。
3. 了解鼻窦骨折的临床表现。

## 【重点与难点解析】

### 一、鼻骨骨折

#### （一）诊断

根据外伤史和临床体征，多易于诊断，常规应行 X 线检查，鼻骨侧位片可明确诊断及骨折类型，复杂病例需结合头颅 CT 进行诊断。

#### （二）治疗

鼻骨骨折可在外伤后 2~3h 复位，如鼻部皮肤已肿胀，则暂不复位，待肿胀消退后，根据局部畸形的程度及鼻部症状决定是否需行鼻骨复位术，复位时间宜外伤后 7~10d 内进行，不超过 2 周。对于合并鼻中隔血肿者需及时予以穿刺引流。合并有颅底骨折，脑脊液鼻漏者禁止鼻腔填塞，防止逆行颅内感染的发生。

### 二、鼻窦骨折

#### （一）临床表现

额窦前壁骨折可致面部畸形等，后壁骨折可致脑脊液鼻漏及颅内损伤。

筛窦骨折伤及筛板或筛顶时，出现有脑脊液鼻漏等症状；若筛窦、额窦及眼眶同时受累，称为额筛眶复合体骨折。

蝶窦骨折较为少见，临床多表现为病情危重，可出现致死性出血、脑脊液鼻漏、创伤性尿崩症等相应症状。

（二）治疗

鼻窦骨折需根据具体情况,分清主次、先后,分别进行治疗。

# 第十二节 鼻 真 菌 病

## 【学习要点】

1. 掌握真菌性鼻窦炎的影像学特征、真菌性鼻窦炎治疗原则。

2. 了解真菌性鼻窦炎分型。

## 【重点与难点解析】

### （一）定义

鼻真菌病是真菌感染鼻部引起的常见疾病。常见的致病真菌有曲霉菌、念珠菌、毛霉菌等,其中以鼻曲霉菌感染最为多见。真菌是条件致病菌,只有机体的抵抗力下降及有局部诱因时才发病。

### （二）根据病理特征分型

根据病理特征,分为非侵袭型和侵袭型。

1. 非侵袭型 包括以下两种。

（1）变应性真菌性鼻窦炎。

（2）真菌球:致病真菌主要是曲霉菌。

2. 侵袭型 包括以下两种。

（1）急性暴发型:多由毛霉菌属真菌引起,真菌侵入黏膜内,侵袭血管壁,淋巴管也可受累。产生血栓、缺血性梗死和坏死,导致黏膜坏死和骨质破坏。

（2）慢性侵袭型:是以肉芽组织反应为病理组织学特征的慢性进行性疾病。

### （三）临床表现

1. 变应性真菌性鼻窦炎 CT 检查与鼻窦炎相似。

2. 真菌球 其影像学特征为单窦发病、骨质破坏和病变内有钙化灶。

3. 急性暴发型 病程较短,发展较快,有多个鼻窦受累。影像学检查早期可见黏膜增厚,晚期可见骨质破坏。

4. 慢性侵袭型 病程进展缓慢,鼻窦 X 线可见病变窦腔密度增高且不均匀,并可有局部的骨质破坏。影像学征象似恶性肿瘤表现。

### （四）治疗

1. 早期手术治疗,清除鼻腔及鼻窦的坏死物及不可逆病变,恢复及保持鼻窦的通畅引流。术后需定期复诊及局部鼻腔冲洗。

2. 药物治疗 非侵袭型鼻真菌病无须使用抗真菌药物,对于变应性真菌性鼻窦炎,手术后应用糖皮质激素非常重要。

3. 对于急性暴发型,应在大量使用抗真菌药物的同时,积极抢救生命。

# 第十三节　鼻　囊　肿

## 【学习要点】

1. 掌握鼻前庭囊肿的诊断与治疗原则、上颌窦牙源性囊肿的发生机制和处理原则。
2. 了解黏液性囊肿可能引起的并发症。

## 【重点与难点解析】

### 一、鼻前庭囊肿

1. 诊断　病史、体征结合 X 线检查（CT 检查）可明确诊断。
2. 治疗　囊肿引起面部畸形及影响鼻部功能者或合并感染者应手术治疗,完整切除囊肿,避免术后复发。

### 二、鼻窦囊肿

鼻窦囊肿（cyst of nasal sinus）系指原发于鼻窦或来源于牙或牙根向上颌窦内发展的囊性肿物。分为鼻窦的黏液囊肿、黏膜囊肿及上颌窦牙源性囊肿。

#### （一）黏液囊肿

因鼻窦自然开口的阻塞,窦内压力增高,可压迫窦壁,引起骨质的破坏,产生局部隆起畸形,合并感染时为脓囊肿,可引起严重的眶内及颅内并发症。手术不必追求完整切除囊肿,以免损害周围组织,建立经鼻腔的永久性引流即可。

#### （二）黏膜囊肿

多为黏膜内黏液腺阻塞,腺体分泌物潴留在黏膜下形成囊肿。小的囊肿无症状者可不予治疗,大的囊肿有症状者可经鼻内镜下予以切除。

#### （三）上颌窦牙源性囊肿

分为含牙囊肿及齿根囊肿两种。含牙囊肿的发生与牙齿发育有关,病理表现为囊肿中未长出的牙齿和增殖的造釉细胞被包围在囊肿内,侵入上颌窦腔。随着囊肿内分泌物逐渐增加,压迫骨壁,使骨壁变薄、萎缩、膨胀,形成面颊隆起。X 线检查囊肿可显示窦腔的增大,内含有牙影。治疗以手术为主。

齿根囊肿则是由于齿根感染造成损害进而形成的囊肿。齿根囊肿 X 线片示病牙根尖部圆形的囊影,治疗以手术治疗为主,术前行病牙的治疗。

# 第十四节　鼻腔鼻窦肿瘤

## 【学习要点】

1. 掌握鼻腔内翻性乳头状瘤的临床表现。

2. 掌握鼻腔鼻窦恶性肿瘤（上颌窦癌）的临床表现。

3. 了解鼻 NKT 细胞淋巴瘤的临床表现。

## 【重点与难点解析】

### 一、内翻性乳头状瘤

1. 鼻腔及鼻窦的内翻性乳头状瘤具有一定的恶变倾向,可视为良、恶性之间的边缘性肿瘤。

2. 临床表现　40 岁以上男性,单侧发病。临床表现为单侧鼻塞、脓涕、脓血涕,反复鼻出血,嗅觉下降至消失,随肿物体积的增加可出现相近器官功能异常症状,如面部的畸形、眼功能障碍等。

3. 治疗　以手术治疗为主,根据肿瘤侵及的范围采用不同的术式,现多可在鼻内镜下完成。对于已有恶变者,术后辅以放射治疗。

### 二、鼻腔及鼻窦恶性肿瘤

1. 临床病理以鳞状细胞癌为多见,原发部位及发病率最高均为上颌窦。其次为腺癌,多位于筛窦。

2. 临床表现

（1）鼻腔恶性肿瘤:初期即表现为单侧渐进性鼻塞,涕中带血,脓血涕,嗅觉下降等症状。

（2）鼻窦的恶性肿瘤:早期肿瘤较小,多无明显的临床表现。随着肿瘤体积增大,可出现相应临床表现。上颌窦恶性肿瘤表现为:①单侧脓血涕;②面颊部疼痛或麻木感,系侵犯眶下神经所致;③鼻腔外侧壁内移出现单侧鼻塞;④肿瘤侵及牙槽骨可出现牙齿的松动、疼痛及脱落;⑤肿瘤向前侵犯可引起面部的隆起、瘘管或溃烂;⑥向上侵犯眼眶出现眼球活动障碍、复视、溢泪等;⑦向下侵及硬腭引起硬腭的下塌、溃烂、变形;⑧向后外侵及翼腭窝及翼内肌出现神经痛及张口受限;⑨晚期可出现颈淋巴结转移,多见于同侧上颈淋巴结的转移。

筛窦的恶性肿瘤可向外、向后、向前、向上侵犯,引起相应临床症状;晚期也可发生颈淋巴结的转移。

3. 治疗　采取综合治疗原则,即手术切除、放射治疗、化学治疗相结合。放射治疗可用于术前或术后,疗效较好。化学治疗不是首选。

### 三、鼻 NKT 细胞淋巴瘤

#### （一）定义

鼻 NKT 细胞淋巴瘤是原发于淋巴结外的具有特殊形状学的淋巴瘤。肿瘤细胞表达 NK 细胞分化抗原和 T 细胞分化抗原,故称之为 NKT 细胞淋巴瘤。与 EB 病毒（Epstein-Barr virus）感染高度相关。

#### （二）临床表现

可分为 3 期。①前驱期:可持续 4~6 周,表现不典型,可有急性鼻炎、鼻窦炎的表现。②活动期:单侧鼻塞加重,涕中带血。鼻黏膜肿胀、糜烂、溃疡,呈肉芽状。病变范围广泛,可出现鼻中隔或腭部穿孔,病变向下可累及咽部,而此时全身一般状况尚可,仅表现为低热、食欲缺乏等,此期可持续数周至数个月。③终末期:中线及邻近部位局部坏死加重,可出现面部毁容,患者全身可表现为高热、肝脾大,肝衰竭及发生弥散性血管内凝血(disseminated intravascular coagulation,DIC),最终死亡。

# 第十五节　内镜在鼻腔、鼻窦外科手术中的应用

## 【学习要点】

1. 掌握鼻内镜手术的基本原理以及 OMC。
2. 了解鼻内镜手术的临床应用。

## 【重点与难点解析】

1. 鼻内镜鼻窦手术的基本原理,主要有以下两点:①正常鼻窦生理功能关键在于鼻窦的通气及引流,手术的目的应以解除鼻窦自然窦口的阻塞为重点,清除不可逆的病变,纠正解剖学的变异。②恢复鼻窦黏膜的纤毛清除功能。

窦口鼻道复合体(ostiomeatal complex,OMC)是指以筛漏斗为中心的邻近区域结构,包括中鼻甲、钩突、半月裂、鼻丘、筛泡以及上颌窦自然开口及囟门等解剖结构。

2. 鼻内镜可进入鼻腔及鼻窦深部,为手术提供良好的照明,并通过内镜可直视或经显示器获得鼻腔鼻窦内的清晰视野及图像。利用各种配套的手术器械,使术者的视野及手的功能得到延伸,其具有的微创技术、功能性理念和极佳临床效果,大大优于传统手术方式。鼻内镜可进行较多的手术:如慢性鼻窦炎、鼻息肉、鼻中隔矫正、鼻窦囊肿、鼻窦良性肿瘤、鼻咽部纤维血管瘤、翼腭窝肿瘤。鼻内镜还可以涉及颅底外科、眼科领域手术,从而形成新的相关学科,并为这些学科的发展提供广阔的前景。

## 【习题】

### 一、选择题

**A1 型题**

1. 嗅沟(嗅裂)位于
   A. 各鼻甲与鼻中隔之间　　　　　　　B. 下鼻甲与鼻中隔之间
   C. 上、中鼻甲与鼻中隔之间　　　　　D. 上鼻甲以上鼻腔侧壁与鼻中隔之间
   E. 下鼻道内

2. 前组鼻窦引流到
   A. 上鼻道　　　　　　B. 中鼻道　　　　　　C. 下鼻道
   D. 鼻咽部　　　　　　E. 蝶筛隐窝

3. 蝶筛隐窝有哪对鼻窦的开口
   A. 前组筛窦　　　　　B. 后组筛窦　　　　　C. 上颌窦

      D. 蝶窦                   E. 筛窦

4. 鼻泪管开口于

    A. 上鼻道              B. 中鼻道            C. 下鼻道

    D. 鼻咽部               E. 蝶筛隐窝

5. 后组筛窦开口于

    A. 上鼻道               B. 中鼻道            C. 下鼻道

    D. 总鼻道               E. 嗅沟

6. 鼻疖是指

    A. 鼻部皮肤弥漫性炎

    B. 鼻前庭或鼻尖部皮脂腺或毛囊的急性脓性炎症

    C. 鼻前庭皮肤湿疹伴感染

    D. 鼻腔黏膜下脓肿

    E. 鼻软骨发炎

7. 鼻疖红肿范围不大,但疼痛剧烈,是由于

    A. 感染部位感觉神经丰富              B. 鼻前庭的皮肤和软骨膜疏松相连

    C. 鼻前庭的皮肤和软骨膜紧密相连       D. 感染部位深达软骨膜

    E. 脓肿毒素所致

8. 鼻疖最严重的并发症是

    A. 鼻尖软骨膜炎                B. 面颊部蜂窝织炎

    C. 眼眶蜂窝织炎                D. 乙状窦血栓性静脉炎

    E. 海绵窦血栓性静脉炎

9. 对于鼻疖的治疗,下列措施中**错误**的是

    A. 全身应用足量适当的抗生素          B. 局部热敷和红外线照射

    C. 局部涂用 10% 鱼石脂软膏           D. 早期切开引流

    E. 怀疑颅内并发症者应入院治疗

10. 鼻疖**禁忌**挤压的主要原因是

    A. 细菌毒力强                  B. 鼻部淋巴管丰富

    C. 可经静脉引起颅内感染           D. 鼻部动静脉血管丰富

    E. 破损处易形成瘢痕

11. 关于急性鼻炎,下列概念中**错误**的是

    A. 急性鼻炎即俗称"伤风""感冒"

    B. 急性鼻炎与"流行性感冒"不是同一种疾病

    C. 急性鼻炎应及早使用抗生素

    D. 受凉、过度劳累及全身抵抗力差是急性鼻炎的常见诱因

    E. 急性鼻炎的主要病因是病毒感染

12. 急性鼻炎最常见的病毒感染是

    A. 流感病毒               B. 冠状病毒           C. 腺病毒

    D. 柯萨奇病毒            E. 鼻病毒

13. 急性鼻炎的临床表现**不包括**

    A. 鼻塞、打喷嚏、流清涕             B. 鼻部干燥,灼热感

C. 下鼻甲黏膜肿胀，表面光滑　　　　D. 可伴有呕吐、腹泻

E. 鼻黏膜苍白、水肿

14. 慢性单纯性鼻炎的主要症状是

A. 阵发性打喷嚏　　　　　　　　　B. 双侧持续性鼻塞

C. 交替性或间歇性鼻塞　　　　　　D. 清水样鼻涕多

E. 鼻塞伴有经常性头痛

15. 慢性单纯性鼻炎与慢性肥厚性鼻炎临床上主要的鉴别点是

A. 鼻分泌物性质　　　B. 头痛程度　　　　C. 有无鼻音

D. 有无咽痛　　　　　E. 对血管收缩剂的反应

16. 慢性鼻炎可能的病因中，**不包括**

A. 长期反复吸入有害气体　　　　　B. 缺乏维生素 A、维生素 C

C. 长期过度疲劳　　　　　　　　　D. 如贫血等慢性疾病

E. 有甲状舌管囊肿病史

17. 有关慢性单纯性鼻炎的治疗，以下**错误**的是

A. 祛除病因　　　　　B. 局部物理理疗　　　　C. 局部应用血管收缩剂

D. 针刺穴位治疗　　　E. 行下鼻甲切除

18. 有关慢性肥厚性鼻炎，以下**错误**的是

A. 持续性鼻塞　　　　　　　　　　B. 对麻黄碱收缩反应良好

C. 可行下鼻甲部分切除术　　　　　D. 下鼻甲黏膜增厚呈桑葚样

E. 可行下甲硬化剂注射治疗

19. 萎缩性鼻炎的症状中**错误**的是

A. 鼻塞　　　　　　　B. 鼻出血　　　　　C. 流清水样涕

D. 嗅觉丧失　　　　　E. 呼出气味臭

20. 萎缩性鼻炎典型的病理改变**不包括**

A. 黏膜上皮鳞状上皮化　　　　　　B. 血管壁结缔组织增生肥厚

C. 血管逐渐发生闭塞性动脉内膜炎　D. 骨膜和骨质萎缩

E. 毛细血管的通透性增高

21. 萎缩性鼻炎产生鼻塞的原因是

A. 鼻道阻塞　　　　　　　　　　　B. 鼻腔感觉神经敏感性下降

C. 吸气时鼻翼塌陷　　　　　　　　D. 合并有鼻中隔偏曲

E. 继发感染

22. 萎缩性鼻炎鼻部恶臭的主要原因是

A. 蛋白质腐败分解　　B. 鼻黏膜退行性变　　C. 细菌感染

D. 脓性分泌物　　　　E. 鼻涕多

23. 变应性鼻炎的发病机制属

A. Ⅰ型变态反应　　　B. Ⅱ型变态反应　　　C. Ⅲ型变态反应

D. Ⅳ型变态反应　　　E. 以上都不是

24. 引起变应性鼻炎的主要递质是

A. 乙酰胆碱　　　　　B. 组胺　　　　　　C. 尘螨

D. 白三烯　　　　　　E. 真菌

25. 有关变应性鼻炎的主要临床症状,**错误**的有
    A. 连续打喷嚏           B. 流脓涕           C. 鼻痒
    D. 嗅觉减退           E. 鼻塞

26. 变应性鼻炎鼻分泌物涂片检查可见
    A. 较多白细胞           B. 较多嗜酸性粒细胞           C. 较多嗜碱性粒细胞
    D. 较多淋巴细胞           E. 较多红细胞

27. 关于变应性鼻炎正确的是
    A. 间歇性鼻炎是指病程 <4d           B. 持续性鼻炎是指病程 >4d
    C. 中 – 重度鼻炎对正常工作有影响           D. 轻度鼻炎对学习也有一定影响
    E. 间歇性鼻炎症状发作 <4h/d

28. 下列变应性鼻炎**不是**按 ARIA 指南分类的是
    A. 轻度间歇性鼻炎           B. 中 – 重度间歇性鼻炎           C. 季节性鼻炎
    D. 轻度持续性鼻炎           E. 中 – 重度持续性鼻炎

29. 用抗组胺药治疗变应性鼻炎是属于
    A. 避免疗法           B. 对症治疗           C. 对因治疗
    D. 免疫疗法           E. 以上均不是

30. 鼻息肉的检查中,下列**错误**的是
    A. 呈荔枝肉样半透明状           B. 有柔软感
    C. 多为多蒂、广基           D. 很容易出血
    E. 上颌窦息肉可向鼻咽部脱垂

31. 与鼻息肉相比较,鼻息肉病的特点**不包括**
    A. 黏膜广泛病变           B. 新生物呈荔枝肉样半透明状
    C. 易合并有支气管哮喘           D. 糖皮质激素类药物治疗有效
    E. 术后易复发

32. 有关鼻息肉的治疗,下列**错误**的是
    A. 糖皮质激素治疗
    B. 多数可行鼻内镜手术治疗
    C. 切除病变的同时,保留正常的鼻腔生理结构
    D. 为防止复发,最好将鼻窦黏膜尽可能切除
    E. 较小息肉可先行单纯药物治疗

33. 检查发现荔枝肉样半透明光滑肿物经后鼻孔向鼻咽部隆起,最有可能的诊断是
    A. 鼻咽囊肿           B. 鼻咽癌           C. 鼻腔内翻性乳头状瘤
    D. 蝶窦息肉           E. 上颌窦后鼻孔息肉

34. 急性鼻窦炎中,发病率最高的是
    A. 海绵窦炎           B. 额窦炎           C. 上颌窦炎
    D. 后组筛窦炎           E. 蝶窦炎

35. 急性额窦炎的头痛时间规律是
    A. 上午轻,午后重           B. 晨起开始逐步加重,午后减轻
    C. 晚上开始,渐加重           D. 白天重,夜晚轻
    E. 头痛时间不确定

36. 急性上颌窦炎头痛的特点是
    A. 晨轻,午后重　　　　　　　　　　　B. 晨重,午后轻
    C. 头痛无明显时间性　　　　　　　　　D. 晨起即头痛,渐加重,午后减轻
    E. 头痛无固定的部位

37. 全组鼻窦炎是指
    A. 发生于双侧多窦的鼻窦炎　　　　　　B. 发生于双侧全部筛窦的鼻窦炎
    C. 发生于一侧多窦的鼻窦炎　　　　　　D. 发生于一侧全部鼻窦的鼻窦炎
    E. 发生于单侧或双侧全部鼻窦的鼻窦炎

38. 慢性鼻窦炎最常见的主要症状是指
    A. 发热、全身不适　　　　B. 鼻痒、打喷嚏　　　　　C. 鼻塞、头痛
    D. 鼻塞、流脓涕　　　　　E. 嗅觉、视力减退

39. 药物负压置换法治疗鼻窦炎的主要目的是
    A. 改善引流
    B. 增加通气
    C. 吸出鼻窦脓涕,同时使药物进入鼻窦
    D. 吸出鼻腔脓涕
    E. 减少并发症

40. 上颌窦穿刺**错误**的是
    A. 可用于上颌窦炎明确诊断
    B. 如果上颌窦炎伴有发热时,可迅速穿刺以帮助控制病情
    C. 穿刺部位位于下鼻道
    D. 急、慢性蝶窦炎都适用
    E. 穿刺不当时可引起面颊部肿胀

41. 慢性鼻窦炎常见的检查**不包括**
    A. 前鼻镜检查　　　　　　B. 鼻窦 CT　　　　　　　C. 鼻内镜检查
    D. 鼻窦 X 片　　　　　　　E. 上颌窦穿刺

42. 鼻中隔偏曲的正确概念是
    A. 鼻中隔偏离中线或者形成突起者
    B. 鼻中隔偏离中线,向一侧或两侧弯曲者
    C. 出现鼻塞、鼻出血、反射性头痛者
    D. 鼻中隔有偏曲,并产生临床症状者
    E. 生理性偏曲也就是临床所指的鼻中隔偏曲

43. 关于鼻中隔偏曲,下列叙述正确的是
    A. 绝大多数病例属继发性
    B. 不会引起鼻窦炎
    C. 患者如无任何症状,一般不考虑进行鼻中隔矫正
    D. 手术方法包括鼻中隔黏膜下矫正术以及鼻骨复位术
    E. 儿童时腺样体肥大,成年后一般都出现鼻中隔偏曲

44. 鼻中隔偏曲引起头痛的主要原因是
    A. 鼻出血　　　　　　　　B. 黏膜干燥　　　　　　　C. 偏曲部位压迫鼻甲

D. 鼻塞　　　　　　　　　　E. 感觉过敏

45. 鼻腔的易出血区位于

A. 鼻中隔后下方　　　　B. 下鼻道外侧壁　　　　C. 鼻中隔前下方

D. 中鼻道　　　　　　　E. 鼻咽部

46. 能引起鼻出血的局部病因有

A. 鼻腔黏膜炎症　　　　B. 白血病　　　　　　　C. 尿毒症

D. 流行性感冒　　　　　E. 高血压

47. 对于鼻出血,以下处理**错误**的是

A. 一时找不到出血灶,可先试行前鼻孔填塞

B. 凡有鼻出血,应立即行后鼻孔填塞

C. 较轻的出血可用局部止血药

D. 发现固定的出血点,可用烧灼或冷冻止血

E. 局部止血的同时,可全身应用止血药

48. 鼻出血常用的有效方法首推

A. 血管栓塞　　　　　　B. 鼻腔填塞　　　　　　C. 翼腭管注射法

D. 冷冻　　　　　　　　E. 激光

49. 血液病所致的鼻出血宜采用的方法是

A. 烧灼法　　　　　　　B. 血管结扎法　　　　　C. 鼻腔纱条填塞

D. 冷冻法　　　　　　　E. 鼻腔可吸收性填塞物填塞

50. 中鼻甲水平以上鼻顶部严重出血,填塞未止,首先考虑结扎的动脉是

A. 颈外部动脉　　　　　B. 颈内动脉　　　　　　C. 上唇动脉

D. 筛前动脉或筛后动脉　E. 颌内动脉

51. 鼻骨骨折后,鼻骨复位时间宜在

A. 1d　　　　　　　　　B. 7~10d　　　　　　　C. 15~20d

D. 10~14d　　　　　　　E. 3~5d

52. 鼻骨骨折处理中**错误**的是

A. 合并鼻中隔血肿者需及时予以引流

B. 如合并有脑脊液鼻漏时,须立即填塞鼻腔鼻

C. 鼻骨骨折可在外伤后 2~3h 处理

D. 鼻骨周围肿胀皮肤 24h 内可冰敷

E. 有出血可给予减充血剂喷鼻

53. 鼻骨骨折复位时,复位器远端伸入鼻腔的深度**不应超过**

A. 两侧眶下缘连线水平　B. 两侧内眦连线　　　　C. 上鼻甲游离缘

D. 两侧眶上缘连线水平　E. 中鼻甲游离缘

54. 脑脊液鼻漏常见于

A. 鼻骨骨折　　　　　　B. 筛板骨折　　　　　　C. 额窦前壁骨折

D. 上颌窦前壁骨折　　　E. 喉软骨骨折

55. 上颌窦上壁外伤性骨折,一般**不出现**

A. 脑脊液鼻漏　　　　　B. 复视　　　　　　　　C. 鼻出血

D. 眼球移位　　　　　　E. 上颌窦积血

56. 真菌性鼻窦炎最常见的致病菌是
    A. 曲霉菌
    B. 鼻孢子菌
    C. 毛霉菌
    D. 念珠菌
    E. 申科孢子菌

57. 真菌球发病率最高的鼻窦是
    A. 上颌窦
    B. 蝶窦
    C. 额窦
    D. 筛窦
    E. 海绵窦

58. 真菌性鼻窦炎中可能导致迅速死亡的是
    A. 曲霉菌
    B. 鼻孢子菌
    C. 毛霉菌
    D. 念珠菌
    E. 申科孢子菌

59. 缓慢侵犯组织常见于
    A. 急性暴发型
    B. 真菌球
    C. 变应性真菌性鼻窦炎
    D. 鼻－脑真菌病
    E. 慢性侵袭型

60. 关于真菌性鼻窦炎治疗**不正确**的是
    A. 手术治疗
    B. 抗真菌药物治疗
    C. 停用免疫抑制剂
    D. 抗生素治疗
    E. 手术治疗联合抗真菌药物治疗

61. 鼻窦浆液囊肿多见于
    A. 额窦
    B. 上颌窦
    C. 蝶窦
    D. 筛窦
    E. 乙状窦

62. 鼻窦黏液囊肿**最少**见于
    A. 筛窦
    B. 蝶窦
    C. 后组筛窦
    D. 额窦
    E. 前组筛窦

63. 鼻前庭囊肿多数可穿刺出何种液体
    A. 血性液体
    B. 黄色或棕黄色黏液或浆液
    C. 清水样液体
    D. 脓性液体
    E. 绿色黏稠液体

64. 鼻前庭囊肿多采用的手术入路是
    A. 唇龈沟进路
    B. 鼻前庭进路
    C. 鼻侧切开进路
    D. 硬腭进路
    E. 鼻内进路

65. 鼻窦黏液囊肿的病因多是
    A. 黏膜腺体分泌过多
    B. 鼻窦骨折
    C. 黏膜嗜酸性粒细胞浸润
    D. 窦口阻塞、鼻窦黏膜水肿
    E. 鼻窦渗出液潴留于黏膜下层,渐膨大而形成

66. 眶尖综合征多见于哪组鼻窦囊肿
    A. 额窦黏液囊肿
    B. 上颌窦浆液囊肿
    C. 蝶窦黏液囊肿
    D. 筛窦
    E. 蝶窦浆液囊肿

67. 有关上颌窦牙源性囊肿,下列说法**错误**的是
    A. 含牙囊肿的发生与牙齿发育的缺陷有关

B. 齿根囊肿则是由于齿根感染造成损害进而形成的囊肿

C. 治疗仍以手术治疗为主

D. 牙源性囊肿体积小时多无症状

E. 齿根囊肿术前不需检查病牙

68. 有关鼻内翻性乳头状瘤,下列说法**不正确**的是

A. 内翻性乳头状瘤是良性肿瘤,但术后易复发,部分有恶变倾向

B. 肿瘤具有局部侵袭破坏力

C. 与人类乳头状瘤病毒感染有关

D. 常伴有同侧颈深上淋巴结肿大或颌下淋巴结肿大

E. 鼻内镜下切除鼻内翻性乳头状瘤手术是常用的手术方式

69. 下列**不是**鼻内翻性乳头状瘤特性的是

A. 多为 40 岁以上男性　　B. 一般单侧发病　　C. 脓涕中可带血丝

D. 术后易复发　　E. 大多数可恶变为癌

70. 与鼻腔鼻窦内翻性乳头状瘤的发生密切相关的是

A. 流感病毒　　B. 冠状病毒　　C. 乳头状瘤病毒

D. EB 病毒　　E. 鼻病毒

71. 下列有关鼻窦恶性肿瘤**错误**的说法是

A. 鳞癌好发于上颌窦　　B. 腺癌好发于蝶窦

C. 癌比肉瘤多见　　D. 分化程度高者预后较好

E. 确诊需要依靠病理学检查

72. 鼻窦恶性肿瘤中,最常见的病理类型是

A. 腺癌　　B. 淋巴上皮癌　　C. 基底细胞癌

D. 鳞癌　　E. 表皮样癌

73. 上颌窦的恶性肿瘤出现面颊部疼痛或麻木感是因为

A. 肿瘤压迫前壁　　B. 肿瘤侵犯翼腭窝　　C. 肿瘤侵犯眶下神经

D. 肿瘤侵犯三叉神经　　E. 肿瘤侵犯牙槽

74. 鼻窦恶性肿瘤行术前放疗的总量宜为

A. 10~20Gy　　B. 20~35Gy　　C. 30~55Gy

D. 50~55Gy　　E. 60~75Gy

75. 关于鼻 NKT 细胞淋巴瘤**错误**的是

A. 多见中青年　　B. 男性多于女性

C. 与 EB 病毒感染有关　　D. 原发于淋巴结

E. 是一种特殊类型的淋巴瘤

76. 鼻 NKT 细胞淋巴瘤治疗方法采用

A. 手术治疗　　B. 化学治疗

C. 放射治疗为主　　D. 糖皮质激素治疗为主

E. 手术治疗辅以化学治疗

77. 内镜应用于鼻科检查及治疗,始于

A. 20 世纪 50 年代　　B. 20 世纪 70 年代　　C. 20 世纪 80 年代

D. 19 世纪 20 年代　　E. 19 世纪 70 年代

78. 提出功能性鼻内镜鼻窦手术概念的是

    A. Wigand           B. Hirshman          C. Messerklinger

    D. Stammberger      E. Kennedy

79. 下列**不是**鼻内镜鼻窦手术优点的是

    A. 微创               B. 并发症相对较少      C. 手术切除范围大

    D. 视野清晰          E. 手术操作精细

80. 鼻窦炎发病的关键部位是

    A. 中鼻道            B. 半月裂            C. 中鼻甲

    D. 钩突               E. 窦口鼻道复合体

81. 下列结构**不属于**窦口鼻道复合体的是

    A. 中鼻道            B. 半月裂            C. 上颌窦口

    D. 蝶窦口           E. 额窦口

82. 鼻腔黏膜表面麻醉常用的麻醉剂是

    A. 利多卡因        B. 布比卡因      C. 普鲁卡因

    D. 丁卡因          E. 肾上腺素

## 二、名词解释

1. 急性鼻炎
2. 窦口鼻道复合体（OMC）
3. 变应性鼻炎（AR）
4. 免疫疗法
5. 鼻 NKT 细胞淋巴瘤

## 三、填空题

1. 鼻前庭炎分为_____,多因鼻腔脓性分泌物的刺激所致。长期接触有害粉尘、挖鼻等不良的生活习惯刺激鼻前庭局部也是常见病因。_____患者更易患此病。

2. 鼻疖炎症控制不当,可合并上唇及面颊部_____。严重者可引起颅内并发症如_____。

3. 急性鼻炎是由_____感染引起的鼻黏膜的急性炎症性疾病。

4. 急性鼻炎可并发_____,其中以_____及_____最为常见,炎症通过_____可导致_____。若炎症向下蔓延可引发_____、_____、_____,小儿或老年患者可合并_____。

5. 慢性鼻炎可分为_____、_____两种类型。

6. 萎缩性鼻炎的手术治疗的目的在于缩小_____,减少_____,减少_____,从而减少_____的形成。

7. 萎缩性鼻炎检查:鼻腔_____,鼻甲_____,鼻黏膜_____,附着有大量_____充塞,伴有_____。

8. 变应性鼻炎典型症状包括_____、_____、_____、_____。按 ARIA 分类指南,它可分为_____、_____、_____变应性鼻炎。

9. 鼻息肉并发症包括_____、_____、_____。

10. 巨大鼻息肉可引起外鼻变形,形成_____。

11. 急性鼻窦炎头痛时,前组鼻窦炎的疼痛部位多位于_____,而后组鼻窦炎的疼痛部位多位于_____。

12. 因分泌物引流特点的不同,急性上颌窦炎的疼痛多是_____;急性额窦炎则_____;急性蝶窦炎_____;而前组筛窦的疼痛特点与_____相似,后组筛窦的疼痛特点与_____相似。

13. 急性鼻窦炎颌面部相应局部有压痛,上颌窦多位于_____压痛,额窦炎多位于_____压痛,急性筛窦炎多位于_____压痛。

14. 前组鼻窦炎检查多可见脓性分泌物自_____流出,黏膜充血、肿胀;后组鼻窦炎则多可见脓性分泌物自_____流出。

15. 慢性鼻窦炎按病变的范围可分为_____、_____及_____鼻窦炎。根据鼻腔是否有息肉,分为_____、_____慢性鼻窦炎。临床中以上颌窦炎最为多见,其次为筛窦炎。

16. 慢性鼻窦炎鼻部的主要临床症状包括_____、_____。次要症状为_____、_____、_____。

17. 慢性鼻窦炎_____诊断重要的意义。鼻窦 X 线片有助于诊断,而_____为确诊的"金标准"。

18. 鼻中隔偏曲的临床症状包括_____、_____、_____。

19. 鼻出血有以下几个特点:多由_____引起,少数由_____引起;多数为_____出血,少数为_____出血;多数为_____出血,少数为_____出血;多数为鼻腔_____出血,少数为_____出血。

20. 鼻出血供血动脉结扎术,中鼻甲下缘水平面以下出血者可考虑_____。中鼻甲下缘平面以上出血者,则可考虑结扎或栓塞同侧_____,鼻中隔前部出血可结扎_____。对于肿瘤引起或者不明原因大出血,可采用_____方法止血。

21. 鼻骨骨折处理需解决_____及鼻腔_____两个问题。

22. 鼻骨骨折可在外伤后_____内处理。但临床多数病例就诊时面部肿胀已较为明显,不利于鼻骨复位,故多主张对于明确诊断病例,外伤后_____内局部冷敷,_____局部热敷。待肿胀减轻后,据局部畸形及鼻部症状决定是否需行鼻骨复位术,复位宜在外伤后_____天进行。

23. 额窦前壁骨折可致_____等,后壁骨折因解剖上与颅前窝相邻,可致_____及_____。

24. 鼻真菌病是由真菌感染引起的鼻及鼻窦的疾病,以_____感染最为常见。真菌是_____,当机体的抵抗力下降及有局部诱因时可发病。

25. 鼻真菌病根据病理特征分为_____型和_____型。

26. 变应性真菌性鼻窦炎病变累及_____,并易_____。

27. 真菌球的影像学特征为_____、_____和_____。

28. 鼻窦黏液囊肿合并感染时为_____,可引起严重的_____及_____并发症。

29. 含牙囊肿的发生与_____有关,X 线检查囊肿可显示窦腔的增大,内含有_____。

30. 齿根囊肿是由于_____造成损害进而形成的囊肿,X 片示_____囊影,伴周围组织的吸收现象,术前行_____的治疗。

31. 鼻内翻性乳头状瘤是鼻腔及鼻窦常见的良性肿瘤之一，其术后_____，有一定的_____的生物学特性。

32. 来自上颌窦的恶性肿瘤可侵犯_____，出现_____；因鼻腔外侧壁内移出现_____；因肿瘤侵及牙槽骨而出现_____、_____及_____；肿瘤向_____可引起面部的隆起、瘘管或溃烂；向上侵犯眼眶出现_____、_____、_____等；向下侵及_____引起_____、_____、_____；向后外侵及_____及_____出现_____及_____。

33. 鼻 NKT 细胞淋巴瘤与_____感染高度相关。诊断要根据_____、_____和_____检查方可确认。治疗多采用综合治疗法。局部以_____为主。

34. 正常鼻窦的生理功能关键在于鼻窦的_____及_____，手术的目的应以解除_____为重点，清除不可逆的病变，纠正解剖学的变异。

35. 鼻内镜鼻窦炎手术是以纠正_____为重点，清除_____，_____，达到治愈鼻窦炎的目的。

## 四、问答题

1. 简述鼻疖的并发症。
2. 引起慢性鼻炎的局部因素有哪些？
3. 简述单纯性和慢性肥厚性鼻炎临床鉴别。
4. 简述变应性鼻炎临床表现及体征。
5. 简述急性鼻窦炎头痛的特点。
6. 前、后组鼻窦炎脓液引流的部位有何不同？
7. 简述鼻中隔偏曲的临床表现。
8. 简述鼻出血局部病因。
9. 简述鼻出血常用治疗方法。
10. 简述鼻骨骨折复位原则。
11. 简述真菌球的影像学特征。
12. 简述含牙囊肿及齿根囊肿影像学特征。
13. 简述鼻腔鼻窦乳头状瘤临床表现。
14. 简述上颌窦恶性肿瘤临床表现。

## 【参考答案】

### 一、选择题

1. C　2. B　3. D　4. C　5. A　6. B　7. C　8. E　9. D　10. C　11. C　12. E
13. E　14. C　15. E　16. E　17. E　18. B　19. C　20. E　21. B　22. A　23. A　24. B
25. B　26. A　27. C　28. E　29. B　30. E　31. B　32. D　33. E　34. C　35. B　36. A
37. E　38. D　39. C　40. B　41. E　42. D　43. C　44. C　45. C　46. A　47. B　48. B
49. E　50. D　51. B　52. B　53. B　54. B　55. A　56. A　57. A　58. C　59. E　60. D
61. B　62. B　63. B　64. A　65. D　66. C　67. E　68. D　69. E　70. C　71. B　72. D
73. C　74. D　75. D　76. C　77. B　78. E　79. C　80. E　81. D　82. D

## 二、名词解释

1. 急性鼻炎俗称"伤风""感冒",是由病毒感染引起的鼻黏膜的急性炎症性疾病,常发生于气候变更的季节,冬季更为常见。

2. 窦口鼻道复合体(OMC):是指以筛漏斗为中心的邻近区域结构,包括中鼻甲、钩突、半月裂、鼻丘、筛泡以及上颌窦自然开口及囟门等解剖结构。鼻窦炎的治疗以纠正窦口鼻道复合体为重点,清除局部病变,恢复鼻窦引流,达到治愈鼻窦炎的目的。

3. 变应性鼻炎(AR):是特异性个体接触致敏原后由 IgE 介导的介质(主要是组胺)释放,并有多种免疫活性细胞和细胞因子等参与的鼻黏膜慢性炎症反应性疾病。以鼻痒、喷嚏、大量清水样涕及鼻塞为其主要的临床特点。

4. 免疫疗法:主要用于治疗吸入变应原所致的 I 型变态反应。通过注射或舌下含服的方法反复和递增特应性变应原剂量,提高患者致敏变应原的耐受能力,达到再次暴露于致敏原后不再发病或虽发病但其症状却明显减轻的目的。

5. 鼻 NKT 细胞淋巴瘤:是原发于淋巴结外的具有特殊形状学的淋巴瘤,肿瘤细胞表达 NK 细胞分化抗原和 T 细胞分化抗原,故称之为 NKT 细胞淋巴瘤。与 EB 病毒(Epstein-Barr virus)感染高度相关。

## 三、填空题

1. 急、慢性两种　糖尿病

2. 蜂窝织炎　海绵窦血栓性静脉炎

3. 病毒

4. 急性鼻窦炎　上颌窦　筛窦　咽鼓管　急性中耳炎　咽炎　喉炎　气管或支气管炎　肺炎

5. 慢性单纯性鼻炎　慢性肥厚性鼻炎

6. 鼻腔的空间　鼻通气量　鼻黏膜水分散失　结痂

7. 宽大　缩小　干燥　灰绿色脓痂　恶臭

8. 阵发性喷嚏　大量清水样涕　鼻塞　鼻痒　轻度间歇性　中－重度间歇性　轻度持续性　中－重度持续性

9. 鼻窦炎　分泌性中耳炎　支气管哮喘

10. 蛙鼻

11. 额部及颌面部　颅底或枕部

12. 晨起轻,午后重　晨起重,渐加重　午后开始减轻晨轻,午后重　急性额窦炎　急性蝶窦炎

13. 面部　额部　内眦鼻根部和内眦部

14. 中鼻道　嗅裂

15. 前组鼻窦炎　后组鼻窦炎　全组鼻窦炎　伴有息肉　不伴有息肉

16. 鼻塞　脓涕　头痛　嗅觉减退或丧失　视力减退或失明

17. 鼻内镜　CT

18. 鼻塞　鼻出血　头痛

19. 鼻腔鼻窦疾病　全身疾病　单侧鼻腔　双侧鼻腔　间歇性少量　持续性大量　易出

血区　后鼻孔吴氏鼻－鼻咽静脉丛

20. 上颌动脉或颈外动脉　筛前动脉　上唇动脉　血管介入

21. 面部美观　生理功能

22. 2~3h　第一个 24h　第二个 24h　后 7~10

23. 面部畸形　脑脊液鼻漏　颅内损伤

24. 鼻曲霉菌　条件致病菌

25. 非侵袭　侵袭

26. 多个鼻窦　反复发作

27. 单窦发病　骨质破坏　病变内有钙化灶

28. 脓囊肿　眶内　颅内

29. 牙齿发育　牙影

30. 齿根感染　病牙根尖部圆形的　病牙

31. 易复发　恶变倾向

32. 眶下神经　面颊部疼痛或麻木感　单侧鼻塞　牙齿的松动　疼痛　脱落　前侵犯眼球活动障碍　复视　溢泪　硬腭　硬腭的下塌　溃烂　变形　翼腭窝　翼内肌　神经痛张口受限

33. EB 病毒　临床表现　病理　免疫组化　肿瘤细胞标志物　放射治疗

34. 通气　引流　鼻窦自然窦口的阻塞

35. 窦口鼻道复合体　局部病变　恢复鼻窦引流

## 四、问答题

1. 鼻疖的并发症：炎症控制不当,可合并上唇及面颊部蜂窝织炎。严重者可通过内眦静脉和面静脉引起颅内感染,如海绵窦血栓性静脉炎,临床表现为寒战、高热、头剧痛,患侧眼睑及结膜水肿、眼球突出、固定甚至失明,若不及时正确治疗,可迅速发展至对侧,严重情况可危及生命或遗留脑和眼部后遗症。

2. 引起慢性鼻炎的局部因素

（1）急性鼻炎反复发作或未彻底治愈。

（2）慢性鼻窦炎分泌物长期刺激,鼻中隔偏曲影响鼻腔的通气以及腺样体肥大等,常可诱发慢性鼻炎。

（3）鼻腔长期使用减充血药物,可导致药物性鼻炎。

3. 慢性单纯性和慢性肥厚性鼻炎临床鉴别

慢性单纯性鼻炎：①鼻塞：呈间歇性及交替性；②多涕：多为黏液涕,量较多；③一般无闭塞性鼻音、嗅觉减退、耳鸣及耳闷等症状；④查体：鼻黏膜呈慢性充血,下鼻甲黏膜肿胀,对血管收缩剂敏感。

慢性肥厚性鼻炎：①鼻塞：多为持续性；②涕少：黏液或黏脓性,不易擤出；③一般有闭塞性鼻音、耳鸣及耳闷,伴有头痛、头晕、咽干、咽痛等；④查体：鼻黏膜暗红色、肥厚,表面不光滑,可呈结节状、桑葚状,局部黏膜弹性差,对血管收缩剂不敏感或无反应。

4. 变应性鼻炎的临床表现具有四大主征,即阵发性喷嚏、大量清水样涕、鼻塞及鼻痒。查体：典型变应性鼻炎可见鼻黏膜呈苍白、水肿,总鼻道可见清涕。

5. 急性鼻窦炎头痛的特点：前组鼻窦炎的疼痛部位多位于额部及颌面部,而后组鼻窦炎的疼痛部位多位于颅底或枕部。急性上颌窦炎的疼痛多是晨起轻,午后重;急性额窦炎则晨起重,渐加重,午后开始减轻;急性蝶窦炎同样为晨起轻,午后重;而前组筛窦炎的疼痛特点与急性额窦炎相似,后组筛窦炎的疼痛特点与急性蝶窦炎相似。

6. 前、后组鼻窦炎脓液引流的部位的不同:前组鼻窦炎多可见脓性分泌物自中鼻道流出;后组鼻窦炎则多可见脓性分泌物自嗅裂流出。

7. 鼻中隔偏曲的临床表现:①鼻塞;②鼻出血;③反射性头痛。

8. 鼻出血局部病因:①鼻部外伤;②鼻腔及鼻窦炎症;③鼻中隔病变;④肿瘤。

9. 鼻出血常用的治疗方法:

（1）简易止血法:对于鼻腔易出血区的出血,压迫双侧鼻翼向内、上方,观察出血是否停止,若出血停止,则持续压迫 10~15min。有条件的情况下局部可放置 1% 麻黄碱或 0.1% 肾上腺素棉片,同时压迫鼻翼数分钟可起到很好的止血效果,同时为进一步检查明确出血部位创造条件。

（2）烧灼法:对于有明确出血部位或出血点病例,可使用烧灼法处理出血部位。

（3）填塞法:①前鼻孔填塞法;②后鼻孔填塞法;③鼻腔及后鼻孔区用膨胀海绵、气囊或水囊压迫方法。

（4）血管结扎法:可根据出血部位相应行供血动脉结扎术。对于肿瘤引起或者不明原因大出血,可采用血管介入方法止血。

（5）血管栓塞法:对严重出血者如肿瘤引起或者不明原因大出血可采用此法。

（6）鼻内镜止血术:鼻内镜下可精准找到出血点,同时在直视下行鼻腔局域性填塞、射频等离子、激光、微波、高频电凝等手段完成止血治疗。

10. 鼻骨骨折复位原则:鼻骨骨折复位可在外伤后 2~3h 处理。若面部肿胀已较为明显,可外伤后第一个 24h 内局部冷敷,第二个 24h 局部热敷。待肿胀减轻后,行鼻骨复位术,复位宜在外伤后 7~10d 内进行,不宜超过 2 周。对于合并鼻中隔血肿者需及时予以引流,合并有颅底骨折、脑脊液鼻漏者禁止鼻腔填塞,防止逆行颅内感染的发生。

11. 真菌球的影像学特征为单窦发病、骨质破坏和病变内有钙化灶。

12. 含牙囊肿及齿根囊肿影像学特征:含牙囊肿 X 线检查囊肿可显示窦腔的增大,内含有牙影。齿根囊肿 X 片示病牙根尖部圆形的囊影,伴周围组织的吸收现象。

13. 鼻腔鼻窦乳头状瘤临床表现:单侧渐进性鼻塞、脓涕、脓血涕,反复鼻出血,嗅觉下降至消失,随肿瘤体积的增加可出现相近器官功能异常症状,如面部的畸形、眼功能障碍等。查体:可见淡红色、分叶状、质中等、易出血的肿物,基底多位于鼻腔外侧壁。

14. 上颌窦恶性肿瘤临床表现:上颌窦的恶性肿瘤可侵犯眶下神经,出现面颊部疼痛或麻木感;因鼻腔外侧壁内移而出现单侧鼻塞;因肿瘤侵及牙槽骨而出现牙齿的松动、疼痛及脱落;肿瘤向前侵犯可引起面部的隆起、瘘管或溃烂;向上侵犯眼眶出现眼球活动障碍、复视、溢泪等;向下侵及硬腭引起硬腭的下塌、溃烂、变形;向后外侵及翼腭窝及翼内肌出现神经痛及张口受限;晚期可出现颈淋巴结转移,多见于同侧上颈淋巴结的转移。

（秦江波）

# 第五章　咽部疾病

## 第一节　急性咽炎

### 【学习要点】

1. 掌握急性咽炎的临床表现及诊断。
2. 了解急性咽炎的治疗方法。

### 【重点与难点解析】

（一）病因

病毒感染居多,细菌感染也较常见。高温、粉尘、刺激性气体、烟酒过度、寒冷等可诱发本病。

（二）治疗

1. 全身症状无或轻者,可选择局部用药,复方硼砂溶液含漱,华素片、溶菌酶含片等含服。
2. 全身症状明显者,可应用抗生素,如无药物过敏史,可首选青霉素类。考虑病毒感染时,可使用抗病毒药物。
3. 注意休息,多饮水,清淡饮食。

（三）诊断

需注意某些经呼吸道传播的传染性疾病早期症状与急性咽炎类同。

## 第二节　慢性咽炎

### 【学习要点】

1. 掌握慢性咽炎的诊断依据。
2. 了解慢性咽炎的治疗。

## 【重点与难点解析】

### （一）临床表现

全身症状多不明显，主要症状包括咽异物感，干痒，烧灼感，微痛，刺激性咳嗽，恶心等。临床可分 3 型：慢性单纯性咽炎、慢性肥厚性咽炎、慢性萎缩性咽炎。

### （二）诊断

慢性咽炎必须行相关检查，排除器质性病变后方可确定诊断。

### （三）治疗措施

1. 病因治疗　祛除病因是治疗本病的关键。

2. 中医药治疗。

3. 局部治疗　慢性单纯性咽炎常用复方硼砂溶液、呋喃西林溶液含漱；慢性肥厚性咽炎，对增生淋巴滤泡、咽侧索可用激光、微波、冷冻、电凝等治疗；慢性萎缩性咽炎与慢性干燥性咽炎可用 2% 碘甘油涂布，以刺激腺体分泌，改善局部微循环。

# 第三节　急性扁桃体炎

## 【学习要点】

1. 掌握急性扁桃体炎的病因、临床表现及治疗。

2. 了解急性扁桃体炎的并发症。

## 【重点与难点解析】

### （一）病因

主要致病原为乙型溶血性链球菌，非溶血性链球菌、葡萄球菌、肺炎双球菌以及腺病毒、鼻病毒等均可引起本病。细菌和病毒混合感染也较多见。

### （二）临床表现

1. 急性卡他性扁桃体炎　可有低热、头痛、食欲差、乏力等全身症状，局部症状主要为咽痛和吞咽痛。查体：扁桃体及咽部黏膜充血、水肿。

2. 急性化脓性扁桃体炎　起病急，可有畏寒、高热、周身不适、便秘等，咽痛剧烈，吞咽困难，疼痛可放射至耳部。小儿病情严重可出现抽搐、惊厥及呼吸困难等。查体：扁桃体及咽部黏膜充血，隐窝口及扁桃体表面可有脓性苔样物形成。

### （三）并发症

局部并发症主要是扁桃体周围脓肿、急性中耳炎、鼻炎、鼻窦炎、喉炎、颈淋巴结炎等；全身并发症较多见的有急性风湿热、急性关节炎、急性肾炎、心肌炎等。全身并发症多与链球菌所致Ⅲ型变态反应有关。

# 第四节　慢性扁桃体炎

## 【学习要点】

1. 掌握慢性扁桃体炎的诊断及扁桃体切除的适应证。
2. 了解慢性扁桃体炎的发病机制。

## 【重点与难点解析】

慢性扁桃体炎多为急性扁桃体炎反复发作或扁桃体窝引流不畅,窝内细菌、病毒滋生感染而演变为慢性炎症。

慢性扁桃体炎需与以下疾病相鉴别:扁桃体角化症、扁桃体肿瘤。

扁桃体切除的适应证请参阅主教材相关章节。

# 第五节　扁桃体周围脓肿

## 【学习要点】

掌握扁桃体周围脓肿的诊断与治疗原则。

## 【重点与难点解析】

### （一）诊断要点

在发生急性扁桃体炎的 3~4d 仍持续发热,症状加重,一侧咽痛加剧,吞咽时尤甚,言语含糊不清,头偏向患侧,甚至张口受限。检查可见患者呈急性病容,前上型（即脓肿位于扁桃体上极与腭舌弓之间者）,腭舌弓及软腭充血、肿胀突出,腭垂水肿并被推向健侧,扁桃体被推向下方。后上型（即脓肿位于扁桃体和腭咽弓之间者）较少见,腭咽弓充血、肿胀,扁桃体被推向内下方。

### （二）治疗

脓肿一旦形成,需穿刺抽脓或切开排脓;也可在脓肿期间行扁桃体切除术,同时继续给予抗炎、支持治疗;也可在炎症消退 2 周后行扁桃体切除术。

# 第六节　咽后脓肿与咽旁脓肿

## 【学习要点】

1. 了解咽后脓肿、咽旁脓肿形成机制。

2. 掌握咽后脓肿、咽旁脓肿的治疗原则。

## 【重点与难点解析】

### 一、咽后脓肿的诊断与治疗

#### （一）诊断

1. 急性型　起病急,畏寒、发热、拒食、烦躁不安,进而有吞咽困难、流涎,婴幼儿可出现呛奶,甚至呼吸困难。脓肿如破溃可出现窒息。检查可见急性病容,头常偏向患侧,流涎,咽后壁一侧隆起充血。检查操作切忌粗暴,防止脓肿突然破溃。

2. 慢性型　病程较长,可伴有结核病的全身表现,低热、盗汗、咳嗽、乏力等。咽痛不显著,可有阻塞感。检查咽后壁隆起,黏膜无明显充血表现。

颈侧 X 线检查可观察脓肿部位、范围及颈椎骨质破坏情况。

#### （二）治疗

急性咽后脓肿确诊后尽早行切开排脓。

慢性咽后脓肿由颈椎结核引起者可行抗结核治疗,不可经口切开引流。颈椎病变者,请骨科行相应治疗。

### 二、咽旁脓肿的临床表现与治疗

#### （一）临床表现

可有畏寒、高热、食欲差、咽和颈侧疼痛、进食困难、言语不清、张口受限。检查可见急性病容,颈部僵直,患侧颌下区及下颌角后方肿胀、质硬、有触痛,重者肿胀范围可前达颈中线、后至项部、下沿胸锁乳突肌延伸。脓肿形成,局部可变软并有波动感;扁桃体突向咽中线但其本身无病变。

#### （二）治疗

给予抗炎、支持治疗。脓肿形成后,切开排脓,多选颈外径路。

# 第七节　腺样体肥大

## 【学习要点】

1. 掌握腺样体肥大的临床表现。
2. 了解腺样体肥大的治疗方法。

## 【重点与难点解析】

#### （一）临床表现

肥大的腺样体堵塞咽鼓管咽口,可引起分泌性中耳炎;堵塞后鼻孔引起鼻炎、鼻窦炎;分泌物刺激咽、喉、气管等,引起咽炎、气管炎等;长期张口呼吸致面骨发育受影响,出现上颌骨变长、硬腭高拱、上牙突出、上唇变厚、面容呆板,呈"腺样体面容";全身发育及营养状况较差,反应迟钝,注意力不集中,夜惊,遗尿,可形成自卑等心理障碍。检查可见鼻咽顶后壁淋巴组织团块,呈纵行分叶状,触诊较柔软。X 线鼻咽侧位片及 CT 扫描有助于诊断。

（二）治疗

保守治疗无效且出现影响呼吸等症状者应手术切除。手术常于全麻下施行,多与扁桃体切除术同时完成,扁桃体若无手术指征,可单独行腺样体手术。

# 第八节　咽 部 肿 瘤

## 【学习要点】

1. 鼻咽纤维血管瘤
（1）掌握鼻咽纤维血管瘤的病理特点与临床表现。
（2）了解鼻咽纤维血管瘤的治疗方法。
2. 鼻咽癌
（1）掌握鼻咽癌的临床表现及治疗原则。
（2）了解鼻咽癌的发病机制、特点及病理。
3. 扁桃体恶性肿瘤　了解扁桃体恶性肿瘤的常见病理类型、临床表现及治疗。
4. 下咽癌　了解下咽癌的病理特点、临床表现、治疗及预后。

## 【重点与难点解析】

### 一、鼻咽纤维血管瘤

鼻咽纤维血管瘤是鼻咽部常见良性肿瘤,好发于 10~25 岁男性,又称"男性青春期出血性鼻咽血管纤维瘤",病因不明。

（一）临床表现

主要表现为反复鼻出血,进行性鼻塞,压迫周围组织器官出现相应症状,如耳鸣、听力减退、眼球突出、视力下降、头痛等。间接鼻咽镜下可见淡红色光滑肿物,可呈分叶状。

（二）治疗

采取手术治疗,术前行血管数字减影,可进一步明确诊断及供血动脉,栓塞供血动脉以减少术中出血,手术多在鼻内镜下完成,部分侵犯广泛病例可行开放式手术。

### 二、鼻咽癌

（一）临床表现

1. 鼻部症状　可有涕中带血,鼻塞,始为单侧,可发展为双侧。
2. 耳部症状　肿物堵塞压迫咽鼓管咽口,可出现耳鸣、耳闷、听力下降、鼓室积液等。
3. 颈淋巴结肿大　半数以上患者以此为首发症状就诊,首先发生于颈深淋巴结上群,无痛性包块,质硬,迅速增大,固定。晚期可出现全颈淋巴结转移。

4. 脑神经症状 肿物由咽隐窝经破裂孔侵入颅内,累及Ⅴ、Ⅵ脑神经,进一步使Ⅳ、Ⅲ、Ⅱ脑神经受侵犯,可有头痛、面麻、复视、上睑下垂等表现。瘤体直接侵犯或颈部转移淋巴结压迫Ⅸ、Ⅹ、Ⅻ脑神经,会出现软腭瘫痪、吞咽困难、声嘶、伸舌偏斜等。

5. 远处转移 晚期可出现肺、肝、骨转移,而出现相应症状。

（二）鉴别诊断

1. 颈淋巴结结核 见于青年,颈部肿物质软,多可活动,可形成脓肿、破溃,结核抗体可呈阳性。

2. 鼻咽纤维血管瘤 青年男性多见,肿物光滑,多呈红色。

3. 恶性淋巴瘤 颈部及全身可及肿大淋巴结,肿块活检可确定。

（三）治疗

首选放射治疗,手术治疗的适应证较窄。

# 第九节 咽 异 感 症

## 【学习要点】

1. 掌握咽感觉异常的诊断。
2. 了解咽感觉异常的治疗原则。

## 【重点与难点解析】

（一）诊断

患者于咽部有异物感、烧灼感、痒感、紧迫感、黏着感等,吞咽饮食正常,常伴有焦虑、急躁、抑郁、紧张等精神症状,其中以恐癌症多见。检查咽、喉及食管无器质性病变,颈部无肿大的淋巴结。X线摄片无茎突过长。

（二）治疗

1. 有局部和全身病变者,进行相应治疗。
2. 心理治疗 对有恐癌症等精神因素者,耐心解释,找出证据,解除心理负担。
3. 对症治疗。

# 第十节 阻塞性睡眠呼吸暂停低通气综合征

## 【学习要点】

1. 掌握阻塞性睡眠呼吸暂停低通气综合征（obstructive sleep apnea hypopnea syndrome,OSAHS）的诊断依据与治疗原则。
2. 了解 OSAHS 的病因。

## 【重点与难点解析】

### （一）诊断依据

OSAHS 是指睡眠时上气道塌陷阻塞引起的呼吸暂停和低通气,伴有打鼾、睡眠结构紊乱、频繁发生血氧饱和度下降、白天嗜睡等症状。成人定义为 7h 夜间睡眠时间内,发生至少 30 次呼吸暂停或低通气,或呼吸暂停低通气指数(AHI)≥5 次/h。呼吸暂停指睡眠过程中口鼻呼吸气流消失或明显减弱(较基线幅度下降≥90%),持续时间≥10s。低通气为睡眠过程中口鼻气流较基线水平降低≥30% 并伴 $SaO_2$ 下降≥4%,持续时间≥10s;或者是口鼻气流较基线水平降低 >50% 并伴 $SaO_2$ 下降≥3%,持续时间≥10s。呼吸暂停低通气指数(AHI):平均每小时呼吸暂停与低通气的次数之和。

多导睡眠描记术(PSG)检查可明确诊断。

### （二）治疗

1. 保守治疗

(1)调整睡姿、控制饮食减肥。

(2)持续正压通气(continous positive airway pressure,CPAP)治疗。

2. 手术治疗　常采用术式为腭咽成形术,但有多种术式,如正颌手术、舌的手术均可对适宜患者采用。对重症患者,气管切开是一种确实有效的方法。

### （三）病因

1. 上呼吸道狭窄或阻塞　喉以上有 3 个部位相对容易出现狭窄和阻塞,包括鼻和鼻咽、口咽和软腭以及舌根部和喉部。

2. 上气道扩张肌肌力异常。

3. 全身性因素,如肥胖、甲状腺功能减退、糖尿病等在 OSAHS 的发病中起着重要作用。

## 本节难点：OSAHS 综合治疗概念的形成

### （一）OSAHS 外科手术的开展

随着睡眠医学的发展,OSAHS 概念在医生及患者心目中的形成,一度较多的患者接受了手术治疗,包括腭咽成形术、气管切开术等术式,但腭咽成形术仅是针对腭部平面的一种基本术式,而非上气道重建手术的全部。事实上 OSAHS 患者可存在有多个阻塞部位,即使是同一患者也可以同时有多个阻塞部位。人们为解决这些问题,相应地又提出多种术式,在耳鼻咽喉 – 头颈外科、口腔颌面外科医师的共同努力下,临床开展了鼻部手术,包括鼻中隔矫正、下鼻甲等离子消融等常规鼻部手术,以及改良的 UPPP、腭垂软腭瓣折叠术、舌根悬吊术、低温等离子射频消融术、Pillar 式小柱植入、颌骨前徙术等多项新的工作,并完成了较大量的病例。然而,术后疗效的观察却不尽如人意:对于轻、中度或单纯鼾症患者,手术疗效较为满意;而对于重度阻塞性睡眠呼吸暂停低通气综合征患者,其临床疗效与人们对手术的期盼相距较远,使人们对于手术的意义提出质疑,对于这一部分患者的临床治疗应如何进行,成为临床的一大热点。

### （二）OSAHS 的治疗应该是一综合治疗的理念

事实上,问题的症结在于我们对 OSAHS 发病机制仍不完全了解,或在多个环节上我们还不清楚。中枢因素、全身机体状况、肥胖引起的一系列病理改变,并不是手术所能完全解决的问题。尤其是当经鼻正压持续通气(nasal continuous airway pressure,NCPAP)在临床使用,更多的内科医生提出,保守治疗应该是 OSAHS 的主要治疗手段,而非手术治疗。但在临床查体过程中所见提示 OSAHS 患者气道的阻塞部位,有许多确实是可以通过手术矫正的,而且有明显气道狭窄的患者单纯 CPAP 治疗疗效也是不满意的,有些病例因为气道的阻塞,CPAP 无法使用,必须采用手术治疗。在这些情况下,对于 OSAHS 患者,尤其重度 OSAHS 的治疗方案,临床上逐渐形成了综合治疗的概念,其中主要包括:①减肥;②CPAP;③手术;④治疗原发病;⑤药物治疗等。手术是 OSAHS 治疗方案的重要组成部分。对于重度 OSAHS 患者,术前及术后均要使用 CPAP 辅助手术,改善患者的全身状况,也可减少并发症的出现,降低手术的风险度。对个别重度 OSAHS 患者,气管切开术仍是一重要的治疗手段。同时也提出了手术禁忌证的相关认识。

综合治疗概念的提出,使 OSAHS 患者的临床疗效有了极大的提高,同时也减少了手术并发症的发生。OSAHS 现已被看作一全身性疾病予以对待,在发达的国家以及在我国部分大的医疗机构均建立了鼾症治疗中心,在神经内科医师、耳鼻咽喉－头颈外科医师、口腔颌面外科医师、呼吸科医师的共同努力下,已经取得了好的成绩。

## 【案例分析】

患者,男性,32 岁,主诉:打鼾 7 年,伴睡眠憋气 2 年余。现病史:患者于 7 年前起出现打鼾,逐渐加重,鼾声如雷,影响他人休息。近 2 年余,出现睡眠时憋气,最长憋气时间长达 30 余秒,并伴有血压增高,用降压药物效果不佳。白天困倦,注意力不集中,工作效率低下。检查:BP:140/110mmHg,体型肥胖,咽黏膜肥厚,扁桃体Ⅱ度肿大,腭垂肥大并与舌后根接触,咽腔狭小。鼻、下咽及喉部检查未见异常。多导睡眠监测检查显示,7h 睡眠中呼吸暂停 41 次,暂停最短时间为 13s,暂停最长时间为 50s。呼吸紊乱指数 AHI:85.7,请写出疾病诊断名称、治疗方法。

（1）诊断:睡眠呼吸暂停低通气综合征（OSAHS）。

（2）治疗方法:①保守治疗。减肥和睡眠时侧卧能显著减轻呼吸暂停症状;鼻面罩正压持续通气等。②手术治疗。该患者咽腔狭窄,通过手术腭垂腭咽成形术（UPPP）,可以加宽咽腔,是治疗的重要环节。

## 【习题】

## 一、选择题

### A1 型题

1. 咽隐窝是_____的好发部位

　A. 扁桃体癌　　　　　　　B. 鼻咽纤维血管瘤　　　　C. 鼻咽癌

　D. 咽乳头状瘤　　　　　　E. 喉咽癌

2. 鼻咽癌常经_____侵犯颅内

　A. 圆孔　　　　　　　　　B. 卵圆孔　　　　　　　　C. 破裂孔

　D. 枕骨大孔　　　　　　　E. 棘孔

3. 急性扁桃体炎的主要致病菌是

A. 乙型溶血性链球菌　　　B. 铜绿假单胞菌　　　　C. 肺炎双球菌

D. 葡萄球菌　　　　　　　E. 腺病毒

4. 有关咽痛的症状,**错误**的是

A. 是咽部疾患中最常见的症状之一　　　B. 可因咽部邻近器官疾病引起

C. 可分为自发性咽痛和激发性咽痛　　　D. 不会是全身疾病的伴随症状

E. 咽痛可放射至耳部

5. 急性化脓性扁桃体炎常见的并发症有

A. 食管周围脓肿　　　　　B. 扁桃体周围脓肿　　　C. 咽旁脓肿

D. 急性中耳炎　　　　　　E. 咽后脓肿

6. 急性扁桃体炎的主要局部症状有

A. 下颌淋巴结肿大　　　　B. 吞咽困难　　　　　　C. 咽痛

D. 放射性耳痛　　　　　　E. 呼吸困难

7. 急性扁桃体炎可引起急性肾炎、风湿热等全身并发症,一般认为其属于＿＿＿＿＿＿＿型变态反应

A. Ⅰ型　　　　　　　　　B. Ⅱ型　　　　　　　　C. Ⅲ型

D. Ⅳ型　　　　　　　　　E. Ⅰ型与Ⅲ型

8. 下列疾病能引起呼吸困难的是

A. 舌咽神经痛　　　　　　B. 咽后脓肿　　　　　　C. 急性咽炎

D. 隐匿型扁桃体炎　　　　E. 慢性咽炎

9. 腺样体开始退化的时间是

A. 6~7 岁以后　　　　　　B. 10 岁以后　　　　　　C. 成人以后

D. 出生后半年　　　　　　E. 出生后 1 年

10. 疑有咽后脓肿进行检查或治疗时,患儿的体位应当是

A. 坐位　　　　　　　　　B. 侧卧　　　　　　　　C. 仰卧垂头位

D. 平卧　　　　　　　　　E. 半卧位

11. 慢性扁桃体炎作为全身疾患,病灶的主要依据是

A. 慢性扁桃体炎反复发作

B. 扁桃体炎反复发作,并与全身疾病关系密切

C. 扁桃体肥大

D. 扁桃体隐窝内能挤出干酪样分泌物

E. 扁桃体表面不光滑、有瘢痕

12. 下列鼻咽纤维血管瘤诊断依据,**错误**的是

A. 鼻塞和反复鼻出血　　　　　　　　　B. 临床诊断依据组织活检

C. 动脉造影及 X 线摄片　　　　　　　　D. 肿瘤有蒂或无蒂

E. 颈部淋巴结有无转移

13. 鼻咽癌最常见的病理类型

A. 高分化鳞癌　　　　　　B. 腺癌　　　　　　　　C. 低分化鳞癌

D. 泡状核细胞癌　　　　　E. 中分化鳞癌

14. 急性化脓性扁桃体炎治疗过程中症状加剧,咽痛集中一侧,语言含糊,张口受限,最可能的诊断是

A. 扁桃体实质化脓　　　　 B. 扁桃体周围脓肿　　　　 C. 咽后脓肿

D. 急性会厌炎　　　　 E. 咽旁脓肿

15. 扁桃体摘除术前应用阿托品的目的是

A. 抑制胃肠蠕动　　　　 B. 减少腺体分泌　　　　 C. 对抗麻药副作用

D. 增强麻醉作用　　　　 E. 解除面肌痉挛

16. 鼻咽癌首发症状最常见的是

A. 耳部症状　　　　 B. 脑神经症状　　　　 C. 涕中带血

D. 颈深上群淋巴结肿大　　　　 E. 远处转移

17. 咽后脓肿检查时,压舌板不能用力过大,以防产生

A. 败血症　　　　 B. 纵隔炎　　　　 C. 吞咽困难

D. 窒息　　　　 E. 并发咽旁脓肿

18. 下列扁桃体术的术后护理,**错误**的是

A. 半坐位 24h　　　　 B. 注意术后出血

C. 即时漱口　　　　 D. 无出血时鼓励患者进流食

E. 必要时做颈部冷敷

19. 鼻咽癌治疗首选

A. 化学治疗　　　　 B. 放射治疗　　　　 C. 手术治疗

D. 中药治疗　　　　 E. 生物治疗

20. 扁桃体手术**禁忌证**为

A. 扁桃体萎缩　　　　 B. 关节痛

C. 扁桃体与周围组织粘连　　　　 D. 扁桃体周围脓肿

E. 血友病

21. 扁桃体鳞癌的最佳治疗方案是

A. 局部切除　　　　 B. 激光　　　　 C. 冷冻疗法

D. 放射治疗　　　　 E. 介入治疗

22. 下列 OSAHS 保守治疗中,**错误**的是

A. 减肥、侧卧睡眠能显著减轻呼吸暂停　　　　 B. 应用镇静药及催眠药

C. 避免酗酒　　　　 D. 鼻面罩正压持续通气

E. 人工通气道

23. 下列 OSAHS 常见手术并发症,**错误**的是

A. 术后出血　　　　 B. 不会发生急性上呼吸道梗阻

C. 发声障碍　　　　 D. 鼻咽狭窄

E. 进食反呛

A2 型题

24. 患者,女性,34 岁,半小时前误服盐酸后即来院就诊,以下处理**不当**的是

A. 足量补液　　　　 B. 立即口服碱性物质碳酸氢钠溶液

C. 注意呼吸,必要时行气管切开　　　　 D. 应用激素、抗生素

E. 鼻饲饮食

25. 患者,女性,42 岁,间断性痰中带血丝,伴有右耳鸣、耳聋、右侧眼球外展受限,可能是

A. 结核病　　　　 B. 上消化道出血　　　　 C. 鼻腔血管瘤

D. 鼻咽纤维血管瘤　　　　E. 鼻咽部恶性肿瘤

X 型题

26. 急性咽炎的临床表现有

    A. 可有咽部疼痛感　　　B. 咽部干燥感　　　　　C. 全身症状一般较重

    D. 咽痛可放射到耳部　　E. 可引起鼻窦炎等并发症

27. 慢性肥厚性咽炎的表现是

    A. 咽黏膜充血、色暗红　　　　　　B. 咽后壁有淋巴滤泡增生

    C. 扁桃体充血、肿大　　　　　　　D. 咽部有异物感、痒感、痰多

    E. 进食困难

28. 慢性咽炎的治疗,**不恰当**的是

    A. 祛除病因　　　　　B. 广谱抗生素静脉滴注　　C. 局部药物治疗

    D. 手术治疗　　　　　E. 局部药物封闭

29. 急性扁桃体炎一般分为

    A. 急性溃疡性扁桃体炎　　　　　　B. 急性卡他性扁桃体炎

    C. 急性滤泡性扁桃体炎　　　　　　D. 急性隐窝性扁桃体炎

    E. 急性假膜性扁桃体炎

30. 扁桃体手术的**禁忌证**有

    A. 年老体弱者、婴幼儿

    B. 血液病患者

    C. 高血压、活动性结核和未控制的糖尿病患者

    D. 妇女月经期

    E. 急性扁桃体炎发作期

31. 扁桃体术后伤口白膜生长不良的原因是

    A. 创面出血　　　　　　　　　　　B. 创面感染

    C. 全身慢性疾病如结核病　　　　　D. 扁桃体残留

    E. 术后漱口

32. 扁桃体手术的适应证有

    A. 慢性扁桃体炎反复发作　　　　　B. 扁桃体肥大影响呼吸及吞咽

    C. 扁桃体恶性肿瘤　　　　　　　　D. 扁桃体角化症

    E. 疑扁桃体为病灶

33. 咽旁脓肿常见病因有

    A. 邻近组织的急性炎症　　　　　　B. 扁桃体周围脓肿溃入咽旁隙

    C. 咽后脓肿溃入咽旁隙　　　　　　D. 咽部外伤

    E. 咽部异物

34. 扁桃体手术前应做的准备有

    A. 检查出凝血时间　　　　　　　　B. 测血压

    C. 检查尿常规,必要时做肾功能　　　D. 做心电图检查

    E. 术前应用阿托品、镇静药

35. 扁桃体周围脓肿可分为

    A. 前上型　　　　　　B. 前下型　　　　　　　C. 后上型

D. 后下型　　　　　　　E. 混合型

36. 诊断扁桃体周围脓肿的主要依据是
    A. 急性扁桃体炎 5~7d 后症状仍显著　　B. 一侧扁桃体周围红肿
    C. 颌下淋巴结肿痛　　　　　　　　　　D. 局部穿刺抽出脓液
    E. 咽黏膜红肿

37. 慢性扁桃体炎一般分为以下几型
    A. 滤泡型　　　　　　　B. 增生型　　　　　　　C. 卡他型
    D. 纤维型　　　　　　　E. 隐窝型

38. 腺样体肥大的主要症状有
    A. 鼻塞　　　　　　　　B. 张口呼吸　　　　　　C. 咽鼓管阻塞
    D. 增殖体面容　　　　　E. 鼻出血

39. 扁桃体手术后常见的并发症有
    A. 出血　　　　　　　　B. 伤口感染　　　　　　C. 呼吸困难
    D. 肺部感染　　　　　　E. 咽旁脓肿

40. 扁桃体手术后出血,止血方法有
    A. 棉球压迫　　　　　　B. 止血钳夹持　　　　　C. 涂布药物
    D. 缝合结扎　　　　　　E. 电凝止血

41. 鼻咽纤维血管瘤的确诊主要依据
    A. 鼻塞、反复多量鼻出血　　　　　　　B. 鼻咽部肿物表面光滑、富有血管
    C. 鼻咽部肿物活检　　　　　　　　　　D. 血管造影
    E. 男性、10~25 岁青少年

42. 咽后脓肿好发于婴幼儿的原因是
    A. 婴幼儿抵抗力低　　　B. 咽后隙富有淋巴结　　C. 神经系统不健全
    D. 颈椎结核性骨脓肿　　E. 咽腔软组织丰富

43. 咽后脓肿可引起的并发症有
    A. 出血　　　　　　　　B. 颈动脉鞘感染　　　　C. 咽旁脓肿
    D. 窒息　　　　　　　　E. 肺部感染

44. 鼻咽癌的常见病因有
    A. 内分泌因素　　　　　B. 环境因素　　　　　　C. 外伤引起
    D. 遗传因素　　　　　　E. EB 病毒

45. 鼻咽癌的早期症状有
    A. 回吸涕中带血　　　　　　　　　　　B. 颈上深部淋巴结肿大
    C. 出现分泌性中耳炎症状　　　　　　　D. 剧烈头痛
    E. 眼球固定或视力丧失

46. 有关鼻咽纤维血管瘤,正确的说法有
    A. 可以活检确诊
    B. 又称为男性青春期出血性鼻咽纤维血管瘤
    C. 临床表现的重要症状是出血
    D. 多见于 10~25 岁青年男性
    E. 主要应用手术治疗

47. 有关喉咽部恶性肿瘤的正确项目是

    A. 吞咽障碍明显,可提示早期诊断　　　B. 病变多局限于喉咽部

    C. 易早期发生淋巴结转移　　　　　　D. 喉咽癌手术不能保留喉功能

    E. 确诊需活组织检查

48. 关于口咽部的良性肿瘤,下列说法正确的是

    A. 较小的肿瘤可用激光、冷冻治疗

    B. 常见的有乳头状瘤、纤维瘤、潴留囊肿

    C. 乳头状瘤发生于腭垂、扁桃体、腭弓等处,表面呈颗粒状

    D. 肿瘤较大时,可有咽异物感症

    E. 肿瘤较大时,采用手术治疗

49. 以呼吸性喘鸣、吞咽困难为主诉的婴幼儿应考虑为

    A. 咽异物　　　　　　　B. 咽后脓肿　　　　　　　C. 咽白喉

    D. 急性扁桃体炎　　　　E. 咽旁脓肿

50. 有关鼻咽恶性肿瘤的**错误**项目是

    A. 是人类特有的肿瘤　　　　　　　　B. 病理组织以恶性淋巴瘤占大部分

    C. 很少有淋巴结转移　　　　　　　　D. 脑神经症状中以视神经损伤为多见

    E. 早期放疗效果较佳

51. 咽异感症应做必要的检查有

    A. 细菌、真菌检查　　　　　　　　　B. 鼻窦与茎突 X 线检查

    C. 颈椎 X 线检查　　　　　　　　　D. 喉镜、鼻咽镜检查

    E. 活组织检查

52. 咽部异物可引起的症状有

    A. 痰中带血

    B. 咽部有异物刺痛感

    C. 吞咽困难

    D. 呼吸困难

    E. 引发感染时可引起发热、乏力等全身症状

53. 有关鼻咽纤维血管瘤的**错误**项目是

    A. 取活检观察是否恶性变　　　　　　B. 可出现多个脑神经麻痹症状

    C. 好发于男性青春期　　　　　　　　D. 以鼻塞、鼻出血为特征

    E. 与咽扁桃体肥大鉴别有困难

54. 有关咽白喉,**错误**的是

    A. 成年人易患　　　　　B. 预后不良　　　　　　　C. 易发生于小儿

    D. 颌下淋巴结肿大　　　E. 假膜易剥离

55. 可出现吞咽障碍及呼吸困难的疾病有

    A. 急性咽后脓肿　　　　　　　　　　B. 急性化学性食管烧伤

    C. 急性会厌炎　　　　　　　　　　　D. 扁桃体周围脓肿

    E. 急性扁桃体炎

56. 睡眠呼吸暂停综合征分为

    A. 阻塞型　　　　　　　B. 限制型　　　　　　　　C. 混合型

　　　D. 肥胖型　　　　　　　　　　E. 中枢型

57. 鼻咽纤维血管瘤手术可选用

　　　A. 经硬腭径路舌形切开　　　　　　　　B. 经软腭正中切开

　　　C. 经鼻侧切开　　　　　　　　　　　　D. 经舌骨上切开

　　　E. 鼻内镜下摘除肿瘤

58. UPPP 包括

　　　A. 摘除扁桃体　　　　　　　　　　　　B. 切除部分肥大的腭垂和软腭

　　　C. 舌腭弓和腭咽弓　　　　　　　　　　D. 切除部分咽后壁黏膜

　　　E. 切除腭帆间隙的脂肪组织

59. 腺样体肥大的手术适应证有

　　　A. 腺样体肥大引起咽鼓管阻塞,影响听力者

　　　B. 腺样体肥大并发鼻窦炎,药物治疗无效

　　　C. 腺样体肥大引起张口呼吸,甚至引起 OSAHS

　　　D. 出现增殖体面容

　　　E. 讲话有口吃者

60. OSAHS 病因包括

　　　A. 脑干呼吸中枢的控制能力降低　　　　B. 各种原因引起的鼻塞

　　　C. 增殖体、扁桃体肥大　　　　　　　　D. 喉狭窄

　　　E. 舌体肥厚、小颌畸形

61. OSAHS 保守治疗方法有

　　　A. 鼻面罩正压持续通气　　　　　　　　B. 减肥

　　　C. 避免应用镇静药和酗酒　　　　　　　D. 人工装置,如人工鼻气道

　　　E. UPPP

62. 与咽扁桃体肥大有关的症状,正确的是

　　　A. 鼾声　　　　　　　B. 张口呼吸　　　　　　　C. 传音性聋

　　　D. 开放性鼻音　　　　E. 声嘶

## 二、名词解释

1. 腺样体面容

2. OSAHS

3. 扁桃体周围脓肿

4. 呼吸紊乱指数

5. 多导睡眠监测

## 三、填空题

1. 鼻咽纤维血管瘤好发于_____岁,_____性多见,其临床特点是_____。

2. 鼻咽癌的发病可能与_____、_____和_____有关。

3. 慢性咽炎分 3 种类型,分别为_____、_____和_____。

4. 扁桃体周围脓肿有_____和_____两种类型,其中以_____多见。

5. 急性扁桃体炎在病理上分_____和_____两种类型。

6. 慢性扁桃体炎在病理上分_____、_____和_____3 种类型。

7. 在无用药禁忌的前提下,急性扁桃体炎治疗首选的药物为_____。

8. 急性扁桃体炎的主要致病原是_____。

9. 急性咽后壁脓肿的主要治疗措施为_____。

10. 鼻咽癌半数以上以颈淋巴结肿大为首发症状,早期即有_____。

11. 鼻咽癌以_____治疗为主。

12. 扁桃体摘除术后常见的并发症有_____、_____、_____。

13. 咽旁脓肿切开径路有_____、_____,临床多采用_____。

14. OSAHS 的主要临床表现是_____、_____、_____、_____。

15. 下咽癌病理多为_____,治疗困难,生存率_____,需采用_____的方法。

## 四、问答题

1. 简述急性咽炎的病因及治疗方法。

2. 简述慢性咽炎的临床分型。

3. 慢性扁桃体炎诊断及治疗方法是什么?

4. 扁桃体切除术后的常见并发症有哪些?

5. 简述腺样体肥大的临床表现。

6. 简述咽后脓肿的诊断及治疗方法。

7. 简述咽异感症的诊断及治疗。

8. 简述扁桃体周脓肿的临床表现。

9. 鼻咽癌的临床表现是什么?

10. 鼻咽癌需要与哪些疾病鉴别?

11. 何谓 OSAHS? 其病因是什么?

12. OSAHS 的诊断方法是什么?

## 【参考答案】

### 一、选择题

1. C　2. C　3. A　4. D　5. B　6. C　7. C　8. B　9. B　10. C　11. B　12. E
13. C　14. B　15. B　16. D　17. D　18. C　19. B　20. E　21. D　22. B　23. B　24. B
25. E　26. ABDE　27. ABD　28. BD　29. BCD　30. ABCDE　31. ABC　32. ABE
33. ABCDE　34. ABCDE　35. AC　36. ABCDE　37. BDE　38. ABCD　39. ABD
40. ABCDE　41. ABDE　42. AB　43. ACDE　44. BDE　45. ABC　46. BCDE　47. ACE
48. ABCDE　49. ABCDE　50. BCD　51. BCD　52. ABCDE　53. AE　54. ABE
55. ABCDE　56. ACE　57. ACE　58. ABE　59. ABCD　60. ABCDE　61. ABCD　62. ABC

### 二、名词解释

1. 腺样体面容:腺样体肥大时,患儿长期张口呼吸致面骨发育受影响,出现上颌骨变长、硬腭高拱、上牙突出、上唇变厚、面容呆板,呈"腺样体面容"。

2. OSAHS：即阻塞性睡眠呼吸暂停低通气综合征。指睡眠时上气道塌陷阻塞引起的呼吸暂停和低通气，伴有打鼾、睡眠结构紊乱、频繁发生血氧饱和度下降、白天嗜睡等症状。成人定义为 7h 夜间睡眠时间内，发生至少 30 次呼吸暂停或低通气。呼吸暂停指每次发作时，口、鼻气流停止至少 10s 以上；低通气为睡眠中呼吸气流强度较基础水平降低 50% 以上，并伴有动脉血氧饱和度下降≥4%。

3. 扁桃体周围脓肿：扁桃体周围隙内的化脓性炎症。早期形成蜂窝织炎（称扁桃体周围炎），继之形成脓肿。

4. 呼吸紊乱指数：即呼吸暂停低通气指数（AHI），指平均每小时睡眠中呼吸暂停和低通气的次数。

5. 多导睡眠监测：即 PSG，是诊断睡眠呼吸紊乱疾患最重要的技术手段，可对 OSAHS 患者进行整夜连续的睡眠观察和监测，可监测脑电、眼动、肌电、心电、肺容积变化、气流变化、血氧饱和度等，通过分析，可以了解患者睡眠期机体的变化，确定睡眠呼吸暂停的性质（分型）和程度等。

### 三、填空题

1. 10~25　男　反复鼻出血
2. 遗传因素　病毒感染　环境因素
3. 单纯性　肥厚性　萎缩性
4. 前上型　后上型　前上型
5. 急性卡他性　急性化脓性
6. 增生型　纤维型　隐窝型
7. 青霉素
8. 乙型溶血性链球菌
9. 脓肿切开引流
10. 颈深上淋巴结肿大
11. 放射
12. 出血　伤口感染　肺部并发症
13. 颈外径路　经口径路　颈外径路
14. 睡眠中打鼾伴觉醒　白天嗜睡　咽部不适　全身多系统症状
15. 鳞状细胞癌　低　综合治疗

### 四、问答题

1. 急性咽炎病因：病毒感染居多，细菌感染也较常见。高温、粉尘、刺激性气体、烟酒过度、寒冷等可诱发本病。

治疗：①全身症状无或轻者，可选择局部用药，复方硼砂溶液含漱，华素片、溶菌酶含片等含服。②全身症状明显，可应用抗生素，多首选青霉素类。考虑病毒感染时，可用抗病毒药物。③注意休息，多饮水，饮食宜清淡。

2. 慢性咽炎的临床分型：

（1）慢性单纯性咽炎：黏膜弥漫性充血，血管扩张，咽后壁有少量淋巴滤泡，可有黏稠分泌物附着在黏膜表面。

（2）慢性肥厚性咽炎：黏膜充血，呈暗红色，增厚明显，咽后壁淋巴滤泡增生显著，可融合成块，咽侧索充血肥厚。

（3）慢性萎缩性咽炎与慢性干燥性咽炎：黏膜干燥，萎缩变薄，颜色苍白，多附有黏稠分泌物或黄褐色痂皮，有臭味。

3. 慢性扁桃体炎诊断主要依据患者反复发作急性扁桃体炎病史，扁桃体表面不光滑，隐窝内有脓栓，与周围组织粘连，舌腭弓慢性充血，颌下淋巴结肿大。治疗以手术为主，保守治疗效果不佳。

4. 扁桃体切除术后的常见并发症：出血、伤口感染、肺部并发症。

5. 腺样体肥大的临床表现：肥大的腺样体堵塞咽鼓管咽口，可引起分泌性中耳炎；堵塞后鼻孔引起鼻炎、鼻窦炎；咽、喉、下呼吸道受分泌物刺激，引起咽炎、气管炎，出现阵咳；长期张口呼吸致面骨发育受影响，出现上颌骨变长、硬腭高拱、上牙突出、上唇变厚、面容呆板，呈"腺样体面容"；全身发育及营养状况较差，反应迟钝，注意力不集中，夜惊，遗尿，可形成自卑等心理障碍。

6. 咽后脓肿的诊断：①急性型：起病急，畏寒，发热，拒食，烦躁不安，进而有咽下困难，流涎，呛奶，甚至呼吸困难。患者可出现脱水衰竭现象，脓肿如破溃可出现窒息。检查可见急性病容，头后仰，略偏向患侧，张口流涎，咽后壁一侧隆起充血。②慢性型：病程较长，可有结核病之全身表现，低热、盗汗、咳嗽、乏力等。咽痛不显著，可有阻塞感。检查咽后壁隆起，黏膜无明显充血表现。颈侧 X 线、CT 检查可观察脓肿部位、范围及颈椎骨质破坏情况。

治疗：急性咽后脓肿确诊后尽早行切开排脓，术后予抗炎、支持治疗，如有必要，每日扩张切口吸脓；慢性咽后脓肿予抗结核治疗，可穿刺抽脓，并可注入抗结核药，颈椎有病变者，请骨科行相应治疗。

7. 咽异感症诊断：患者有咽部异物感、烧灼感、痒感、紧迫感、黏着感等，吞咽饮食正常，常伴有焦虑、急躁、抑郁、紧张等精神症状，其中以恐癌症多见。检查咽、喉及食管无器质性病变，颈部无肿大的淋巴结。X 线摄片无茎突过长。治疗：

（1）有局部和全身病变者，进行相应治疗。

（2）心理治疗：对有恐癌症等精神因素者，耐心解释，找出证据，解除心理负担。

（3）对症治疗：可用镇静药，还可用疏肝行气开郁中药及针刺廉泉、天突、人迎、阿是等穴进行治疗。

8. 扁桃体周脓肿的临床表现：发病初期同急性化脓性扁桃体炎表现，3~4d 后仍持续发热，甚或加重，一侧咽痛加剧，并向同侧耳部放射，吞咽困难，饮水向鼻腔反流，流涎，言语含糊不清，头偏向患侧，严重者可表现张口受限。

9. 鼻咽癌的临床表现：

（1）鼻部症状：可有涕中带血，鼻塞，始为单侧，可发展为双侧。

（2）耳部症状：肿物堵塞压迫咽鼓管口，可出现耳鸣、耳闷、听力下降、鼓室积液。

（3）颈淋巴结肿大：半数以上患者以此为首发症状就诊，首先发生于颈深淋巴结上群，无痛性包块，质硬，迅速增大，固定。

（4）脑神经症状：肿物由咽隐窝经破裂孔侵入颅内，累及 Ⅴ、Ⅵ脑神经，进一步可使 Ⅱ、Ⅲ、Ⅳ脑神经受侵犯，可有头痛，面麻，复视，上睑下垂等表现。瘤体直接侵犯或颈部转移淋巴结压迫Ⅸ、Ⅹ、Ⅻ脑神经，会出现软腭瘫痪、吞咽困难、声嘶、伸舌偏斜等。

（5）远处转移：晚期可出现肺、肝、骨转移，并有相应症状。

10. 鼻咽癌需要与下列疾病鉴别：

（1）腺样体增生：腺样体位于鼻咽部顶壁或顶后壁，其表面黏膜光滑、完整、颜色正常，常有纵沟，在腺样体增生时体积增大，但仍可见纵沟，应注意鉴别。

（2）鼻咽结核：好发于 20~40 岁，临床不多见，但有时难以与肿瘤相鉴别，特别是伴有颈部淋巴结肿大时。明确诊断需要组织学证实。

（3）鼻咽纤维血管瘤：多见于 10~25 岁青少年，男性多见，临床常有反复出血，严重者可出现贫血。肿物位于鼻咽顶壁或后鼻孔处，富有血管，可侵及脑神经，出现相应的症状。无淋巴结转移，不宜轻易取活检。

（4）脊索瘤：好发于颅底的中线部位，病变可突入鼻咽腔，并可向周围发展，患者常有明显头痛，伴有多组脑神经损伤，淋巴结转移少见。CT 及 MRI 有助于诊断。确诊仍需依靠组织学检查。

（5）颅咽管瘤：青少年多发，部位以鞍上居多，亦可侵及鞍下，破坏颅底骨质至鼻咽。临床检查所见为鼻咽黏膜下肿物，根据肿瘤发生的部位和侵及范围不同，出现不同的临床症状和体征。CT 或 MRI 可见肿物有钙化。

（6）恶性淋巴瘤：原发于鼻咽的恶性淋巴瘤临床症状与鼻咽癌极为相似，最终诊断需取病理证实。

（7）颈淋巴结炎：急性淋巴结炎患者，常有局部红、肿、热、痛，伴发热等全身感染中毒症状，白细胞计数增高。经积极抗感染治疗后，症状及体征迅速缓解，易与转移癌相鉴别；但慢性淋巴结炎则不易与转移性淋巴结区别，穿刺细胞学检查或淋巴结活检可帮助诊断。

（8）颈淋巴结结核：早期同时侵及颈深浅各组淋巴结，容易干酪化，常伴有淋巴结周围炎症。有波动感者，穿刺可抽出干酪样物。

（9）颈部原发性肿瘤：如腮源性、恶性淋巴瘤及良性肿瘤如神经鞘瘤、淋巴管瘤和血管瘤。

11. OSAHS 即阻塞性睡眠呼吸暂停低通气综合征，是指睡眠时上气道塌陷阻塞引起的呼吸暂停和低通气，伴有打鼾、睡眠结构紊乱、频繁发生血氧饱和度下降、白天嗜睡等症状。成人定义为 7h 夜间睡眠时间内，发生至少 30 次呼吸暂停或低通气。呼吸暂停指每次发作时，口、鼻气流停止至少 10s 以上；低通气为睡眠中呼吸气流强度较基础水平降低 50% 以上，并伴有动脉血氧饱和度下降≥4%。

病因：①上呼吸道狭窄或阻塞：喉以上有 3 个部位相对容易出现狭窄和阻塞，包括鼻和鼻咽，口咽和喉部。常见因素有鼻中隔偏曲，鼻息肉，肥厚性鼻炎，鼻腔及鼻咽肿瘤，腺样体和扁桃体肥大，颌骨畸形，喉软骨软化，喉蹼，软腭松弛、肥厚，咽侧壁肥厚，舌根肥厚、后缩及喉占位等。②上气道扩张肌肌力异常：主要表现为颏舌肌、咽壁肌肉及软腭肌肉张力异常。③全身性因素及疾病：如肥胖、甲状腺功能减退、糖尿病等，可影响上述两种因素而诱发本病。某些因素如饮酒、吸烟等可加重病情。

12. OSAHS 的诊断方法：根据病史症状、临床检查和实验室特殊检查作出诊断。其中多导睡眠监测仪是对 OSAHS 进行诊断并分类定性的特异性检查。诊断标准：呼吸睡眠紊乱指数（AHI）>5（老年人 AHI>10）或 7h 睡眠呼吸暂停超过 30 次，诊断为呼吸暂停综合征。其中发生呼吸暂停时口鼻无气流，胸腹部仍有运动的为阻塞性呼吸暂停综合征。

病情程度判定：根据睡眠时最低血氧饱和度，将阻塞性呼吸暂停综合征患者分为轻、中、重3 种。轻度：最低血氧饱和度为 90%~80%；中度：最低血氧饱和度为 79%~70%；重度：最低血氧饱和度 <70%。

　　病源定位检查：纤维鼻咽喉镜检查，可确定气道狭窄部位；影像学检查，可测量气道后间隙、骨位置、颅颈角；咽腔食管内压力测定，明确狭窄部位；咽腔测量及解剖关系指数计算，包括：腭咽指数＝软腭／长腭咽距，腭垂长宽指数＝腭垂长／腭垂宽，前后弓指数＝前弓距／后弓距，舌咽指数＝舌体厚／舌咽距。正常人应保持在一定范围。咽部解剖关系指数异常表示咽部解剖结构比例关系失调，必然出现生理功能紊乱。

（皇甫辉　秦江波　马　琴　陈钢钢）

# 第六章 喉部疾病

## 第一节 喉创伤

### 【学习要点】

各型喉创伤的临床表现及治疗原则。

### 【重点难点解析】

#### 一、喉创伤的分类

分为喉外部伤和喉内部伤两类。前者根据有无皮肤及软组织破裂分为开放性喉创伤和闭合性喉创伤,后者包括喉烫伤、烧灼伤和器械损伤。

#### 二、喉创伤的治疗原则

喉创伤在抢救出血及休克的同时,首先必须建立通畅的呼吸道。闭合性喉创伤需根据损伤的程度及患者的呼吸情况,决定是否需要行气管切开术及喉探查修复重建术,以免喉阻塞危及生命或后期喉狭窄。开放性喉创伤需及时清除呼吸道分泌物、开放气道,同时充分止血、积极抢救休克。喉部的烫伤需在药物治疗的前提下,随时做好气管切开或气管插管的准备,同时纠正休克、保护脏器功能。

## 第二节 急性会厌炎

### 【学习要点】

急性会厌炎的临床表现和救治方法。

## 【重点难点解析】

### 一、急性会厌炎的临床表现

1. 起病急、进展快,病程多以小时计。
2. 全身症状轻重不一。
3. 剧烈咽痛、吞咽时加重,吞咽困难、流涎,言语含糊不清,但一般无声嘶,重者可出现喉阻塞、窒息,危及生命。查体:口咽部多无阳性体征,间接喉镜下会厌明显充血、肿胀,严重者呈球形。

### 二、急性会厌炎的治疗原则

抗感染、消肿,保持呼吸道通畅为治疗原则。
1. 因病情凶险,需住院观察,做好气管切开的抢救准备。
2. 足量的抗生素和糖皮质激素,辅助雾化吸入、吸氧、全身支持等治疗。
3. 会厌脓肿形成者,需在喉镜下穿刺或切开排脓。

# 第三节 小儿急性喉炎

## 【学习要点】

小儿急性喉炎的临床表现和紧急救治方法。

## 【重点难点解析】

### 一、小儿急性喉炎的临床表现

起病急、进展快,主要有发热、声嘶、犬吠样咳嗽、吸气性喉喘鸣和三凹征;继而可出现发绀、面色苍白、脉细等缺氧症状;进一步加重可致呼吸循环衰竭、昏迷、抽搐、死亡。

### 二、小儿急性喉炎的治疗

1. 尽早使用足量有效的抗菌药物和糖皮质激素,控制感染、抗炎消肿。
2. 吸氧、雾化吸入、维持水电解质平衡、营养支持、避免心肌损害等。
3. 经治疗无好转的严重缺氧症状或三度以上喉阻塞,需及时行气管切开。

# 第四节 急性喉气管支气管炎

## 【学习要点】

两型急性喉气管支气管炎的临床表现和治疗原则。

## 【重点难点解析】

### 一、急性阻塞性喉气管炎

1. 常见病因　感染,其中病毒感染是最主要的病因。
2. 病理改变　炎症从声门下区向气管、支气管发展,黏膜急性充血、水肿,可出现黏膜糜烂、脱落,形成溃疡、坏死;分泌物呈黏性、黏脓性或脓血性,黏稠不易排出,导致气道狭窄出现呼吸困难。
3. 临床表现　分轻型、重型及暴发型。①轻型多为喉气管黏膜的一般炎性水肿,及时治疗效果好。②重型多由轻型发展而来,表现为高热、犬吠样咳嗽、声嘶、喉阻塞,病情发展可出现混合性呼吸困难、明显的全身中毒症状及循环系统受损,肺部并发症多见。③暴发型,少见,进展极快,早期即出现呼吸困难、中毒症状以及呼吸循环衰竭,可在数小时或一日内死亡。

检查:胸部听诊呼吸音减弱,有干啰音。胸片可见肺气肿或肺不张征象。纤维内镜检查可见声门以下黏膜弥漫性充血、肿胀,气道内黏稠分泌物。

4. 治疗
(1) 吸氧、解痉、雾化吸入,减少胃食管反流,保持室内一定的湿度和温度。
(2) 足量有效的抗生素和糖皮质激素。
(3) 保持呼吸道通畅,病情严重者,需及早行气管切开。
(4) 忌用呼吸中枢抑制剂和阿托品类药物。

### 二、急性纤维蛋白性喉气管支气管炎

1. 病因　急性阻塞性喉气管炎的进一步发展,流感病毒感染后继发细菌感染。
2. 病理　为化脓性感染,病变更深,喉、气管、支气管内有大块或筒状痂皮、黏液脓栓和假膜形成。
3. 临床表现　发病急,呼吸困难及全身中毒症状更明显,严重的混合性呼吸困难,高热、烦躁不安、发绀,迅速出现循环衰竭或中枢神经系统症状,酸中毒,水电解质失衡等。

查体:混合性呼吸困难,三凹征,呼吸音减弱或有笛声,甚至可闻及异物拍击音。

4. 诊断和治疗　支气管镜检查是诊断和治疗本病的重要方法,常需反复施行支气管镜检查,取出痂皮及假膜;严重者需行气管切开;预后差,死亡率高。

# 第五节　慢性喉炎

## 【学习要点】

慢性喉炎的临床表现。

## 【重点难点解析】

### 一、慢性喉炎的临床表现

1. 声音嘶哑是最主要的症状,由间歇性发展为持续性。
2. 分泌物增加,常感觉有痰液黏附。
3. 咽喉干燥不适。
4. 查体　喉部黏膜慢性充血,声带呈粉红色、边缘变钝;部分患者声带和室带增生、肥厚,严重者声带可呈"鱼肚状"改变;萎缩性喉炎黏膜变薄、干燥,可有结痂附着。

### 二、慢性喉炎的治疗

1. 病因治疗　治疗邻近器官病变,戒除烟酒,正确用嗓。
2. 局部治疗　雾化吸入。
3. 中成药治疗。

# 第六节　喉 息 肉

## 【学习要点】

声带息肉的临床表现和治疗方法。

## 【重点难点解析】

### 一、声带息肉的临床表现

1. 声音嘶哑　主要症状,轻者为间歇性声嘶、发声易疲劳,重者沙哑甚至失声。
2. 咳嗽和呼吸困难　息肉垂于声门下引起刺激性咳嗽;巨大息肉可致完全失声,甚至导致呼吸困难和喉喘鸣。
3. 查体　息肉位于声带前中 1/3,单侧多见,亦可见于双侧,呈灰白或淡红色,表面光滑、半透明,部分带蒂;发声时声门关闭不全。

### 二、声带息肉的治疗

以手术切除为主,辅以糖皮质激素、抗生素、维生素及雾化吸入治疗。

# 第七节　声 带 小 结

## 【学习要点】

声带小结的临床表现和治疗方法。

## 【重点难点解析】

### 一、声带小结的临床表现

1. 声音嘶哑　早期呈间隙性声嘶、发声易疲劳,于发高音时明显;病情发展,声嘶加重,由间歇性变为持续性。

2. 查体　小结位于声带前中 1/3,双侧多见,对称,或一侧较大、对侧较小或仅单侧发病;发声时声门关闭不全。

### 二、声带小结的常规治疗方法

注意声带休息,发声训练,药物和手术治疗。

# 第八节　喉的神经性疾病

## 【学习要点】

掌握喉的神经性疾病的病因和临床表现;了解治疗原则。

## 【重点难点解析】

1. 喉返神经麻痹　分完全性麻痹和不完全性麻痹。不完全性麻痹时,声带居于旁中位,不能外展;单侧初期声嘶,代偿后无明显临床表现;双侧可出现严重的吸气性呼吸困难。完全性麻痹时,声带固定于旁中位,声嘶明显、说话费力犹如耳语,但双侧声带完全麻痹不会出现明显的呼吸困难。因左侧喉返神经走行较长,左侧喉返神经麻痹较右侧多见。

2. 喉上神经麻痹　声门上区黏膜感觉异常、声带张力下降,主要表现为饮食呛咳、声音低钝。

3. 混合性喉麻痹　上述两者临床表现的结合,声嘶、呛咳、发声易疲劳等。

# 第九节　喉　肿　瘤

## 【学习要点】

1. 喉乳头状瘤的临床表现和治疗。
2. 小儿喉乳头状瘤的发病特点。
3. 喉癌的分型、临床表现、诊断、治疗原则及预后。

## 【重点难点解析】

### 一、喉乳头状瘤

1. 病因　多认为与人类乳头状瘤病毒（HPV）感染有关，成人以 HPV-16、18 常见，儿童以 HPV-6、11 为主；喉部的慢性炎症刺激及内分泌失调为其诱因。成人型易癌变，儿童型易复发。

2. 临床表现　进行性声嘶甚至失声，也可出现喉喘鸣及呼吸困难。儿童喉乳头状瘤多发、广基，可侵及声带、室带、声门下区及气管，易发生喉阻塞。

3. 治疗　以手术切除为主，术后采用多种方法预防肿瘤的复发。

### 二、喉癌

#### （一）临床表现

95% 以上为鳞状细胞癌，按病变部位及范围分为四型。

1. 声门上型　原发于声门上区的癌肿。早期症状不典型、仅有喉部不适或异物感，病情进展可有咳嗽、血痰、咽喉疼痛等，晚期出现声嘶、呼吸困难、吞咽困难等。易发生颈淋巴结转移。

2. 声门型　病变部位在声带，以声嘶为主要症状、渐进性加重，晚期可出现咳嗽、血痰、喉阻塞的症状。

3. 声门下型　声门下区的癌肿，早期无症状，侵及声带可出现声嘶，晚期有呼吸困难及喉前淋巴结转移。

4. 跨声门型　起源于喉室的肿瘤，于黏膜下浸润生长，早期隐匿，当出现声嘶症状时、声带多已固定，预后差。属特殊类型的声门上型喉癌。

#### （二）治疗措施

喉癌的治疗采用以手术为主，辅助放化疗的综合治疗方法，需根据肿瘤的生长范围、病理类型及患者的全身状况等选择合理的治疗方案。

1. 手术治疗　为喉癌的最主要治疗手段。术式的选择需依据"量体裁衣"的原则，以充分的安全界切除病变组织，同期利用组织瓣行喉重建术，保留喉功能，提高患者的生存质量。

2. 颈淋巴结清扫术　在治疗原发灶的同时，需对颈部淋巴结转移灶进行根治性或预防性切除。

3. 放射治疗　适用于早期各部位喉癌、分化不良的癌、全身状况不能耐受手术而采取姑息治疗的患者,以及喉癌侵及下咽部需常规行放射治疗与手术相结合的综合治疗。

4. 化学治疗、生物治疗、心理治疗等。

# 第十节　喉　阻　塞

## 【学习要点】

喉阻塞的病因、临床表现、分度、处理原则和紧急处理方法。

## 【重点难点解析】

### (一)喉阻塞的病因

1. 炎症　小儿急性喉炎、急性会厌炎等。

2. 肿瘤　喉癌、下咽癌、甲状腺癌等。

3. 异物　喉、气管异物。

4. 外伤　喉挫伤、切割伤等。

5. 双侧声带不完全性麻痹。

6. 喉水肿、喉痉挛、喉畸形等。

### (二)喉阻塞的临床表现

吸气性呼吸困难(主要症状)、吸气性喉喘鸣、吸气性软组织凹陷、声嘶、发绀等。

### (三)喉阻塞的分度

根据呼吸困难的程度将喉阻塞分为4度。

1. 一度　安静时无症状,活动或哭闹时有轻度呼吸困难,轻度三凹征。

2. 二度　安静时轻度呼吸困难、喉喘鸣和三凹征,活动时加重,不影响生命体征。

3. 三度　明显的吸气性呼吸困难和喉喘鸣,三凹征显著,生命体征受到影响。

4. 四度　极度呼吸困难,烦躁不安、面色苍白、脉弱、大小便失禁等,危及生命。

### (四)喉阻塞的处理

根据不同的病因、呼吸困难程度、当地的医疗条件等确定治疗方案,采用药物或手术治疗。对于急性喉阻塞,须争分夺秒、因地制宜,迅速解除呼吸困难。

1. 一度　病因治疗,如抗感染、抗炎消肿,取出异物,切除肿瘤等。

2. 二度　对症治疗,同时积极进行病因治疗。对于肿瘤、外伤、双侧声带麻痹等短时间不能去除病因者,可考虑做气管切开术。

3. 三度　对症治疗和病因治疗同时进行,如保守治疗无效,需及时行气管切开。

4. 四度　立即行气管切开;如病情十分紧急,可先行环甲膜切开术。

# 第十一节　气管插管术及气管切开术

## 【学习要点】

1. 常规气管切开术的适应证、并发症及术后护理。
2. 环甲膜切开术的方法。

## 【重点难点解析】

### 一、气管切开术的适应证

病因不能及时去除的三～四度喉阻塞；下呼吸道分泌物潴留者；需长时间采用机械辅助通气者；预防性气管切开，如较大的气管异物取出；某些头颈部手术的前置手术。

### 二、气管切开术的并发症

皮下气肿（最常见）、纵隔气肿与气胸、出血、拔管困难等。

## 【习题】

### 一、选择题

**A1 型题**

1. 会厌的哪个部位组织较疏松，炎症时容易发声肿胀
   A. 会厌喉面　　　　　　B. 会厌舌面　　　　　　C. 会厌结节
   D. 会厌游离缘　　　　　E. 会厌茎
2. 抢救喉阻塞患者来不及做气管切开术时，可紧急切开
   A. 环气管韧带　　　　　B. 舌甲膜　　　　　　　C. 甲状会厌韧带
   D. 环甲膜　　　　　　　E. 舌会厌韧带
3. 使声带外展的喉内肌是
   A. 环杓侧肌　　　　　　B. 环甲肌　　　　　　　C. 甲杓肌
   D. 杓会厌肌　　　　　　E. 环杓后肌
4. 喉腔中最狭窄的部位是
   A. 喉入口　　　　　　　B. 室带间　　　　　　　C. 声门区
   D. 喉室间　　　　　　　E. 声门下区
5. 闭合性喉外伤时，想要了解有无喉软骨骨折移位最好的检查方法是
   A. 喉部触诊　　　　　　B. 喉部 X 线侧位片　　　C. 电子鼻咽喉镜
   D. 喉 MRI　　　　　　　E. 喉 CT
6. 声带上长新生物的首发症状是

A. 喉痛        B. 喉喘鸣        C. 咯血

D. 声嘶        E. 呼吸困难

7. 下列疾病可**无**声嘶症状的是

A. 急性会厌炎        B. 急性喉炎        C. 声带息肉

D. 声带小结        E. 喉癌（声门型）

8. 气管切开术时应在以下哪几个气管环之间切开

A. 1~2 气管环        B. 2~4 气管环        C. 4~5 气管

D. 6~7 气管环        E. 3~5 气管环

9. 以下属于喉癌癌前病变的是

A. 声带息肉        B. 声带小结        C. 喉真菌病

D. 喉白斑病        E. 喉结核

10. 最常见的喉癌病理类型为

A. 腺癌        B. 乳头状癌        C. 未分化癌

D. 淋巴瘤        E. 鳞状细胞癌

11. 喉癌颈淋巴结转移，最常见的部位是

A. 颈上深淋巴结        B. 气管前淋巴结        C. 颌下淋巴结

D. 舌骨下淋巴结        E. 颏下淋巴结

12. 喉癌伴颈淋巴结转移，治疗转移性淋巴结的首选方法是

A. 放射治疗        B. 放射治疗 + 局部切除        C. 放射治疗 + 化学治疗

D. 颈淋巴结清扫术        E. 生物学治疗

13. 成年男性，有吸烟史，进行性声音嘶哑伴痰中带血，应首先考虑

A. 会厌溃疡        B. 喉部乳头状瘤        C. 披裂囊肿

D. 声带息肉        E. 喉癌

14. 气管切开术后，欲拔除气管套管，要求堵管后无呼吸困难，一般最少需要

A. 4h        B. 8h        C. 24h

D. 48h        E. 12h

15. 声带小结最常见的发生部位是

A. 两侧声带的中段        B. 两侧声带的后段

C. 两侧声带的中后 1/3 交界处        D. 两侧声带近前联合处

E. 两侧声带的前中 1/3 交界处

16. **不属于**小儿急性喉炎主要症状的是

A. 声嘶        B. 犬吠样咳嗽        C. 吞咽困难

D. 吸气性喉喘鸣        E. 吸气性呼吸困难

17. 小儿急性喉气管支气管炎**禁用**

A. 糖皮质激素        B. 抗生素        C. 吗啡

D. 氨溴索        E. 血浆

18. 咽喉疼痛明显，而咽部检查无异常，应首先考虑为

A. 急性咽炎        B. 急性喉炎        C. 急性扁桃体炎

D. 急性喉气管炎        E. 急性会厌炎

19. 小儿吸气性呼吸困难可见于

A. 哮喘　　　　　　　　B. 急性咽炎　　　　　　　C. 肺炎

D. 急性喉炎　　　　　　E. 气管炎

20. 急性感染性会厌炎最主要的致病菌是

A. 流感杆菌　　　　　　B. 流感病毒　　　　　　　C. 葡萄球菌

D. 链球菌　　　　　　　E. 呼吸道合胞病毒

21. 癔症性失声时检查声带常表现为

A. 运动正常　　　　　　B. 固定　　　　　　　　　C. 闭合不全

D. 松弛　　　　　　　　E. 声门偏斜

22. 癔症性失声的治疗方法是

A. 抗感染　　　　　　　B. 使用糖皮质激素　　　　C. 局部雾化治疗

D. 心理治疗　　　　　　E. 物理治疗

23. 下列**不属于**急性喉炎的临床表现的是

A. 三凹征　　　　　　　B. 呼气困难　　　　　　　C. 吸气困难

D. 发绀　　　　　　　　E. 咽喉肿痛剧烈

24. 下列有关小儿急性喉炎描述,**不正确**的是

A. 多见于 6 个月 ~3 岁的婴幼儿

B. 多为原发性

C. 病变主要发生于声门下腔,其黏膜水肿,炎症向下发展可累及气管

D. 起病较急,多有发热、声嘶、咳嗽

E. 治疗重点是解除喉阻塞,及早使用有效足量抗生素以控制感染

25. 咽痛剧烈,吞咽困难,会厌水肿如球,可诊断为

A. 急性喉炎　　　　　　B. 急性会厌炎　　　　　　C. 急性咽炎

D. 急性扁桃体炎　　　　E. 扁桃体周围脓肿

26. 喉阻塞最突出的症状是

A. 吸气性呼吸困难　　　B. 呼气性呼吸困难　　　　C. 痰声如锯

D. 声嘶喉鸣　　　　　　E. 咽喉疼痛

27. 严重喉创伤在临床上处理应最先

A. 解除呼吸困难与预防窒息　　　　　　B. 止血

C. 喉修复手术　　　　　　　　　　　　D. 抗休克治疗

E. 抗感染治疗

28. 在声带息肉的诊断中,下列检查最重要的是

A. 喉断层摄影　　　　　B. 喉镜检查　　　　　　　C. 喉部 CT

D. 发声检查　　　　　　E. 嗓音分析

29. **不符合**儿童喉乳头状瘤特点的是

A. 乳头状瘤为多发性,基底甚广　　　　B. 肿瘤生长较快

C. 易发生喉阻塞　　　　　　　　　　　D. 进行性声嘶,甚至失声

E. 有恶变倾向

30. 喉上神经麻痹的最突出表现为

A. 声带张力变化　　　　B. 呼气性呼吸困难　　　　C. 吸气性呼吸困难

D. 进食呛咳,伴声音低钝　　E. 声带活动受限

31. 双侧完全性喉返神经麻痹双侧声带位于

    A. 正中位               B. 旁正中位              C. 中间位

    D. 轻外展位           E. 完全性外展位

32. 由炎症引起的二度喉阻塞,最佳治疗方案是

    A. 足量抗生素                    B. 大量激素

    C. 抗生素加激素                D. 抗生素加激素,同时气管切开术

    E. 抗生素加激素,备气管切开

33. 喉的主要感觉神经来自下列哪个神经

    A. 舌咽神经                B. 喉上神经内支       C. 喉返神经

    D. 喉上神经外支         E. 舌下神经

34. 下列关于喉癌的致病因素的描述中,**错误**的是

    A. 长期大量吸烟和饮酒          B. 人乳头状瘤病毒(HPV-16、HPV-18)感染

    C. 长期接触石棉和芥子气        D. 长期接触镭、铀、氡等放射性核素

    E. 输血交叉感染

35. 喉癌中最多见的类型是

    A. 声门上型               B. 声门型              C. 声门下型

    D. 跨声门型               E. 原位癌

36. 喉癌有声门上型、声门型、声门下型三种主要类型,颈淋巴结转移的顺序以下哪项正确

    A. 声门型最早,声门下型次之,声门上型最迟

    B. 声门上型最早,声门型次之,声门下型最迟

    C. 声门下型最早,声门上型次之,声门型最迟

    D. 声门上型最早,声门下型次之,声门型最迟

    E. 声门下型最早,声门型次之,声门上型最迟

37. 跨声门型喉癌是指

    A. 声门上型喉癌侵犯声带

    B. 声门型喉癌侵犯声门上区

    C. 声门上型喉癌侵犯声门下区

    D. 原发于喉室的肿瘤,跨越两个解剖区域,即声门上区和声门区

    E. 喉癌侵犯下咽或舌根

38. 目前喉癌的治疗多主张

    A. 手术                B. 放射治疗             C. 化学治疗

    D. 免疫治疗           E. 以手术为主的综合治疗

39. 急性会厌炎临床表现中最严重的是以下哪一种情况

    A. 喉痛                B. 高热                C. 吞咽困难

    D. 吸气性呼吸困难        E. 声嘶

40. 喉外伤急救的重点是

    A. 止血、保持气道通畅及维持有效循环血量

    B. 一律先行气管切开术保持呼吸道通畅

    C. 鼓励发声和深呼吸

　　D. 先固定头颈部,防止颈椎骨折

　　E. 抗生素抗感染和糖皮质激素消肿

41. 声门型喉癌早期的常见症状是

　　A. 喉阻塞　　　　　　　　B. 咽喉疼痛　　　　　　　C. 声音嘶哑

　　D. 痰中带血　　　　　　　E. 吞咽梗阻

42. 声门上型喉癌早期常见的症状是

　　A. 声音嘶哑　　　　　　　B. 喉阻塞　　　　　　　　C. 咽喉不适或异物感

　　D. 吞咽困难　　　　　　　E. 痰中带血

43. 气管切开术后最常见的并发症是

　　A. 皮下气肿　　　　　　　B. 气胸　　　　　　　　　C. 伤口出血

　　D. 拔管困难　　　　　　　E. 肺部感染

**A2 型题**

44. 喉阻塞患者烦躁不安,三凹征明显,呼吸浅快,口唇发绀,大汗淋漓,甚至四肢厥冷,脉速,濒临窒息,此时的治疗方法是

　　A. 紧急气管插管　　　　　　　　　B. 针对病因迅速建立有效呼吸通道

　　C. 吸氧处置　　　　　　　　　　　D. 给予呼吸兴奋剂

　　E. 吸痰

45. 患者,男性,58 岁,主因声音嘶哑 4 个月入院,检查见右侧声带固定,声带被菜花样肿物占据,病理检查为鳞癌,颈部未扪及淋巴结,未发现远处转移,按 UICC(2002)制定的标准国际分期应为

　　A. 声门型 $T_1N_0M_0$　　　　B. 声门型 $T_2N_0M_0$　　　　C. 声门型 $T_3N_0M_0$

　　D. 声门型 $T_4N_0M_0$　　　　E. 原位癌 $T_{IS}$

46. 喉阻塞患者,呼吸困难明显,喉喘鸣声较响,吸气性胸廓周围软组织凹陷显著,有烦躁不安、不易入睡、不愿进食、脉搏加快等缺氧症状,应诊断为

　　A. 一度喉阻塞　　　　　　　B. 二度喉阻塞　　　　　　C. 三度喉阻塞

　　D. 四度喉阻塞　　　　　　　E. 以上都不对

47. 患者,女性,53 岁。因声嘶 2 年入院检查,发现左侧声带充血、前中 1/3 处有米粒大小新生物,表面光滑。与喉癌鉴别需作的检查是

　　A. 喉部 CT　　　　　　　　B. 喉部摄片　　　　　　　C. 喉部磁共振

　　D. 喉部彩超　　　　　　　　E. 喉镜下活检

**X 型题**

48. 严重喉创伤的体征有

　　A. 皮下气肿　　　　　　　　B. 吞咽疼痛　　　　　　　C. 呼吸困难

　　D. 吞咽困难　　　　　　　　E. 声音嘶哑

49. 治疗小儿急性喉气管支气管炎时,以下哪些是正确的

　　A. 应用抗生素　　　　　　　B. 支持疗法　　　　　　　C. 应用阿托品

　　D. 必要时行气管切开术　　　E. 应用激素

50. 喉乳头状瘤的特征为

　　A. 术后易复发　　　　　　　B. 易恶变　　　　　　　　C. 多见于 10 岁以下儿童

　　D. 多伴有哮喘　　　　　　　E. 多伴有高血压病

51. 小儿急性喉炎的症状为
   A. 声音嘶哑      B. "空空"样咳嗽      C. 全身中毒症状明显
   D. 吸气性喘鸣      E. 吸气性呼吸困难

52. 喉癌的手术治疗包括
   A. 水平半喉切除      B. 全喉切除      C. 垂直半喉切除
   D. 额侧部分喉切除      E. 近全喉切除

53. 早期声带小结的治疗为
   A. 药物治疗      B. 雾化吸入      C. 嗓音休息
   D. 纠正错误发声      E. 手术治疗

54. 小儿急性喉炎容易引起喉阻塞的原因是
   A. 小儿抵抗力低      B. 喉腔狭小      C. 喉软骨柔软
   D. 喉黏膜下组织疏松      E. 小儿免疫能力差

55. 喉阻塞吸气性软组织凹陷,常发生部位在
   A. 胸骨上窝      B. 锁骨上窝      C. 肋间隙
   D. 胸骨剑突下      E. 腹股沟

56. 气管切开术可用于
   A. 喉阻塞      B. 气管异物      C. 下呼吸道分泌物潴留
   D. 食管异物压迫支气管      E. 膈肌麻痹

57. 气管切开术的常见并发症为
   A. 出血      B. 皮下气肿      C. 气胸
   D. 纵隔气肿      E. 拔管困难

58. 雾化吸入法常应用于
   A. 慢性喉炎      B. 急性喉炎      C. 喉气管支气管炎
   D. 急性扁桃体炎      E. 喉癌

## 二、名词解释

1. 喉创伤
2. 急性会厌炎
3. 小儿急性喉炎
4. 声带麻痹
5. 喉阻塞
6. 吸气性呼吸困难
7. 三凹征或四凹征
8. 气管切开术

## 三、填空题

1. 喉创伤分为_____和_____两类,前者根据有无皮肤及软组织破裂分为_____及_____;后者包括_____、_____和_____。
2. 开放性喉创伤首先需解决_____、_____及_____三大危急情况。
3. 急性会厌炎的治疗以_____与_____为基本原则。

4. 小儿急性喉炎好发于_____儿童,多以_____为主要临床表现,若不及时救治,有危及生命的可能;该病还需要与_____、_____、_____等疾病相鉴别。

5. 慢性喉炎临床上分为_____、_____、_____三型。

6. 声带息肉和声带小结多位于_____,主要症状是_____。

7. 喉乳头状瘤好发于____岁以下儿童,儿童喉乳头状瘤局部呈_____生长,成人喉乳头状瘤多单发,但有_____倾向。

8. 喉乳头状瘤的病因尚不清楚,多认为与_____感染有关。

9. 喉癌的病理类型95%以上为_____,按照原发癌的部位不同,将喉癌分为_____、_____、_____、_____。

10. 喉癌的治疗采用以_____为主,辅助_____的综合治疗方法。

11. 喉阻塞的病因包括_____、_____、_____、_____、_____、_____。

12. 气管切开术的主要并发症有_____、_____、_____、_____。

## 四、判断题

1. 小儿急性喉炎患儿,因夜间哭闹明显,可适当使用镇静剂辅助睡眠。 (　　)

2. 急性会厌炎患者有呼吸困难均应行气管切开术。 (　　)

3. 喉创伤的首要治疗措施是止血。 (　　)

4. 小儿急性喉炎如不及时诊治,有危及生命的可能。 (　　)

5. 慢性喉炎的主要症状是声嘶,可伴有多痰、说话费力、干燥感、异物感等喉部不适症状。

(　　)

6. 声带息肉也有可能导致呼吸困难或喉喘鸣。 (　　)

7. 喉返神经麻痹的患者均有声嘶症状。 (　　)

8. 喉癌的癌前病变包括喉白斑、成人喉乳头状瘤、慢性肥厚型喉炎等。 (　　)

9. 如喉肿瘤、喉外伤、双侧声带麻痹等短时间内不能去除病因的二度喉阻塞,需考虑做气管切开术。

(　　)

10. 因环甲膜切开术操作简单迅速、损伤小,开放气道时应作为首选。 (　　)

## 五、问答题

1. 急性会厌炎的治疗措施有哪些?

2. 简述小儿急性喉炎的治疗措施。

3. 简述喉阻塞的分度。

4. 简述喉阻塞的治疗。

5. 简述各型喉癌的临床表现。

6. 简述开放性喉创伤的治疗。

7. 简述气管切开术的适应证。

8. 简述喉返神经麻痹的临床表现。

## 六、案例分析题

男性患者,62岁,因"声嘶$1^+$年,伴呼吸困难半个月"入院。现病史:入院前$1^+$年出现原因不明的声嘶症状,呈渐进性加重,药物治疗无效;半月前出现气紧症状,渐进性加重,出现端坐位呼吸、活动后加重。查体:急性病容、口唇发绀,闻及喉鸣,吸气时胸骨上窝、锁骨上窝、肋间隙凹陷,间接喉镜检查见喉部淡红色肿物生长,累及双侧声带前缘、前联合、右侧喉室及室带,右侧声带固定;右侧下颌角下方触及大小约 2.0cm×1.5cm×1.5cm 肿大淋巴结。个人史:吸烟 30 余年,每天约 30 支。

请问:(1)该患者的初步诊断考虑哪些,分型分期是什么?

(2)该患者的首要处理措施是什么?

(3)如要明确诊断,应该进行哪项检查?

(4)明确诊断后,需要进一步做哪些主要检查?

(5)该患者的首选治疗方案是什么? 选择什么样的手术方式?

## 【参考答案】

### 一、选择题

1. B  2. D  3. E  4. C  5. D  6. D  7. A  8. B  9. D  10. E  11. A  12. B  13. E  14. D  15. E  16. C  17. C  18. E  19. D  20. A  21. A  22. D  23. B  24. B  25. B  26. A  27. A  28. B  29. E  30. D  31. B  32. E  33. B  34. E  35. B  36. D  37. D  38. E  39. D  40. A  41. C  42. C  43. A  44. B  45. C  46. C  47. E  48. ABCDE  49. ABDE  50. ABC  51. ABCDE  52. ABCDE  53. ABCD  54. BCD  55. ABCD  56. ABCE  57. ABCDE  58. ABC

### 二、名词解释

1. 喉创伤:指喉部在暴力、物理或化学因素作用下,引起的喉部组织损伤,主要临床表现有出血、呼吸困难、声音嘶哑甚至失声等。喉创伤分为喉外部伤和喉内部伤两类,前者根据有无皮肤及软组织破裂分为开放性喉创伤和闭合性喉创伤;后者包括喉烫伤、烧灼伤和器械损伤。

2. 急性会厌炎:又称为急性声门上喉炎,是以会厌为主的声门上区喉黏膜急性炎症,起病突然、发展迅速,易造成上呼吸道阻塞和窒息,是一种危及生命的严重感染。

3. 小儿急性喉炎:指小儿以声门区及声门下区为主的喉黏膜急性炎症,好发于 6 个月至 3 岁儿童。

4. 声带麻痹:又称为喉麻痹,是指支配喉肌运动的神经损害所引起的声带运动障碍,根据损伤的运动神经分为喉返神经麻痹、喉上神经麻痹和混合性神经麻痹。

5. 喉阻塞:又称喉梗阻,系因喉部或其他邻近组织的病变,使喉部通道狭窄或阻塞,引起呼吸困难的一组症状;喉阻塞是耳鼻咽喉科最为常见的危急重症之一,病情变化迅速,严重者可危及生命。

6. 吸气性呼吸困难:是喉阻塞的主要症状,表现为吸气运动加强,时间延长,吸气深而慢但通气量不增加。

7. 三凹征或四凹征:吸气时空气不易通过喉阻塞狭窄部位,呼吸肌代偿性加强运动,造成胸腔内负压增加,使胸骨上窝、锁骨上窝、胸骨剑突下或上腹部、肋间隙软组织凹陷,形成三凹征或四凹征。

8. 气管切开术：是一种切开颈段气管前壁、置入气管套管，并通过气管导管呼吸的急救手术。

## 三、填空题

1. 喉外部伤　喉内部伤　开放性　闭合性　喉烫伤　烧灼伤　器械损伤
2. 出血　呼吸困难　休克
3. 保持呼吸道通畅　控制感染
4. 6 个月至 3 岁　吸气性呼吸困难　白喉　呼吸道异物　喉痉挛
5. 单纯性　肥厚性　萎缩性
6. 声带游离缘前中 1/3　声音嘶哑
7. 10　多发性　恶变
8. 人类乳头状瘤病毒（HPV）
9. 鳞状细胞癌　声门上型　声门型　声门下型　跨声门型
10. 手术　放化疗
11. 外伤　炎症　水肿　肿瘤　声带麻痹　异物　畸形　喉痉挛
12. 皮下气肿　出血　气胸与纵隔气肿　拔管困难

## 四、判断题

1. ×　　2. ×　　3. ×　　4. √　　5. √　　6. √　　7. ×　　8. √　　9. √　　10. ×

## 五、问答题

1. 急性会厌炎的治疗以抗感染与保持呼吸道通畅为原则。①由于发展迅速、病情凶险，应严密观察病情变化，做好气管切开的抢救准备；②应用足量有效抗生素；③应用足量糖皮质激素消肿；④雾化吸入；⑤会厌脓肿形成或已破裂而引流不畅时，应及时穿刺 / 切开引流；⑥吸氧、营养支持、清洁口腔等。

2. 小儿急性喉炎因吸气性呼吸困难可危及患儿生命，须及时、正确的治疗。①治疗的关键是解除喉阻塞，及早使用有效、足量的抗生素以控制感染。同时给予糖皮质激素。②给氧、解痉、化痰，保持呼吸道通畅。③加强危重患者的监护及支持疗法，注意全身营养与水、电解质平衡，保护心肺功能。④安静休息，减少哭闹，降低耗氧量。⑤重度喉阻塞或经药物治疗后喉阻塞症状未缓解者，应及时做气管切开术。

3. 根据呼吸困难的程度将喉阻塞分为四度。

一度：安静时无呼吸困难表现，活动或哭闹时有轻度吸气性呼吸困难；稍有吸气性喉喘鸣和轻度吸气性胸廓周围软组织凹陷。

二度：安静时也有轻度吸气性呼吸困难、吸气性喉喘鸣和吸气性胸廓周围软组织凹陷，活动时加重，但不影响睡眠和进食，亦无烦躁不安等缺氧症状，脉搏正常。

三度：吸气性呼吸困难明显，喉喘鸣声响，三凹征或四凹征显著，并因缺氧而出现烦躁不安、不易入睡、不愿进食、脉搏加快等。

四度：呼吸极度困难，患者出现坐卧不安、手足乱动、出冷汗、面色苍白和发绀、定向力丧失、心律不齐、脉搏细弱、血压下降、大小便失禁等，如不及时抢救，可因窒息、昏迷及心力衰竭而死亡。

4. 根据不同的病因、呼吸困难的程度确定治疗方案。对急性喉阻塞,须争分夺秒,因地制宜,迅速解除呼吸困难,以免造成窒息、心力衰竭及中枢神经系统损害。根据病因及呼吸困难的程度,采用药物或手术治疗。

一度:明确病因,针对病因进行治疗,如通过抗炎治疗控制感染及减轻水肿,取出异物,切除肿瘤等多种治疗。

二度:对症治疗,同时积极进行病因治疗,大多可缓解喉阻塞,免于行气管切开术。

三度:严密观察呼吸变化的同时,做好气管切开的准备,对症治疗及病因治疗同时进行。经保守治疗无效或未见好转者,可及早行气管切开。恶性肿瘤如条件允许,尽可能气管切开与原发灶手术同期进行。

四度:立即行气管切开术。若病情十分紧急时,可先行环甲膜切开术。

5. 根据原发癌所在解剖部位的不同分为4型:声门上型、声门型、声门下型、跨声门型。

(1)声门上型:原发于声带平面以上的癌,早期症状隐匿,仅有喉部不适感或异物感。稍晚可出现咳嗽、血痰、咽喉部疼痛等,喉痛可放射至同侧耳内或头部,晚期可出现声嘶、呼吸困难及吞咽困难,易发生颈淋巴结转移。

(2)声门型:癌原发于声带,早期症状为声音的改变。初起为发声易倦或声嘶,逐渐加重,可出现声音粗哑,甚至失声;晚期可出现呼吸困难、放射性耳痛、吞咽困难、频繁咳嗽、咳痰困难及口臭等症状。

(3)声门下型:早期症状不明显,侵及声带可出现声嘶,晚期有呼吸困难及颈前淋巴结转移。

(4)跨声门型:原发肿瘤位于喉室,沿黏膜下浸润生长,早期症状不明显,可表现为声嘶,就诊时常已有声带固定,预后差,属声门上型后代的特殊类型。

6. 开放性喉创伤首先需要解决出血、呼吸困难及休克三大危急情况。①对于明确的出血点,可立刻予以结扎,如不能明确可予以加压止血。大血管的出血,指压法止血效果肯定,颈总动脉出血,若无法触及破裂处,可压迫颈总动脉至第6颈椎横突表面,起到紧急止血的目的。②迅速清理呼吸道分泌物,可经喉裂口置入麻醉插管,打起气囊,阻止血性液进一步流入气道,为抢救休克创造条件。③对于失血性休克者,在有效止血的同时需快速补充血容量,恢复正常血压,并给予强心治疗。④常规治疗同其他外伤处理,待生命体征平稳后,行常规气管切开,将麻醉插管经气管切口置入气管,全身复合麻醉,行清创缝合术,可靠止血,清洗创面,修复喉腔。

7. 气管切开术的适应证:

(1)上呼吸道机械性阻塞:喉部炎症、肿瘤、异物、外伤等。

(2)下呼吸道分泌物潴留:如长期昏迷状态,颅脑病变,多发性神经炎,严重胸、腹部外伤等,均可导致分泌物潴留于下呼吸道。为保持下呼吸道通畅,可行气管切开术。

(3)某些手术的前置手术:如喉及下咽部的手术,多数情况需先行气管切开,行呼吸道改建;全身麻醉手术,经鼻及口腔插管困难者。

8. 喉返神经麻痹单侧多见,其中左侧最为常见。①单侧不完全性麻痹:吸气时患侧声带居旁中位不能外展,发音时声门仍能闭合,可有短时间声嘶;②单侧完全性麻痹:因外展肌及内收肌同时麻痹,声带固定于旁中位,即介于中间位(尸位)与正中位(发声位)之间,发音时声门不能闭合,临床上则出现明显声嘶,发音易疲劳,但后期由于健侧声带的代偿,声嘶可逐渐好转;③双侧不完全麻痹:因双侧声带不能外展,引起喉阻塞及呼吸困难;④双侧完全麻痹:双侧声带均处于旁中位固定,发音声嘶而弱,似耳语,自觉气促,但无呼吸困难,吞咽时因双侧声带不能内收易误呛。

## 六、案例分析题

（1）初步考虑诊断有：①喉癌声门型 $T_3N_1M_0$；②三度喉阻塞。

（2）该患者是由于喉肿瘤引起的喉阻塞,短时间内不能去除病因,所以应首先开放气道,首要处理措施为气管切开术。

（3）喉部肿瘤需进行活组织病理检查明确诊断。

（4）患者明确诊断喉癌后,需要行电子鼻咽喉镜检查了解肿瘤的侵及范围,喉部增强 CT 和 / 或增强 MRI 了解肿瘤的大小、浸润程度及其与邻近器官的毗邻关系,行颈淋巴结彩超了解颈淋巴结情况,胸部 CT、腹部脏器彩超、骨扫描等排除全身远处转移的可能。

（5）如排除全身远处转移,首选的治疗方案为手术为主的综合治疗。首先考虑喉全切除＋颈淋巴结清扫术,根据患者的情况考虑是否行放化疗等辅助治疗。

（鄢斌成　王长黎）

# 第七章

气管与食管疾病

## 第一节　气管、支气管异物

### 【学习要点】

1. 掌握气管、支气管异物的病因、好发年龄、临床表现、诊断及治疗原则。
2. 熟悉气管、支气管异物常见的种类和病理特征。
3. 了解气管、支气管异物的手术取出方法。

### 【重点与难点解析】

#### 一、病因

儿童进食或口含异物、成人口含异物工作时，误将口内异物吸入呼吸道。全麻、昏迷、熟睡、醉酒、喉麻痹者，将食物、呕吐物等吸入呼吸道。

#### 二、好发年龄

多发生于 5 岁以下幼儿。

#### 三、异物种类

异物包括内源性和外源性两类，前者如血液、脓液、呕吐物等，后者指任何经口误吸入或经气管壁穿通进入的外来物体，可根据异物的种类和性质分为：植物性与动物性、金属性与化学合成品等几类，临床上以植物性异物多见。

#### 四、临床表现

##### （一）气管异物

进入气管时引起剧烈呛咳、憋气、面色青紫。吸入气管后症状暂时缓解。较轻且光滑的异物可随呼吸气流活动，导致阵发性咳嗽；冲向声门下时可产生拍击声，并在颈部可闻及。较大异物阻塞部分气管可闻及哮鸣音。更大异物或异物嵌于声门下，可导致极度呼吸困难、"三凹征"、窒息死亡。

## （二）支气管异物

早期症状与气管异物相同。进入支气管后,呼吸困难和咳嗽减轻,甚至消失。植物性异物可引起支气管炎症,依异物阻塞程度的不同可出现肺气肿及肺不张。长时间滞留可引起肺炎、肺脓肿、气胸、纵隔气肿、皮下气肿、心力衰竭等并发症。

## 五、诊断

### （一）病史

异物史和典型症状是诊断的重要依据。

### （二）体格检查

要注意呼吸困难、心力衰竭的情况。检查时要注意有无气管拍击音、肺呼吸音是否减弱、消失或异常呼吸音。

### （三）X 线检查

胸透或 X 线摄片,不透光异物可直接发现,并可确定其位置、大小和形状。透光异物可通过间接征象推断异物是否存在及其位置,如纵隔摆动、纵隔移位、肺气肿、肺不张、肺部感染等。

### （四）支气管镜检查

不能明确诊断者应行此项检查。

## 六、治疗

呼吸道异物可危及生命,要及时诊断,尽早手术。心力衰竭、全身情况差者,应在密切监护、给予适当处理后,及时手术。术中要做好急救准备。紧急情况下,不具备手术条件者,可先行气管切开术,呼吸困难缓解后,再手术取异物。异物取出后,仍需对肺部及全身情况密切观察并适当处理。

取出的方法:①经直接喉镜取出术:适用于活动性气管异物。②经支气管镜取出术:可经直达喉镜置入支气管镜,发现异物后,用适当异物钳夹住后取出。对较大异物不能经声门取出者,可行气管切开,自切开处取出。③支气管深部细小异物,可经纤维支气管镜取出,极个别较大且嵌顿牢固者,需行开胸取出。

# 第二节  食 管 异 物

## 【学习要点】

1. 掌握食管异物的病因、临床表现、检查和诊断方法、治疗原则。
2. 熟悉食管异物常见的种类、停留部位和并发症。
3. 了解食管异物的手术取出方法。

## 【重点与难点解析】

## 一、病因

进食匆忙、口内含物不慎误吞;老年人、吞咽障碍者,进食或睡眠时误咽;精神失常者、轻生者,故意吞服;食管狭窄、食管癌致食物阻留。

## 二、临床表现

食管异物以老人及儿童多见。异物种类多样,以鱼刺、肉骨、枣核、硬币、铁钉、义齿较为多见。异物停留于食管入口最多见,其次为第二狭窄处。临床表现与异物的性质、大小、形状、停留部位和时间,是否继发感染有关。

### (一)吞咽困难和疼痛

异物嵌顿于环后隙及食管入口处,吞咽困难和疼痛明显,异物较大、形状不规则、尖锐者尤其明显。胸段食管异物,吞咽困难和疼痛可稍轻。

### (二)呼吸道症状

较大异物或继发感染后水肿、脓肿者,压迫气管可出现呼吸困难、咳嗽,甚或窒息。

### (三)并发症表现

食管炎、食管周围炎、食管周围脓肿、食管穿孔、颈深部感染和脓肿、纵隔感染及纵隔脓肿、皮下气肿、纵隔气肿、大血管破溃和致死性大出血、食管气管瘘和肺部感染等。

## 三、诊断

详细了解误吞异物情况,如时间、异物性质、形状和大小等。间接喉镜可见梨状窝积液。X 线检查,对不透光异物可了解异物所在位置及形状、大小,对透光异物可行食管钡剂检查,怀疑食管穿孔者需行食管碘油造影。食管镜检可明确诊断。

## 四、治疗

及时行食管镜异物取出术。术前选择适当的麻醉方式、食管镜及异物钳。全身情况差者,应先纠正后再手术。取异物时,要辨清异物与食管壁的关系,刺入管壁的异物要先使其退出管壁,应将异物长轴尽可能转至与食管纵轴平行后再缓慢取出。嵌顿紧密者,不可贸然强行取出,必要时应行颈侧或开胸手术取出。异物取出后应禁食 1~2d。出现并发症者应请胸科医师协助处理。

# 第三节　食管腐蚀伤

## 【学习要点】

了解食管腐蚀伤的病因、分度、分期、诊断和治疗原则。

## 【重点与难点解析】

### 一、病因

误吞或有意吞服强酸和强碱等腐蚀剂。

## 二、分度

Ⅰ度,病变限于黏膜层,愈合后不遗留瘢痕;Ⅱ度,病变深达肌层,愈后可形成瘢痕和食管狭窄;Ⅲ度,食管壁全层受损,可累及食管周围组织,可发生食管穿孔等。

## 三、分期

### （一）急性期

1~2 周,口、咽、胸骨后或背部疼痛,吞咽加重,可有流涎、声嘶、呼吸困难,重者可有全身中毒症状。

### （二）缓解期

1~2 周后,全身症状缓解,疼痛及吞咽困难渐消失,可逐步恢复。

### （三）狭窄期

累及肌层者,3~4 周后结缔组织增生、瘢痕形成,致食管狭窄,出现吞咽困难。

## 四、诊断

根据病史和症状,诊断较易。应详细了解腐蚀剂的性质、浓度、吞服量和时间,仔细检查口腔、咽喉部情况。急性期后可行 X 线食管钡剂或碘油造影检查及食管镜检查。

## 五、治疗

### （一）急性期

1. 受伤后尽早使用中和剂。
2. 抗生素防止感染;糖皮质激素减少创伤反应和抑制纤维肉芽组织形成,防止瘢痕狭窄,但重度烧伤者慎用。
3. 呼吸困难者行气管切开。
4. 抗休克治疗,保持水、电解质平衡,必要时可置胃管,以维持营养。

### （二）缓解期

注意观察病情,应早期预防或治疗食管狭窄。

### （三）瘢痕期

食管狭窄者可行食管扩张术、胃造口吞线扩张术、支架扩张术、狭窄段切除食管端端吻合术、结肠代食管术、游离空肠移植代食管术、食管胃吻合术等。

## 【习题】

## 一、选择题

A1 型题

1. 5 岁以下幼儿最常见的气管支气管异物种类多为

　　A. 金属性:如小钉、别针等　　　　　B. 植物性:如花生、瓜子、豆类等

　　C. 动物性:如鱼刺、骨片等　　　　　D. 化学制品:如塑料笔帽、橡皮等

　　E. 以上都不是

2. 下列**不是**气管异物的常见症状的是

    A. 发热　　　　　　　B. 呼吸困难　　　　　　　C. 咯血

    D. 咳嗽　　　　　　　E. 喘鸣

3. **不属于**呼吸道异物的 X 线征象是

    A. 肺气肿　　　　　　B. 肺不张　　　　　　　C. 肺门淋巴结肿大

    D. 纵隔摆动　　　　　E. 肺炎

4. **不属于**植物性气管支气管异物 X 线征象的是

    A. 肺气肿　　　　　　B. 肺不张　　　　　　　C. 肺炎

    D. 纵隔摆动　　　　　E. 可见异物阴影

5. 气管异物临床表现**不应有**的是

    A. 剧烈呛咳、憋气　　B. 拍击音　　　　　　　C. 窒息

    D. 哮鸣音　　　　　　E. 双肺呼吸音不一致

6. 支气管异物不完全阻塞,胸部 X 线透视结果**错误**的是

    A. 呼气时心脏及纵隔被推向健侧　　　　B. 吸气时心脏及纵隔又移向患侧

    C. 横膈下降,活动度受限　　　　　　　D. 患侧肺部透亮度增加

    E. 患侧肺组织密度增高

7. 成人食管异物最易停留的部位是

    A. 距中切牙 16cm　　B. 距中切牙 23cm　　　C. 距中切牙 27cm

    D. 距中切牙 36cm　　E. 以上都不是

8. 食管异物最易停留在

    A. 食管入口　　　　　B. 食管第 2 狭窄　　　C. 食管第 3 狭窄

    D. 食管第 4 狭窄　　　E. 食管憩室

9. **不属于**食管异物并发症的是

    A. 颈部皮下气肿　　　B. 纵隔气肿　　　　　　C. 气胸

    D. 咽侧脓肿　　　　　E. 纵隔脓肿

10. 成人食管异物最常见的原因是

    A. 喉反射不全　　　　　　　　　　　　B. 饮食过急或进食时精神不集中

    C. 牙齿缺如囫囵吞下　　　　　　　　　D. 进食时哭闹、说笑

    E. 误服

**A2 型题**

11. 患者,男性,46 岁,误食鸡骨后吞咽疼痛 2h 入院,间接喉镜检查未见异物,应行的检查是

    A. 纤维喉镜检查　　　B. 食管钡剂造影　　　C. 硬质食管镜检查

    D. 纤维胃镜检查　　　E. 以上均可

## 二、问答题

1. 气管、支气管异物的胸部 X 线检查可有哪些表现?

2. 为什么支气管异物可引起肺不张和肺气肿?

3. 食管异物的主要临床表现有哪些?

【参考答案】

## 一、选择题

1. B　2. C　3. C　4. E　5. E　6. E　7. A　8. A　9. D　10. B　11. B

## 二、问答题

1. 气管、支气管异物胸部 X 线检查的表现：不透光异物可直接发现，并可确定异物的位置、大小和形状。透光异物可通过间接征象推断异物是否存在及其位置，如纵隔摆动、纵隔移位、肺气肿、肺不张、肺部感染等。

2. 支气管异物可引起肺不张和肺气肿的原因：异物在支气管内形成不完全堵塞时，空气可以进入肺内，但排出受阻，导致远端肺叶可出现肺气肿。异物在支气管内形成完全堵塞时，空气无法引入肺内，远端肺叶内的空气逐渐被吸收后，可出现肺不张以及对侧肺部出现代偿性肺气肿。

3. 食管异物的主要临床表现：临床表现与异物的性质、大小、形状、停留部位和时间，是否继发感染有关。①吞咽困难和疼痛：嵌顿于环后隙及食管入口处，吞咽困难和疼痛明显；异物较大、形状不规则、尖锐者，疼痛尤其明显；胸段食管异物，吞咽困难和疼痛可稍轻。②呼吸道症状：较大异物，或继发感染后水肿、脓肿者，向前压迫气管后壁可出现呼吸困难、咳嗽，甚或窒息。③并发症表现：如食管炎、食管周围炎及食管周围脓肿，食管穿孔、颈深部感染和脓肿、纵隔感染及纵隔脓肿、皮下气肿、纵隔气肿，大血管破溃、致死性大出血，食管气管瘘和肺部感染等。

（皇甫辉　韩　瑞）

## 第一节　颈部坏死性筋膜炎

### 【学习要点】

1. 掌握颈部坏死性筋膜炎的诊断思路及处理原则。
2. 熟悉治疗原则。

### 【重点与难点解析】

（1）概述：颈部坏死性筋膜炎（cervical necrotizing fasciitis，CNF），是指颈部筋膜和筋膜间隙因急性化脓性的炎症引起颈部组织的坏死，并向纵隔及胸腔蔓延，可引起全身中毒，严重时中毒性休克的一急性重症化脓性感染性疾病，有一定的死亡率，近年来发病率呈明显的上升趋势。

（2）病因及常见病原体：患者多数情况有一定的全身基础疾病，如糖尿病且控制不佳、长期使用激素、免疫抑制剂等药物。常见病原体多为溶血性链球菌、凝固性葡萄球菌、产气杆菌、变形杆菌、大肠埃希菌等，多数情况为混合感染。

（3）临床表现：初期多表现咽痛、牙痛或咽部黏膜损伤，进而出现颈部组织的肿胀，颈部的疼痛，累及颈部皮肤时出现部皮肤的充血，不规则的红斑，进而形成颈部皮肤水疱、破溃、坏死性皮炎等。同时可出现吞咽困难、呼吸困难等，全身可出现发热、精神萎靡、心动过速、呼吸急促等全身的中毒症状，炎症可沿颈部筋膜间隙形成颈部多发脓肿，并可沿间隙蔓延进入纵隔、胸腔引起纵隔炎、脓胸等症状，全身因败血症，可出现 DIC、中毒性休克等多器官功能衰竭等。

（4）治疗：根据术前影像学提示病变，对颈部脓肿需尽早行充分的切开引流。术后给予相应的支持治疗，可应用肠内营养，同时注意纠正电解质紊乱、低蛋白血症等情况。初期需使用足量、广谱强力抗生素，之后根据细菌培养的结果调整使用敏感抗生素。

## 第二节　颈部外伤概述

### 【学习要点】

1. 掌握颈部外伤的诊断思路及处理原则。
2. 熟悉治疗原则。

### 【重点与难点解析】

#### （一）概述

颈部创伤（neck trauma）依据损伤的情况,通常分为颈部闭合性创伤与开放性创伤两大类。

#### （二）颈部闭合性创伤

颈部闭合性创伤（blunt neck injury）多由勒缢、拳击、交通或生产事故等形成的钝性外力引起。颈部皮肤虽无开放性损伤,但外力可引起多个解剖结构的损伤,出现如吞咽疼痛、呼吸困难、截瘫、休克等多种症状。

治疗:

（1）对于血管有血栓形成的患者,需到血管外科进行治疗。

（2）对于颈段气管的损伤,考虑颈段气管有明显损伤甚至完全断裂,需紧急建立气道,缓解呼吸困难,并行气管探查。胸部气管的损伤、撕裂往往合并有胸部其他脏器的损伤,需与胸外科医师共同救治,建立有效的气道,缓解呼吸困难是抢救的重要环节。

（3）咽及颈段食管损伤的治疗原则:早期积极预防感染。

颈深部多间隙感染:需行彻底引流,纵隔感染严重者需与胸外科医师共同诊治。

#### （三）颈部开放性损伤

颈部开放性损伤（penetrating neck injury）多由锐器伤导致,分为切伤和穿入伤。多发生于自刎或他杀以及交通与生产事故,异物:包括弹伤或各种异物均可形成外力致颈部开放性损伤,并停留于颈部。颈部开放性损伤严重威胁患者的生命,第一现场的正确救治非常重要,院内救治应包括止血、抗休克、解除呼吸困难及颈椎损伤的急救处理等方面。

治疗:迅速建立并控制气道、结扎小的断离血管,吻合大的断离血管。喉气管损伤给予对位缝合,颈部神经损伤可行吻合、松解术,同时注意保护颈椎。

## 第三节　颈部肿块的概述

### 【学习要点】

1. 掌握颈部肿块的诊断思路及处理原则、熟悉颈部肿块性质与部位的关系。
2. 熟悉常见颈部肿块疾病的治疗原则。

## 【重点与难点解析】

### （一）概述

颈部肿块通常分为 3 类，即炎性病变、良性病变（benign lesion）和恶性肿瘤（malignant tumor）。炎性病变包括淋巴结的急慢性炎症和结核以及涎腺炎性肿块等；良性病变包括先天性疾病及良性肿瘤；恶性肿瘤包括原发恶性肿瘤及淋巴结转移癌。

颈部肿块性质与部位的关系详见教材表 2-8-1。

### （二）颈部良性肿瘤简介

甲状舌管囊肿与瘘管（thyroglossal cyst and fistula）是颈部最常见的先天性疾病，以囊肿的发病较为多见，多在 7 岁以前发现，少数因无感染或囊肿体积较小而不易发现。治疗以手术切除为主。术中注意事项：①完整切除囊肿及瘘管，因此最好将舌骨中段一并切除，易于达到舌盲孔部；②复发病例必要时可适当扩大切除范围，包括周围可疑瘢痕组织。

颈动脉体瘤（tumor of carotid body）也称为颈动脉体副神经节瘤，为一化学感受器瘤，来源于颈动脉体，生长缓慢，发病原因不清，可能与慢性缺氧有关。发病率低。肿瘤生长缓慢，多以偶尔发现颈部肿块就诊。术前确诊较困难，高度怀疑本病是早期诊断的基础。手术切除是最有效的方法。

神经鞘膜瘤起源于神经鞘的神经膜细胞（施万细胞）的良性肿瘤，颈部是好发部位之一，占全身神经鞘膜瘤的 10%~20%，可发生于颈部的任何神经，其中又以交感神经及迷走神经最为多见，部分学者认为神经鞘膜瘤多来自颈丛神经。可见于任何年龄，但临床以 30~40 岁男性最为多见。一般病程较长，可长达十多年，平均 5~6 年，可发生于颈部的任何部位。一经确诊或高度怀疑，手术是唯一有效的治疗手段。

### （三）颈部恶性肿瘤简介

恶性淋巴瘤（malignant lymphoma, ML）是原发于淋巴结和淋巴结外的淋巴组织的恶性肿瘤，在世界各地均可见，我国恶性淋巴瘤发病率在各种恶性肿瘤中居第 11 位，且在儿童和青年中所占比例较高，是儿童最常见的恶性肿瘤之一。恶性淋巴瘤的诊断主要依靠病史、体征、影像学诊断及病理学诊断，其中病理组织学诊断是确诊和分型的主要依据。恶性淋巴瘤的治疗强调首程治疗，应根据临床病理类型、临床分期、患者的状况及现有的治疗手段，合理制订治疗方案，最大限度地杀死肿瘤，同时保护机体，提高治愈率，改善生活质量。其治疗原则应是化学治疗、放射治疗为主的综合治疗。

颈部的恶性肿瘤中转移癌占绝大多数。其中常在颈部形成转移癌的原发灶，头颈部癌肿占 80% 以上，如鼻咽癌、口咽癌、舌及口底癌、喉癌、下咽癌等多种，而胃癌、食管癌及肺癌等上消化道及呼吸道恶性肿瘤也可在锁骨上形成转移灶，甚至于胰腺、前列腺等处的原发灶也可在颈部形成转移，少数情况颈部转移癌不能明确原发灶。

# 第四节　颈淋巴结清扫术

## 【学习要点】

1. 掌握颈淋巴结清扫术的分类。

2. 了解颈淋巴结清扫术发展的历史和临床意义。

## 【重点与难点解析】

颈淋巴结清扫术可分为：

1. 根治性（经典性）颈清扫术（radical neck dissection）　为全颈清扫术。

2. 改良性（或功能性）颈清扫术（modified neck dissection or functional neck dissection）　为全颈清扫术，但保留了胸锁乳突肌、颈内静脉及副神经。

3. 择区性颈清扫术（selective neck dissection）　为非全颈清扫术。

择区性颈清扫术可简单划分为 5 种，适用于不同的头颈部恶性肿瘤颈部转移灶治疗，分别为肩胛舌骨肌上清扫术、侧后颈清扫术、侧颈清扫术、颈前区清扫术、前侧颈清扫术。

4. 扩大颈清扫术（extended neck dissection）　切除颈部非淋巴组织结构及非颈部的淋巴组织结构。

## 【习题】

### 一、填空题

1. 颈淋巴结清扫术分为：_____、_____、_____、_____。
2. 颈部先天性肿块包括：_____、_____、_____、_____。

### 二、问答题

简述颈部淋巴结的分区。

## 【参考答案】

### 一、填空题

1. 根治性（经典性）颈清扫术　改良性（或功能性）颈清扫术　择区性颈清扫术　扩大颈清扫术

2. 甲状舌骨囊肿　表皮样囊肿　鳃裂囊肿　淋巴管瘤

### 二、问答题

颈部淋巴结的分区：

第一区（或第一组）（level Ⅰ），包括颏下区及颌下区淋巴结。

第二区（level Ⅱ），为颈内静脉淋巴结上区，即二腹肌下，相当于颅底至舌骨水平，前界为胸骨舌骨肌侧缘，后界为胸锁乳突肌后缘。

第三区（level Ⅲ），为颈内静脉淋巴结中区，从舌骨水平至肩胛舌骨肌与颈内静脉交叉处，前后界与Ⅱ区同。

第四区（level Ⅳ），为颈内静脉淋巴结下区。从肩胛舌骨肌到锁骨上。前后界与Ⅱ区同。

　　第五区（level Ⅴ），包括枕后三角区淋巴结或称副神经淋巴链及锁骨上淋巴结。后界为斜方肌前缘，前界为胸锁乳突肌后缘，下界为锁骨。

　　第六区（level Ⅵ），为内脏周围淋巴结（juxta visceral），或称前区（anterior compartment）。包括环甲膜淋巴结、气管周围（喉返神经）淋巴结、甲状腺周围淋巴结。有人把咽后淋巴结也归属这一区。这一区两侧界为颈总动脉和颈内静脉，上界为舌骨，下界为胸骨上窝。

（皇甫辉　陈钢钢）

# 第三篇 口腔科学

| 第一章 | 口腔颌面部的应用解剖与生理 |
|---|---|

## 【学习要点】

1. 掌握上、下颌骨的解剖标志及临床意义；口腔前庭各壁的表面解剖标志；牙齿的组成及分类；乳牙和恒牙的萌出时间和顺序。
2. 熟悉颌面部分区；牙的分类及牙位记录法；颌面部动脉血管的分支及走行。
3. 了解颌面部肌肉的走行和生理功能；牙髓腔解剖和牙周组织。

## 【重点与难点解析】

本章的重点是上、下颌骨的解剖标志，牙的组成及分类，牙位记录法。在本章的学习中，除了借助于标本、模型、图谱外，还应该借助于信息化教学手段，如三维动画、视频来加深理解。

学习难点是颌面部肌肉、血管、神经的走向比较抽象，舌体各乳头分布及功能、神经支配比较复杂，牙齿的萌出特点及萌出时间容易混乱，需要加强记忆；另外牙位记录法需注意加强国际标准牙位记录法的学习。

## 【习题】

### 一、选择题

A1 型题

1. 颈部最大的浅静脉是
   A. 颈前静脉　　　　　　　B. 颈内静脉　　　　　　　C. 颈外静脉
   D. 颈浅静脉　　　　　　　E. 颈横静脉
2. 所谓"中线"是
   A. 通过上切牙中间缝隙的一条直线　　B. 通过下切牙中间缝隙的一条直线
   C. 将颅面部左右等分的一条假想线　　D. 通过上唇系带的一条直线
   E. 通过下唇系带的一条直线
3. 面颊部软组织出血时，若采用压迫止血，应该压迫的动脉是

A. 上下唇动脉    B. 面动脉    C. 耳后动脉

D. 舌动脉    E. 颌内动脉

4. 颏孔多位于_____的下方

A. 上颌尖牙    B. 下颌尖牙    C. 上颌前磨牙

D. 下颌前磨牙    E. 以上都不是

5. 下列牙齿萌出的生理特点,正确的是

A. 在一定时间内,按一定顺序先后萌出  B. 同颌同名牙左侧萌出早于右侧

C. 上颌早于下颌    D. 男女同龄人萌出情况相同

E. 以上均正确

6. 周围肌群上组**不包括**

A. 三角肌    B. 上唇方肌    C. 笑肌

D. 颧肌    E. 尖牙肌

7. 汇合成面总静脉的静脉分支是

A. 面前静脉和面后静脉的前支    B. 面前静脉和面后静脉的后支

C. 面前静脉和耳后静脉    D. 面前静脉和颞浅静脉

E. 颞浅静脉和颌内静脉

8. 管理舌前 2/3 味觉的神经是

A. 三叉神经    B. 面神经    C. 舌咽神经

D. 迷走神经    E. 以上都不对

9. 颌下区的手术切口常采用低于下颌角及下颌下缘 1.5~2.0cm 处,其目的是为了避免损伤

A. 面静脉    B. 面动脉    C. 面神经下颌缘支

D. 面神经颊支    E. 颈前动脉

10. 下列**不属于**下颌神经分支的是

A. 下牙槽神经    B. 颊神经    C. 耳颞神经

D. 上牙槽后神经    E. 舌神经

11. 下牙槽神经阻滞麻醉的重要标志是

A. 下唇系带    B. 颊系带    C. 磨牙后区

D. 腮腺导管口    E. 颊脂垫尖

12. 司一般感觉的舌乳头为

A. 轮廓乳头    B. 叶状乳头    C. 丝状乳头

D. 菌状乳头    E. 以上都不对

13. 与下颌管关系密切的牙齿是

A. 下颌第一前磨牙  B. 下颌第二前磨牙  C. 下颌第一磨牙

D. 下颌第二磨牙  E. 下颌第三磨牙

14. 下颌开颌运动**不参与**收缩的肌肉是

A. 二腹肌    B. 翼外肌    C. 翼内肌

D. 下颌舌骨肌    E. 颏舌骨肌

15. 下颌神经

A. 为运动性神经    B. 穿卵圆孔入翼腭窝

    C. 在卵圆孔处距下颌切迹中点皮肤 5cm    D. 前干由运动神经纤维所构成

    E. 从半月神经节前缘中部发出

16. 附着于内斜线上的肌肉有

    A. 颏舌骨肌             B. 下颌舌骨肌          C. 颏舌肌

    D. 咬肌                  E. 以上都不是

17. 上颌骨的一体四突**不包括**

    A. 颧突                B. 颞突           C. 额突

    D. 牙槽突           E. 腭突

## 二、名词解释

1. 外形高点

2. 口腔前庭

3. 萌出

## 三、填空题

1. 下颌骨四个薄弱部位分别为_____、_____、_____及_____。

2. 眶下管向____、____、____走行，经_____到达面前部，上颌神经在眶下管内分出了_____和_____两条神经。

3. 牙冠由牙𬌗方向颈部可以分为牙𬌗 1/3、_____、_____，由近中向远中可分为_____、_____和_____。

4. 牙周组织包括_____、_____、_____和_____。

## 四、问答题

1. 简述牙齿萌出的特点。

2. 简述翼静脉丛与颅内外静脉的交通。

3. 简述颈外动脉的走行及主要分支。

## 【参考答案】

### 一、选择题

1. C  2. C  3. B  4. D  5. A  6. B  7. A  8. B  9. C  10. D  11. E  12. C 13. E  14. C  15. C  16. B  17. B

### 二、名词解释

1. 外形高点：牙冠各轴面最突出的部分。

2. 口腔前庭：位于唇、颊与牙列、牙龈之间的蹄铁形的潜在间隙。

3. 萌出：牙齿破龈而出至与对颌牙建立咬合关系的过程。

## 三、填空题

1. 正中联合 髁突颈部 下颌角 颏孔区
2. 前 下 内 眶下孔 上牙槽前神经 上牙槽中神经
3. 中 1/3 颈 1/3 近中 1/3 中 1/3 远中 1/3
4. 牙龈 牙周膜 牙槽骨 牙骨质

## 四、问答题

1. 牙齿萌出的特点:

(1) 牙齿萌出有一定的次序,萌出先后与牙胚发育的先后一致。

(2) 牙齿萌出有比较恒定的时间性,但范围较宽。

(3) 左右同名牙同时出龈。

(4) 下颌牙萌出略早于上颌的同名牙。

2. 翼静脉丛与颅内外静脉有着广泛的交通,其血液可以向后外经上颌静脉汇入下颌后静脉;向前经面深静脉汇入面静脉;向上经卵圆孔网和破裂孔导血管等静脉,与海绵窦交通。

3. 颈外动脉于甲状软骨上缘处发起于颈总动脉,先在颈内动脉的前内侧上行,再略向前弯上行,继而转向上后,经二腹肌后腹和茎突舌骨肌深面,穿腮腺实质或其深面,行至下颌骨髁突颈的内后方,分为颞浅动脉和上颌动脉两终支。颈外动脉在走形的过程中共有 8 个分支,依次为咽升动脉、甲状腺上动脉、舌动脉、颌外动脉(面动脉)、颌内动脉、枕动脉、耳后动脉和颞浅动脉。这些分支间和两侧动脉间相互吻合,构成密集的动脉网,使颌面部的血液供应非常丰富。

(何 伟)

## 【学习要点】

1. 掌握口腔、颌面部、颈部及涎腺的常规检查方法。
2. 熟悉口腔检查中常用器械的用途及使用方法。
3. 了解口腔科常用的辅助检查方法。

## 【重点与难点解析】

学习重点是口腔颌面部检查方法及常规检查器械的使用。学习难点是口腔检查器械的使用方法,牙髓活力测试的操作方法以及在检查过程中对异常情况的判定能力。

## 【习题】

### 一、选择题

**A1 型题**

1. 口腔常规检查器械包括
   A. 探针、口镜、镊子
   B. 口镜、牙周探针、镊子
   C. 口镜、探针、光源
   D. 口镜、牙周探针
   E. 口镜、手套、探针

2. 检查患者的右侧牙齿时,检查者一般位于患者的
   A. 右前方
   B. 右后方
   C. 正后方
   D. 左侧
   E. 正前方

3. 口镜的功能**除外**
   A. 反光
   B. 成像
   C. 牵拉口角
   D. 压舌
   E. 探测窝洞深度

4. 牙齿Ⅱ度松动的松动幅度为
   A. 小于 1mm
   B. 1~2mm
   C. 2~3mm
   D. 3~4mm
   E. 大于 4mm

5. 检查时发现患者开口度异常,应考虑患病部位为
   A. 咬肌
   B. 表情肌
   C. 颞下颌关节
   D. 面神经
   E. 腮腺

6. 在温度活力冷试验中,冷刺激通常**不包括**

  A. 冷水      B. 氯乙烷      C. 牙胶棒

  D. 无水乙醇     E. 冰棒

7. 在对患牙进行冷热温度活力测验时,如果患牙没有任何反应,说明患牙的状态为

  A. 急性牙髓炎     B. 慢性牙髓炎     C. 可逆性牙髓炎

  D. 牙髓活力正常    E. 牙髓坏死

8. 检查颌下腺和舌下腺最常用的检查方法为

  A. 视诊      B. 探诊       C. 扣诊

  D. 单合诊法     E. 双合诊法

9. 肿瘤类疾病辅助检查的"金标准"是

  A. CT       B. B 超       C. MRI

  D. 病理检查     E. 实验室检查

10. 患牙发生龋坏,要判断龋坏的范围,最简单快捷的检查方法是

  A. 牙片      B. 牙髓活力测试    C. CT

  D. MRI      E. 超声波检查

## 二、名词解释

病理活组织检查

## 三、填空题

1. 检查上颌时,患者上颌牙平面与地面约呈_____度角,高度比检查者肘部_____;检查下颌牙时,下牙平面与地面_____,高度约与检查者肘部_____。并保证检查区域_____充分。

2. 一次性无菌口腔器械包内有_____、_____、_____和_____。

3. 口腔科常用的辅助检查方法包括_____、_____、_____、_____等。

## 四、问答题

1. 简述牙齿松动度检查方法及分级。

2. 牙髓活力的测试方法有哪些?

3. 耳后区发现一肿物,请制订临床检查方案。

## 【参考答案】

### 一、选择题

1. A 2. A 3. E 4. B 5. C 6. C 7. E 8. E 9. D 10. A

### 二、名词解释

病理活组织检查:在病变部位或可疑病变部位采取少量组织进行冷冻或常规病理检查,简称活检。在多数情况下,活检结果可以作为最可靠的诊断依据。

## 三、填空题

1. 45　略高　平行　平齐　光照
2. 口镜　口腔科镊子　口腔科探针　铺巾
3. 普通 X 线检查　CT　MRI　超声波检查　病理活组织检查

## 四、问答题

1. 牙齿松动度检查多用口腔科镊子操作,前牙用镊子夹持牙冠的切端;后牙将镊子尖合拢置于牙齿面中央。按摇镊子观察牙齿松动情况,可分为:

Ⅰ度松动:牙齿颊(唇)舌向松动幅度 <1.0mm。

Ⅱ度松动:颊(唇)舌向松动幅度 1.0~2.0mm,伴近远中方向活动。

Ⅲ度松动:松动幅度 >2.0mm,不仅伴有各方向松动,且可上下垂直活动。

2. 主要有温度测试法和电力测试法两种。温度测试法包括:冷测法和热测法。冷测法常选用冷水、冰块、氯乙烷、二氧化碳等刺激源置于患牙唇(颊)面颈 1/3 处进行测试;热测法常选用热水、热牙胶棒或热蜡刀等刺激源置于同处。电流测试法需要使用电牙髓活力计进行检查。

3. 首先询问肿物发生的时间、生长速度、疼痛与否、既往史等,然后检查肿物的位置、表皮状况、大小、压痛、活动度、波动感、腮腺导管口分泌情况等,最后辅助 CT、B 超或 MRI 检查来确定肿物的性质。

（王　锐）

# 第三章　牙体牙髓牙周组织疾病

## 第一节　龋　病

### 【学习要点】

1. 掌握龋病的定义、好发牙位,龋病的临床表现及诊断方法。
2. 熟悉致龋的四联因素,龋病的危害。
3. 了解龋病的治疗。

### 【重点与难点解析】

内容要点:龋病的好发牙位,龋病的病变类型、临床特征。
本节难点、注意点:龋病的临床表现、诊断方法。

## 第二节　牙　髓　炎

### 【学习要点】

1. 掌握牙髓炎的临床分类,各类牙髓炎的临床表现、诊断。
2. 熟悉牙髓炎的病因及治疗。
3. 了解牙髓炎的鉴别诊断

### 【重点与难点解析】

内容要点:牙髓炎的临床分类,各类牙髓炎的临床表现、诊断。
本节难点、注意点:牙髓炎的临床表现及应急治疗。

# 第三节　根尖周炎

## 【学习要点】

1. 掌握根尖周炎的分类、临床表现及诊断。
2. 熟悉根尖周炎的病因及其应急治疗措施。
3. 了解慢性根尖周炎的临床特点及治疗。

## 【重点与难点解析】

内容要点：根尖周炎的分类、临床表现及诊断。

本节难点、注意点：根尖周炎的分类、临床表现及诊断，急性根尖周炎的治疗方法。

# 第四节　牙周组织疾病

## 【学习要点】

1. 掌握慢性牙龈炎及慢性牙周炎的临床表现和治疗原则。
2. 熟悉牙龈炎、牙周炎的局部因素和全身因素。
3. 了解牙周组织疾病的治疗。

## 【重点与难点解析】

内容要点：慢性牙龈炎、慢性牙周炎的临床表现和治疗原则。

本节难点、注意点：慢性牙龈炎和慢性牙周炎的临床表现，牙龈炎和牙周炎的局部因素和全身因素。

## 【习题】

### 一、选择题

A1 型题

1. 影响龋病发生的因素有
   A. 细菌　　　　　　　　B. 易感牙面　　　　　　C. 食物
   D. 一定的时间　　　　　E. 以上因素都有
2. 下列各项**不是**深龋临床表现的是
   A. 冷热刺激痛　　　　　B. 食酸甜食物敏感　　　C. 自发痛

D. 食物嵌塞痛　　　　　E. 牙髓活力测定正常

3. 急性牙髓炎的应急处理最好的方法是

A. 开髓引流　　　　　B. 药物止痛　　　　　C. 针灸止痛

D. 指压止痛　　　　　E. 局麻止痛

4. 牙髓感染的主要途径是

A. 外伤冠折　　　　　B. 楔状缺损　　　　　C. 深龋

D. 深牙周袋　　　　　E. 发育异常的结构

5. 能指出疼痛部位的牙髓病症有以下几种,**除外**

A. 牙本质敏感症　　　　　B. 急性根尖炎　　　　　C. 急性牙周脓肿

D. 急性牙髓炎　　　　　E. 急性龈乳头炎

6. 引起根尖周病的原因主要是感染,感染源主要来自

A. 牙周膜炎　　　　　B. 牙周袋　　　　　C. 牙髓腔

D. 血源性　　　　　E. 腺源性

7. 根尖周炎疼痛最剧烈的阶段是

A. 根尖脓肿　　　　　B. 骨膜下脓肿　　　　　C. 黏膜下脓肿

D. 瘘管形成期　　　　　E. 急性浆液期

8. 慢性根尖周炎常有的病史是

A. 自发性疼痛史　　　　　B. 牙齿冷热敏感史

C. 牙齿松动移位史　　　　　D. 患牙反复疼痛、肿胀史

E. 全身不适,淋巴结肿痛史

9. 牙周炎与牙龈炎的根本区别是

A. 探针龈沟深度≥3mm　　　　　B. 牙龈炎症

C. 有附着丧失　　　　　D. X线片示根周膜增宽

E. 出现牙龈退缩

10. 慢性牙龈炎最常见的主诉症状是

A. 疼痛　　　　　B. 出血　　　　　C. 发痒

D. 发胀　　　　　E. 干燥

11. 治疗龋齿的目的如下,**除外**

A. 终止病变的发展　　　　　B. 保护正常的牙髓组织　　　　　C. 恢复牙齿的外形

D. 促进牙体硬组织愈合　　　　　E. 恢复牙齿的咀嚼功能

12. 牙周炎与慢性牙龈炎的区别点在于牙周炎表现为

A. 龈缘有炎症　　　　　B. 龈乳头有炎症　　　　　C. 形成真性牙周袋

D. 牙不松动　　　　　E. 无牙槽骨吸收

13. 牙周疾病感染牙髓的通道**不包括**

A. 主根尖孔　　　　　B. 侧支根管　　　　　C. 副根尖孔

D. 副根管　　　　　E. 牙骨质缺陷

14. 鉴别急性牙髓炎患牙为上颌或下颌牙位可用

A. 电诊法　　　　　B. X片检查　　　　　C. 染色法

D. 麻醉测试　　　　　E. 嗅诊法

15. 控制菌斑最有效的方法是

A. 正确的刷牙和使用牙线等机械方法　　　B. 化学药物

C. 由医务人员进行洁治　　　　　　　　　D. 提高机体的防御能力

E. 每日刷牙保证 2 次

16. 中龋主诉症状**不可能**为

　　A. 过冷食物敏感　　　　B. 酸甜食物敏感　　　　C. 过热食物敏感

　　D. 没有任何症状　　　　E. 偶有自发性痛

17. 牙周炎时 X 片上表现为

　　A. 牙槽骨高度降低　　　B. 骨硬板呈白线　　　　C. 牙周膜呈黑线

　　D. 前牙牙槽嵴顶尖锐　　E. 根尖周骨密度减低

18. 恒牙龋齿患龋率最高的牙齿是

　　A. 下第一磨牙　　　　　B. 下第二磨牙　　　　　C. 上第一磨牙

　　D. 上第二磨牙　　　　　E. 上颌前磨牙

19. 探诊诊断龋齿可发现的改变如下,**除外**

　　A. 牙面粗糙　　　　　　B. 质软敏感　　　　　　C. 卡住探针

　　D. 龋洞形成　　　　　　E. 有穿髓孔

20. 诊断为龋齿时,温度测验的结果是

　　A. 正常　　　　　　　　B. 敏感　　　　　　　　C. 迟钝

　　D. 一过性敏感　　　　　E. 无反应

21. **不是**浅龋临床表现的为

　　A. 患者无任何自觉症状　　　　　　　　B. 平滑面釉质白垩斑点

　　C. 探针检查时有粗糙感　　　　　　　　D. 对化学性刺激有反应

　　E. 窝沟探诊可卡住探针

22. 龈上洁治术治疗的是

　　A. 牙周病　　　　　　　B. 龋病　　　　　　　　C. 非龋疾病

　　D. 咬合的早接触　　　　E. 在龈上的外伤冠折

23. 慢性牙周炎时牙龈的表现为

　　A. 牙龈红肿　　　　　　B. 龈缘菲薄紧贴牙面　　C. 牙龈质地坚韧

　　D. 龈沟深度 2mm 以内　E. 牙龈探诊后牙龈无出血

24. 牙周病的始动因素是

　　A. 牙菌斑　　　　　　　B. 牙石　　　　　　　　C. 食物嵌塞

　　D. 牙齿的形态异常　　　E. 吸烟

25. 按龋坏程度可将龋病分为

　　A. 急性龋、慢性龋、静止性龋　　　　　　B. 浅龋、中龋、深龋

　　C. 窝沟龋、平滑面龋　　　　　　　　　　D. 牙釉质龋、牙本质龋和牙骨质龋

　　E. 干性龋、湿性龋

26. 龋病的定义是

　　A. 牙齿在多种因素的影响下,其组织发生的一种慢性进行性破坏性疾病

　　B. 在多种生物因素的共同作用下,牙齿硬组织发生急性严重性破坏的一种病变

　　C. 在以细菌为主的多种因素的影响下,牙齿硬组织发生慢性进行性破坏的一种疾病

　　D. 在多种内在因素影响下,牙齿硬组织发生慢性进行性破坏的一种疾病

E. 在细菌的影响下,牙齿硬组织发生慢性进行性破坏的一种疾病

27. 龋病导致牙体硬组织缺损时治疗方法是

A. 药物治疗　　　　　　B. 窝沟封闭　　　　　　C. 充填治疗

D. 再矿化疗法　　　　　E. 自行修复

28. 深龋为龋损发展到

A. 牙釉质全层　　　　　B. 釉牙本质界　　　　　C. 牙本质浅层

D. 牙本质中层　　　　　E. 牙本质深层

29. 疼痛的发作方式属于病史中的

A. 主诉　　　　　　　　B. 个人史　　　　　　　C. 现病史

D. 患病史　　　　　　　E. 系统病史

30. 急性牙髓炎的疼痛特点如下,**除外**

A. 自发性阵发性疼痛　　B. 夜间痛　　　　　　　C. 温度刺激疼痛加剧

D. 疼痛不能定位　　　　E. 咬合痛

**A2 型题**

31. 患者因左侧后牙遇甜食不适就诊,检查左下第一磨牙𬌗面龋洞,中等深,探软、稍敏感,冷刺激进洞后敏感,冷热诊试验与对照牙相同,患牙的诊断为

A. 浅龋　　　　　　　　B. 中龋　　　　　　　　C. 深龋

D. 牙髓充血　　　　　　E. 慢性牙髓炎

32. 患者,女性,28 岁,上颌中切牙近中邻面见色素沉积,表面粗糙,叩诊(−),探诊(−),冷测(−),未探及明显龋洞。最可能的诊断是

A. 浅龋　　　　　　　　B. 中龋　　　　　　　　C. 深龋

D. 静止龋　　　　　　　E. 继发龋

33. 患者,女性,20 岁,左下第一磨牙𬌗面龋洞,达牙本质浅层,探稍敏感,冷刺激进洞后稍敏感。该患牙的诊断可能为

A. 浅龋　　　　　　　　B. 中龋　　　　　　　　C. 深龋

D. 静止龋　　　　　　　E. 继发龋

34. 右下第一磨牙龋洞深,探不敏感,热测引起疼痛,刺激去除后,持续时间长,其牙病可能是

A. 可复性牙髓炎　　　　B. 急性牙髓炎　　　　　C. 慢性牙髓炎

D. 慢性根尖炎　　　　　E. 牙髓坏死

35. 患者 3d 来下后牙遇冷水痛,吐出后疼痛很快消失,平时无明显不适。该患者最可能的牙病是

A. 楔状缺损　　　　　　B. 慢性牙髓炎　　　　　C. 可复性牙髓炎

D. 邻面中龋　　　　　　E. 急性牙髓炎

36. 急性牙髓炎患者,因疼痛剧烈、夜痛不能眠,半夜来院就诊。医生接待患者后,最先做的第一件事**不应该**是

A. 问诊　　　　　　　　B. 检查患牙　　　　　　C. 温度测验

D. X 片　　　　　　　　E. 麻醉止痛

37. 患者主诉左下磨牙长期食物嵌塞痛、检查见左下第一磨牙深龋洞,内有息肉样增生物。要鉴别息肉的来源,需进行的检查**不包括**

A. 拍 X 片　　　　　　　　　　　　B. 局部麻醉下去除息肉

C. 探查髓室底　　　　　　　　　　D. 拔牙

E. 探查蒂部的位置

38. 35 岁男患者因左下后牙食物嵌塞 2 年多就诊。查左下第二前磨牙龋深达髓腔,牙髓无活力,叩诊略异样感,X 线片见根尖周 X 线透射区 3mm×5mm,边界较清楚。该主诉应明确诊断为

A. 慢性根尖肉芽肿　　　B. 慢性根尖脓肿　　　C. 根尖周囊肿

D. 慢性根尖炎　　　　　E. 有瘘形根尖脓肿

39. 26 岁患者,因半年来右上后牙龈发现小包,曾肿痛 2 次,流出少许咸液,要求诊治,查时最可能见到

A. 多个牙齿松动　　　　B. 多个龋坏牙齿　　　C. 牙龈多处口腔溃疡

D. 右上后牙龋病和龈瘘　E. 变色牙和口腔溃疡

40. 35 岁男患者,因 3d 来右上后牙肿痛来诊。查右上第一磨牙龋深及髓,无探痛,3 度松动,叩(+++),龈红肿,扪痛。有波动感,右面颊部轻度水肿,体温 38℃,诊断最可能是

A. 慢性根尖脓肿　　　　　　　　　B. 急性化脓性根尖周炎

C. 急性蜂窝织炎　　　　　　　　　D. 急性化脓性牙髓炎

E. 急性颌骨骨髓炎

41. 男 23 岁,主诉:近一年来刷牙牙龈有时出血,检查:全口龈沟的探诊深度是 2~3mm,未及釉牙骨质界。此患者最可能的诊断是

A. 牙间乳头炎　　　　　B. 青春期龈炎　　　　C. 慢性龈炎

D. 慢性牙周炎　　　　　E. 急性坏死性龈炎

42. 男,22 岁,主诉:咬苹果时牙龈出血半年,检查:全口龈沟的探诊深度是 2~3mm,如果此患者诊断为慢性龈炎,应必须符合哪一项检查

A. 龈沟的探诊深度 <3mm　　　　　B. 无咬合创伤

C. 炎症只累及边缘龈　　　　　　　D. 无附着丧失

E. 体健

43. 女性,55 岁,主诉:近 10 年来刷牙牙龈偶有出血。检查:龈沟的探诊深度 3~4mm,下前牙舌侧牙龈退缩 1~2mm。此患者最可能的诊断为

A. 慢性龈炎　　　　　　B. 增生性龈炎　　　　C. 青春期龈炎

D. 侵袭性牙周炎　　　　E. 慢性牙周炎

44. 男,28 岁,主诉:近 1~2 年来自觉全口牙齿松动,咀嚼力量减弱,前牙出现移位。最可能的初步印象为

A. 慢性牙周炎　　　　　　　　　　B. 侵袭性牙周炎

C. 慢性牙龈炎　　　　　　　　　　D. 急性多发性牙周脓肿

E. 急性坏死性龈炎

45. 男 16 岁,主诉:刷牙牙龈出血 3 个月余,早晨起床时口角及枕巾有时有血迹。检查:上前牙牙龈边缘及牙龈乳头充血、发亮、呈鲜红色,有少量牙菌斑堆积,上唇稍短。试分析造成此患者牙龈炎症较重的原因,**除外**

A. 口呼吸　　　　　　　B. 开唇露齿　　　　　C. 舔唇习惯

D. 激素水平　　　　　　E. 菌斑

**A3 型题**

（46~48 题共用题干）

患者，男，36 岁，因半年来右下第一磨牙咬合面深龋洞不能咬物而就诊。一周前做一次垫底银汞充填，一天前出现自发痛，冷热痛持续，不能咬物。查：右下第一磨牙咬合面充填体完整，叩痛（+），冷测引起剧痛。

46. 该患牙充填后出现的问题是
　　A. 牙本质过敏症　　　　　B. 可复性牙髓炎　　　　C. 急性牙髓炎
　　D. 慢性牙髓炎急性发作　　E. 急性根尖炎

47. 其原因最可能为
　　A. 备洞对牙髓刺激　　　　B. 充填时垫底不良　　　C. 充填后电流作用
　　D. 充填前诊断错误　　　　E. 充填材料的刺激

48. 该患牙的处理应为
　　A. 调磨后观察　　　　　　B. 改垫底材料　　　　　C. 改充填材料
　　D. 做安抚治疗　　　　　　E. 行牙髓治疗

（49~50 题共用题干）

患者，男，30 岁，一月来右侧上后牙食物嵌塞，嵌塞后引起疼痛不能继续食物，要求治疗。查：6$^D$ 龋深，去腐质后未探及穿髓孔，叩（−），冷测同对照牙，探远中龈乳头出血。

49. 该患牙应诊断为
　　A. 中龋　　　　　　　　　B. 深龋　　　　　　　　C. 慢性牙髓炎
　　D. 急性牙髓炎　　　　　　E. 可复性牙髓炎

50. 其治疗应选用
　　A. 磨除法　　　　　　　　B. 再矿化法　　　　　　C. 药物治疗
　　D. 垫底后充填　　　　　　E. 安抚后充填

（51~53 题共用题干）

女，13 岁，前牙唇侧牙间乳头呈球状突起，松软光亮，局部刺激物不明显，探诊未及附着丧失。

51. 最可能的诊断为
　　A. 青少年牙周炎　　　　　B. 妊娠期龈炎　　　　　C. 药物性牙龈增生
　　D. 青春期龈炎　　　　　　E. 牙间乳头炎

52. 造成此患者牙龈肥大的可能原因中**不包括**
　　A. 口呼吸　　　　　　　　B. 吐舌习惯　　　　　　C. 激素水平的改变
　　D. 上唇短　　　　　　　　E. 刷牙不认真

53. 此患者的治疗措施中，**不正确**的一项是
　　A. 改正不良习惯　　　　　B. 教正确的刷牙方法　　C. 调节激素水平
　　D. 牙周基础治疗　　　　　E. 养成上、下唇闭合习惯

（54~55 题共用题干）

女，24 岁，上前牙光敏树脂贴面半年余，近 1 个月觉刷牙牙龈出血，龈乳头呈球状增生，质地松软。

54. 最有可能的诊断为
　　A. 青春期龈炎　　　　　　B. 妊娠性龈炎　　　　　C. 药物性牙龈增生

D. 慢性龈炎　　　　　　E. 侵袭性牙周炎

55. 试分析导致此患者龈炎增生肥大的最主要刺激因素为

　　A. 不良修复体　　　　B. 激素水平　　　　　C. 殆创伤

　　D. 口呼吸　　　　　　E. 夜磨牙

（56~57 题共用题干）

　　患者患牙进食时疼痛明显,无自发痛。探诊( ++ ),温度刺激试验( ++ ),刺激去除后疼痛持续一段时间消失。洞底未探及穿髓孔。叩诊( – )。

56. 最可能的临床诊断是

　　A. 深龋　　　　　　　B. 急性牙髓炎　　　　C. 慢性牙髓炎

　　D. 慢性根尖周炎　　　E. 牙髓坏死

57. 根据诊断,首选的治疗方法是

　　A. 单层垫底,一次完成永久充填　　　B. 直接盖髓术

　　C. 双层垫底,一次完成永久充填　　　D. 根管治疗术

　　E. 活髓切断术

（58~60 题共用题干）

　　患者,女, 32 岁,右侧前部牙齿有龋洞,遇冷热水不适半年余,近来工作紧张,症状较前加重,热食引起,夜间时而感到隐痛,有夜磨牙习惯。

58. 应做哪种检查,可帮助确诊

　　A. 视诊、探诊　　　　B. 叩诊　　　　　　　C. 牙髓温度测验

　　D. X 片检查　　　　　E. 以上几种方法均应做

59. 该患者最可能的牙病是

　　A. 牙髓充血　　　　　B. 深龋　　　　　　　C. 重度磨耗

　　D. 慢性牙髓炎　　　　E. 急性牙髓炎

60. 最佳治疗方法是

　　A. 根管治疗　　　　　B. 塑化治疗　　　　　C. 光敏树脂修复

　　D. 安抚治疗　　　　　E. 光固化树脂充填

## 二、名词解释

1. 牙菌斑
2. 龋病
3. 根尖周炎
4. 继发龋

## 三、填空题

1. 致龋的四大因素有_____、_____、_____、_____。

2. 龋病临床按照龋坏的程度,将龋病分为_____、_____、_____。

3. 急性牙髓炎牙痛的四大特征是_____、_____、_____、_____,应急处理的关键是_____。

4. 根据组织病理及临床表现,将慢性牙髓炎分为_____、_____、_____。

## 四、问答题

1. 简述龋病依据病变程度的分类及特点。
2. 简述急性牙髓炎牙痛的四大特征及应急治疗的措施。
3. 简述慢性根尖周炎的诊断要点。
4. 简述慢性牙龈炎的临床表现及治疗。
5. 简述慢性牙周炎的临床表现及伴发症状。

## 【参考答案】

### 一、选择题

1. E  2. C  3. A  4. C  5. D  6. C  7. B  8. D  9. C  10. B  11. D  12. C
13. E  14. D  15. A  16. E  17. A  18. A  19. E  20. A  21. D  22. A  23. A  24. A
25. B  26. C  27. C  28. E  29. C  30. E  31. C  32. A  33. B  34. C  35. E  36. E
37. D  38. A  39. D  40. B  41. C  42. B  43. E  44. B  45. C  46. C  47. D  48. E
49. B  50. D  51. D  52. B  53. C  54. D  55. A  56. C  57. D  58. C  59. D  60. A

### 二、名词解释

1. 牙菌斑:是变形链球菌与乳酸杆菌等靠唾液糖蛋白牢固地贴附在牙面和修复体表面上,形成的一种稠密、不定形、非钙化的细菌性沉积物。
2. 龋病:是在以细菌为主的多种因素作用下,牙体硬组织发生无机物脱矿、有机物分解,产生色、形、质三方面改变的慢性进行性破坏的一种疾病。
3. 根尖周炎:是指牙齿根尖部牙骨质及其周围的牙周膜和牙槽骨的炎症,多由于牙髓病的感染通过根管扩散而来。
4. 继发龋:是指治疗后在原龋洞治疗周围或者洞底又出现龋病。

### 三、填空题

1. 细菌  食物  宿主  时间
2. 浅龋  中龋  深龋
3. 自发性、阵发性剧痛  夜间疼痛加剧  温度刺激可使疼痛加剧  疼痛不能自行定位  开髓引流
4. 慢性闭锁性牙髓炎  慢性溃疡性牙髓炎  慢性增生性牙髓炎

### 四、问答题

1. 依临床分浅龋、中龋和深龋。浅龋一般无自觉症状,牙齿呈白垩色、墨浸状。中龋达牙本质浅层,患者自感患牙敏感,已有明显龋洞。深龋达牙本质深层,可有激发痛,有深洞,洞内有较多的软化牙本质。
2. 急性牙髓炎以剧烈疼痛为主要症状,疼痛具有四大特点:自发性阵发性剧痛;夜间疼痛加剧;温度刺激可使疼痛加剧;疼痛不能自行定位。

应急治疗的主要措施是开髓引流。

3. 慢性根尖周炎的诊断要点：

（1）患牙 X 片上根尖区骨质破坏的影像是确诊的关键依据。

（2）患牙牙髓活力测验结果并结合患者年龄应作为重要的参考。

（3）病史及患牙牙冠情况也可作为辅助诊断指标。

4. 临床表现：①自觉症状：一般无自发性出血，刷牙或咬硬物时出血，伴牙龈发痒，发胀和口臭。②局部检查：牙龈变为鲜红、深红或紫红色，肿胀，光滑发亮，点彩消失，龈缘变钝，触之易出血。龈沟加深，龈上牙石沉积。

治疗：消除局部刺激因素，主要方法为龈上洁治术，可彻底清除牙石和菌斑；针对食物嵌塞的原因，用调𬌗法和修复法治疗。

5. 临床表现：多见 35 岁以上的成年人，进展慢，病程长，有牙周袋形成和牙槽骨吸收，晚期牙槽骨吸收严重，牙周袋加深，使牙齿松动。晚期的伴发症状：牙移位、食物嵌塞、继发性𬌗创伤、急性牙周脓肿、口臭、根面龋、进行性牙髓炎。

（熊均平　邵建民）

# 第四章

# 口腔常见黏膜病

## 【学习要点】

1. 掌握口腔常见黏膜病的种类如白斑、口腔扁平苔藓及复发性阿弗他溃疡的临床分型及治疗原则。
2. 熟悉单纯性疱疹、口腔念珠菌病的临床表现、诊断及治疗原则。
3. 了解常见口腔黏膜病的病损特征。

## 【重点与难点解析】

本章的重点是掌握原发性疱疹性口炎、复发性阿弗他溃疡、扁平苔藓及口腔白斑的临床表现。在本章的学习中应注重结合图片、临床病例以加深理解。

学习难点是口腔黏膜病变在临床上表现多比较相似,容易混淆,如口腔白斑和扁平苔藓都是口腔黏膜上的白色病变,临床上容易误诊,因此学习本章内容时应做到不同疾病加以对比学习,能够鉴别诊断。

## 【习题】

### 一、选择题

**A1 型题**

1. 原发性疱疹性口炎常见于
   A. 老年人　　　　　　B. 中年人　　　　　　C. 青年人
   D. 妇女　　　　　　　E. 婴幼儿
2. 引发原发性疱疹性口炎的是单纯疱疹病毒的
   A. 1 型　　　　　　　B. 2 型　　　　　　　C. 7 型
   D. 18 型　　　　　　 E. 3 型
3. 最常见的口腔念珠菌病是
   A. 急性红斑型　　　　B. 慢性增殖型　　　　C. 慢性红斑型
   D. 急性假膜型　　　　E. 念珠菌性口角炎
4. 新生儿鹅口疮或雪口病的发病率为

A. 1%　　　　　　　　B. 2%　　　　　　　　C. 3%

D. 4%　　　　　　　　E. 5%

5. 诱发急性红斑型念珠菌口炎的主要因素是

　　A. 白念珠菌增殖　　　　　　　　　　B. 长期戴义齿,口腔卫生差

　　C. 新生儿感染白念珠菌病　　　　　　D. 长期应用广谱抗生素

　　E. 反复感染单纯疱疹病毒

6. 原发性疱疹性口炎最多见的年龄段是

　　A. 4~6 个月　　　　　　B. 6 个月至 2 岁　　　　C. 6 岁以下

　　D. 20~50 岁　　　　　　E. 60 岁以上

7. 婴幼儿鹅口疮局部治疗通常选用

　　A. 2% 四环素溶液　　　B. 3% 硼酸溶液　　　　　C. 1.5% 过氧化氢溶液

　　D. 2% 碳酸氢钠溶液　　E. 0.05% 甲紫水溶液

8. 口腔念珠菌病最主要的病原体是

　　A. 高里念珠菌　　　　　B. 假热带念珠菌　　　　　C. 白念珠菌

　　D. 热带念珠菌　　　　　E. 类星形念珠菌

9. 复发性阿弗他溃疡属于

　　A. 口腔黏膜感染性疾病　　　　　　　B. 口腔黏膜变态反应性疾病

　　C. 口腔黏膜大疱类疾病　　　　　　　D. 口腔黏膜斑纹类疾病

　　E. 以上均不正确

10. 复发性阿弗他溃疡的病因是

　　A. 遗传因素　　　　　　B. 感染因素　　　　　　　C. 免疫因素

　　D. 环境因素　　　　　　E. 确切病因不清

11. 复发性阿弗他溃疡最常见的临床类型是

　　A. 复发性阿弗他口炎　　B. 轻型阿弗他溃疡　　　　C. 重型阿弗他溃疡

　　D. 疱疹性阿弗他溃疡　　E. 腺周口疮

12. 轻型阿弗他溃疡愈合后可形成瘢痕或组织缺损的类型是

　　A. 轻型阿弗他溃疡　　　B. 重型阿弗他溃疡　　　　C. 疱疹复发性阿弗他溃疡

　　D. 口炎型口疮　　　　　E. 以上都不是

13. 复发性阿弗他溃疡具有下列病史特征是

　　A. 急性　　　　　　　　B. 过敏性　　　　　　　　C. 复发性、周期性、自限性

　　D. 传染性　　　　　　　E. 慢性

14. 轻型复发性阿弗他溃疡是一种自限性疾病,其病程一般为

　　A. 2~4d　　　　　　　　B. 10~14d　　　　　　　　C. 半个月

　　D. 1 个月　　　　　　　E. 数月至 1 年

15. 溃疡大而深,似弹坑,基底硬结,但是边缘清晰,表面灰黄色假膜覆盖,应诊断为

　　A. 轻型阿弗他溃疡　　　B. 疱疹样阿弗他溃疡　　　C. 腺周口疮

　　D. 癌性溃疡　　　　　　E. 梅毒下疳

16. 以下因素与扁平苔癣发病有关的是

　　A. 气候变化　　　　　　B. 肾功能不全　　　　　　C. 免疫因素

　　D. 长期吸烟　　　　　　E. 贫血史

17. 口腔扁平苔藓口腔黏膜损害的主要特征是
 A. 珠光白色条纹 　　　　B. 丘疹 　　　　C. 斑块
 D. 水疱 　　　　E. 糜烂
18. 口腔扁平苔藓最常见的发病部位是
 A. 颊黏膜 　　　　B. 舌黏膜 　　　　C. 唇黏膜
 D. 腭黏膜 　　　　E. 口底黏膜
19. 下列哪项因素与白斑发生**无关**
 A. 吸烟 　　　　B. 机械刺激 　　　　C. 白念珠菌感染
 D. 身心因素 　　　　E. 微量元素
20. 以下哪项措施**不宜**用于白斑治疗
 A. 口服维生素 A 　　　　B. 硝酸银烧灼 　　　　C. 戒烟
 D. 手术切除 　　　　E. 涂鱼肝油

## 二、名词解释

1. 口腔黏膜
2. 复发性阿弗他溃疡
3. 口腔白斑病

## 三、填空题

1. 原发性疱疹的四期分别为_____、_____、_____及_____。
2. 复发性阿弗他溃疡的临床特点是_____、_____、_____及_____。
3. 念珠性口腔炎分为四型,分别是_____、_____、_____及_____。

## 四、问答题

1. 口腔黏膜病可根据损害的来源分为哪几类?
2. 简述重型阿弗他溃疡的临床表现。
3. 简述急性红斑型念珠菌性口炎的临床表现。

## 【参考答案】

### 一、选择题

1. E　2. A　3. D　4. D　5. D　6. B　7. D　8. C　9. E　10. E　11. B　12. B　13. C　14. B　15. C　16. C　17. A　18. A　19. D　20. B

### 二、名词解释

1. 口腔黏膜:指口腔内的湿润衬里,在结构或功能上具有皮肤的某些特点,如两者有相似的组织学结构,均由上皮和结缔组织组成,其交界处呈波浪形。

2. 复发性阿弗他溃疡:亦称复发性阿弗他性口炎、复发性口腔溃疡,是一种最常见的反复发作性口腔黏膜溃疡性损害,患病率高达 20% 左右,居口腔黏膜病之首。多见于青壮年。本病具有的临床特点是自然发病、周期性、自限性、有遗传倾向。

3. 口腔白斑病:指发生在口腔黏膜上以白色为主的损害,不能擦去,也不能以临床和组织病理学的方法诊断为其他可定义的损害,属于口腔黏膜癌前期病变范畴。

## 三、填空题

1. 前驱期　水疱期　糜烂期　愈合期
2. 自然发病　周期性　自限性　有遗传倾向
3. 急性假膜型　急性红斑型　慢性增殖型　慢性红斑型

## 四、问答题

1.(1)主要发生在口腔黏膜上的疾病,如口腔黏膜的创伤性溃疡。

(2)同时发生于皮肤或单独发生于口腔黏膜上的皮肤 – 黏膜疾病,如扁平苔藓。

(3)合并起源于外胚层和中胚层的某些疾病,如多形性红斑、白塞病等。

(4)性传播疾病或系统性疾病的口腔表征,如艾滋病、血液病等的口腔表征。

2. 重型阿弗他溃疡亦称复发坏死性黏膜腺周围炎或腺周口疮。溃疡大而深,边缘不整而隆起,呈“弹坑状”病损,直径 >1cm,可深达黏膜下层腺体至肌层,基底微硬,表面有灰黄色假膜或灰白色坏死组织。溃疡持续时间可长达数个月,通常是 1~2 处溃疡。溃疡疼痛剧烈,愈后留有明显瘢痕。口腔黏膜各部均可发生,尤其多发于口腔后部、咽旁、软腭、扁桃体周围、口角及颊等处。

3. 急性红斑型念珠菌性口炎可原发或继发于假膜型。多见于成年人,由于长期应用青霉素等广谱抗生素而致,亦称抗生素口炎,大多数患者有消耗性疾病,如白血病、营养不良、肿瘤化疗后、内分泌紊乱等。急性红斑型念珠菌病以舌黏膜多见,颊、上唇、腭及口角等部位亦可发生。主要表现为黏膜充血、糜烂及舌背乳头呈团块萎缩,周围舌苔增厚,可伴有假膜及口角炎。患者常首先有味觉异常、口腔干燥、黏膜灼痛。

(常 新 卢 云)

# 第五章

# 口腔颌面部感染

## 【学习要点】

1. 掌握口腔颌面部感染的特点、病原体种类、感染途径；第三磨牙冠周炎的病因、临床表现、诊断与治疗；面部疖痈临床表现、并发症与治疗。

2. 熟悉口腔颌面部间隙感染、颌骨骨髓炎、面颈部淋巴结炎的诊断和治疗。

3. 了解化脓性涎腺炎的临床特点和治疗。

## 【重点与难点解析】

1. 咬肌间隙感染的临床表现与诊断　咬肌间隙感染的典型症状为以下颌角为中心的咬肌区弥漫性肿胀与压痛，伴有明显张口受限。由于咬肌肥厚坚实，脓肿很难自行破溃，也不易触及波动。如出现压痛点局限、凹陷性水肿或穿刺有脓液，应及时切开引流，否则易并发下颌骨升支的边缘性骨髓炎。咬肌间隙感染应注意与腮腺炎的鉴别，腮腺炎肿胀以耳垂为中心，咬肌间隙感染以咬肌为中心；腮腺炎无张口受限，咬肌间隙感染为严重的张口受限。

2. 脓肿切开引流的指征

（1）局部疼痛加重，并呈搏动性跳痛，炎症区皮肤发红、发亮，肿胀局限，压痛明显，有波动感形成；深部脓肿可触及，或病变区有明显的压痛点及指压处有凹陷性水肿，穿刺抽出脓液者。

（2）急性化脓性炎症（发病5~7d），经抗生素控制感染无效，同时出现明显的全身中毒症状者。

（3）口底蜂窝织炎，尤其是腐败坏死性感染或小儿颌骨蜂窝织炎，出现呼吸、吞咽困难。

（4）脓肿已破溃，但是引流不畅。

（5）结核性冷脓肿，保守治疗无效或行将破溃时，应予以切开引流。

3. 第三磨牙冠周炎的临床表现、扩散途径及并发症

（1）临床表现：患侧牙龈肿痛，开口活动时加重；自发性跳痛或放射性疼痛；张口受限；可伴有全身症状。检查见第三磨牙萌出不全，形成盲袋，有脓性分泌物溢出；患侧颌下淋巴结肿大、触痛。

（2）炎症蔓延可并发相邻间隙感染：感染向颊间隙蔓延，在颊部形成脓肿或破溃成为经久不愈的颊瘘；感染沿下颌支外侧向后扩散，可引起咬肌间隙感染或下颌骨边缘性骨髓炎；感染沿下颌支内侧向后扩散引起翼下颌间隙、咽旁间隙感染；感染向下蔓延则引起舌下间隙、下颌下间隙或口底多间隙感染。

# 【习题】

## 一、选择题

### A1 型题

1. 关于牙源性感染的概念,**错误**的是
   - A. 病原体可通过牙周组织进入体内
   - B. 病原体可通过病灶牙根尖进入体内
   - C. 感染可向颌面间隙扩散
   - D. 牙源性感染儿童更多见
   - E. 多为混合性感染

2. 关于口腔颌面部感染的叙述,**错误**的是
   - A. 牙源性感染是最多见的感染来源
   - B. "危险三角区"的感染处理不当可导致严重颅内并发症
   - C. 口腔颌面部组织抗感染的能力较其他部位低
   - D. 腺源性感染在儿童多见
   - E. 上呼吸道的感染,可引起区域性的淋巴结炎

3. 关于医源性感染,下列正确的说法是
   - A. 在医院内发生的传染病
   - B. 医生得的传染病
   - C. 医务人员进行有创操作后造成的继发感染
   - D. 由于医务人员用药不当造成的二次感染
   - E. 医源性感染的发生不易控制

4. 深部脓肿的临床表现中**错误**的是
   - A. 局部红肿并不明显
   - B. 压痛明显
   - C. 可扪及波动感
   - D. 有全身症状
   - E. 穿刺有脓

5. 咬肌间隙感染最常见的病因为
   - A. 下牙槽神经阻滞麻醉引起
   - B. 智齿冠周炎
   - C. 其他间隙感染扩散所致
   - D. 身体其他部位感染经血液循环扩散所致
   - E. 淋巴结炎未控制扩散所致

6. 眶下间隙脓肿合理的治疗方法为
   - A. 从口外切开引流
   - B. 从口内切开引流
   - C. 拔除病源牙
   - D. 病源牙根管开放引流
   - E. 中药外敷

7. 海绵窦化脓性血栓性静脉炎常并发于
   - A. 颞间隙感染
   - B. 上唇痈
   - C. 智齿冠周炎
   - D. 颊间隙感染
   - E. 颏下间隙感染

8. 临床上边缘性颌骨骨髓炎,常继发于
   - A. 颊间隙感染
   - B. 下颌下间隙感染
   - C. 咬肌间隙感染
   - D. 颞间隙感染
   - E. 翼腭间隙感染

9. 下列关于面部疖痈的治疗方法中,正确的是
   - A. 局部热敷
   - B. 苯酚、硝酸银烧灼

C. 高渗盐水纱布局部持续湿敷　　　　　D. 挤压、挑刺,以利于引流

E. 溃破后立即停止局部湿敷

10. 咬肌间隙感染肿胀区域主要是

A. 眶下区弥漫性水肿　　　B. 下颌支及下颌角为中心红肿　　　C. 张口受限

D. 颌下三角区的红肿　　　E. 颌下、口底广泛水肿

**A2 型题**

11. 患者,男性,30 岁,因智齿冠周炎,造成颊间隙、颞下间隙、翼下颌间隙脓肿,切开引流的最佳方法为

A. 于上颌结节外侧前庭沟切开　　　　　B. 于翼下颌韧带稍内侧切开

C. 于下颌角下方切开　　　　　　　　　D. 于升支后缘切开

E. 于颞部及下颌角下方切开并行贯通引流

12. 患者,男性,48 岁,3d 前出现左上前牙持续剧烈跳痛,昨日疼痛缓解,但自下睑至上唇、鼻旁颧部肿胀明显,皮肤充血,皮温升高,此时应诊断为

A. 急性上颌窦炎　　　B. 眶下间隙感染　　　C. 上颌中央性骨髓炎

D. 上唇痈　　　E. 眶下淋巴结炎

13. 患者,女性,26 岁,右颈部淋巴结结核,脓肿形成与周围无粘连,此时局部治疗方法中**错误**的是

A. 局部药物封闭　　　B. 切开引流　　　C. 手术切除

D. 穿刺抽脓　　　E. 脓腔药物注射

14. 患者,男性,46 岁,口底多间隙感染,肿胀明显,可及捻发音及波动感,主诉呼吸困难,下列处理正确的是

A. 加大抗生素剂量　　　B. 局部冷敷　　　C. 穿刺抽脓

D. 广泛切开引流　　　E. 气管切开

15. 患者,女性,35 岁。右下颌后牙出现肿痛 1 周。口腔检查:右下 6 邻面深龋,探诊( − ),叩诊( ++ ),松动 I 度。右侧下颌下三角区明显肿胀,下颌骨下缘轮廓消失,皮肤紧张,压痛,按压有凹陷性水肿。口底后区肿胀,舌运动疼痛,吞咽不适。引起上述症状的原因是

A. 牙源性舌下间隙感染

B. 牙源性下颌下间隙感染

C. 牙源性咽旁间隙感染

D. 下颌下间隙与舌下间隙联合感染

E. 下颌下间隙、舌下间隙及咽旁间隙联合感染

16. 患者,男性,46 岁,左下齿槽神经传导阻滞麻醉后 3d 出现发热,左咽侧深部疼痛,张口受限,左下颌升支后缘压痛,此患者可能发生了

A. 翼下颌间隙感染　　　B. 咬肌间隙感染　　　C. 颞下间隙感染

D. 颞间隙感染　　　E. 翼内肌痉挛

17. 患者,男性,20 岁。左下后牙肿痛 7d。张口困难,咀嚼食物及吞咽时疼痛 2d。口腔检查:左下第三磨牙萌出不全,前倾阻生,远中牙龈瓣红肿。翼下颌皱襞处黏膜水肿,下颌支后缘内侧有轻度肿胀,深压痛。张口受限(二横指)。可能的诊断是

A. 下颌第三磨牙急性冠周炎引起的颊间隙感染

B. 下颌第三磨牙急性冠周炎引起的翼下颌间隙感染

C. 下颌第三磨牙急性冠周炎引起的舌下间隙感染

D. 下颌第三磨牙急性冠周炎引起的咽旁间隙感染

E. 下颌第三磨牙急性冠周炎引起的下颌下间隙感染

18. 某患者因左下第一磨牙急性根尖脓肿造成左下颌骨急性中央性骨髓炎,疼痛剧烈,左侧前磨牙及磨牙松动,牙龈红肿,龈袋溢脓,以下治疗措施中,**不正确**的是

A. 给予足量、有效的抗生素

B. 局部超短波理疗

C. 拔除左下第一磨牙,其余松动牙尽量保留

D. 若引流不畅,可考虑凿去部分骨外板

E. 形成骨膜下脓肿时应尽早切开引流

19. 患者女,36 岁。拔牙后 3d 开口逐渐受限,下颌下淋巴结肿大。除下颌支后缘稍丰满压痛外,其余无阳性体征。最可能的诊断是

A. 翼下颌间隙感染　　　B. 下颌下间隙感染　　　C. 颞间隙感染

D. 咬肌间隙感染　　　E. 干槽症

20. 患者男,66 岁,因右上颌牙痛 3d,右侧眼下、鼻侧肿胀 1d 而就诊。检查:右侧上颌尖牙远中深龋,探(−),叩(++),松动(−),前庭沟肿胀变浅,同侧鼻侧、眶下区肿胀明显,局部皮温增高,压痛和波动感存在,睑裂变小。体温 40℃,食欲下降,精神萎靡。该患者最有可能的诊断为

A. 右上颌骨骨髓炎　　　　　　　　B. 右上颌窦化脓性炎症

C. 右侧眶下间隙感染　　　　　　　D. 右上颌窦肿瘤继发感染

E. 右鼻侧皮肤感染

## 二、名词解释

1. 下颌第三磨牙冠周炎

2. 路德维希咽峡炎

## 三、填空题

1. 口腔颌面部感染的主要来源有_____、_____、_____、_____和_____。_____途径是口腔颌面部感染的主要来源。

2. 颌骨骨髓炎临床上以化脓性颌骨骨髓炎最为多见,化脓性颌骨骨髓炎可分为_____和_____。

## 四、问答题

1. 简述口腔颌面部感染的主要途径。

2. 简述咬肌间隙感染的临床特点及诊治原则。

## 【参考答案】

### 一、选择题

1. D　2. C　3. C　4. C　5. B　6. B　7. B　8. C　9. C　10. B　11. E　12. B　13. B

14. D　15. D　16. A　17. B　18. C　19. A　20. C

## 二、名词解释

1. 下颌第三磨牙冠周炎：指下颌第三磨牙萌出不全或阻生时,牙冠周围软组织发生的炎症。常见于18~30岁的青年,故又称智牙冠周炎,是口腔科的常见病和多发病。

2. 路德维希咽峡炎：厌氧菌或腐败坏死性细菌为主引起的腐败坏死性口底蜂窝织炎,临床上全身及局部反应均甚严重。

## 三、填空题

1. 牙源性　腺源性　血源性　创伤性　医源性　牙源性

2. 中央型颌骨骨髓炎　边缘型颌骨骨髓炎

## 四、问答题

1. 口腔颌面部感染的主要途径：

（1）牙源性感染：病原体通过病变牙或牙周组织进入体内发生的感染,是口腔颌面部感染的主要来源。

（2）腺源性感染：面颈部淋巴结穿过淋巴结被膜向周围扩散,引起筋膜间隙的蜂窝织炎。

（3）创伤性感染：继发于创伤后发生的感染。

（4）血源性感染：机体其他部位的化脓性病灶通过血液循环引起口腔颌面部化脓性病变。

（5）医源性感染：医务人员行局部麻醉、手术、穿刺等操作时未严格遵守无菌技术造成的继发性感染。

2. 咬肌间隙感染的临床特点及诊治原则：

（1）临床特点：典型症状为以下颌角为中心的咬肌区弥漫性肿胀与压痛,伴有明显张口受限。由于咬肌肥厚坚实,脓肿很难自行破溃,也不易触及波动。如出现压痛点局限、凹陷性水肿或穿刺有脓液,应及时切开引流,否则易并发下颌骨升支的边缘性骨髓炎。

（2）诊治原则：咬肌间隙蜂窝织炎阶段局部可用物理治疗或外敷中药,配合全身应用抗生素治疗。脓肿一旦形成应及时切开引流,常采用口外切口,即从下颌支后缘绕过下颌角,距下颌骨下缘以下2cm处切开,切口长约3~5cm,逐层切开皮肤、皮下组织、颈阔肌及咬肌在下颌角的部分附着,由骨面推开咬肌进入脓腔并引出脓液,冲洗脓腔后放置引流条。术中应注意勿损伤颌外动脉与面神经下颌缘支。切开脓肿后还需探查下颌升支骨面有无粗糙不平,如出现边缘性骨髓炎,应在脓液减少后及早进行病灶刮除术,重点清除骨面坏死骨和坏死组织。咬肌间隙感染控制后,应尽早治疗或拔除病灶牙。

（刘　博　孙盼盼）

# 第六章

# 口腔局部麻醉与牙拔除术

## 【学习要点】

1. 掌握口腔局部麻醉并发症及其防治;牙拔除术的适应证与禁忌证、并发症;牙拔除术后注意事项。

2. 熟悉拔牙术中、术后的并发症;口腔局部麻醉常用的方法;拔牙基本操作方法、一般牙的拔除方法。

3. 了解常用的局部麻醉药物;拔牙前的准备、特殊牙的拔除方法。

## 【重点与难点解析】

### 一、口腔局部麻醉

1. 局麻定义  局部麻醉简称局麻,是指用局部麻醉药暂时阻滞机体一定区域内神经末梢和纤维的感觉传导,从而使该区疼痛消失的方法。

2. 局麻药物  按其化学结构可分为酯类和酰胺类。酰胺类有利多卡因、布比卡因、阿替卡因、甲哌卡因;酯类的局麻药有丁卡因。

3. 局麻方法

(1)表面麻醉。

(2)浸润麻醉:骨膜上浸润法、牙周膜注射法。

(3)阻滞麻醉:上牙槽后神经阻滞麻醉、眶下神经阻滞麻醉、腭前神经阻滞麻醉、下牙槽 / 舌 / 颊神经阻滞麻醉。

4. 局麻并发症  局麻的并发症包括全身和局部并发症。全身并发症有晕厥、过敏反应、中毒等,局部并发症有注射区疼痛、血肿、感染等。

### 二、牙拔除术

1. 适应证  牙体疾病、根尖周病、牙周病、牙外伤、错位牙、额外牙、阻生牙、埋伏牙、滞留乳牙、病灶牙、治疗需要等。

2. 禁忌证

(1)心血管系统疾病。

(2)血液系统疾病。

（3）糖尿病。

（4）甲状腺功能亢进。

（5）肝肾疾病。

（6）月经期与妊娠期。

（7）急性炎症期。

（8）恶性肿瘤。

（9）其他：长期抗凝药物治疗、长期肾上腺皮质激素治疗、帕金森、癫痫或不能合作患者。

3. 拔牙的基本步骤

（1）分离牙龈。

（2）挺松患牙。

（3）安放牙钳。

（4）拔除牙齿。

（5）拔牙创处理。

（6）拔牙后注意事项。

## 三、拔牙创的愈合

1. 拔牙创出血和血凝块形成。

2. 血块机化、肉芽组织形成。

3. 结缔和上皮组织替代肉芽组织。

4. 原始纤维样骨替代结缔组织。

5. 成熟的骨组织替代不成熟骨质。

## 四、牙拔除术的并发症及防治

1. 术中并发症及防治

（1）软组织损伤：仔细分离牙龈，避免夹住牙龈，视情况予以缝合。

（2）牙根折断：拔牙前拍摄 X 片，按照规范进行拔牙操作，断根一般应拔除。

（3）牙槽骨损伤：不要使用蛮力强行拔除。去除小骨片，大骨片与牙龈相连时可复位后缝合。

（4）口腔上颌窦交通：做好术前检查和设计，尽量避免断根，取断根时注意牙挺方向，刮匙搔刮牙槽窝务必轻柔。断根一旦进入上颌窦一般很难取出。

（5）邻牙或对颌牙损伤：合理使用支点，邻牙不能受力，用左手协助固定牙钳，控制用力方向。

（6）其他损伤：下颌骨骨折、颞下颌关节脱位、神经损伤、术中出血等，重点做好预防。

2. 术后并发症及防治

（1）出血：止血方法包括重新压迫、局部放置明胶海绵或止血药、碘仿纱条填塞、创口拉拢缝合等。

（2）拔牙后感染：严格遵循无菌操作规程；拔牙后应彻底清创；局部有感染灶者严禁暴力搔刮，避免造成感染扩散。

（3）干槽症：预防关键为严格遵守无菌原则，减少手术创伤，清除残余感染物，保护拔牙窝内血凝块。一旦发生干槽症，处理原则为彻底清创，局麻下 3% 过氧化氢液和生理盐水交替冲洗,小棉球反复擦拭拔牙窝直至完全清洁,拔牙窝内用碘仿纱条紧密填塞,8~10d 后取出。

## 【习题】

### 一、选择题

**A1 型题**

1. 妊娠期妇女可拔牙的时间段为
   A. 妊娠期第 1、2、3 个月期间　　　　B. 妊娠期第 4、5、6 个月期间
   C. 妊娠期第 7、8、9 个月期间　　　　D. 整个妊娠期均可拔牙
   E. 整个妊娠期均不能拔牙

2. 腭大孔麻醉最易引起的相应并发症是
   A. 暂时性面瘫　　　　B. 血肿　　　　C. 晕厥
   D. 恶心、干呕　　　　E. 暂时性牙关紧闭

3. 拔除下颌第一磨牙应麻醉的神经是
   A. 下牙槽神经　　　　　　　　　　B. 下牙槽神经、颊长神经
   C. 下牙槽神经、舌神经　　　　　　D. 下牙槽神经、舌神经、颏神经
   E. 下牙槽神经、舌神经、颊长神经

4. 拔除下列哪颗牙时需特别注意牙根与上颌窦的关系
   A. 上颌第一前磨牙　　　B. 上颌第二前磨牙　　　C. 上颌第一磨牙
   D. 上颌第二磨牙　　　　E. 上颌第三磨牙

5. 下颌阻生智齿拔除时阻力**不包括**
   A. 冠部软组织阻力　　　B. 冠部骨组织阻力　　　C. 牙根部阻力
   D. 邻牙阻力　　　　　　E. 牵拉颊部阻力

6. 左上牙槽后神经阻滞麻醉可对哪一颗牙拔除起到麻醉作用
   A. 1　　　　B. 7　　　　C. 3
   D. 4　　　　E. 5

7. 局部麻醉的口腔局部并发症是
   A. 晕厥　　　　B. 过敏反应　　　　C. 过量反应
   D. 注射区血肿　　E. 麻醉后高血压

8. 以下**不是**口腔局部麻醉的是
   A. 局部浸润麻醉　　B. 上颌神经阻滞麻　　C. 眶下神经阻滞麻醉
   D. 下牙槽神经阻滞麻醉　　E. 静脉麻醉

9. 牙拔除术中的全身并发症是
   A. 牙根折断　　　B. 牙龈损伤　　　C. 晕厥
   D. 邻牙损伤　　　E. 局部神经损伤

10. 口腔最常用的局部阻滞麻醉药是
    A. 布比卡因　　B. 利多卡因　　C. 普鲁卡因
    D. 丁卡因　　　E. 甲哌卡因

A2 型题

11. 患者右下后牙拔除,术中因牙龈分离不全引起撕裂,术后压迫止血,术后 2h 出现牙龈出血,处理方法是

    A. 再咬棉球压迫止血     B. 口服止血药     C. 局部敷止血药

    D. 局麻下搔刮牙槽窝     E. 局麻下缝合撕裂牙龈

12. 35 岁男性,因上颌第三磨牙拔除,立即出现患侧面部肿胀,下列处理**错误**的是

    A. 立即局部冰敷     B. 立即热敷理疗     C. 立即绷带加压

    D. 口服止血药     E. 口服抗生素

13. 患者男性,38 岁,要求拔除左下水平低位埋伏阻生智齿,此时**不正确**的处理是

    A. X 光牙片检查     B. 行下齿槽神经麻醉     C. 舌侧翻瓣

    D. 术后仔细清理牙槽窝     E. 术后口服抗生素

14. 男性,40 岁。诉左上颌后牙出现咬合痛 7d 求治。口腔检查:左上 6 近远中向纵折,松动Ⅰ°,叩诊(+),牙龈稍红肿。拟局麻下拔除,采用的麻醉方法是

    A. 上牙槽后神经阻滞麻醉 + 眶下神经阻滞麻醉

    B. 上牙槽后神经阻滞麻醉 + 腭前神经阻滞麻醉

    C. 上牙槽后神经阻滞麻醉 + 近中颊根局部浸润麻醉

    D. 上牙槽后神经阻滞麻醉 + 近中颊根局部浸润麻醉 + 眶下神经阻滞麻醉

    E. 上牙槽后神经阻滞麻醉 + 近中颊根局部浸润麻醉 + 腭前神经阻滞麻醉

15. 患者女性,30 岁,拔除右上第一磨牙残根时,根不慎进入上颌窦,最佳处理方法是

    A. 经牙槽窝探查     B. 填塞明胶海绵     C. 行上颌窦开窗术

    D. 扩大牙槽窝底     E. 不处理

16. 女性,70 岁。诉患牙不适半年余求拔除。检查:血压 160/95mmHg,患牙松动,叩诊(−),牙龈无炎症。何时拔牙最妥

    A. 即刻拔牙                         B. 服降压药后即刻拔牙

    C. 服药 1d 后拔牙                  D. 服药控制血压后拔牙

    E. 服药控制血压后也不能拔牙

17. 女性,35 岁。诉左下颌后牙出现反复肿痛 3 个月求拔。口腔检查:左下 8 阻生,冠周无明显炎症。确定拔牙前应询问

    A. 是否拔过牙     B. 是否补过牙     C. 是否在月经期间

    D. 是否服用抗生素     E. 是否测量过血压

18. 某女,24 岁,因下颌第一恒磨龋坏要求拔除,行下齿槽神经阻滞麻醉后,患者出现头晕、胸闷、面苍、全身湿冷、脉快。可能的原因是

    A. 晕厥     B. 麻药过敏     C. 麻药中毒

    D. 肾上腺素反应     E. 以上都不是

19. 女性,9 岁。上颌前牙出现松动 10d 求拔。口腔检查:右上 1 开始萌出,右上Ⅰ滞留,松动Ⅲ°。最佳麻醉方法是

    A. 冷冻麻醉                 B. 2% 盐酸丁卡因表面麻醉

    C. 1% 普鲁卡因局部浸润麻醉     D. 鼻腭神经阻滞麻醉

    E. 眶下神经阻滞麻醉

20. 某男,30 岁,因上颌第三恒磨牙拔除,上齿槽后神经阻滞麻醉后,出现患侧面部肿胀,

可能的原因是

    A. 感染            B. 炎症            C. 麻药过敏

    D. 翼静脉丛损伤      E. 注射过量

**A3 型题**

（21~22 题共用题干）

25 岁男性,左上第三磨牙近中倾斜阻生,施行拔除术后 3d,拔牙窝出现持续性疼痛并向耳颞部放射,检查见拔牙窝内空虚,有异味。

21. 根据患者的临床表现,此时最可能的诊断为

    A. 急性根尖周炎      B. 干槽症        C. 牙槽突骨折

    D. 术后正常疼痛      E. 血肿

22. 对此患者相应的治疗为

    A. 根管治疗

    B. 保持口腔卫生

    C. 口服抗生素即可

    D. 生理盐水冲洗即可

    E. 对拔牙窝彻底清创后,以碘仿纱条填塞,隔离外界刺激

**A4 型题**

（23~24 题共用题干）

患者,男性,60 岁。右下后牙残冠行局麻下拔除术。在局麻药注射中突然出现头晕、胸闷、面色苍白、全身冷汗、恶心、呼吸困难。

23. 根据患者的临床表现,考虑的诊断是

    A. 感染            B. 过敏反应       C. 晕厥

    D. 注射区疼痛       E. 暂时性面瘫

24. 应采取的措施是

    A. 立即停止注射               B. 放平椅位,置患者于头低位

    C. 松解衣领,保持呼吸道通畅     D. 氧气吸入,静脉注射高渗葡萄糖

    E. 以上均是

## 二、名词解释

1. 阻滞麻醉

2. 浸润麻醉

## 三、填空题

1. 局麻药的种类很多,按其化学结构可分为_____类和_____类。

2. 下颌支内侧隆凸阻滞麻醉由后向前可依次麻醉_____、_____、_____三条神经。

3. 口腔局麻的并发症包括_____、_____、_____、_____、_____、_____。

## 四、问答题

1. 拔牙后的注意事项有哪些?

2. 牙拔除术的并发症有哪些?

## 【参考答案】

### 一、选择题

1. B  2. D  3. E  4. C  5. E  6. B  7. D  8. E  9. C  10. D  11. E  12. B
13. C  14. E  15. D  16. D  17. C  18. A  19. B  20. D  21. B  22. E  23. C
24. E

### 二、名词解释

1. 阻滞麻醉:是将局麻药液注射到神经干或其主要分支附近,以阻滞神经末梢传入的刺激,使被阻滞的神经分布区域产生麻醉效果。

2. 浸润麻醉:是将局麻药液注入组织内,以作用于神经末梢,使之失去传导痛觉的能力而产生麻醉效果。

### 三、填空题

1. 酯  酰胺
2. 下牙槽神经  舌神经  颊神经
3. 晕厥  过敏反应  中毒  注射区疼痛  血肿  感染

### 四、问答题

1. 拔牙后的注意事项包括:
(1) 拔牙后勿用舌舔创口,更不宜反复吸吮。
(2) 拔牙后当日不要漱口和刷牙,次日可刷牙但勿伤及创口,以预防出血。
(3) 拔牙后 2h 后可进软食,食物不宜过热,避免用拔牙侧咀嚼。
(4) 拔牙当天可能有少量渗血,属正常现象,如有鲜血不断流出应及时复诊。
(5) 拔牙后 1~2d 创口有轻度疼痛,可服用止痛药。如疼痛日趋加重应及时复诊。

2. 牙拔除术的并发症包括:
(1) 术中并发症:软组织损伤、牙根折断、牙槽骨损伤、口腔上颌窦交通、邻牙或对颌牙损伤、其他损伤包括下颌骨骨折、颞下颌关节脱位、神经损伤、术中出血等。
(2) 术后并发症:出血、拔牙后感染、干槽症。

（刘　博　王一宇）

# 第七章　口腔颌面部损伤

## 【学习要点】

1. 掌握口腔颌面部损伤的特点；口腔颌面部软组织损伤清创处理原则；牙及牙槽骨损伤、颌骨骨折的临床表现、诊断和处理原则。

2. 熟悉口腔颌面部损伤的急救处理原则（窒息及出血的紧急处理措施）；颧骨与颧弓骨折的临床表现与处理原则。

3. 了解软组织损伤的分类与临床表现；颌面部损伤的护理要点。

## 【重点与难点解析】

### 一、口腔颌面部损伤的特点

1. 口腔颌面部血供丰富，受伤后出血易形成血肿，组织水肿、血肿压迫会影响呼吸道通畅，甚至引起窒息。另一方面，组织再生修复能力及抗感染能力强，创口容易愈合。

2. 口腔颌面部腔窦（口腔、鼻腔、上颌窦等）内有大量病原体存在，与伤口相通时容易发生感染。

3. 口腔颌面部损伤时易并发颅脑损伤。口腔颌面部损伤常若伴有唾液腺、面神经、三叉神经损伤，导致涎瘘、面瘫、三叉神经分布区麻木等。

4. 颌骨骨折骨折段移位可引起咬合关系错乱，影响张口与进食。

5. 在鼻、唇、眶、颊等部位开放性损伤时，若处理不当常可因组织器官的变形、移位而引起面部畸形和功能障碍。

### 二、口腔颌面部损伤的急救

口腔颌面部损伤患者可能伴随窒息、出血、休克、颅脑损伤及胸腹伤等一些危及生命的并发症，应优先救治，在全身情况稳定的基础上再治疗口腔颌面部的局部损伤。

1. 窒息的急救　包括阻塞性窒息和吸入性窒息，急救的关键是及早发现和及时处理。

（1）阻塞性窒息的急救：针对病因施救，如立即取出异物；复位移位的组织、器官；经口或鼻插入通气导管，建立呼吸通道，以解除窒息。

（2）吸入性窒息的急救：应果断进行环甲膜切开术或气管切开术，迅速吸出气管内异物，恢复呼吸道通畅。

305

2. 出血的急救 应根据出血部位、出血性质(动脉喷血、静脉出血、毛细血管渗血)以及现场条件,立即采取有效的止血措施,如指压止血、包扎止血、结扎止血、药物止血等。

在抢救过程中,还必须注意有无颅脑损伤以及因失血、创伤疼痛所引起的休克。

3. 包扎 包扎有压迫止血、止痛,暂时固定、防止骨折片进一步移位,缩小伤口、保护创面,减少污染等作用。常用十字绷带交叉包扎法和四尾带包扎法。

### 三、口腔颌面部软组织损伤

口腔颌面部软组织损伤可单独发生,或与颌面骨骨折同时发生,通常根据体表组织有无开放性创口,分为闭合性损伤和开放性损伤两大类。

1. 闭合性损伤 体表组织(皮肤、黏膜)的完整性未被破坏,多为钝器打击或碰撞摩擦所致,包括擦伤和挫伤。治疗原则是止血、镇痛,防止感染和恢复功能。

2. 开放性损伤 有皮肤或黏膜伤口并与深层组织相通的损伤。根据致伤因素和伤口特点,可分为刺伤、切割伤、挫裂伤、剁碎伤、咬伤等。

开放性损伤常可伤及舌、鼻、腮腺、面神经等组织器官,伤情较为复杂,在患者机体状态允许的情况下应尽早施行清创缝合术,并根据不同类型、不同部位的损伤特点进行处理。

清创缝合术的步骤有:①彻底冲洗伤口,尽可能清除伤口内细菌、泥沙、组织碎片或其他异物。②清理伤口,术中尽量保留可存活的组织,对破碎的创缘略加修整,大部游离组织亦尽量保留,争取原位缝合。③缝合时用小针细线,分层缝合,要求对位精确平整,对齐解剖标志,以免造成畸形和功能障碍。组织水肿严重、拉拢缝合张力过大的伤口可用减张缝合。应根据各部位的解剖特点,注重体现尽量恢复患者面部形态和器官功能的原则。

### 四、口腔颌面部硬组织损伤

1. 牙和牙槽突损伤 牙损伤可分为牙挫伤、牙脱位及牙折3类,单纯牙损伤常见于跌打和碰撞等原因,多见于上前牙,常伴有牙槽骨的损伤。

牙槽突骨折常是外力直接作用于牙槽突所致。可单独发生或与颌面部其他损伤同时发生。临床检查当摇动损伤区的牙时,可见邻近数牙及骨折片随之移动,骨折片移位可引起咬合错乱。在局麻下将牙槽突及牙复位到正常解剖位置,然后利用骨折邻近的正常牙列,采用牙弓夹板、金属丝结扎和正畸托槽方丝弓等方法固定骨折。

2. 颌骨骨折 颌骨骨折在临床表现及处理原则上既有一般骨折的共性,又有其特殊性,最大的不同就是上、下颌牙齿形成的咬合关系。下颌骨骨折发生率高于上颌骨。

(1)上颌骨骨折:上颌骨骨质疏松、血供丰富、愈合能力强,如不及时处理,易发生错位愈合。临床上最常见的是横断性骨折。按骨折的好发部位及骨折线的高低位置,可将其分为3型:Le Fort I型骨折(低位骨折或水平骨折)、Le Fort II型骨折(中位骨折或锥形骨折)、Le Fort III型骨折(高位骨折或颅面分离骨折)。

通常的临床表现有:骨折块移位、咬合关系错乱、眼部及眶周形成特有的眼镜症状,或有眼球移位而出现复视、颅脑损伤等。

(2)下颌骨骨折:好发部位在正中联合部、颏孔区、下颌角和髁状突颈部。骨折可为单发、多发及粉碎性骨折。

主要临床表现有骨折段移位与咬合错乱、骨折段异常活动和疼痛、功能障碍、下唇麻木等。

通过详细询问病史,了解致伤原因,认真进行检查,结合临床症状,诊断并不困难。颌骨 X

片及 CT 检查有助于诊断。

口腔颌面部硬组织损伤的治疗方法可分为全身治疗和局部治疗。局部治疗主要是尽早进行复位和固定,以恢复咬合关系与咀嚼功能为原则。同时注意防治感染、镇痛、合理营养、增强全身抵抗力等,为骨创愈合创造条件。

根据骨折的不同情况,可选用手法复位、牵引复位和切开复位。在正确复位的前提下,可靠的固定是骨创正常愈合的保障。固定方法通常有:单颌固定,颌间固定(小环结扎法、钢丝颌间结扎法和带钩牙弓夹板颌间固定法),坚强内固定(微型钛板固定)和颅颌固定。

### 五、颧骨与颧弓骨折

颧骨、颧弓位于面部突出部位,与颅面多个骨相连,受到外力作用时常在这些连接处发生骨折,尤以颧弓骨折更为多见。

常见的临床表现有:局部塌陷,张口受限,复视,神经症状,眶区瘀斑等。

治疗方法主要是复位和固定。常用的方法有:口内切开复位法,颞部发际切开复位法,面部小切口进路和头皮冠状切口复位固定法等。

术后注意事项:①颧弓骨折的复位标准是患者不再有张口受限和恢复患者颧面部正常外形;②对于非稳定性固定,术后应注意保护受伤部位不要受压,尤其夜间睡眠时应注意避免受伤部位再次受到撞击。

### 六、口腔颌面部损伤的护理

对于口腔颌面部损伤的患者,在进行各种治疗的同时,细致合理的护理是促进伤口愈合、减少并发症的重要环节,必须加以高度重视。

护理内容包括:心理护理,体位、伤情护理,口腔护理、饮食护理等。

## 【习题】

### 一、选择题

**A1 型题**

1. 口腔颌面部损伤患者,如已发生明确感染,应
   A. 用大量过氧化氢溶液和盐水冲洗,再进行缝合
   B. 清除所有感染组织后缝合
   C. 局部湿敷,待感染控制后再做处理
   D. 暴露创面,应用大剂量抗生素控制感染
   E. 严格清创后,缝合大部分组织,遗留引流口,并放置引流条

2. **不作初期缝合的创口是**
   A. 无菌创口　　　　　　　　　　B. 污染创口
   C. 感染创口　　　　　　　　　　D. 翻瓣去骨法拔牙后
   E. 有组织缺损的无菌创口

3. 口腔颌面部挫伤形成较大血肿时,应进行的处理是
   A. 尽早进行热敷,促进血肿吸收或消散

    B. 尽早进行理疗,促进血肿吸收或消散

    C. 早期切开,建立引流,应用抗菌药物控制感染

    D. 无菌条件下,用粗针头将血液抽出,然后加压包扎,应用抗菌药物

    E. 直接加压包扎,然后应用抗菌药物控制感染

4. 舌损伤清创缝合中**不应有**的措施是

    A. 尽量保持舌的纵长度            B. 清除已大部分游离的舌体组织

    C. 采用较粗的丝线                D. 进针点应离创缘稍远

    E. 进针宜深并做褥式加间断缝合方法

5. 牙折常发生于

    A. 上前牙              B. 下前牙              C. 尖牙

    D. 前磨牙             E. 磨牙

6. 牙槽突骨折,其主要临床特征是

    A. 牙龈撕裂               B. 牙龈出血肿胀

    C. 牙齿脱落               D. 牙冠折断

    E. 摇动一个牙时,邻近数个牙随之移动

7. 在下颌骨骨折中,影响骨折移位的主要因素是

    A. 骨折线走行的方向    B. 咀嚼肌的牵引作用    C. 牙弓上有无牙

    D. 暴力作用              E. 骨折的部位

8. 与下颌骨骨折移位**无关**的因素是

    A. 骨折部位            B. 外力大小和方向    C. 骨折线方向和倾斜度

    D. 出血、肿胀           E. 咀嚼肌牵引的力量

9. 上颌骨骨折后,骨折片移位,主要取决于

    A. 骨折的类型和损伤力量的大小    B. 咀嚼肌的牵引作用

    C. 骨折片上的牙是否存在          D. 骨折的部位

    E. 患者的年龄和性别

10. 上颌骨骨折诊断时最有决定意义的症状是

    A. 几个牙齿折断或错位        B. 鼻孔大出血

    C. 面部肿胀               D. 上颌骨出现动度和咬合关系错乱

    E. 脑震荡

11. 颌骨骨折最重要的临床体征是

    A. 咬合关系错乱       B. 张口受限           C. 骨折段活动异常

    D. 局部肿痛             E. 骨摩擦音

12. 颌面部损伤患者出现脑脊液耳漏时,对下述哪类颅脑损伤具有诊断意义

    A. 脑震荡              B. 脑挫裂伤           C. 硬膜外血肿

    D. 颅前窝骨折         E. 颅中窝骨折

13. 颧骨颧弓骨折在伤后早期漏诊的最常见原因是

    A. 颧骨颧弓骨折往往不引起功能障碍

    B. 创伤局部肿胀常掩盖颧骨颧弓骨折造成的颧面部塌陷

    C. 颧骨颧弓骨折一般不发生疼痛和麻木

    D. 颧骨颧弓位置在面部不明显

E. 颧骨颧弓骨折的诊断难度很大

14. 颧骨颧弓骨折后骨折块移位方向主要取决于

A. 骨折块上所附着咀嚼肌的牵引　　　B. 致伤外力的方向和大小

C. 骨折线的方向和倾斜度　　　　　　D. 骨折的部位

E. 重力的影响

15. 颧弓骨折最重要的临床体征是

A. 眶周瘀斑　　　　B. 局部塌陷　　　　C. 咬合错乱

D. 张口受限　　　　E. 局部肿痛

**A2 型题**

16. 一额颞部较广泛软组织开放性损伤的患者,在现场有急救包情况下,采用的止血方法是

A. 指压止血　　　　B. 包扎止血　　　　C. 填塞止血

D. 局部结扎止血　　E. 颈外动脉结扎止血

17. 患者,女性,18 岁,因车祸颌面外伤 6h 急诊,患者右面部肿胀,压痛,右眶周淤血,眶下区皮肤麻木,张口度 1 指,咬合关系正常,应考虑诊断为

A. 右侧下颌骨体部骨折　　　　　　B. 右侧下颌骨髁突颈部骨折

C. 右侧上颌骨骨折　　　　　　　　D. 右侧颧骨颧弓骨折

E. 右侧上、下颌骨联合骨折

18. 一患者双侧髁状突颈部骨折,关于其临床表现的描述,**不正确**的是

A. 下颌不能前伸运动　　　　　　B. 下颌升支向后上移位,前牙开

C. 关节区严重的肿痛和功能障碍　D. 侧方运动不受限

E. 牙关紧闭

19. 患者不慎跌倒致上前牙损伤,主诉左上中切牙疼痛和松动,牙冠外露部分较短,位置低于咬合平面,但牙冠形态完整,松动 I 度,牙龈稍有撕裂,但其他牙齿未见异常,其临床诊断是

A. 牙挫伤　　　　B. 牙脱位　　　　C. 冠折

D. 根折　　　　　E. 冠根折

20. 患者男性,23 岁,面中部外伤 3h 前来急诊,应首先除外有无颅脑损伤。该患者的判断有无伴发颅脑损伤的主要临床特征是

A. 有无头颅创口　　　　　　B. 生命体征有无明显改变

C. 伤后昏迷史　　　　　　　D. 瞳孔的变化

E. 脑脊液漏

21. 一位颌骨多发粉碎性骨折患者,因伴有颅脑损伤而发生昏迷,继而出现吸入性窒息,有效的抢救措施应该是

A. 用手指或用吸痰管清除口内血痰块或分泌物

B. 牵舌至口外

C. 将下颌骨推向前上

D. 做气管切开术,并加强吸痰措施

E. 颅颌绷带悬吊移位的上颌骨

22. 一位患者因口底血肿舌后移造成窒息,急救最合理的处理应该是

A. 牵舌至口外　　　　　　　　B. 安置口咽通气道

C. 血肿切开引流         D. 托下颌角使下颌骨前移

E. 给予止血药物

23. 一患者因舌受外伤致比较严重的出血,急诊止血的方法应选择

     A. 注射止血药物        B. 纱布填塞        C. 颈外动脉结扎

     D. 指压患侧总动脉        E. 缝合止血

24. 一额颞部外伤出血的患者,为了暂时止血,行压迫止血的合理部位是

     A. 耳屏前区域                  B. 颈动脉三角区

     C. 颈外动脉走行区        D. 下颌下缘与咀嚼肌附着前缘交界处

     E. 下颌角区

25. 一患者从 2m 高处跌下 2d,颏部着地,神志清,无头痛、呕吐史,两侧耳前区压痛明显肿胀,开口轻度受限。前牙开𬌗,应考虑诊断为

     A. 眶骨骨折                    B. 颧弓骨折

     C. 双侧下颌骨髁突部骨折        D. 下颌体部骨折

     E. 下颌骨颏部骨折

**A3 型题**

(26~29 题共用题干)

一颊部穿通伤患者,前来就医。

26. 对此类创伤的处理原则是

     A. 抗感染               B. 止血              C. 减少畸形,恢复面形

     D. 关闭创口,消除创面      E. 以上几点都对

27. 若无组织缺损或缺损较少,应采取的措施是

     A. 将口腔黏膜、肌肉和皮肤分层缝合

     B. 严密缝合肌层和皮肤,黏膜侧留有引流物并二期愈合

     C. 口腔黏膜与皮肤相对缝合,消除创面

     D. 放置引流于创面中加压包扎

     E. 皮瓣修复缺损关闭创口

28. 若口腔黏膜无缺损,而皮肤缺损较多,应采取的措施是

     A. 设法对位缝合口腔黏膜

     B. 严密缝合口腔黏膜,以皮瓣或植皮关闭皮肤侧创面

     C. 口腔黏膜与皮肤相对缝合,消除创面

     D. 放置引流物于创面中加压包扎

     E. 皮瓣修复缺损关闭创口

29. 若缺损为全层洞穿性,应采取的措施是

     A. 设法对位缝合口腔黏膜

     B. 严密缝合口腔黏膜,以皮瓣或植皮关闭皮肤侧创面

     C. 口腔黏膜与皮肤相对缝合,消除创面

     D. 放置引流物于创面中加压包扎

     E. 皮瓣修复缺损关闭创口

(30~32 题共用题干)

一患者不慎被玻璃划伤面部软组织,查见左耳前区皮肤长约 5cm 纵行创口,创缘整齐,有

活跃的出血。

30. 确切的诊断应是面部软组织的

    A. 挫伤                 B. 挫裂伤               C. 切割伤

    D. 撕裂伤             E. 刺伤

31. 本患者应进一步检查以除外其他重要结构损伤中的

    A. 腮腺腺体损伤                   B. 腮腺导管损伤

    C. 面前静脉及颌外的静脉损伤        D. 面神经分支损伤

    E. 颌面骨骨折

32. 应采取的处理措施是

    A. 清洁创面、止血、无菌敷料覆盖        B. 局部冷敷,加压包扎

    C. 尽早行清创缝合术               D. 创面以油纱布覆盖

    E. 暴露创口,全身应用抗生素

（33~35 题共用题干）

一患者因颏部受突然外力打击,致下颌中线偏于右侧,右侧后牙早接触,左侧开𬌗。

33. 应考虑的诊断是

    A. 颞肌咬肌痉挛       B. 单侧颞下颌关节脱位      C. 髁突增生

    D. 右侧髁状颈骨折       E. 关节盘穿孔

34. 应进一步采用的诊疗步骤,最佳的是

    A. 进一步检查有关咀嚼肌压痛      B. X 线片检查

    C. 颞下颌关节造影           D. CT 检查

    E. 手法试验性复位

35. 根据你的诊断推测,该患者的治疗措施应该是

    A. 颌间牵引和固定             B. 咀嚼肌封闭治疗

    C. 手法复位加颌绷带固定        D. 正颌外科手术矫治畸形

    E. 行关节外科手术,修复关节盘

## 二、名词解释

1. 指压止血

2. Le Fort I 型骨折

3. 坚强内固定

## 三、填空题

1. 口腔颌面部有唾液腺、面神经和三叉神经分布,若腮腺受损,易并发_____;若面神经受损,可发生_____;若三叉神经受损,可发生_____。

2. 口腔颌面部损伤时发生窒息一般可分为_____和_____两类。

3. 吸入性窒息主要见于_____患者,是血液、唾液、呕吐物或其他异物被吸入气管、_____或肺泡内而引起窒息。

4. 口腔颌面部损伤常用的止血方法有_____、_____和_____。

5. 颌外动脉的压迫位置为_____,颞浅动脉的压迫位置是_____。

6. 口腔颌面部损伤急救时,包扎的作用为_____、_____和_____。

7. 清创术三个基本步骤是_____、_____、_____。

8. 根据损伤程度,牙脱位可分为_____和_____。牙脱位的治疗以_____为原则。

9. 下颌骨骨折的好发部位是_____、_____、_____和_____。

10. 下颌骨骨折后,影响骨折片移位的因素有_____、_____、_____、_____。

11. 髁状突颈部骨折时折断的髁状突常由于受_____牵引而向_____移位。

12. 双侧髁状突发生骨折时,前牙咬合关系为_____,后牙咬合关系为_____。

13. 上颌骨横断骨折多随_____的方向而发生移位,一般常出现向_____移位。

14. 口腔颌面部骨折的复位方法可分为_____、_____和_____。

15. 颧骨上颌突部骨折可能损伤_____导致眶下区麻木感,颧骨颧弓骨折损伤了_____就会发生眼睑闭合不全。

## 四、问答题

1. 简述口腔颌面部损伤常用的止血方法。

2. 简述口腔颌面部损伤引起窒息的原因及急救时常用的处理方法。

3. 简述颌面部软组织清创术的手术步骤和注意事项。

4. 简述牙槽突骨折的临床表现和治疗方法。

5. 下颌骨颏孔区发生骨折时,骨折段移位的方向如何?

6. 试述上颌骨骨折的临床表现。

7. 简述颌骨骨折的治疗原则。

## 【参考答案】

### 一、选择题

1. C　2. C　3. D　4. B　5. A　6. E　7. B　8. D　9. A　10. D　11. A　12. E 13. B　14. B　15. B　16. B　17. D　18. E　19. B　20. C　21. D　22. A　23. E　24. A 25. C　26. D　27. A　28. B　29. C　30. C　31. E　32. C　33. D　34. B　35. A

### 二、名词解释

1. 指压止血:在紧急情况下,将出血部位主要动脉的近心端用示指或拇指压迫在骨面上,达到暂时止血的目的。

2. Le Fort I 型骨折:又叫低位骨折或水平骨折,骨折线从梨状孔处沿牙槽突上方向两侧水平延伸至上颌翼突缝。

3. 坚强内固定:切开复位时或在开放性骨折清创后,直视折断的颌骨,在断端两侧利用微型钛板进行固定。

### 三、填空题

1. 涎瘘　面瘫　在其分布区域出现麻木感

2. 阻塞性　吸入性

3. 昏迷　支气管

4. 指压止血　包扎止血　结扎止血

5. 下颌骨下缘　耳屏前

6. 压迫止血　暂时性固定　保护并缩小创面

7. 冲洗创口　清理创口　缝合

8. 部分脱位　完全脱位　保存牙

9. 正中联合部　颏孔区　下颌角区　髁状突颈部

10. 骨折的部位　外力的大小和方向　骨折线的方向和倾斜度　骨折段是否有牙　附着肌肉的牵拉

11. 翼外肌　前、内

12. 开𬌗　早接触

13. 外力　外、下方向

14. 手法复位　牵引复位　手术切开复位

15. 眶下神经　面神经颧支

## 四、问答题

1. 口腔颌面部损伤常用的止血方法:

（1）指压止血:在紧急情况下,将出血部位主要动脉的近心端用示指或拇指压迫在骨面上,达到暂时止血的目的。如在下颌骨下缘、咬肌前缘处压迫颌外动脉,以止颜面部出血;在耳屏前压迫颞浅动脉,达到颞、额和头顶部止血的目的;当头部、颜面部严重出血时,可在下颌角下方,胸锁乳突肌前缘压迫颈总动脉于第 6 颈椎横突上,但此举有时可导致心律失常甚至心搏骤停。因此,除非情况紧急一般不宜采用,且压迫时间每次不超过 3~5min。

（2）包扎止血:对深部有坚硬骨骼的软组织出血,采用绷带加压包扎方法能有效止血,一般用于毛细血管、小静脉及小动脉的出血。先用多层消毒纱布覆盖伤口,再用绷带加压包扎。包扎时应注意防止骨折移位或压迫呼吸道。

（3）结扎止血:对开放性伤口最常用而可靠的止血方法,可直接钳夹结扎伤口内活动出血的血管。颌面部严重出血,如局部不能妥善止血时,需结扎患侧颈外动脉。

（4）药物止血:适用于组织渗血、小静脉和小动脉出血。局部可用止血粉、止血纱布、明胶海绵等敷于创面压迫止血。酚磺乙胺、氨基己酸、氨甲苯酸等全身使用的止血药可作为辅助用药。

2. 窒息可分为阻塞性窒息和吸入性窒息两类。

（1）阻塞性窒息:异物阻塞（血凝块、游离组织块、呕吐物、碎骨片、脱落牙等）、组织移位（下颌骨骨折后舌后坠、上颌骨块后下方移位）、肿胀压迫（口底、舌根、咽腔周围组织水肿或血肿）均可造成阻塞性窒息。

阻塞性窒息的急救:如因异物阻塞,立即取出异物;如舌后坠应迅速将舌牵出解除窒息,并在舌体中线用粗丝线贯穿缝合固定于口腔外,持续牵拉舌体;如因上颌骨骨折块下垂移位,应在清理口腔内异物后就地取材,用筷子、木棒等横放于前磨牙处使上颌骨上提,并将两端悬吊固定在头部绷带上。因水肿压迫呼吸道的患者,可经口或鼻插入通气导管,以解除窒息。

（2）吸入性窒息:主要见于昏迷患者,直接将血液、唾液、呕吐物或其他异物吸入气管、支气管或肺泡内而引起窒息。

吸入性窒息的急救：应果断进行环甲膜切开术或气管切开术，迅速吸出气管内异物，恢复呼吸道通畅。

3.（1）彻底清洗伤口：无菌纱布保护创口，用肥皂水、生理盐水洗净伤口周围的皮肤，再用1%~3%过氧化氢溶液和生理盐水反复冲洗、擦拭伤口，尽可能清除伤口内异物。

（2）清理伤口：用2%碘酊消毒皮肤、铺巾。术中尽量保留可存活的组织，对破碎的创缘略加修整，大部游离组织亦尽量保留，争取原位缝合。

（3）缝合：缝合时用小针细线，要求对位精确平整，对眼、耳、唇、眉处更要仔细对齐解剖标志，以免造成畸形和功能障碍。缝合要求针距3.0~4.0mm，创口边缘距2.0~3.0mm。组织水肿严重、拉拢缝合张力过大的伤口可用减张缝合。对颊部大面积全层组织缺损，不应勉强拉拢缝合，可将皮肤与黏膜直接缝合，消灭创面，所遗留的缺损待后期进行整复治疗。舌体损伤时，应保持舌的长度，切忌将舌尖向后折转缝合，以免造成舌体缩短，产生语言障碍。总之，应根据各部位的解剖特点，注重体现尽量恢复患者面部形态和器官功能的原则。

4. 牙槽突骨折常是外力直接作用于牙槽突所致。多见于上颌前部。单独发生或与颌面部其他损伤同时发生。常伴有唇和牙龈的撕裂、肿胀、牙松动、牙折或牙脱落。当摇动损伤区的牙时，可见邻近数牙及骨折片随之移动。骨折片可移位而引起咬合错乱。

治疗：在局麻下将牙槽突及牙复位到正常解剖位置，再利用骨折邻近的正常牙列通过牙弓夹板、金属丝结扎或正畸托槽方丝弓等方法固定骨折。注意固定物应跨过骨折线至少3个牙位，才能固定可靠。牙槽突骨折出现的牙脱位及牙髓坏死与牙髓病专科医师共同处理。

5. 后骨折段因升颌肌群的牵引，向上、内移位，前骨折段主要受降颌肌群牵拉，向下、后方移位并偏向患侧。

6.（1）骨折块移位：上颌骨无强大咀嚼肌附着，骨折块多随外力的方向或因重力下垂而发生移位，一般向后下方移位。高位骨折形成颅面分离，常导致面中部拉长和凹陷。

（2）咬合关系错乱：上颌骨骨折段的移位必然引起咬合关系错乱。上颌骨与翼突同时骨折时，由于翼内肌向下牵拉，常使后牙早接触，前牙呈开𬌗状。

（3）眼及眶周变化：上颌骨骨折时，眶内及眶周常伴有组织内出血、水肿，形成特有的眼镜症状，表现为眶周瘀斑、睑及球结膜下出血，呈蓝色眼圈或有眼球移位而出现复视。

（4）颅脑损伤：上颌骨骨折时常伴发颅脑损伤或颅底骨折，出现脑脊液漏。如中位骨折波及筛窦达颅前窝时，出现脑脊液鼻漏；高位骨折时，可发生脑脊液耳漏。

7. 尽早进行复位和固定，恢复咬合关系与咀嚼功能。同时注意防治感染、镇痛、合理营养、增强全身抵抗力等，为骨创愈合创造条件。在有并发症发生时，要在全身情况稳定后再进行局部处理，切勿轻重倒置，延误主要病情。

（范珍明）

# 第八章　口腔颌面部肿瘤

## 【学习要点】

1. 掌握口腔颌面部囊肿、良性肿瘤和瘤样病变的临床表现、诊断及治疗。
2. 熟悉口腔颌面部恶性肿瘤的临床特点、诊断及治疗原则。
3. 了解口腔颌面部良性肿瘤和恶性肿瘤的组织来源和预防措施。

## 【重点与难点解析】

1. 口腔颌面部囊肿按发病部位分为软组织囊肿与颌骨囊肿两大类。软组织囊肿常见的有皮脂腺囊肿、黏液腺囊肿和舌下腺囊肿、甲状舌管囊肿、鳃裂囊肿,应掌握它们的临床表现和治疗原则。颌骨囊肿以牙源性颌骨囊肿为多见,对牙源性颌骨囊肿的分类、临床表现、治疗原则要掌握。

2. 良性肿瘤及瘤样病变,如成釉细胞瘤、血管瘤、脉管畸形、多形性腺瘤、牙龈瘤等,都是口腔颌面部常见的疾病,成釉细胞瘤和多形性腺瘤属于"临界瘤",易复发、易恶变,应掌握好它们的临床表现和治疗原则。

3. 口腔颌面部恶性肿瘤好发于舌、颊、牙龈、口底、腭、上颌窦等部位,尤以舌癌最常见。口腔癌早期常向区域淋巴结转移,晚期可发生远处转移。口腔颌面部恶性肿瘤的治疗是以手术为主的综合治疗。

## 【习题】

### 一、选择题

A1 型题

1. 易复发,可恶变的颌骨囊肿是
   A. 根端囊肿　　　　　B. 始基囊肿　　　　　C. 含牙囊肿
   D. 角化囊肿　　　　　E. 外渗性囊肿
2. 口腔颌面部因炎症而引起的囊肿主要是
   A. 根端囊肿　　　　　B. 黏液腺囊肿　　　　C. 舌下腺囊肿
   D. 始基囊肿　　　　　E. 皮脂腺囊肿

3. 口腔癌早期发生颈淋巴结转移且转移率最高的是

    A. 唇癌　　　　　　　　　B. 舌癌　　　　　　　　　C. 牙龈癌

    D. 颊癌　　　　　　　　　E. 上颌窦癌

4. 以下**不是**良性肿瘤的特征的是

    A. 一般生长较慢

    B. 细胞分化好,细胞形态和结构与正常相似

    C. 多为浸润性生长

    D. 一般对机体无影响

    E. 一般不发生转移

5. 如已确诊为造釉细胞瘤,为防止复发,其治疗原则为

    A. 放射治疗　　　　　　　　　　　B. 手术彻底刮除肿瘤

    C. 下颌骨切除加颈淋巴清扫术　　　D. 下颌骨方块切除

    E. 以上均不正确

6. 俗语称"蛤蟆肿"是指

    A. 黏液腺囊肿　　　　　　B. 舌下腺囊肿　　　　　　C. 皮样囊肿

    D. 表皮样囊肿　　　　　　E. 甲状舌管囊肿

**A3 型题**

(7~8 题共用题干)

患者男性,62 岁,右上牙龈菜花样肿物发现 2 个月,约 2.0cm×1.3cm×0.7cm 大小,活检报告"高分化鳞癌"。X 线片示局部牙槽突骨质未见破坏,颌面颈部未触及肿大淋巴结。

7. 有关恶性肿瘤的诊断方法中,正确性最高的是

    A. 症状与体征　　　　　　B. 有关化验检查　　　　　　C. CT、MRI 检查

    D. 病理切片　　　　　　　E. 肿瘤穿刺细胞学检查

8. 该患者最佳治疗方案为

    A. 病变区上颌骨区域性切除 + 根治性颈淋巴清扫

    B. 病变区上颌骨区域性切除 + 功能性颈淋巴清扫

    C. 病变区上颌骨区域性切除,定期复查,密切注意颈部淋巴结情况

    D. 病变侧上颌骨次全切除 + 功能性颈淋巴清扫

    E. 病变侧上颌骨次全切除 + 根治性颈淋巴清扫

(9~12 题共用题干)

患者女性,23 岁。左耳垂下有时大时小的肿块 5 年。无自觉症状。检查见:耳垂下可见 1 个 3cm×2cm 大小的肿物,表面皮肤正常但稍偏蓝色,边界不清,质软,可被压缩,头低位时肿块膨大,头回复正常位时肿块亦回复原状。

9. 临床初步诊断为

    A. 毛细管型血管瘤　　　　B. 海绵状血管瘤　　　　　C. 蔓状血管瘤

    D. 囊肿型淋巴管瘤　　　　E. 海绵状淋巴管瘤

10. 若辅助检查穿刺抽出血性液体,结合临床诊断,治疗应采用

    A. 激光治疗　　　　　　　B. 放射治疗　　　　　　　C. 低温治疗

    D. 激素治疗　　　　　　　E. 注射硬化剂治疗

11. 治疗所用的药物是

A. 波尼松龙　　　　　　　B. 环磷酰胺　　　　　　C. 5% 鱼肝油酸钠

D. 10% 鱼肝油酸钠　　　E. 明胶海绵

12. 经多次治疗后效果不佳，应改为

A. 氩离子激光照射　　　　　　　B. 经导管动脉栓塞技术

C. 颈外动脉结扎术　　　　　　　D. 低温治疗

E. 手术切除

## 二、名词解释

1. 临界瘤

2. 牙龈瘤

## 三、填空题

1. 牙源性颌骨囊肿分为_____、_____和_____。

2. 临床上常见的鳃裂囊肿多来源于_____。

3. 多形性腺瘤多发于_____，由_____、_____和_____组成。

4. 牙龈瘤好发于_____，通常分为_____、_____、_____三类。

## 四、问答题

1. 简述甲状舌管囊肿的临床特点。

2. 舌下腺囊肿的分类及其临床特点。

3. 多形性腺瘤为什么属于临界瘤？

## 【参考答案】

### 一、选择题

1. D　2. A　3. B　4. C　5. D　6. B　7. D　8. C　9. B　10. E　11. C　12. E

### 二、名词解释

1. 临界瘤：生物学行为介于良性与恶性之间的肿瘤，如临床上的常见的成釉细胞瘤和多形性腺瘤属于"临界瘤"，易复发、易恶变。

2. 牙龈瘤：系来源于牙周膜及颌骨牙槽突结缔组织的一种瘤样病变，多为机械刺激及慢性炎症刺激形成的反应性增生物，非真性肿瘤，但具有肿瘤的外形及生物学行为。

### 三、填空题

1. 根端囊肿　含牙囊肿　角化囊肿

2. 第二鳃裂

3. 腮腺　肿瘤性上皮　黏液样组织　软骨样间质

4. 中青年女性　肉芽肿型　纤维型　血管型

## 四、问答题

1.（1）甲状舌管囊肿多见于1~10岁的儿童，也可见于成年人，囊肿生长缓慢。

（2）好发于颈正中线，呈圆形、质软、光滑、周界清，以舌骨上下最常见。

（3）位于舌骨以下的囊肿，可扪及与舌骨粘连的索条。

（4）囊肿可随吞咽运动而上下移动。

（5）穿刺可抽出透明或混浊的黄色稀薄或黏稠性液体。

2. 舌下腺囊肿最常见于青少年，临床上可分为三种类型：

（1）单纯型：为典型的舌下腺囊肿表现，占舌下腺囊肿的大多数。囊肿位于下颌舌骨肌以上的舌下区，由于囊壁菲薄并紧贴口底黏膜，囊肿呈浅紫蓝色，扪之柔软有波动感。囊肿常位于口底的一侧，有时可扩展至对侧，较大的囊肿可将舌抬起，状似"双重舌"。

（2）口外型：又称潜突型。主要表现为下颌下区肿物，而口底囊肿表现不明显。触诊柔软，与皮肤无粘连，低头时因重力关系，肿物稍有增大，穿刺可抽出蛋清样黏稠液体。

（3）哑铃型：为上述两种类型的混合，即在口内舌下区及口外下颌下区均可见囊性肿物。

3. 多形性腺瘤又名混合瘤，包膜常不完整，在包膜中有瘤细胞，甚至包膜以外的腺体组织中也可有瘤细胞存在，如采用剜除术或手术中肿瘤破裂，极易造成种植性复发，部分病例可发生恶变，因此该瘤属"临界瘤"。

（何　伟）

# 第九章

# 口腔正畸学、口腔种植外科学及口腔修复学

## 【学习要点】

1. 掌握错𬌗畸形发生的病因及临床表现;口腔种植手术原则;口腔修复学的工作内容。

2. 熟悉错𬌗畸形患病率及其危害;口腔种植体的分类;牙体缺损、牙列缺损、牙列缺失的修复。

3. 了解错𬌗畸形的矫治方法及矫治器;口腔种植治疗的程序。

## 【重点与难点解析】

1. 错𬌗畸形的常见病因,分为遗传因素和环境因素两个方面。对于错𬌗畸形的矫治标准应该是个别正常𬌗,而不是理想正常𬌗。错𬌗畸形的矫治目标是平衡、稳定和美观。错𬌗畸形影响牙颌面的发育、影响口腔的健康、影响口腔功能、影响容貌外观以及引起消化不良及胃肠疾病,造成严重的心理和精神障碍。常用的矫治方法有预防矫治、阻断矫治、一般矫治及外科矫治。常用的矫治器有活动矫治器、功能矫治器及固定矫治器。

2. 牙体缺损修复的主要种类有嵌体、部分冠、贴面、全冠(金属全冠、金属烤瓷全冠、全瓷冠)、桩核冠等。固定局部义齿(固定桥)由固位体、桥体、连接体三部分组成。可摘局部义齿(removable partial dentures, RPD)是利用天然牙、基托下黏膜和骨组织作支持,依靠义齿的固位体和基托来固位,用人工牙恢复缺失牙的形态和功能,用基托材料恢复缺损的牙槽嵴、颌骨及其周围的软组织形态,患者能够自行摘戴的一种修复体。全部牙齿缺失后,通常有普通总义齿、种植体支持的覆盖义齿和固定义齿这几种修复方法。为牙列缺失患者制作的义齿称全口义齿,俗称总义齿。

3. 口腔种植体按种植方式和植入部位,分为骨内种植体、骨膜下种植体、根管内种植体、穿骨种植。

## 【习题】

### 一、选择题

A1 型题

1. 恒牙期临床上最常用的矫治器是哪一种

A. 舌侧矫治器      B. 功能矫治器      C. 固定矫治器

D. 活动矫治器      E. 以上所有类型矫治器

2. 临床上所说的个别正常𬌗一般伴有

A. 轻微错𬌗畸形      B. 中度错𬌗畸形      C. 重度错𬌗畸形

D. 无错𬌗畸形      E. 以上都不是

3. 恒牙列期发病率最高的是下列哪类错𬌗

A. 安氏Ⅰ类错𬌗畸形      B. 安氏Ⅱ类错𬌗畸形      C. 安氏Ⅲ类错𬌗畸形

D. 开𬌗      E. 锁𬌗

4. 种族演化引起的错𬌗畸形属于病因中的

A. 遗传因素      B. 环境因素      C. 先天因素

D. 后天因素      E. 功能因素

5. 舌习惯引起的错𬌗畸形属于病因中的

A. 遗传因素      B. 环境因素      C. 先天因素

D. 后天因素      E. 功能因素

6. 种族演化导致

A. 颅骨增大、颌骨增大      B. 颅骨缩小、颌骨缩小      C. 颅骨增大、颌骨缩小

D. 颅骨缩小、颌骨增大      E. 颅骨、颌骨都不变

7. 常见的发育障碍和缺陷有

A. 额外牙      B. 先天性缺牙      C. 牙大小形态异常

D. 舌形态异常      E. 以上都是

8. 多生牙常引起的错𬌗畸形表现是

A. 前牙反𬌗      B. 开𬌗      C. 深覆𬌗

D. 后牙反𬌗      E. 牙列拥挤

9. 造成牙体缺损的病因是

A. 龋病      B. 牙外伤      C. 磨损

D. 楔状缺损      E. 以上都是

10. 修复牙体缺损的修复体的种类**不包括**

A. 嵌体      B. 全冠      C. 固定桥

D. 桩核冠      E. 种植体牙冠

11. 固定局部义齿的组成包括

A. 固位体      B. 桥体      C. 连接体

D. 卡环      E. ABC

12. 固定局部义齿的桥体是指

A. 修复牙体缺损的部分      B. 修复缺失牙的部分

C. 卡环      D. 用于支持固定局部义齿的部分

E. 用于咀嚼食物的部分

13. 固定局部义齿的基本类型包括

A. 双端固定桥      B. 半固定桥      C. 单端固定桥

D. 复合固定桥      E. ABC

14. 目前常用的制作种植体的材料为

A. 镍铬合金　　　　　　B. 不锈钢　　　　　C. 金
D. 银　　　　　　　　　E. 钛

15. 常用的牙种植体种类为
    A. 骨内种植体　　　　　B. 骨膜下种植体　　　C. 牙内骨内种植体
    D. 黏膜内种植体　　　　E. 黏膜下种植体

16. 为确保牙种植体实现骨结合,种植手术过程应做到
    A. 避免种植体异体金属元素污染
    B. 种植窝制备过程产热少、创伤小
    C. 种植窝的直径和方向精确
    D. 种植体植入后初期稳定性良好
    E. 以上都是

## 二、名词解释

1. 个别正常殆
2. 骨结合
3. 可摘局部义齿

## 三、填空题

1. 针对错殆畸形的发生机制,错殆畸形的病因分为_____和_____。
2. 错殆畸形的矫治方法包括_____、_____、_____和_____。
3. 可摘局部义齿依据支持方式不同可分为_____、_____和_____三种。
4. 牙种植是将_____植入_____内的手术。

## 四、问答题

1. 错殆畸形的危害性有哪些?
2. 口腔修复学的临床内容主要包括哪些方面?
3. 口腔种植手术的原则有哪些?

## 【参考答案】

### 一、选择题

1. C　2. A　3. A　4. A　5. D　6. C　7. E　8. E　9. E　10. C　11. E　12. B
13. E　14. E　15. A　16. E

### 二、名词解释

1. 个别正常殆:凡轻微的错殆畸形,对于生理功能无大妨碍者,都可列入正常殆范畴。这种正常范畴内的个体殆,彼此之间又有所不同,故称之为个别正常殆。

2. 骨结合:即指光镜下埋植在活骨的种植体与骨组织直接接触,其间不存在骨以外,如结缔组织等组织。

3. 可摘局部义齿：是利用天然牙、基托下黏膜和骨组织作支持，依靠义齿的固位体和基托来固位，用人工牙恢复缺失牙的形态和功能，用基托材料恢复缺损的牙槽嵴、颌骨及其周围的软组织形态，患者能够自行摘戴的一种修复体。

## 三、填空题

1. 遗传因素　　环境因素
2. 预防矫治　　阻断矫治　　一般矫治　　外科矫治
3. 牙支持式义齿　　黏膜支持式义齿　　混合支持式义齿
4. 人工牙　　牙槽突

## 四、问答题

1.（1）局部危害性

1）影响牙颌面的发育：在儿童生长发育过程中，由于错𬌗畸形将影响软硬组织的正常发育。如前牙反𬌗（俗称"地包天"）不及时治疗则下牙弓限制前颌骨的发育，而下颌没有上下牙弓的协调关系而过度向前发育，这样形成颜面中的1/3的凹陷和下颌前突畸形，随着错𬌗畸形的严重，颜面呈现新月状面型。一侧后牙反𬌗或错𬌗造成面部发育不对称。

2）影响口腔的健康：错𬌗的牙齿拥挤错位由于不易自洁而好发龋病及牙龈、牙周炎症，同时常因牙齿错位而造成牙周损害。

3）影响口腔功能：严重的错𬌗畸形可以影响口腔正常功能，如前牙开𬌗造成发音的异常；后牙锁𬌗可影响咀嚼功能；严重下颌前突则造成吞咽异常；严重下颌后缩则影响正常呼吸。

4）影响容貌外观：各类错𬌗畸形可影响容貌外观，可呈现开唇露齿、双颌前突、长面或短面畸形。

（2）全身危害：错𬌗畸形不但对牙颌颅面的局部造成危害对全身也可造成危害，如因咀嚼功能引起消化不良及胃肠疾病，此外，由于颜面的畸形对于患者可造成严重的心理和精神障碍。

2.（1）牙体缺损或畸形的修复治疗，如牙体缺损、牙折的全冠、部分冠修复，牙体缺损的嵌体、贴面修复。

（2）牙列缺损的修复治疗，如缺牙的固定桥修复、可摘局部义齿修复及种植牙修复。

（3）牙列缺失的修复，如全口无牙的全口义齿修复和种植义齿全口修复。

（4）颌面缺损的修复治疗，如眼眶缺损、耳缺损及鼻缺损的义眶、义耳、和义鼻修复，颌骨缺损的义颌修复等。

（5）牙周疾病的修复治疗，如牙周病松动牙的固定式夹板、可摘式夹板固定等。

（6）颞下颌关节疾患的修复治疗，如采用𬌗垫、咬合调整或𬌗重建治疗颞下颌关节紊乱病等。

3.（1）手术的无创性：手术对种植床周围骨组织的损伤主要包括两方面：机械损伤及热灼伤。

（2）牙种植体表面无污染：主要的污染有细菌污染、脂类及异种蛋白污染、异种金属元素的污染。

（3）牙种植体的早期稳定性：牙种植体的早期稳定性是界面实现骨结合基本的愈合环节。在制备种植窝时应注意种植窝的精确性，采用逐级扩大的方式。

（4）种植体愈合的无干扰性：指牙种植体在骨愈合过程中不受口腔微生物环境及过早咬合力等不利因素的影响。

（5）受植区的要求：种植体唇颊、舌腭侧骨质应健康且厚度不能少于 1.5mm，种植体之间不能少于 3mm，种植体与天然邻牙之间的距离不能少于 2mm。种植体末端距离下颌管不能少于 2mm。一般种植体的长度不应少于 8~10mm。

（常 新 刘 昭）

# 第十章　口腔预防保健

## 【学习要点】

1. 掌握龋病的预防和控制措施。学会刷牙的正确方法和窝沟封闭的理念。
2. 熟悉牙周疾病的预防与控制,能够利用相关知识开展健康教育。
3. 了解口腔其他常见病的预防措施。

## 【重点与难点解析】

本章的主要内容是龋病和牙周病的预防与控制,学会正确的刷牙方法,建立窝沟封闭的预防理念、能够运用理论知识开展健康教育。

龋病的预防方法包括菌斑控制、改善不合理膳食、增强宿主的抗龋能力三方面。窝沟封闭又称点隙裂沟封闭,是预防龋病的一种有效方法。

牙周病是导致牙齿过早脱落的主要原因之一,当疾病破坏牙周至难以恢复的程度,可导致咀嚼功能丧失。在定期做口腔保健的基础上,进行日常自我菌斑控制(如刷牙等)是预防牙周病发生和控制其发展的最有效方法。

同时医务工作者更应熟悉口腔医疗保健中常见的感染传播方式,避免器械伤害,防止空气飞溅传播,做好个人防护和交叉感染的控制。

## 【习题】

### 一、选择题

**A1 型题**

1. 控制菌斑最常用且最有效的机械方法是
   A. 漱口　　　　　　　　B. 刷牙　　　　　　　　C. 窝沟封闭
   D. 洗牙　　　　　　　　E. 使用氟化物
2. 下列具有防龋作用的是
   A. 氯化钠　　　　　　　B. 氢氧化钙　　　　　　C. 氟化钠
   D. 氯己定　　　　　　　E. 乙醇
3. 窝沟封闭成功的关键是

A. 清洁牙面要彻底 B. 酸蚀时间要足

C. 酸蚀剂量要适当 D. 酸蚀剂要冲洗干净

E. 封闭前保持牙面干燥,不被唾液污染

4. 口腔医生被感染的主要危险来自

A. 直接接触感染的血及分泌物或感染性病损

B. 经污染器械伤害传播

C. 经术者手部伤口传播

D. 经空气飞溅传播

E. 术者手部接触污染器械传播

**A2 型题**

5. 患儿,男性,7 岁,第一恒磨牙窝沟着色且能卡住探针,疑有龋坏,该儿童应选用什么样的预防治疗措施

A. 窝沟封闭 B. 现场试验 C. 局部用氟

D. 口腔健康教育 E. 充填治疗

6. 一名小学 5 年级男孩,口腔健康状况良好,牙列整齐无龋,口腔保健人员对他进行了

A. 定期口腔健康调查 B. 窝沟封闭 C. 口腔健康教育

D. 口腔卫生指导 E. 牙周洁治

**A3 型题**

(7~8 题共用题干)

在小学开展口腔预防保健项目时

7. 为了解全校学生的口腔健康状态,首先要进行

A. 老师的问卷调查 B. 口腔健康调查

C. 设计口腔预防项目 D. 开展口腔健康教育

E. 家长的问卷调查

8. 针对咬合面龋多的特点,应采取的口腔预防措施是

A. 氟水含漱 B. 含氟凝胶 C. 氟泡沫

D. 窝沟封闭 E. 氟离子导入

(9~10 题共用题干)

在社区口腔健康咨询中

9. 针对"氟化物有害健康"的错误认识,应大力提倡

A. 氟化物无益健康 B. 氟化物无益口腔健康

C. 氟化物有利身体有害牙 D. 氟化物有损健康有利牙

E. 除氟害、兴氟利

10. 针对"人老了就要掉牙"的错误认识,应讲清道理,科学说明

A. 的确人老就要掉牙 B. 人老了牙也要老

C. 人老了掉牙应及时义齿修复 D. 健康牙齿可以伴人终生

E. 丧失牙齿可以再种植

# 二、名词解释

1. 龋病

2. 窝沟封闭

## 三、填空题

1. 龋病的预防方法包括_____、_____、_____三方面。

2. 窝沟封闭剂按固化方式不同分为_____和_____。

3. 口腔临床感染的传播途径主要是_____、_____、_____。

4. WHO 提出的人体健康十大标准中,把口腔卫生作为十大标准之一,其具体内容是_____、_____、_____、_____、_____。

5. 全国爱牙日是每年的_____月_____日,爱牙日的主题是_____。

## 四、问答题

1. 简述窝沟封闭的适应证和封闭的最佳时机。

2. 试述牙周病的三级预防。

## 【参考答案】

### 一、选择题

1. B  2. C  3. E  4. B  5. B  6. D  7. B  8. E  9. E  10. D

### 二、名词解释

1. 龋病:龋病是在以细菌为主的多种因素作用下牙硬组织发生慢性进行性破坏的一种疾病。

2. 窝沟封闭:窝沟封闭又称点隙裂沟封闭,是指不去除牙体组织,面、颊面或舌面的点隙裂沟涂布一层粘接性树脂,保护牙釉质不受细菌及代谢产物侵蚀,达到预防龋病发生的一种有效防龋方法。

### 三、填空题

1. 菌斑控制  改善不合理膳食  增强宿主的抗龋能力

2. 光固化封闭剂  自凝固化封闭剂

3. 经污染器械伤害传播  经术者手部伤口传播  空气飞溅传播

4. 牙齿清洁  无龋洞  无痛感  牙龈颜色正常  无出血现象

5. 9  20  爱牙健齿强身

### 四、问答题

1.(1)窝沟深,特别是可以插入或卡住探针。

(2)患者其他牙,特别是对侧同名牙患龋或有患龋倾向。

一般在牙齿萌出 4 年以内。乳磨牙在 3~4 岁,第一恒磨牙在 6~7 岁,第二恒磨牙和前磨牙在 11~13 岁为最适宜封闭的年龄。

2. 一级预防:"病因预防",是指在牙周组织受到损害之前针对病因采取的预防措施。主要方式有口腔健康教育,普及正确的刷牙方法,定期进行牙周组织检查,尽早去除发病因素等。

二级预防:即早发现、早诊断、早治疗,通过定期检查尽早发现疾病,及时采取措施控制疾病发展,如龈上洁治术或龈下刮治术等,去除牙周袋。

三级预防:属治疗范畴,旨在用各种药物和牙周手术方法最大限度地治愈牙周组织病损,防止功能障碍,恢复失牙,重建功能,并维持其疗效,预防复发。

(王　锐)

# 眼镜店专业实务教程

## 标准培训系列教材（基础）

主编　连　捷

编者（以姓氏拼音为序）

陈雪阳　崔耀珍　邓　芸　邓霓彬　丁　鸣　李光华

连　捷　刘宏腾　卢丽色　马云霞　潘艳红　史志莹

文　佳　徐琳琪　于　航　张肖莉　赵安山　郑　蓉

钟小华　周运林

人民卫生出版社

**图书在版编目（CIP）数据**

眼镜店专业实务教程 / 连捷主编 . —北京：人民卫生出版社，2019

标准培训系列教材 . 基础

ISBN 978-7-117-29284-9

Ⅰ.①眼⋯　Ⅱ.①连⋯　Ⅲ.①眼镜-专业商店-职业培训-教材　Ⅳ.①F717.5

中国版本图书馆 CIP 数据核字（2019）第 274064 号

| 人卫智网 | www.ipmph.com | 医学教育、学术、考试、健康，购书智慧智能综合服务平台 |
| --- | --- | --- |
| 人卫官网 | www.pmph.com | 人卫官方资讯发布平台 |

**眼镜店专业实务教程**
标准培训系列教材（基础）

主　　编：连　捷

出版发行：人民卫生出版社（中继线 010-59780011）

地　　址：北京市朝阳区潘家园南里 19 号

邮　　编：100021

E - mail：pmph @ pmph.com

购书热线：010-59787592　010-59787584　010-65264830

印　　刷：北京顶佳世纪印刷有限公司

经　　销：新华书店

开　　本：787×1092　1/16　印张：27

字　　数：484 千字

版　　次：2019 年 12 月第 1 版　2019 年 12 月第 1 版第 1 次印刷

标准书号：ISBN 978-7-117-29284-9

定　　价：198.00 元

打击盗版举报电话：010-59787491　E-mail：WQ @ pmph.com
质量问题联系电话：010-59787234　E-mail：zhiliang @ pmph.com

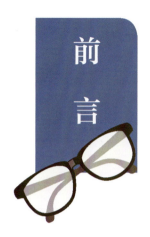

前言

在世界各国,眼镜门店都是视力矫正、视觉保健的主要"阵地"。所不同的是我国现有的视觉保健从业人员数量严重不足且专业技术能力参差不齐,其中受过眼视光学专业系统训练的就更少了,行业缺少服务标准规范。我国约有13亿人口,具有屈光异常以及由屈光异常造成的双眼视觉问题者人数众多,我国视觉残疾(含盲人)人数约占世界的18%,近视更为高发,约占总人口的50%以上。这些情况在客观上需要有更多的视光和眼保健从业者为中国的老百姓提供专业的服务。

本书由18位专业技术骨干共同编写完成,从具体的场景和服务需求出发,详细讲解了眼镜及其相关产品、服务流程、验配技术、门店实务等多方面内容。标准、规范的服务流程也是连锁企业发展的重要基石,"用专业的心、做专业的事"是我们坚守的经营理念。

感谢星创世界(中国)集团有限公司对本书的支持。希望本书能对眼视光行业从业者有所帮助,同时也恳请广大专家、同道给予批评指正,帮助我们不断提升。

连　捷

2019 年 11 月

扫一扫书后二维码
试一试本书配套课件

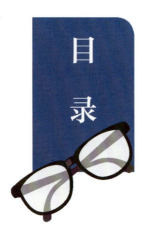

目录

情境一

# 认知门店礼仪的重要性

比尔·盖茨说:"在市场竞争条件下,企业的竞争首先是员工素质的竞争,服务是最能够创造价值的营销利器,而体现服务的手段离不开礼仪的运用,因此各个企业内部有着自己独特的礼仪。"在各行各业里,不论是服务行业,还是企、事业单位,礼仪是现代企业的竞争核心力量。有的企业今天是佼佼者,明天有可能就成为昨日黄花。在瞬息万变的市场中,如何在风云骤变的经济环境里,一如既往保持领军地位,除了要有独特的产品、精湛的技术、完善的管理方法之外,员工的高素质可能让企业在竞争激烈的市场中取胜。然而礼仪作为软实力,给企业带来非一般的顾客价值认同,从而带来可观的经济利益。

社会中,人与人相处,礼多人不怪。一位在不同场合都有着适当礼仪的人,能够缩短与他人之间的距离,营造轻松愉悦的氛围,为良好的沟通奠定了基础。礼仪在我们的生活和工作中起到举足轻重的地位。

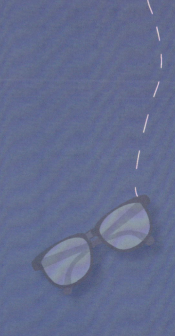

## 一、情境导入

位于公共汽车站旁边的一家眼镜店,店内经常会出现下雨天躲雨、等车很长时间的行人以及感觉无所事事的顾客进店。某日又是一个下雨天,进来一位 30 岁左右个子小小的男士,从衣着打扮来说,应该是公司职员或者律师之类的职业。进店后,小李很快微笑着迎接上去,向顾客问好、打招呼。然而并没有询问顾客需要什么,而是拉了凳子让顾客坐下,顾客坐下后,小李端上一杯温热的茉莉花茶,顾客接过茶杯道谢,小李便退到一旁,这位斯文的先生端着杯子在店内走着,过了一会,他看着橱窗上的眼镜,小李大步流星地走过去,戴上手套拿起眼镜交给顾客,并告知他这是今年最流行的体现商务人士风格的钛材镜架,镜架轻盈,配戴舒适。顾客试戴后感觉不错,于是有了接下来的眼镜购买成交。

 **想一想**

1. 您知道为什么该案例中的消费者会选择在这家眼镜店消费吗?
2. 您知道什么是眼镜店除了技术之外能在市场立于不败之地的法宝吗?

## 二、学习目标

1. 掌握什么是礼仪。
2. 礼仪在眼镜店的重要性。

## 三、任务描述

如何让这位青年才俊在众多眼镜店选择自己的眼镜门店,如何在最短的时间内让他接受您的服务及认同您的商品推荐。

## 四、知识准备

### （一）顾客需求分析

在众多眼镜购买渠道及店铺中，顾客会选择自己喜欢的购物渠道及欣赏的门店服务人员。那么哪些是顾客比较容易接受的门店及门店人员呢？答案只有一个，就是让其觉得舒服的门店和舒心的店员。

### （二）相关知识

1. 什么是礼仪　礼仪是指人们在相互交往中为表示对他人的尊重和友好而共同遵守的道德行为规范，如图 1-1-1 所示。

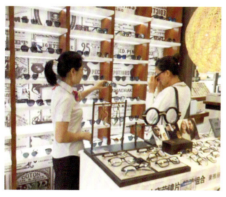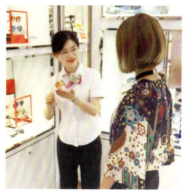

图 1-1-1　礼仪示范

2. 礼仪在眼镜店的重要性　在眼视光行业，眼镜作为矫正视力的工具，对视力不佳的人群，有着至关重要的作用。各大类型的眼镜店如雨后春笋般出现，有的眼镜店从个体店慢慢做成了行业里具有举足轻重地位的眼镜连锁企业，深受顾客好评。作为一名眼视光行业合格的从业人员，具有必要的门店礼仪，不仅对外时可以吸引顾客的目光，而且在内部员工同事之间形成相互学习、共同成长的良好氛围，从而塑造良好的企业形象，增加团队凝聚力。

## 五、实施步骤

1. 分组讨论：我们日常生活和工作中，哪些情境会用到礼仪？
2. 想一想：如何在实际生活中运用礼仪？

## 六、练习与评估

1. 什么是礼仪?
2. 礼仪在眼镜店工作中的重要性。

### 任务小结

中国素有"礼仪之邦"的称号,五千年文明延续至今。作为中国传统文化的一个重要组成部分,礼仪对中国社会历史的发展起到了广泛深远的影响。大到世界范围内国与国之间有国际交往礼仪,小至家庭成员之间也需要礼仪来维持和睦相处。所以必要的礼仪能够体现出对顾客的尊重,可以更快地赢得顾客对我们的信任。

情境二

# 认知门店礼仪内容和要求

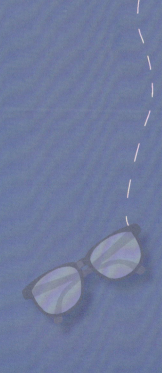

## 任务一　认知第一时间打破人与人之间距离的法宝

### 一、情境导入

　　某日，一位叫李星的配镜师，早晨 9:00 准点到店，刚好有一位大学生模样的女子进店，李星此时仍是睡眼惺忪，见到顾客忙迎接上去。她告诉李星她想配戴隐形眼镜（角膜接触镜），于是李星带着这位女生来到专业检查室，经过裂隙灯、角膜曲率仪、验光仪器的检查之后，了解了顾客适合配戴哪种类型的隐形眼镜。通常顾客这个时候就很愉快地去收银台付钱，可这位女生突然说我再看看吧。顾客走后，李星思考很久，始终不明白最近服务过的顾客为什么会接二连三地流失。

　　最近，李星迷恋上了一种叫做"魔兽"的游戏。上班时，他每次都会掐着时间点出现在店内，一下班，他就立刻回家坐在电脑面前。因为业余时间都用在打游戏上，所以根本没有时间整理自己的仪容仪表。上班进店时都顶着一头杂乱的发型、穿着前一天丢在沙发上的满是折痕的衣服奔向店里，开启新一天的工作。李星站在店门口迎接等候顾客时，脑海里还常常想着游戏中的场景。

 **想一想**

1. 李星原来很容易达成交易的销售方法，为什么现在却行不通了呢？
2. 李星需要做哪些改变，才可以尽快地恢复以往的工作绩效？

## 二、学习目标

掌握门店人员在第一时间拉近与顾客之间距离的法宝。

## 三、任务描述

顾客进店后,在最初几秒钟,是什么决定他/她愿意继续留在店里?门店人员应该呈现怎样的仪容仪表,才能吸引并留住顾客?

## 四、知识准备

### (一)顾客需求分析

顾客在进店之后的几秒钟,决定是否在这家店购买商品,很重要的一点就是这位门店人员给他的第一印象。顾客如果能够接受这位门店人员,那么也会更容易地接受他推荐的产品。门店人员应该具有什么面部表情,才能在第一时间给顾客留下良好的印象呢?

### (二)门店人员具备的面部表情

1. 微笑的重要性　微笑是服务人员的第一项工作。

微笑,人与人相识,第一印象往往就在前几秒钟形成。想要改变在他人眼中不好的第一印象,需付出很长时间的努力。良好的第一印象来源于人的仪表谈吐,但更直接的是取决于他的表情。微笑则是所有表情中最能赋予好感、增加友善、保持沟通和愉悦心情的表现方式。一个经常微笑的人,往往能够体现出他的良好的修养和魅力,以及对生活的热情,从而赢得他人的信任和尊重。

《蒙娜丽莎的微笑》这幅画能成为法国卢浮宫镇馆之宝,除了出自大师之手,还和画中人物的微笑有关。微笑,不需要任何成本,却能给人带来积极的能量(图1-2-1)。那么,大家在日常的生活、工作中保持微笑有哪些方法呢?

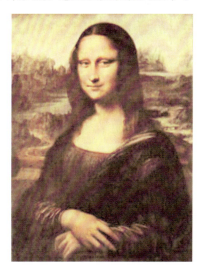

图 1-2-1　蒙娜丽莎的微笑

2. 真诚的微笑能拉近彼此的距离,它有以下几种法则:

(1)面对顾客目光友善,表情自然。

(2)眼睛要正视顾客,不左顾右盼、心不在焉。

(3)微笑时嘴角微微上翘,露出 6~8 颗门牙。

(4)和顾客保持目光的接触,送上甜美真诚的微笑。

3. 两步法训练微笑的方式

(1)把手指放在嘴角并向脸的上方轻轻上提。

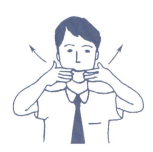

图 1-2-2  训练微笑第一步示意图

(2)一边上提,一边使脸部充满笑意。

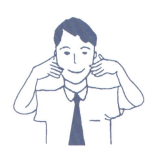

图 1-2-3  训练微笑第二步示意图

# 任务二　认知门店人员应有的个人仪容

## 一、情境导入

**情境一**

　　小欧是一位 1992 年出生的女孩,眼视光学专业毕业后在眼镜门店从事销售及验光工作。一个晴朗的夏日午后,小欧接待了一对夫妻,其中男士提出想先检查自己的屈光度数,于是小欧带着他们去验光室进行验光检查。因为在大学期间,小欧是一位典型的非主流女生,喜欢留着和动漫人物一样的发型,两边长长的刘海挂在脑门的两侧,挡着半边脸及眼角,用 90 后的话说这样看起来有着一股仙气。可在验光室里,因为要让顾客认识视标,而她自己两边的刘海挡着眼睛,在验光的过程中,小欧一直甩着两边的刘海,她才能看清并确认顾客所指视标的方向是否正确。验光结束后,这位先生的妻子对小欧挑选的商品总是不满意,后来终于对小欧说:"我们再看看吧。"作为一名合格的门店人员,您认为小欧应该从哪些仪容仪表改善,才能获得顾客的信任。

 想一想

　　作为一名合格的门店人员,你认为小欧应该从哪些方面改善自己的仪容仪表,才能获得顾客的信任?

**任务描述**

　　一位顾客进店配镜,他会喜欢什么样的门店人员?

要的损失。

不论是情境一、情境二还是情境四,顾客进店之后,会在众多的门店人员中选择面容清洁、发型清爽自然、口气清新、谈吐清楚的门店人员来提供服务。在情境三中,我们可以看出门店人员在消费者心目中的形象,也起到了示范和指导作用的。那我们该如何从自身着手,达到顾客的要求呢?

### (二)门店人员仪表要求

1. 服饰礼仪　恰当的服饰能给人带来赏心悦目的心理体验。眼镜店工作人员服饰礼仪包括:

(1)着装应整洁大方,颜色力求稳重,不能挽起衣袖,衣服应熨烫平整。

(2)鞋袜穿着要求:男士统一穿黑色皮鞋,女士统一穿黑色高跟鞋,鞋跟不低于3cm,不高于5cm;袜子颜色以深色系为主,例如黑色、深灰色。

(3)工作牌佩戴要求:工作牌一般佩戴在左胸显眼处,挂绳式应正面向上挂在胸前,保持清洁端正。

为什么要佩戴工作牌呢?很多看似琐碎的细节,留给顾客的体验感却非常重要。对于新顾客,在经历了对产品了解,对配镜师专业的认可后付费购买了产品。但作为初次消费,对于很多人来说,付费后如果遇到什么问题,会担心不知道找谁解决处理。如果门店人员佩戴了工作牌,那么顾客在第一次消费体验完后,就很容易记住为其服务的门店人员或配镜师的名字。当遇到问题时,顾客能够很快找到原来的门店人员或配镜师。对于顾客而言,工作牌除了能够带来安心,还能带来便利的体验,因为当问题出现后,顾客可以直接找到配镜师,不需要就验配时的情形以及沟通过程中达成的共识再次进行赘述。

工作牌为眼镜店和顾客带来了很多的便利和帮助。顾客会因为享受到了良好的配镜体验,记住配镜师的名字。当他自己或者身边的亲戚朋友有配镜需求时,他会首先想到曾经给自己留下深刻印象的配镜师,甚至向他人推荐,由此产生良好的口碑。因此,佩戴工作牌看似很小的动作,却会给眼镜店、配镜师个人带来较大的影响。

2. 发型

(1)头发要勤洗,无头皮屑,且梳理整齐;不烫染夸张的发型及颜色。女生长发盘于脑后并用公司统一配发的发夹进行装饰,短发应拢于耳后,不得遮面。

(2)男士不留长头发,定期修剪,以"前不遮额,侧不盖耳,后不触领"为宜,如图1-2-2所示。

3. 面容

（1）面部保持清洁,眼角不留有分泌物,鼻孔清洁。

（2）如需戴眼镜,应保持镜片的清洁。

（3）男士忌留胡须,养成每天修面剃须的良好习惯。

（4）女士工作时应化淡妆,以淡雅自然为宜,不得使用色彩夸张的口红、眼影。如图 1-2-3 所示。

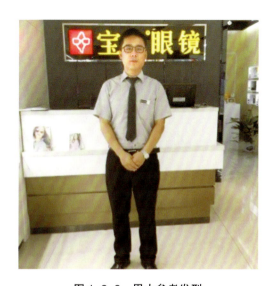

图 1-2-2 男士参考发型

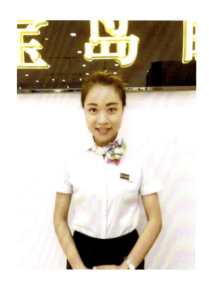

图 1-2-3 女士仪容

（三）相关知识

除了着装、发型、面容的修饰,在个人仪容中有以下几点,也是赢得顾客青睐的要点:

1. 口腔 保持口腔清洁,用餐时不能吃葱、蒜等会发出异味的食物,不得饮酒或含有酒精的饮料,不得在工作时间吸烟。嘴部要求口腔清洁,牙缝嘴角无残留异物。

台湾著名的主持人小S曾经在节目中透露,自己每次在上节目前,从来不敢吃发出异味的食物,并且会对着镜子上下左右全方位地查看自己牙齿内有无残留物,并且还会使用牙线等工具清理口腔。所以,即使小S已经是3位孩子的妈妈,依然可以在很多人心中保持美丽的形象,我们在日常工作中也可以做到。

2. 耳部 耳郭、耳根后应每天清洗,不可留有皮屑、灰尘,不得佩戴夸张的耳饰。

3. 手部 保持手部的清洁,要养成勤洗手、勤修剪指甲的良好习惯,保持指甲干净,不留长指甲及涂有色指甲油。

4. 体味　勤换内外衣物,保持清新、干净,给人良好的感觉。女士可喷洒适量香水,但忌使用味道过于浓烈的香型。

5. 语言　接待时口齿清楚,音量适中。最好使用普通话,但若客人讲方言,为了增加沟通气氛,在可能的范围内适当配合,方便客人。避免因为自己的方言和用语特色而影响顾客的心情。

## 四、实施步骤

角色扮演:学员分别扮演店长和店员,评价当前着装是否符合基本要求。

## 五、练习与评估

1. 西服套装、衬衣、领带怎么样进行搭配?
2. 鞋袜的搭配需要注意什么?
3. 个人的仪容共包含哪些方面的内容?

## 任务小结

通过本任务学习,我们知道在工作、生活中,保持恰当的礼仪风范,能够给自己和身边的人带来快乐。工作中在接待顾客的最初几秒钟,微笑能给顾客留下美好的第一印象,并能够决定顾客是否会进一步选择您及您所推荐的产品。微笑不需要成本,却能给人带来快乐,在今后的工作生活中多多保持微笑,你就会快乐。

平时看似不拘小节、疏忽大意的发型、不加修饰的面容、不加注意的仪容及没有详加了解的风土人情等一些细节都可能会对我们的工作和生活产生影响。因此,我们应多加改善、提升,给自己和身边的人带来不一样的感觉。

如何通过改善仪容仪表,给顾客带来舒适感受、获得他人的尊重,这些是值得我们去思考的。

# 任务三 认知门店人员应有的仪表

## 一、情境导入

**情境一**

　　小如是一位做事雷厉风行、风风火火的姑娘,说话也是快人快语。这不碰到一对中年夫妇,他们是一家房地产销售的高管,这对夫妻对忙着在店内奔跑找镜框的配镜师小如说:"姑娘,我们不着急哦。"小如用所学的专业知识为准备配镜的先生详细地介绍了顾客挑选的镜架,顾客听着很满意。

　　在介绍镜片时,小如发现需要样品辅助,才能让顾客详细了解。于是,她很自然地低头在预先放镜片样品的柜台寻找,但她怎么也找不到,于是便风风火火地在店内四处寻找,终于在3min后才重新回到顾客身旁。这时只听这位男士说:"姑娘,你真是一位出色的配镜师!"接着他的爱人说:"给我们多打点折吧,我感觉你真是一位出色的配镜师,快点,我们赶时间。"后来小如在整个沟通过程中,顾客一直围绕着打折的话题与小如周旋,并表明如果没有优惠到他们想要的折扣,就决定先不配镜了。

 **想一想**

　　1. 上述案例中是什么原因导致顾客出现一边表扬小如是一位优秀的销售人员,同时又要求小如给予较大的折扣,才会达成交易。

　　2. 如果你是小如,你会怎么做,让这对夫妻能够不再一味地讨论价格,从而完成销售?

**任务描述**

上述情境中的这位配镜师,我们需要从哪些仪表上进行改善,从而使得顾客既认可自己,又不会太在意价格。

---

**情境二**

人们常称一些谈吐不凡、气质优雅的男性、女性为男神、女神,他们往往能够在各种场合将美好的一面充分展现出来。当物体掉落后,应该使用什么样的方法捡起,才能尽显优雅?如何才能成为"男神""女神"呢?

---

 **想一想**

1. 为什么人们都称很多男明星、女明星为"男神""女神"?

2. 如何让自己看起来具有男神或女神的气质呢?

**任务描述**

如何在短时间内让身边的陌生人感觉你是一位外表清爽、做事利落的人呢?

## 二、学习目标

1. 掌握门店人员应具有的仪表。
2. 掌握店员应有仪表的具体要求。

## 三、知识准备

### (一)需求分析

1. 情境一顾客的社会地位,一定程度上也决定他对生活品质的要求,该组顾客因为对生活品质的需求,也决定他们对视力品质的追求,因此在选择生活必需品时,对门店人员的素质要求标准高,因为他们认为门店人员的高素质从另一方面代表了他们所提供产品的品质。

2. 情境二在顾客进店的那几秒钟,他就已经决定是否需要眼前的这位门店人员。顾客通常不会愿意由一个外表邋遢的人来为自己提供服务。因此,得体的仪表,能增加陌生人接近、了解你的欲望,只有认同了你,才可能会认同你推荐的产品。

（二）相关知识

1. 站姿相关标准

（1）男士基本站姿:

身体直立,抬头挺胸、收腹、下颌微收,双目平视,两腿分开,两脚平行,宽不过肩,双手自然下垂贴近腿部或交叉于身后。

还有另外一种常见的站姿为腹前握手式,在基本站姿的基础上,双手握于腹前,右手在上,握住左手的手背部位（图1-2-4）。

（2）女士基本站姿:

身体直立,抬头挺胸、收腹、下颌微收,双目平视,两脚成丁字步,左脚在前,左脚脚跟靠于右脚脚弓部位;双膝和脚后跟尽量靠拢,两脚尖张开距离为两拳,双手自然放下或交叉。

另外也可使用腹前握手式站姿,在基本站姿的基础上,双手握于腹前,右手在上,握住左手的手指部位,如图1-2-5所示。

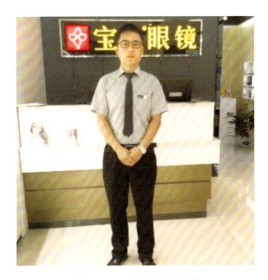

图1-2-4　男士标准站姿

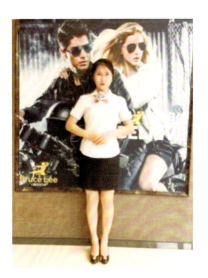

图1-2-5　女士标准站姿

2. 坐姿相关标准

（1）男士坐姿:后背轻靠椅背、双腿分开略向前伸、不超肩宽、两脚平行,两手分别放在双膝上。身体稍向前倾,则表示尊重和谦虚（图1-2-6）。

（2）女士坐姿：入座时动作要轻缓，坐满椅子的2/3，身体保持立腰、挺胸，双膝自然并拢，两手放于双腿间交叉重叠，但要注意腿向回收，脚尖向下。也可以两脚同时向左或向右，两手相叠后放在左腿或右腿上。女士着裙时要先轻拢裙摆，而后入座。如图1-2-7所示。

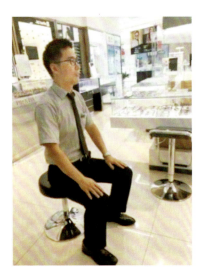

图1-2-6　男士标准坐姿

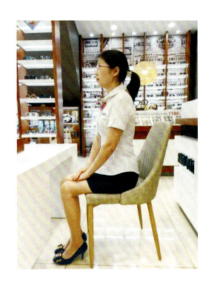

图1-2-7　女士标准坐姿

3. 蹲姿相关标准：如果你在拾取低处的物件时，应保持大方、端正的蹲姿。

（1）男士蹲姿：

不让臀部高于自己的头部。

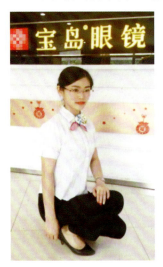

图1-2-8　女士标准蹲姿

（2）女士蹲姿：

优雅的蹲姿基本要领是一脚在前，一脚在后，两腿向下蹲，前脚全着地，小腿基本垂直于地面，脚后跟提起，脚掌着地，臀部向下，如图1-2-8所示。

4. 行姿相关标准：行如风，步伐轻盈稳健，不拖泥带水，会让人感觉店里朝气蓬勃，无需漫步，也不能跑步。

（1）行走时，上体正直，身体重心略向前倾，头部端正，双目平视前方，肩部放松，挺胸收腹，两臂自然前后摆。

（2）行走时注意步伐均匀，步速不宜过快，双手不能插在口袋里。女士行走的时候，两脚内侧的着地轨迹要在同一条直线上；男士行走时，步伐应在相距较近的直线上。

（3）相对而行时，应主动让道，尽量走右边，不能直接从中间穿行。如需穿行，应该先道一声："对不起，请让一下"。

（4）迎客脚步快，有精神，带领要配合客人的速度与位置。

## 四、实施步骤

1. 利用自己所学的知识，在门店观察，选出你认为仪表最佳的门店人员。

2. 根据自己所学，进行两周自我改造，看看自己前后对比，以及变化后带来的运气、人气。

## 五、练习与评估

1. 分组练习，两位同学，一位扮演顾客、一位扮演门店人员。

2. 其他没有演练的同学可以作为评委观察表演的同学。

3. 表演结束后，找出表演过程中的优点及需要提升的方面。

## 任务小结

在本任务中，我们可以通过案例看出优雅的仪表不仅可以给自己带来快乐，也可以使他人感受到尊重，与此同时，我们自身也被尊重。中国"礼多人不怪"这句话，用在我们生活、工作中非常贴切。在今后的生活中通过仪表的塑造，带来别样的人生。

# 任务四　认知同事礼仪（一）

## 一、情境导入

　　配镜师 A 在某眼镜公司服务三年了，工作能力良好，为人较为豪爽大方，经常与大家打成一片。在同一家店一起工作的同事 B 刚刚晋升为该店主管。某日，配镜师 A 在调整一副眼镜，怎么都调不好，他记得同事 B 是这方面的高手，向同事 B 请教："B，你看看这个眼镜怎么调？考验你的水平的时候到了！"同事 B 笑笑，不回答，接过眼镜就帮 A 调了起来，同时还耐心地指导 A 问题出现在哪里，怎么调整会更好。A 听懂了之后开心地道："谢谢你！不愧是我的好兄弟！"同事 B 笑了笑就走开了！ A 在心中疑惑："B，这是怎么了？我感谢他，他还不理我？"

 **想一想**

1. 配镜师 A 在对待主管的礼仪上有什么不妥之处吗？
2. B 为什么不理店员 A 呢？
3. 在与主管相处时，应该怎么注意什么内容呢？

## 二、任务描述

　　配镜师 A 最近有个困扰，他之前最好的朋友兼同事最近晋升为他的直接主管，可是他还是改不掉以前和他相处的一些习惯，特别是在工作的时候，他不知道久了会不会引起主管的不满。我们要如何利用同事礼仪中的内容去帮助他解决这一个困扰,帮助他可以和主管融洽相处呢?

### 三、知识准备

1. 称谓　上班时间要称呼主管岗位职称,不可随意称呼,如取外号等。

2. 提意见的方法　切勿在公众场合,要维护主管的威信;先肯定主管的想法,再提出自己的见解,最好能私底下提出自己的意见。要尊重领导,不要随意反驳领导的决定。

3. 报备工作　晚上的时候向主管汇报工作情况及报备明天的计划。如需要进入办公室,要先敲门,征得主管同意后方可进入。

4. 问候　与主管相遇时,要主动问好,如:早上好。

5. 握手　在与主管相处时,一般是主管先伸出手,下属才可以伸出手。

### 四、实施步骤

1. 两名同学之间一个扮演主管、一个扮演员工,进行早上问好的演练、汇报工作演练。

2. 每天随机选两名同学进行角色扮演。

### 五、练习与评估

1. 向主管汇报工作,什么样的时间会比较合适?

2. 进入主管办公室,要怎么做会比较得体?

3. 店员 C 觉得主管 A 要求他们每天下班后都要留下来开会这个规定不合理,店员 C 要怎么向主管提出自己的意见及建议呢?

#### 任务小结

在本任务中,学生通过角色扮演了解与主管之间礼仪的重要性,为学生步入职场做准备。

## 任务五 认知同事礼仪（二）

### 一、情境导入

　　配镜师 C 最近发现一个问题，新调过来的配镜师 D 已经能很好地融入到这个团体里，与大家打成一片。他细细观察发现，D 每天早上来上班都会主动和同事打招呼，在请其他人帮忙的时候都会用到礼貌用语，比如"请、谢谢、对不起、没关系、您好……"这样让大家感觉都很舒服。C 觉得自己这个方面要向 D 学习。

**想一想**

1. 配镜师 D 为什么能很快与大家打成一片呢？
2. 在和同事相处过程中，对和自己同一级别的同事需要怎么做呢？

### 二、任务描述

　　配镜师 C 发现配镜师 D 和同事之间的关系相处得很融洽，而自己不知道怎么处理同事之间的关系，我们需要用到哪些同事礼仪去帮助他呢？

### 三、知识准备

1. 礼貌用语的使用

（1）上班时，要主动与同事打招呼，如"早上好""中午好"等。

（2）在单店,同事之间相处要互相尊重,说话做事要多从对方角度出发,多使用礼貌用语"可以请您帮个忙吗?""麻烦您了,谢谢!""对不起!是我的错!"等。

（3）下班时也要相互打招呼后离开,如"明天见"。

（4）出现摩擦时,要主动道歉,征得对方原谅,消除误解。

2.相处模式

（1）团结互助:同事之间的相处要相互帮助,共同成长,比如,在学习专业技能上同事之间可以相互指导,共同进步。

（2）真诚友爱:人与人之间的相处要以诚相待,感觉就像融入一个大家庭之中。

（3）公平竞争:同事之间既有合作,又有竞争。但要公平竞争,不能用不正当的手段,损害他人的利益。

## 四、实施步骤

1.将学生进行分组,列出日常用到的礼貌用语,进行评比看看哪组列出的数量最多。

2.学生分组进行练习礼貌用语,并在同学之间进行点评。

3.将每组进行编号,每天随机抽选一组进行演练。

## 五、练习与评估

1.在与同事相处之中,日常的礼貌用语有哪些?

2.公司要举行验光大赛,店员 A 和店员 B 都要参加,他们要怎么相处会比较利于他们的成长呢?

### 任务小结

在本任务中,学生通过学习了解同事之间的相处礼仪,并通过分组、演练,从而更好地规范日常的礼貌用语。

情境三
# 认知门店人员应有的基本礼仪

我们在生活中,与他人打交道也是必然的。人际交往的核心是尊重、真诚和友善,而这些都是需要通过具体的行为表达出来,这些规范的行为表达,就属于礼仪(图1-3-1)。

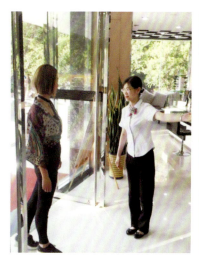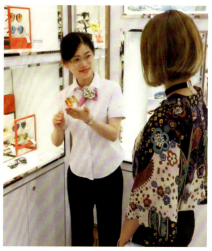

图1-3-1 迎宾礼仪示意图

## 一、情境导入

情境一

　　王军是一位刚毕业的大学生,来到一家眼镜公司工作。他在校期间表现突出,曾担任过班长。某日,他接待了一位40岁左右的女顾客,经过验光等一系列检查和沟通交流后,最终帮助顾客完成配镜。之后王军向顾客说明了取镜的时间,并随着顾客的步伐送顾客出门。当顾客步入门外时,他称呼李女士慢走,并向其深深地鞠躬,表达欢迎她再次光临,顾客很感动,一直说请留步。王军依然站在门口目送这位顾客的离开,直到看不到顾客的背影。一个深深的鞠躬表达了我们对顾客予以信任的感谢,表达我们对顾客的尊重。

 想一想

1. 你知道为什么王军要给顾客鞠躬吗?

2. 我们常说:"礼多人不怪",人与人之间交往,有哪些基本礼仪吗?

**任务描述**

一位顾客在眼镜店配镜消费完后，没多久又重新回到了店里。他询问配镜师，明天能不能早点来取眼镜，在得知还是要到18:00后，顾客不高兴了，提出要退货。作为门店人员，如何避免此类的事情发生？

**情境二**

在一个秋天的傍晚，一位戴着眼镜的老年人来到店里。配镜师王新亲切地上前打招呼，顾客随即说："我听说一种镜片，不需要摘上摘下就可以看清远处、近处的东西"。老年人明确表示他今天就来看看，了解一下。王新连忙说："没关系，我给您介绍"。王新没有因为顾客只是来咨询，而降低自己的服务质量。在整个过程中，他向老人详细讲解老花眼的成因以及矫正方法和手段。并且通过各种方法的镜片道具向顾客详细解释每种方法的优缺点，后来他还建议老者进行视觉检查，通过检查看看哪种方式最适合他。老年人说："谢谢了，小伙子！"王新回道："不客气！"还向离开的老人告别，并把他送到店门口挥手告别。大约一周后的晚上，王新刚处理完店里的日常事项，准备去吃饭时，一周前的那位老者带着自己的女儿现身店内，明确表示要找王新。王新像上次一样亲切热情地接待了他们。老人表示通过上次王新的介绍对他的服务和专业很信任，他走过3家店，通过比较最终还是选择找王新验配眼镜。王新没有因为顾客初次光临时只咨询不消费，就对顾客降低服务要求，而是给顾客提供了完善、专业的咨询服务，从而让这位老人记忆犹新。当老人在做决定时，他最终选择了真诚待人的王新。

 **想一想**

1. 配镜师王新是用什么方法打动了顾客？

2. 在接待这位原本只是询问的顾客时，有哪些基本礼仪需要遵守？

**任务描述**

当接待一位一进店就告诉你，他只是随便看看、逛一逛的顾客，你是如何接待的？

## 二、学习目标

了解门店人员的基本接待礼仪。

## 三、知识准备

### （一）需求分析

情境一中,顾客需要的是在消费后获得尊重感。

情境二中,顾客走进眼镜店,即使他表明是随便看看,但是作为门店人员都要知道他其实是有需求才会进店,所以配镜师首先要通过优质的接待服务,给顾客带来好感,才有可能进一步促成后面的成交。

### （二）相关知识

门店人员基本接待礼仪:

1. 热忱　即使客人不买任何东西,也要保持一贯亲切,这样才能留给对方良好的印象。也许下次客人有需要时就会想到你,并且再度光临。最好能做到将顾客送到门口,或目送客人离去,以表示期待之意。

2. 先来后到　接待顾客要有先来后到的次序观念,先来的客人应先给予服务,对于晚到的顾客应亲切有礼地请他稍等片刻,切不能对后到的顾客置之不理。更不能根据自己的主观判断,首先挑选可能会产生高消费金额的顾客进行服务,其他顾客则被安排到后面。

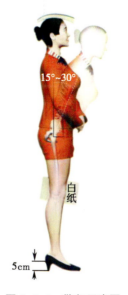

图 1-3-2　鞠躬示意图

3. 鞠躬　鞠躬是向对方表示感谢和尊重,给对方留下诚恳、真实的印象。遇到客人表示感谢或回礼时,行 15° 鞠躬礼;遇到尊贵客来访时,行 30° 鞠躬礼。行礼时面对客人,并拢双脚,视线由对方脸上落至自己的脚前 1.5m 处（15°）或脚前 1m 处（30°）。男性手放在身体两侧,女性双手合起放在身体前面。鞠躬时面向顾客,弯腰幅度,15° ~30° 之间,如图 1-3-2 所示。

4. 握手　握手是我们日常工作中最常使用的礼节之一,以表示对对方的尊重。握手时要注视对方并面带微笑,伸手的先后顺序是上级在先、主人在先、长者在先、女性在先。握手时间一般在 2~3s 或 4~5s 之间为宜。握手力度不宜过猛或毫无力度,异性握手要轻柔。如图 1-3-3 所示。

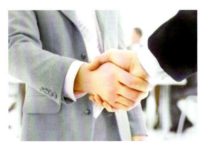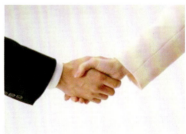

图 1-3-3　握手示意图

5. 倒茶礼仪

（1）茶水的温度:冬暖夏凉,水的温度随着室内外的温度变化,随时变更。

（2）茶水的颜色:冬深夏浅,颜色不宜太浓也不宜太淡,尤其是同时倒两杯或多杯时,颜色要一样。

（3）用纸杯倒 7 分满,注意茶水的温度、颜色和水质。

（4）双手轻握茶杯呈递给顾客。

（5）放下时作"请"的手势,茶杯置于顾客右前方。

6. 引路礼仪

（1）引导手势:为客人指示方向时应拇指弯曲,紧贴食指,另四指并拢伸直;手臂伸直,指尖朝所指的方向;男员工出手有力,女员工出手优雅。不可用一个手指为客人指示方向,如图 1-3-4 所示。

（2）在走廊引路时,应走在客人左前方的 2 或 3 步处。

（3）引路人走在走廊的左侧,让客人走在路中央。

（4）要与客人的步伐保持一致。

（5）引路时要注意客人,适当地做些介绍。

（6）在楼梯间引路时,让客人走在正方向（右侧）,引路人走在左侧,途中要注意引导提醒客人。

（7）上下楼梯的引导方法:当引导客人上楼时,应让客人走在前面,接待人员走在后面;

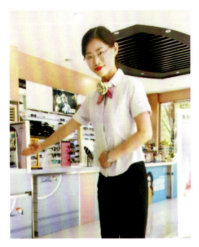

图 1-3-4　引路礼仪示意图

若下楼时,应由接待人走在前面,客人走在后面。上、下楼梯时,接待人员应注意客人的安全。

(8)电梯内没有人的情况,在客人、上司之前进入电梯,按住"开"的按钮,此时请客人、上司进入电梯。到达目标楼层时,按住"开"的按钮,请客人、上司先下;电梯内有人时无论上下都应客人、上司优先。在电梯内,先上电梯的人应靠后站,以免妨碍他人乘电梯。电梯内不可大声喧哗或嬉戏吵闹。电梯内已有很多人时,后进的人应面向电梯门站立。

7. 让路礼仪　客人从背后过来,为其让路时,停步,身体向左边转向客人,向旁边稍后退半步;左手放在腹前,右手指引客人前进的方向。

8. 递送物品礼仪

(1)在递送物品时要轻拿轻放,并用双手送上,不要随便扔过去。接物时应点头示意或道声谢谢,如图1-3-5所示。

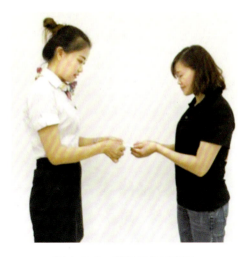

图1-3-5　递送物品示意图

(2)递剪刀、刀等尖利的物品时,应用手拿着尖头部位递给对方,方便对方接取。递书、资料、文件、名片等,字体应正对接受者,要让对方能够容易看清楚。

(3)如需客户签名,要注意递笔时笔尖不可指向对方。应把笔套打开,用左手的拇指、食指和中指轻握笔杆,笔尖朝向自己,递至客户的右手中。

9. 电话礼仪

(1)要有准备:

1)确认拨打电话对方的姓名、电话号码、准备好要讲的内容、说话的顺序和所需要的资料、文件等;

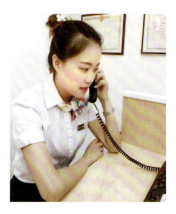

**图 1-3-6 电话礼仪示意图**

2）明确通话所要达到的目的；

3）接听电话，电话铃响三声，报自己所在门店名称，询问来电事项（图 1-3-6）。

如果电话铃响太久而未接通，顾客会产生不安全感及烦躁感。尤其当顾客出现售后服务抱怨时，此种长时间不接顾客电话会加剧顾客心中原本不快的感受。

（2）注意打电话的时间，尤其避免在午休或下班时间。

（3）微笑的语调，声音清晰、有礼貌。

（4）不要急于在电话中承诺事情或是做决定。

（5）讲电话时在纸上做记录。

（6）与顾客通电话时，若其他人在附近喧哗交谈易导致顾客对门店的印象不良，此时若有急事需要与同事交谈，两人应使用书面方式。

（7）讲电话时，如果发生掉线、中断等情况，应由打电话方重新拨打。

10. 语言礼仪

（1）规范的语言会更美：

1）讲好普通话：避免方言土语、行话。

2）语言要准确：切忌道听途说、没有依据。

3）语言要文明：杜绝脏话、黑话。

4）语言要礼貌：使用问候语、请求语、感谢语、抱歉语、道别语等，礼多人不怪。

（2）问候：

1）一天工作的良好开端应从相互打招呼、问候开始。

2）早晨上班时，同事见面应相互问候。

3）员工见到领导时要主动问好："领导好。"

4）因公外出应向办公室其他人打招呼。

5）单位领导或有访客到办公场所检查或参观，应主动起立并问好。

6）在公司或外出时遇见客人，应面带微笑主动向前打招呼。

7）下班时同事间也应该相互打招呼后再离开，如"明天见"、"再见"等。

（3）基本用语：

1）"您好"或"早上好"初次见面或当天第一次见面时使用。

2）早上八点前"早上好"，十二点前"上午好"，下午三点前"中午好"，下午六点前"下午好",六点后"晚上好"。

3）"欢迎光临"或"您好"接待人员见到客人来访时使用。

4）"对不起,请问……"在客人等候时使用,态度要温和且有礼貌。

5）"让您久等了"无论客人等候时间长短,均应向客人表示歉意。

6）"麻烦您,请您……"如需让客人登记或办理手续时,应使用此语。

7）"不好意思,打扰一下……"当需要打断客人或其他谈话时使用,要注意语气和缓,音量要轻。

8）"谢谢"或"非常感谢"对其他人所提供的支持和帮助,均应表示感谢。

9）"再见"或"欢迎下次再来"客人告辞或离开时使用。

（4）文明用语:客人来访或遇到陌生人时,我们应使用文明用语。

1）迎接语（欢迎光临、欢迎您的到来、见到您很高兴）

2）欢送语（再见、请慢走、欢迎再次光临）

3）致谢语（谢谢您、非常感谢、感谢您的帮助）

4）道歉语（对不起、非常抱歉、请多包涵）

5）征询语（我可以帮助您什么吗？您觉得满意吗？）

6）推脱语（十分抱歉,没有帮到您,公司规定……很抱歉没有帮您办理）

7）应答语（是、好的、您不必客气、请多多指教）

8）赞赏语（非常好、您的意见非常宝贵、您对这个非常在行）

9）请托语（请您稍等、麻烦您帮我一个忙、对不起,打扰一下）

11. 在营业场所十分忙碌、人手不够的情况下,记得在接待等候多时的顾客时应先向对方道歉,如若招待不周恳请谅解,不宜气急败坏地敷衍了事。

12. 亲切地招待顾客,对于不习惯销售人员在左右协助的顾客,可以自行让顾客挑选,应有礼貌地招呼顾客:"当您有需要可以随时叫我。"


## 四、实施步骤

1. 情景模拟情境二中的销售人员及顾客,引发讨论。

2. 学员分组讨论,得出最终答案。

3. 教师就学员的答案总结提炼。

## 五、练习与评估

1. 与女性顾客握手时有什么注意事项?
2. 接电话时如何做,会让对方感觉舒适?
3. 茶水的温度多少及上茶礼仪是什么?

## 任务小结

在本任务中介绍了门店人员应掌握的基本礼仪。在日常工作及生活中,店员人员不论是接待顾客,还是对待公司的同事,都应体现出良好的修养,掌握基本的门店礼仪会给我们在生活、工作中,给他人留下美好印象,同时为工作和生活带来便利。

(丁 鸣 卢丽色)

情境一

# 认知镜架材质的分类和特点

作为一名合格的销售人员,必须要掌握镜架材质的分类和特点,从而根据顾客的配戴需求及材质的特性,为顾客挑选最适合顾客的镜架。

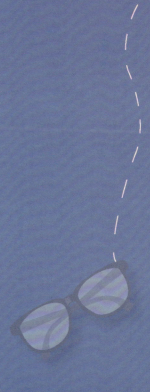

## 任务一　认知镜架材质的分类和特点

### 一、情境导入

> 　　某天，一位顾客进店称最近视力下降想配一副眼镜，该顾客问销售人员："我对金属过敏，但是不喜欢塑胶镜架，更偏向于商务风格的金属镜架。请问我要用什么样的镜架才合适？您可以帮忙推荐一下吗？"

 **想一想**

1. 你知道眼镜架根据材质的区别，分为哪几类？
2. 你知道不同材质的眼镜架的特性吗？

### 二、学习目标

1. 掌握眼镜架的各种分类。
2. 掌握各种镜架材质的特性。

### 三、任务描述

　　一位近视眼顾客想要配一副眼镜，但是不喜欢塑胶眼镜架，而且对金属过敏。那么在本次任务中，我们需要利用哪些专业方面的知识来为顾客提供服务呢？

## 四、知识准备

### （一）顾客需求分析

1. 对金属过敏。

2. 不喜欢塑胶镜架。

3. 喜欢偏商务款式的镜架。

4. 综上所述：顾客需要一副防过敏金属镜架。

### （二）相关知识点

镜架的功能性与使用的材料有关，不同的镜架材料体现不一样的特性，不同的镜架材料体现不一样特性。

1. 根据款式分

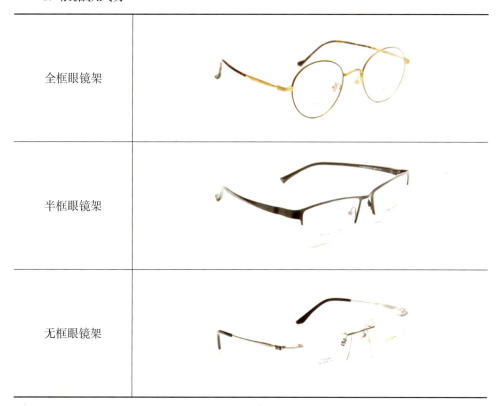

| 全框眼镜架 | |
| --- | --- |
| 半框眼镜架 | |
| 无框眼镜架 | |

2. 根据眼镜架材质分类

（1）金属材质：纯钛（Titanium）、β 钛（β-Titanium）、铝镁合金、记忆合金、不锈钢、合金材质、K 金（包金）等。

| 材质名称 | 优点 | 缺点 | 符号标识 | 产品图片 |
|---|---|---|---|---|
| 纯钛（titanium） | 硬度高，柔韧性好，长期使用不变形，质轻，不褪色。钛具有比一般金属架轻48%，且韧性强，耐酸碱性，抗腐蚀，稳定性高，高强度，良好弹性等优点，符合人体工程学，纯钛无毒，不易引起金属过敏。离子电镀法（Ion Plating, IP），电镀附着力高，耐用性高 | 材料价格高，加工难度大，导致价格较高 | Titanium, Titan-P, Ti-p, Pure Titanium 表示除鼻托、铰链和螺丝外，其他部分由纯钛制作。Titan-C, Ti-c 表示除鼻托、铰链和螺丝外，其他部分由钛合金制作 | |
| β钛（β-Titanium） | β钛具有比纯钛和其他钛合金更好的强度，抗疲劳性和耐腐蚀性，形状可塑性很好，可以做成线材的薄板，更轻巧。十分经久耐用，最适宜制作鼻梁和镜眼，由于不含镍，故不会发生镍过敏 | 不适合高度数人群（镜框前端重量过重易下滑，镜片过厚影响美观），不能调整。材料价格高，加工难度大，价格较高 | β-Titanium | \n镜眼是 β-Titanium |
| 铝镁合金 | 轻，耐腐蚀性好，强度差，熔点低，焊接性能差，高耐磨性 | 强度差，需要用很厚的铝镁板材高压成型，这也限制了这种材质的造型能力，即适合塑造刚硬粗扩的款型。也因为同样的原因，镜架太硬，无法调整，只能用弹弓以适应脸型的宽窄。镜架较粗（太细则易断） | — | |

| 材质名称 | 优点 | 缺点 | 符号标识 | 产品图片 |
|---|---|---|---|---|
| 不锈钢 | 弹性好，耐变形。重量轻。经过表面电镀处理的耐用性强 | 不能调整。度数高的镜片较厚，影响美观。表面喷漆处理易脱漆，强度大，焊接加工较困难 | — | 镜腿是不锈钢 |
| 合金材质 | 有白铜（以铜为主，主要添加镍、锌等），锰镍（以锰为主，主要添加镍），高镍（以镍为主，添加铬、锰等），镍铜（以镍为主，添加铜等）等合金材质，在强度、耐腐蚀性等物理化学性能方面略有差异。材料价格较低（特别是白铜）。加工难度低 | 电镀附着力较差，易腐蚀生锈。部分人易金属过敏。易受挤压变形，较重 | — | |
| 贵金属（包金、K金、镀金、银、铂金） | 由黄金制成的镜架，根据黄金纯度的不同，镜架的造价不同，多用于高档镜架 | | 包金：金含量重量比在1/20以上，用GF表示；在1/20以下时，用GP表示。K金：单位K。 | K金架 |

## 五、知识拓展

1. 影响眼镜架价格的因素　镜架材料、制造工艺、电镀工艺、零配件的选用、品牌价值、款式设计、产地、市场因素等。

2. 镜架材料的特性要求

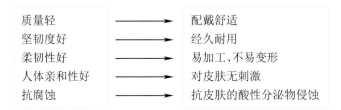

质量轻 ⟶ 配戴舒适
坚韧度好 ⟶ 经久耐用
柔韧性好 ⟶ 易加工、不易变形
人体亲和性好 ⟶ 对皮肤无刺激
抗腐蚀 ⟶ 抗皮肤的酸性分泌物侵蚀

3. 特殊材质的镜架调整注意事项，镜架调整详见第九篇。

（1）玳瑁框：需要用沸水调整，厚度不同浸泡时间不同。玳瑁框的保养即浸水，勿用超声波清洗。

（2）环氧树脂：用80℃的温水调整。

## 六、结合眼镜实物分组讨论

根据眼镜实物，分组讨论镜架使用的是哪种材料，并说明该材料的特性。

## 七、练习及评估

1. 眼镜架的分类有哪几种方法？分别是如何分类的？
2. 制造眼镜架的材料分哪几种？
3. 各种材料的特性分别是什么？

### 任务小结

本任务主要是在门店中，为顾客验光等检查结束之后。如何根据顾客的需求、验光结果以及顾客的个性特征来给顾客推荐一副适合的镜架。在本任务中，顾客的诉求是：对金属过敏，但是不喜欢塑胶镜架，这就要求配镜师对眼镜架材质的特性有全面的了解，才能给予顾客合理的建议。

# 认知眼镜架的结构

一副镜架由哪些部位组成,眼镜架的规格尺寸表示方法,这些你都了解吗?

## 任务一　认识眼镜架各部位的名称

### 一、情境导入

　　一天店员小王接待了一位售服的顾客,顾客说:"我的眼镜从旁边断掉了,想要帮忙维修一下,可以吗? 小王接过眼镜一看,告诉顾客:"您好,您的这幅眼镜从铰链的部位脱焊了,桩头也有一些变形,由于铰链脱焊需要重新焊接,我这就帮您安排维修的事宜,不过可能需要几天时间,请您耐心等待,好了以后我们会第一时间通知您过来取您的眼镜。"

　　那么作为一个合格的配镜师,你知道铰链、桩头等分别表示眼镜的哪个位置吗? 另外,眼镜上面都还有哪些部位名称,你都知道吗?

　　**想一想**

1. 一副眼镜上面都有哪些重要的结构?

2. 哪些结构是比较容易损坏的,使用时要重点保护?

3. 如何向顾客简明扼要地介绍眼镜各部位名称?

### 二、学习目标

1. 眼镜的主要结构组成。

2. 各部分的结构名称。

3. 眼镜各部位的名称如何表示。

### 三、知识准备

镜架通常由镜圈、中梁、桩头和镜腿等主要部分构成，如图2-2-1所示。

1. 镜圈（镜框）　以沟槽及螺丝固定镜片。也有只用半个镜圈的（如半框架），甚至还有无框架。

2. 鼻梁（中梁）　连接左右镜圈或直接与镜片固定连接。

3. 鼻托　接触鼻部的衬垫，支持并稳定镜架，使之不会滑脱、不晃动。鼻托包括托叶、鼻须和托叶盒。

4. 桩头　镜圈与镜腿的连接处。

5. 镜腿　通过桩头连接于两镜圈或镜片的颞侧。

6. 辅助结构　例如脚套、铰链、饰片、螺丝等。

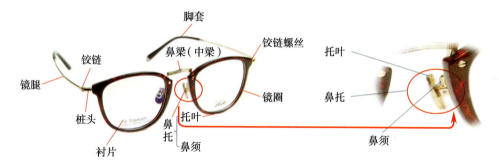

图2-2-1　镜架结构示意图

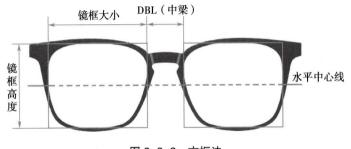

## 任务二　认知镜架规格尺寸的测量及标注方法

### 一、方框法

在镜圈内缘或者外缘的水平和垂直方向分别做切线,由切线所围成的方框,称为方框法(图2-2-2)。

图 2-2-2　方框法

表示方法为:用"□"表示方法。

例:51 □ 18-140。

51代表镜圈尺寸,18代表鼻梁尺寸,140代表镜腿长度,单位为毫米(mm)。标记在镜腿内缘(图2-2-3)。

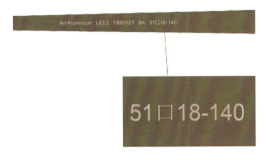

图 2-2-3　镜腿内侧标记——方框法

## 二、基准线法

在镜圈内缘或镜片外缘的最高点和最低点做水平切线及平分线,其平分线为基准线;镜圈内缘鼻侧与颞侧间基准线的长度为镜圈的尺寸,左右镜圈鼻侧内缘间的基准线距离为鼻梁尺寸(图2-2-4)。

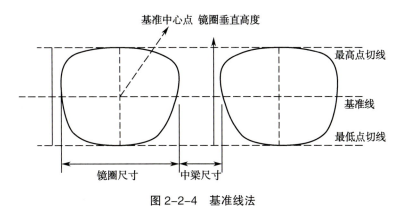

图 2-2-4　基准线法

表示方法为:用"-"表示基准线法。

例:51-18-140。

51代表镜圈尺寸,18代表鼻梁尺寸,140代表镜腿长度,单位为mm,标记在镜腿内缘(图2-2-5)。

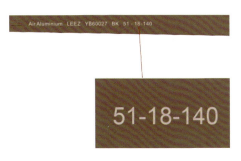

图 2-2-5　镜腿内侧标记——基准线法

一般高档的眼镜多采用基准线法

## 三、练习及评估

1. 镜架由哪几个主要部分组成?
2. 镜架的尺寸分别有哪几种表示方式?

### 任务小结

本任务主要目的是通过对眼镜结构、眼镜各部位的名称、尺寸等相关的熟悉和了解,增加门店销售人员的专业性,能更好运用专业知识为顾客服务。

情境三

# 认知眼镜架的设计

　　目前,眼镜已成为了人们日常生活中必不可缺少的商品。随着人们生活水平的提高,对眼镜的需求量将越来越大,对质量与款式的要求也越来越高。现在的眼镜功能不单是为了满足矫正视力的要求,而且也成为人们美化生活的装饰品。为了满足使用者的要求,就必须在眼镜架的设计上加以重视,不断精益求精,突破创新。既要考虑功能性,还要融入它的美学功能且兼顾佩戴舒适性,才是满足现代社会和市场的需要。

　　作为一名配镜师,要了解眼镜基础设计知识以及生产中基本知识点,更好服务于我们的消费者。

## 任务一　认知镜架的设计如何满足配戴舒适度的要求

### 一、情境导入

王某从公司正式转正成为配镜师不久。这一天,进来一位穿着名牌又有气质的男顾客李先生:"我过几天要去欧洲出差,过来配一副新的眼镜。"在李先生验完光后,"李先生这是我认真为你选的一副来自欧洲×××品牌眼镜,符合您成功商务人士,看看是否喜欢?"王某显得十分自信,李先生看了一下脸上先露出笑容,"嗯,这个品牌我平常也喜欢,眼镜看起来也很有质感。"李先生边说边接过眼镜试戴到脸上,不一会儿李先生脸上笑容慢慢消失。

"戴着很不舒服呢,宽度不适合我,两边压着太阳穴位置",李先生说道。

"我们可以根据您的脸型做专业调整的。"王某解释道。

"哦,可以调呀,但是为什么感觉戴着还会往下滑,空空的。"李先生又问道。

"这样的话,应该是鼻托的位置,我想也可以为您调整的。"

"这支框也不适合我,虽然我也喜欢它的外形,但是你看看戴时候也会有点往外斜了,上面框好像和我眼睛距离空隙很大,是不是变形了,品质有问题吧?"李先生语气有些不耐烦。

"啊!哦。可能是我们的陈列样品问题,我会为您拿一副新的……"王某心里已经没有底了,有点支支吾吾。

"还是我自己选吧,旁边这个镜框就很不错吧,拿出来我试试。"李先生自己拿主意了。王某只好顺着他的意思,配合拿出来给他。

"咦,舒适度很好,很轻松,刚刚好,这个镜腿上的标识是日本生产的?多少价位?"李先生认真看着镜腿内侧信息问道。

"对的,这个品牌虽然知名度不高,来自日本生产的,并且是纯钛高品质金属材料制作,给您优惠后2 500元左右。"王某赶紧抓住机会回答。

"哦,纯钛的材料,听说这种金属性能比较好。对了,你们店里刚刚看到促销活动也有纯钛镜架是798元,能让我看看吗?"李先生好奇眼光看着王某。王某内心很担心,李先生看后会有其他想法,可能变卦买便宜促销。但也不能让他不高兴,只好硬着头皮热情领着李先生过去促销柜台。

　　"哇,其实这些框很好看,这支和我刚刚戴着那支很类似,颜色、整体质感差不多呀,用的也是纯钛材料,算重量也差不多吧,就算进口,价格差异也不会这么巨大?不行,你要给更多便宜优惠才行。"李先生一本正经跟王某讨起价来。

　　"啊,这不一样镜框,品牌不一样,成本不一样,价格真的不一样呀,真的没办法……"王某已经完全不知如何是好。

 **想一想**

1. 镜框价格背后差异的原因是什么?

2. 眼镜在设计中,要如何调整眼镜的尺寸,以符合不同消费者对配戴舒适度的诉求?

## 二、学习目标

1. 了解镜框的设计是如何满足消费者配戴的舒适度。

2. 了解镜框价格背后的差异。

3. 了解眼镜生产大概流程。

## 三、任务描述

　　为什么同样都是新的镜框,但是配戴在消费者的脸上,有的就比较服帖,不需要作太多调整,甚至不需要调整就可以。而有的却差异很大,必须要在不同部位做调整后,才能给消费者配戴,而且此种情况在国际大品牌镜架中更普遍存在。经常听到别人提到这是欧版,那是亚洲版的镜框,这两者有什么区别?

的鼻托,前者适用于鼻梁正常立体的消费者,而后者则相反,适用于鼻梁低宽的脸形,因为S形结构显得更高,可以使得修饰比例更有立体感,且这种结构更容易根据不同消费者进行调整。但缺点是没有一体注塑成形的美观。配镜一般要求镜片跟眼球保持12mm的距离,不然光学性能会有很大影响。最关键是要试戴,舒服度最重要,摇头时眼镜不能晃来晃去的,但也不能使睫毛接触镜片。

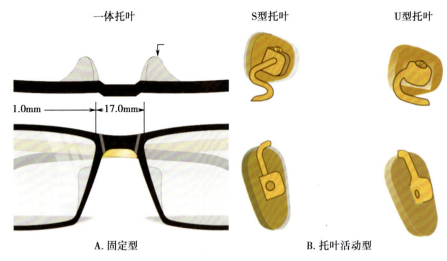

图 2-3-3　鼻托类型

## 任务小结

学习了解以上的专业术语和设计原理作用的基础上,我们要将其应用到销售工作中,为自己下一阶段调整技能学习打下基础。倾斜角、鼻托高度两者其实不是完全独立的,具有内在联系,为消费者挑选、推荐时要综合考虑。同时鼻托高度和倾斜角的调整在专业渐进多焦点眼镜的验配中尤为重要,所以要选择金属或可调整的塑胶镜架。我们要保证合适外张角的调整,使消费者对眼镜整体配戴体验更加满意。

## 任务二　认知镜框价格背后的差异：产品设计、生产工艺、品质检验要求

### 一、想一想

任务一情境中李先生提出价格不合理的质疑，在实际工作中非常常见。虽然，我们知道产地、人工成本、品牌等因素都会影响定价，但还不足以消除顾客的疑虑，也不能体现我们的专业水平，那么我们该如何处理呢？

### 二、知识准备

影响镜架价格的因素：镜架品质受以下因素的影响，同时又从价格中反映出来。

1. 镜架材料　材质的优劣直接影响整副眼镜的品质。

2. 制造工艺　制造工艺是镜架的质量保证。不同的制造工艺往往会体现出生产成本的区别，品质越精良的镜架，在制造时对工艺要求也越高。

3. 电镀工艺　镜架表面镀上一层极薄的金属膜，以延长镜架的寿命，并起到装饰的作用。镜架电镀分为底层电镀和表层电镀。电镀的质量决定于电镀工艺、镀层材料和厚度。

4. 零配件的选用　眼镜架选用零配件的品质以及使用寿命对眼镜架的品质有很大影响，同时也给配戴都带来不同的舒适感。

5. 款式设计　设计师的艺术思考，不但增加了镜架的美观性或者配戴舒适度，也提高了制造难度。比如符合人体工学的特殊设计，配戴舒适度提升。但因为需要生产工厂制作专用模具来生产，会增加成本。

6. 品牌　品牌代表品位、品质，也体现了产品附加价值、社会影响、口碑，以及顾客对品牌的认同感等。

一副好的眼镜不仅外观设计结合了很多隐性结构，还要选择更高品质的材料，

并且在表面处理时加入更多工艺环节,再经过实验室不断地检测,才能铸就一副品质优良的眼镜。通常顾客并不了解一副眼镜背后的复杂工艺,这就要求配镜师在销售过程中,能够将每副眼镜的工艺价值传递给顾客,让顾客产生对眼镜商品的价值认同感。

## 三、知识拓展

1. 眼镜设计基本步骤  设计工作大致分为:

（1）概念和款式风格构思,设计师进行结构设计,完成绘图工作,从效果图转为工程图,这些设计不断调整最终确认方案后,开始同制板师进行互动。

（2）制板师都是多年工匠,拥有丰富经验,按照设计稿直接雕刻原材料,纯手工结合简单专业机器来完成 3D 原型,在制板过程中同设计师不断沟通调整修改,其间单独制板这一步步就需要 1.5~2 个月左右。

（3）设计师的图纸最终完稿也要经过好几个月,如果是精密结构,或者不同材料之间结合的设计,其时间跨度范围更长。尤其是开发一个专利性产品,设计师和制板师要长达 1~2 年时间才能完成（图 2-3-4）。

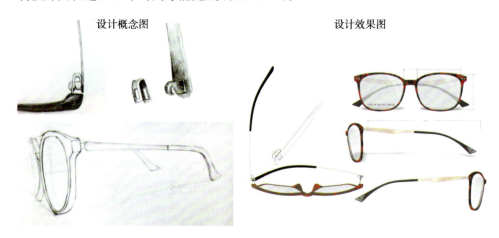

设计概念图　　　　　　　　　　　　设计效果图

图 2-3-4　镜架设计图

以上都是进入工业化生产开始之前设计师的重要工作。因为这些设计的基本步骤是最后检验设计师的产品是否符合进入到生产线上的机会,是否被商品化生产的主要步骤之一。

而市场上很多产品没有经过设计师和制板师的设计和雕琢过程,就直接在市场上流通。所以,会发现经典款式往往被模仿到处都是,且价格还便宜。就像雷朋的 3025 就被很多工厂"标准化"生产,差别就是电镀层、表面光泽度、焊接点这些质量生产工艺。如今,中国设计师开始崛起,为满足中国自己消费者需求,开始创新设计,拒绝模仿,市场上也越来越接受具有设计价值的产品。

2. 生产眼镜一般流程　一副眼镜被生产出来,除了设计师、绘图师、制板师前期大量工作之外,还要经过生产线上的很多道工序流程才会被生产出来。一般分为金属生产线、板材生产线、注塑生产线等。下面为了方便大家学习,介绍最主流的板材生产线。

（1）烘料与开料:生产工厂买进来的板材,是一整块的(厚约 5cm,形似木板),一般都含有一定水分,为了符合生产的要求,开料之前要先进行好几个小时的烘干,即烘料。然后再按照镜框和镜腿尺寸大小,采用机器切割下来,分成框面和镜腿的小块板料,即开料。

（2）拼料:一方面是拼接桩头部分,因为板材厚度不大,主要是拼接而成;一方面是根据设计师对颜色要求将不同颜色、纹理的板料拼压成型。

（3）计算机数控数控加工机加工成型:把开好的板料分为镜圈和镜腿,分别在不同计算机数控(CNC)机台上输入工程图的数据,由 CNC 自动加工切割框型和镜腿形状。这部分工作以前都是熟练工人在简单手动机器上完成操作的,效率低且损耗率高。随着科技的发展,现在多数工厂都重资投入高科技工业化的机器提高生产率。对于高精密度、高品质的产品,往往会被安排到更高科技的 CNC 机台中加工。通常进口 CNC 设备价格达到 80 万 ~100 多万元。

（4）镜腿插铜芯的加工:镜腿先经加热烘,待软化后插入铜芯,以保证镜腿的稳定性和可调整性。铜芯的规格与造型结构成本差异很大。质量好的铜芯不松动,不氧化,且外形美观。加工时要控制温度和板材含水量等有关参数,以保证加工的品质。一般加工完成之后,还需要进行镜腿修边,目前修边主要依靠人工来操作完成,尚无法通过机器自动完成。

（5）镜腿钉铰链饰片加工:把修边完的镜腿固定在模具中,通过机器钉铰链,一般脚链是逐个放到模具中。从机台拿下来换到下一道工序中进行手工修整,因为机器钉完后周边会有毛边,必须修掉。接着放入精雕机台中,按工程图数据精确控制完成饰片所需的槽位、厚度、长度、宽度都要精确。最后通过模具将饰片装入槽内,后续进行其他工艺处理使饰片固定。

（6）表面抛光加工:一副眼镜的表面光泽度,完全取决于抛光这一步工艺。抛光时把镜圈和镜腿(金属饰片等要包起来)放入滚筒,滚筒里装有大木粒、砂粉、还有一些配方有机溶剂,通过滚筒长时间的滚动,进行均匀摩擦抛光。到达规定时间后,取出后再进行手工抛光,由熟练的工人师傅通过沙轮对每副眼镜进行全方位的抛光。由于人工成本较高,一些品质不佳、价格低廉的产品会将这一工序直接省略。

（7）印字和装配:印字的工艺比较简单,但使用的油漆很有讲究,不同品质要求差异很大。很多产品是使用激光刻印技术,而不是印刷。完成对产品的各种印字和标识等操作后,把镜腿和镜框通过铰链用螺丝固定起来,再用机器把衬片按照镜圈的大小裁切装片。

（8）调整支架:全部装配完成后,根据设计工程图 1:1 进行校对支架,这时外张角、倾斜角、镜腿的抛弯（R500 左右）,都要严格进行调整到位。

（9）品检包装（略）。

不同眼镜品质要求不同,生产过程中工艺相应要求也不同,以上流程只是大概的梳理。按照品质等级要求,一般工厂还会划分为普通级、高级、光学级别生产线标准,尤其是太阳镜工艺要求更高。产品定位不同,生产流程中各个环节、工艺的精细程度等也有差异。以生镜架制造所使用的生产模具为例,精度要求越高,生产成本也越高,因此产品的市场价格也会更高。

## 四、学习思考

通过本小节内容,相信大家了解了相关眼镜知识。大家思考下,案例中李先生提出价格问题,现在你会如何自信地排除他的疑惑?

## 五、练习及评估

1. 镜架的外张角是指什么? 镜架的外张角对配戴会有什么影响?
2. 决定镜架价格高低的因素有哪些?

### 任务小结

在顾客看来小小的眼镜制作起来应该是非常简单的,就是由两个镜圈和两条镜腿连接而成。但其实眼镜架从设计、生产工艺流程,到各项实验检测,以及各种材料的创新应用,其实都是极其复杂,不亚于其他工业产品。一副眼镜架需要进行无数次的修改和调整，才能完善设计图纸，进入制板环节之后仍然需要反复修改，才能进入生产线进行量产。后期的加工需要经过很多道复杂的手工程序。我们作为眼镜行业的从业人员，一定要比消费者更清楚地了解眼镜生产背后的各项过程，我们要把这些当做一种知识甚至是文化传播给顾客，让顾客真正认识到一副高品质眼镜不是那么简单生产出来的，是当今社会生活中一件有高"价值"的产品。

# 认知镜架的选择与推荐方法

## 任务一 认知不同脸型应搭配不同的款型

### 一、情境导入

> 顾客在店铺验光以后,问店员:我之前也买过不少眼镜,但是戴上去以后,总感觉不是很漂亮,请问如何才能选择一副适合自己的眼镜呢?店员回答:镜框的选择是一个综合性的,要根据您的脸型、发型、使用场合以及您的身份来综合搭配,这样才能选择一副最适合您的眼镜!

**想一想**
针对上述案例中顾客的需求,应该如何为他选择一款满意的镜架?

### 二、学习目标

掌握脸型与镜架框型的合理搭配。

### 三、任务描述

如何个性化地帮助顾客选择合适的镜架?

### 四、知识准备

1. 脸型与镜框

（1）圆脸（宽阔的额头、圆润的下巴）:适合细长形或方形的镜架或棱角分明的框形,不建议挑选圆形镜框。

(2)长方形脸(脸颊轮廓长):适合大框眼镜或者方、圆形的镜框,不建议挑选长方形的镜框。

(3)方脸(下颌轮廓明显,宽额头、方下巴):适合椭圆或圆形镜框,不建议挑选方形镜框。

(4)国字脸:适合椭圆形、圆形的镜框,不建议挑选长方形镜框。

(5)鹅蛋脸:任何形状的镜框都适合,只需要注意镜架的大小应与脸的大小成比例就可以了。

(6)菱形脸(额头较窄,尖下巴):适合猫眼形、椭圆、狭长形、半框眼镜,不建议方形的框。

(7)心形脸(宽额头、宽颧骨、尖下巴):适合上窄下宽的镜框,从而使额头看起来较窄小,不建议挑选"蛤蟆镜"。

2. 根据顾客的个人需求选择镜框

(1)屈光状态:高度近视者不宜选用半框和无框镜架,因为镜片较厚,同无框镜架搭配不仅不美观,而且容易损坏。散光度数较高者不宜选用无框镜架,因为搭配无框镜架的镜片在长时间使用后会出现散光轴位移位的问题,从而导致视物变形。

(2)根据顾客的生活或工作场景选择镜框:经常运动、尤其运动较为剧烈的人,比如足球、篮球运动员,跑步健将等,应该选择塑料板材且框型较为紧凑的镜架,以减少眼镜因意外跌撞而损坏的几率。同时我们建议运动时最好配戴隐形眼镜。

工作繁忙及经常出差的人可选择记忆材料的镜架,以避免因频繁摘戴、乱丢乱放产生的镜架变形损坏,或是在乘坐火车、飞机时因摆放不当镜架被摔坏、压坏。

3. 眼镜色彩与肤色

(1)黄皮肤选色:黄皮肤一般是指亚洲一些国家和地区的人,最有代表性的是中国人。黄肤色属中暖色系,可以在暖色系中找出最为适宜的灰色调与之搭配,如茶色、粉红色、暗紫色、杏黄色、金色等。当然,有些对立色调对比也较为适宜,如墨绿色、淡蓝色、淡青色、粉绿色、淡紫色等。

(2)黑、白皮肤选色:黑色、白色在色彩学中称为极度色(包括金、银色)。极度色可与任何色调协调,这样就决定了黑肤色与白肤色是容易配色的。黑肤色若是配戴白色眼镜会产生一种非常强烈的对比感;若是配戴黑色眼镜就会产生出各种绝妙的协调感,如钢铸铁浇的坚实感,特有的高贵华丽感等等;若是配戴颜色斑斓的眼镜会有一种奇特的绚丽感。总之,黑肤色无论配戴什么颜色的眼镜都可以形成一种奇妙的色彩关系和猎奇感。

白肤色若是配戴黑色眼镜会使高大的形象庄重、深沉;若是配戴白色眼镜会有飘逸潇洒之感,且风度宜人;若是配戴色彩奇丽的眼镜会更具灿烂缤纷之感。白肤色无论配戴什么颜色的眼镜(只要是通过设计的)都可以用一种艺术观点解释它。

4. 环境、地区与镜框

(1)环境:环境有大有小、有冷有暖、有明有暗,大可以说到整个世界、一个国度、一个城市。小可以说到一个海滨、一条街道、一个工作场所、一个家庭等等。眼镜在不同的环境中就显现出不同的作用。

假如您置身于一个古典的环境,房间、园林、街道都古色古香,穿上古典服装,您就会感到您应该再戴上一副古典的眼镜才会更富情趣,也可以说才会与复杂多变、高雅神秘的古典陈设、形式、风格相协调。而置身繁华的市井或光彩迷人的盛会、舞厅中,您若是配戴艳丽夺目的眼镜会增加热烈的气氛。但是,若是在课堂或是图书馆戴上流行的时髦眼镜是收不到好效果的。

(2)地区:不同地区配戴不同色彩的眼镜可以改善自然环境给您造成的特定感觉。严冷的南极冰天雪地,在那里工作的人们穿上红色羽绒服,戴上深茶色的墨镜会产生一种温暖感。新疆的吐鲁番烈日炎炎,在那里的人们戴上深绿色或深蓝色的墨镜会产生一种凉爽感。

## 五、练习及评估

如何根据顾客的脸型选择镜框?

### 任务小结

一副好的眼镜架应有稳定、安全、可靠、对皮肤无害的材料,且重量轻、结实且不变形的特点。对于顾客而言,不只是从美观的角度来挑选,应该从镜架的实用性角度出发进行选购。

(刘宏腾 郑 蓉)

情境一

# 认知镜片的特性

　　作为一名合格的配镜师,必须要掌握镜片的基本知识,而后将其转换成通俗的语言,有逻辑性、针对性地向顾客解释清楚,让顾客明白备选镜片之间的差异,从而为顾客挑选最适合顾客的镜片。

## 一、情境导入

　　一位上初中的男生在父亲的陪同下来到门店配眼镜。通过问诊，发现孩子从来没有戴过眼镜，本次前来检查的原因主要是因为上课无法看清楚黑板上的字迹；此外，孩子经常踢足球，但无法看清楚本队队员（球衣背后的号码）。配镜师在为他做完检查之后，发现这个顾客的两只眼均为 –2.00D 近视，矫正视力均为 1.0。接下来，我们将开始为其选择合适的镜片。此时，配镜师拿出厚厚的价目册供顾客选择，顾客一看说："好多镜片啊！"爸爸问配镜师："你是专业人士，你觉得我儿子最适合选择哪一款呢？"作为一名配镜师，我们该如何利用自身的视光学理论知识来帮助顾客从众多镜片中选择最适合他的一款呢？

 **想一想**

1. 你知道初戴者配戴哪种镜片会相对舒服一些吗？
2. 你知道哪种镜片配戴起来较为轻便吗？
3. 你知道哪种镜片可以承受球类等物体撞击而不破碎吗？

## 二、学习目标

1. 掌握镜片的折射率与镜片厚度之间的关系。
2. 掌握不同材质镜片的密度、抗冲击性的特性。

## 三、任务描述

　　一位近视儿童顾客来到眼镜店，要求配镜师帮助他选择一副适合自己的镜片，那么，在本次任务中，我们需要利用哪些专业方面的知识来为顾客提供服务呢？

## 四、知识准备

（一）顾客需求分析

近视眼配戴眼镜的需求：

1. 美观　镜片边缘不可太厚。

2. 舒适　眼镜戴后视物无明显的变形、眩晕等现象。

3. 清晰　镜片中心要保持清晰，视轴周边 15° 范围内视力不得下降一行。

4. 轻巧　配戴起来不可太重，否则容易压迫鼻梁。

5. 抗冲击性　对于儿童、青少年等运动较多的人群。

（二）相关知识

1. 镜片的参数

（1）何为折射率？

我们都知道，光线在同一种介质中沿直线传播。当光线在传播过程中，遇到了另一种介质，便会改变原有的传播方向，其原因便是不同介质的折射率不同。举例来说，当光线从空气进入玻璃中时光线发生偏折，光线会靠近法线（图 3-1-1）。因此，可以通俗地理解为折射率是将光线折射的一个重要指标，折射率越大，光线的折射力度也就越大，折射光线越靠近法线。

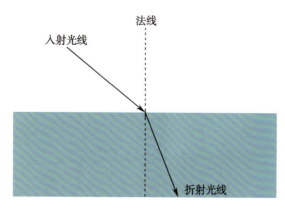

图 3-1-1　光线入水折射示意图

光线从空气中进入玻璃中，光线的传播方向会由于折射率而发生偏折

（2）同等度数、同等尺寸的负球镜片，折射率越高的镜片，边缘越薄（表 3-1-1）。

（3）同等尺寸、同等厚度的镜片，密度越小者越轻（表 3-1-2）。

表 3-1-1　两种直径的 –5.00D 镜片边缘厚度比较

| 镜片类型 | 折射率 | 中心厚度 /mm | 直径 60mm 镜片的边缘厚度 /mm | 直径 70mm 镜片的边缘厚度 /mm |
| --- | --- | --- | --- | --- |
| 玻璃镜片 | 1.523 | 1.0 | 5.9 | 8.0 |
| | 1.600 | 1.0 | 5.1 | 6.8 |
| | 1.700 | 1.0 | 4.1 | 5.8 |
| | 1.802 | 1.0 | 3.9 | 5.1 |
| | 1.885 | 1.0 | 3.6 | 4.7 |
| 树脂镜片 | 1.600 | 1.0 | 5.1 | 6.8 |
| | 1.660 | 1.0 | 4.7 | 6.1 |
| | 1.740 | 1.0 | 3.9 | 4.8 |

表 3-1-2　两种直径的 –5.00D 镜片边缘厚度和重量比较

| 镜片类型 | 折射率 | 密度 / g·cm⁻³ | 中心厚度 / mm | 直径 60mm 镜片 | | 直径 70mm 镜片 | |
| --- | --- | --- | --- | --- | --- | --- | --- |
| | | | | 边缘厚度 / mm | 重量 /g | 边缘厚度 / mm | 重量 /g |
| 玻璃镜片 | 1.600 | 2.63 | 1.0 | 5.1 | 22.2 | 6.8 | 38.2 |
| | 1.802 | 3.65 | 1.0 | 3.9 | 25.3 | 5.1 | 42.1 |
| 树脂镜片 | 1.600 | 1.34 | 1.0 | 5.1 | 11.3 | 6.8 | 19.6 |
| | 1.740 | 1.40 | 1.0 | 3.9 | 9.9 | 4.8 | 16.2 |

（4）同等厚度、不同材质的镜片，抗冲击性能不同（图 3-1-2）。

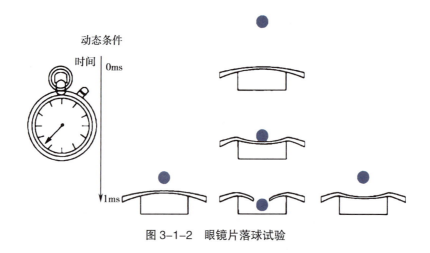

图 3-1-2　眼镜片落球试验

**动动脑，小思考：**

是不是折射率越高越好呢？

**知识拓展：**

阿贝数：也称倒色散系数，指材料的光学性质。是材料色散率的倒数，表明戴镜者会感受到的横向色差的程度。在高对比环境下，横向色差对人眼的影响是视物时可能发现物体的边缘内伴有彩色条纹。低对比度下，会影响戴镜者用周边镜片视物的清晰度。阿贝数越低的镜片，边缘的彩虹现象越明显（图3-1-3），看东西越模糊。国家要求，光学镜片材质的阿贝数不得低于30。因此，选择镜片时，配镜师还要为顾客选择合适的阿贝数，阿贝数越高的镜片，成像效果越好。但是，很多时候，阿贝数高的镜片折射率都偏低，因此，配镜师必须调整好阿贝数与折射率之间的平衡。

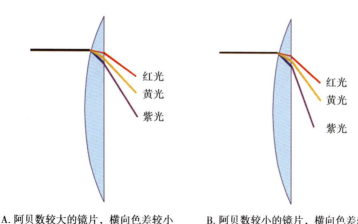

A. 阿贝数较大的镜片，横向色差较小      B. 阿贝数较小的镜片，横向色差较大

图 3-1-3 横向色差示意图

 **动动手：**

拿两片度数一样的镜片，例如-6.00D，一片是CR-39号材质，一片PC材质，依次放在投影仪前，你会发现什么呢？没错，你会发现两片镜片的周边都出现了彩虹条纹，但是PC材质的镜片出现的彩虹条纹更靠近中心，也就是说PC材质的镜片色差较大。接下来，试着用刚才学过的知识解释一下吧。

2. 不同度数的眼镜适合哪种折射率的镜片呢？

（1）低度近视（≤-3.00D）：适合折射率为1.5~1.6的镜片，此类镜片的阿贝数较高,对于初戴者或者间歇性配戴者,比较适合。

（2）中度近视（-3.25D~6.00D）:适合折射率为 1.6~1.67 的镜片,此类镜片边缘较薄,配戴美观,但阿贝数稍低。不过对于习惯戴眼镜的人来说,很容易适应。

（3）高度近视（>-6.00D）:适合折射率为 1.67 及以上的镜片,此类镜片为超薄镜片,配戴美观,但其阿贝数较低,对于敏感的人来说配戴后需要适应一段时间。

3. 镜片的密度　与阿贝数一样,镜片的密度也是与材质本身相关的重要参数。玻璃材质的密度远远高于树脂材质,随着时代的发展,玻璃镜片已经逐步被树脂镜片取代,目前我们在市面上所见到的绝大多数镜片均是树脂镜片。表 3-1-3 为常见树脂材质镜片的折射率、阿贝数和密度的对应表。

表 3-1-3　常见树脂镜片的参数表

| 材质 | 折射率 | 阿贝数 | 密度 /g·cm$^{-3}$ |
| --- | --- | --- | --- |
| CR-39 | 1.50 | 58 | 1.32 |
| Trivex | 1.53 | 45 | 1.10 |
| Easylite | 1.55 | 38 | 1.24 |
| PC | 1.59 | 31 | 1.20 |
| MR-8 | 1.60 | 41 | 1.30 |
| MR-7 | 1.67 | 32 | 1.35 |
| MR-174 | 1.74 | 33 | 1.47 |

4. 镜片的抗冲击性能　顾客在配戴眼镜后,眼镜必须要保证能够接受一定程度外力的冲击性,否则容易发生碎裂而伤及眼睛。镜片的抗冲击性能一方面与镜片的厚度有关,另一方面与镜片的材质有关。

同样材质的镜片,厚度越厚,抗冲击性能越好,但增加镜片的厚度,会增加眼镜的重量,因此,为了兼顾两者,国标对镜片的厚度是有严格的规定的。

在更多的情况下,镜片的抗冲击性能取决于是材料的本身性能。镜片的材质最常见的是玻璃与树脂,后者较前者的抗冲击性能好。在实验室里面,通常会对树脂镜片进行抗冲击性能的测试,通常是将 16g 的小钢珠从 127cm 处自由落体至镜片表面,从而进行检测。树脂材料中,Trivex 与 PC 材质镜片的抗冲击性能为佳,其中 Trivex 的抗冲击性能最好。因此,在很多情况下,如需要考虑镜片的安全性能,需要考虑该两款材质的镜片。

综上所述,在任务一中,我们作为配镜师,需要考虑顾客的年龄和需求,可以将 Trivex 镜片作为最佳选择向上述任务中的顾客推荐。原因如下:密度小,同样体积下重量更轻,配戴起来不会压迫鼻梁;抗冲击性好,安全性能高,踢足球不用担心伤到眼睛;阿贝数高,成像质量好,对孩子的视觉健康更为有利。

## 五、实施步骤

1. 情景模拟上述顾客,学员角色扮演,引发讨论。
2. 学员分组、讨论,得出最终答案。
3. 培训师就学员的答案总结提炼。

## 六、练习及评估

1. 同度数、同尺寸的镜片,折射率越高的镜片,边缘(　　　　)。
2. 同尺寸、同度数的镜片,密度越小者(　　　　)。
3. 简述不同屈光不正度的顾客适合配戴哪种折射率的镜片,并阐述其原因。

## 任务小结

本任务主要是在门店中为顾客验光等检查结束之后,如何根据镜片的特性为顾客推荐最为适合的镜片。在本任务中,顾客的特点有两个:

1. 首次戴镜且度数较低　对于首次戴镜且度数较低的顾客,在选择镜片的时候,配镜师需要推荐的是高阿贝数镜片。

2. 运动　对于经常做剧烈运动(如足球、篮球、棒球、排球等)的顾客,为了防止运动过程中砸伤眼睛,在选择镜片材质的时候,需要考虑镜片的抗冲击性能。

在本任务中,必须要掌握镜片的折射率、阿贝数、密度、抗冲击性能特征,这些特征将会在工作中帮助顾客获得最适合的镜片,体现专业与实际生活之间的密切关系。

# 认知镜片分类

目前,我们会经常听到"非球面设计"这个词汇,那究竟什么是非球面设计呢?非球面设计与球面设计有什么不同呢?如何向顾客解释?如何为顾客选择合适的设计呢?无论是验光师还是配镜师,都必须要对非球面设计的定义及用途做一个充分的了解。

## 任务一　认知球面设计与非球面设计

### 一、情境导入

　　一位爱美的年轻女士来到了你所在的眼镜店,她对销售人员说:"我现在的这副眼镜配了很长时间了,现在想要换一副新的、漂亮的。"在验光结束后,配镜师发现她的度数比较高,双眼均是 –8.00D 的近视。这个时候,作为一名配镜师,该如何针对这位顾客的需求推荐给她最合适的镜片呢?

 **想一想**

1. "漂亮的镜片"有哪些特征?
2. 哪种类型的镜片符合这些特征?

### 二、学习目标

1. 掌握球面设计与非球面设计的区别。
2. 掌握如何通过专业设备对球面和非球面镜片加以区分。
3. 学会使用通俗的语言为顾客解释清楚球面镜片与非球面镜片。

### 三、任务描述

　　一位高度近视的爱美女士来到眼镜店,要求配镜师帮助她选择一副"漂亮的眼镜片"。那么作为配镜师的你,需要掌握哪些方面的专业知识来为顾客提供服务呢？

## 四、知识准备

### （一）顾客的需求分析

在本案例中，顾客的需求是要让镜片看起来"漂亮"，那么，什么样的镜片看起来是漂亮的呢？

薄的镜片看起来是漂亮的，一方面，较薄镜片的边缘会明显地减少"漩涡"或者"圈圈"，不会影响美观；另一方面，没有厚厚的边缘，不会暴露配戴者的实际度数。

接下来，你想一想，什么样的镜片会薄一些呢？

1. 折射率　折射率越高的镜片，边缘越薄。

2. 非球面设计　非球面设计要比球面设计的镜片边缘更薄。

### （二）什么是球面设计？什么是非球面设计？

从字面上来理解，所谓的球面设计就是指镜片的前后表面都是球面，设想一下一个镜片的前表面为足球的面，后表面为篮球的面，这个镜片是一个什么镜片呢？

如图 3-2-1 所示，该镜片中心厚，边缘薄。此类镜片称为凸透镜或正透镜。

那么，如果镜片的前表面为篮球的面，后表面为足球的面，该镜片是一个什么镜片呢？

如图 3-2-2 所示，该镜片的中心薄，边缘厚。此类镜片称为凹透镜或负透镜。

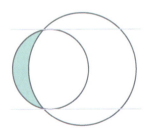

图 3-2-1　凸透镜示意图

镜片前表面为足球面，曲率半径较小；后表面为篮球面，曲率半径较大。两者结合形成凸透镜或正球镜

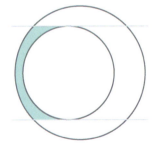

图 3-2-2　凹透镜示意图

镜片前表面为篮球面，曲率半径较大；后表面为足球面，曲率半径较小。两者结合形成凹透镜或负球镜

上述的两种镜片的前后表面均为球面,所以都是球面设计的镜片。

那么,什么是非球面镜片呢？从字面上理解,"非"是"不"的意思,非球面镜片就是指不是球面的镜片,也就是指镜片的任一个面不是球面的镜片。比如说一个镜片的前表面是足球的面,后表面是橄榄球的面,这种镜片严格意义上来说,就是非球面镜片,因为橄榄球的面并非球面。

但目前市场上所说的非球面镜片并不是这个意思,而是顶周非球面,是指镜片中心和镜片周围的曲率不同。比如说,橄榄球两端的面,中心的曲率(弯度)较大,周边的弯度较平,这种面便是我们通常所说的非球面(图3-2-3)。如果一个镜片的前表面是这样的一个非球面,后表面是足球面,则这种镜片便是我们通常所说的非球面镜片了(图3-2-4)。非球面可以设计在前表面,也可以设计在后表面,也可以前后两个表面均设计。

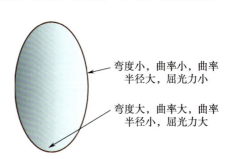

弯度小,曲率小,曲率半径大,屈光力小

弯度大,曲率大,曲率半径小,屈光力大

**图 3-2-3　非球面镜片示意图**
橄榄球两端中心曲率较大,屈光力较大,
而周边逐渐趋于平缓,即非球面

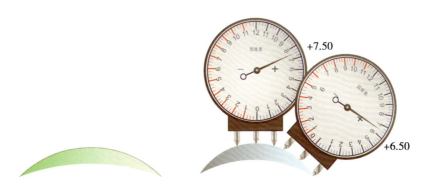

+7.50

+6.50

**图 3-2-4　非球面镜片示意图**
镜度表测量前表面设计的非球面镜片,中心与周边屈光度不同

接下来的问题是为什么要设计非球面镜片呢?

当在使用球面设计时,一旦材质确定,折射率、阿贝数便已确定,其屈光度则由前后表面屈光度及中心厚度决定。我们在工作中所接触的镜片主要是凹透镜,而凹透镜的中心最薄,尤其是度数较高的凹透镜,中心厚度可以薄至1.15mm,因此,我们在计算的时候,可以将中心厚度忽略不计。如此而言,镜片的屈光度则由前后表面来决定了。

假设,此时,你要设计一个 –7.00D 的球面设计的凹透镜,则前后表面可有无数种组合,见表 3-2-1。

表 3-2-1  –7.00D 球面设计镜片前后表面组合方式

| 镜片屈光度 /D | 前表面屈光度 /D | 后表面屈光度 /D |
| --- | --- | --- |
| –7.00 | 0 | –7.00 |
| –7.00 | +1.00 | –8.00 |
| –7.00 | +2.00 | –9.00 |
| …… | …… | …… |

而在众多组合中,只有两种组合是最佳的组合。那么什么是最佳的组合呢?

 **动动手:**

1. 在你的眼前配戴全矫眼镜,然后在你的正前方放一张放射线视标,而后遮盖一眼,此时你会发现放射线视标是等清晰的;将你所配戴的眼镜逐渐倾斜,你有没有发现放射线视标不再等清晰了呢?

2. 拿一块球镜镜片,放在焦度计上,并测量其屈光度,此时焦度计显示是没有散光的;然后将镜片倾斜,你有没有发现焦度计上显示出现了散光?

通过上述两个小实验,你会发现,当镜片倾斜后,原本没有散光的镜片出现了散光。我们配戴眼镜后,眼镜通常会有倾斜角和镜面弯度,该两个因素会导致镜片相对于眼睛来说是倾斜的,因此便会出现散光,这种散光我们称为像散。为了消除这些由于镜片倾斜而出现的像散,镜片在设计的时候,必须要进行严格的设计。通过研究,我们发现,如果要设计一个没有或者像散很小的球面设计镜片,只有两种设计是最合适的,例如,如果要制作一片 –7.00D 的镜片,选择折射率为 1.67 的材料,最佳的组合有两组:①前表面为 +24.00D,后表面为 –31.00D;②前表面为 +7.00D,后表面为 –14.00D。很明显第二组要明显的比第一组更为美观,第一组的后表面如同一个玻璃球那么弯。但其实第二组也并非很美观,第二组的后表面如同一个大的可乐瓶子那么弯,此类镜片戴在眼前是非常丑陋,而且笨重的,因此,不被广大眼镜配戴者接受。

为了让配戴者接受,就不能按照上面的球面设计去制作镜片。但是如果不这样设计,镜片又会引起明显的像散。在这种情况下,就必须要找一种方法来既能够保证镜片看起来好看,又能保证没有或者明显降低像散,这种方法就是市场上所说的非球面设计。例如,在设计 –7.00D 镜片时,前表面可选择 +2.25D,后表面可以选择 –9.25,然后再通过非球面技术把镜片点状研磨,将周边的像散消除,配戴不仅明显地改善了外观,而且能够消除像散,一举两得。

**了解一下:**

如何使用专业设备检查镜片是球面设计还是非球面设计?

在实际工作中,我们会发现非球面由于其设计专利等原因,价格要比球面设计贵很多,那么,我们除了通过产品的包装,还有哪些方法可以知道某个镜片是球面设计还是非球面设计呢?

1. 最精确的方法是镜片地形图,它可以测量镜片每一个部位的度数,然后通过不同的颜色标记不同的度数,因此可以直接地看到镜片是哪种设计,只是无法得知非球面设计是在前后哪个面。

2. 在真正的工作中,镜片地形图由于其价格太过昂贵,因此,并没有被广泛地利用,我们可以通过其他方法来检查镜片是否为非球面设计。最常用的便是弧度表和焦度计(图 3-2-5):

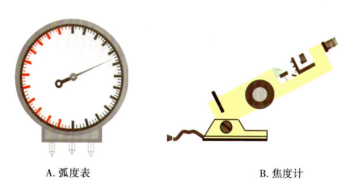

A. 弧度表　　　　　　　　　　B. 焦度计

图 3-2-5　弧度表和焦度计

(1)使用弧度表来检查时,将弧度表的测量指针垂直置于镜片的前表面与后表面,沿着镜片的经线移动,同时观察弧度表的显示,如果镜片某个表面中心与边缘的屈光度明显发生改变,则是非球面设计;反之,则为球面设计。

(2)使用焦度计检查时,将镜片置于测量底座上,测量其屈光度,然后将镜片慢慢地移开,测量镜片周边的屈光度,如果发现屈光度下降,则说明是非球面设计,只是无法测量出非球面究竟设计在哪个表面。

（三）如何用通俗的语言向顾客解释非球面设计的镜片呢？

如果将上述的专业知识说与顾客听，恐怕几乎没有人能够听懂。因此，我们必须要知道如何向顾客解释非球面设计以及非球面设计的好处。

在门店工作中，我们可以很容易地接触到一些解释非球面设计的道具（图3-2-6），在向顾客解释的问题主要有两点：

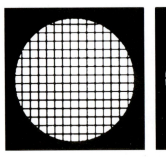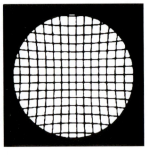

图 3-2-6  门店中常用的球面镜片与非球面镜片比较道具

1. 非球面设计的镜片能够有效地减小镜片周边的模糊程度（像散），使得我们在通过镜片周边看东西的时候也一样清晰。

2. 非球面设计的镜片更薄、更美观，同样度数、尺寸、折射率的镜片，非球面设计要比球面设计的镜片更薄，从而更加美观，而且重量上更轻，配戴舒适。

## 结论

综上所述，在该任务中，这位女士的屈光度如此之高，我们为了让顾客视物更清晰，配戴更舒适，应该要为顾客选择非球面设计的镜片。另外，顾客近视度数太高，我们通常会为顾客选择 1.74 的折射率。

## 五、实施步骤

现在你可以充分地利用刚才学到的知识，来练习演示了：

1. 情景模拟上述顾客，学员角色扮演，引发讨论。

2. 学员分组、讨论，得出最终答案。

3. 培训师就学员的答案总结提炼。

## 任务二　认知多焦点镜片

### 一、情境导入

　　一位45岁的顾客进入一家眼镜店,主诉从未配戴过眼睛,年轻的时候视力很好,看近也清楚。但最近几年,看近阅读越来越不舒服,近6个月来,更是看一会儿近就会看不清上面写的是什么,尤其是在开会的时候,时间稍长之后,看不清材料。经过验光,发现该顾客是出现了老视,需要配戴老花镜才可看近,但顾客又告诉配镜师说:"戴副老花镜看近,看远看近来回摘戴不方便,而且让人一看就知道我已经老了。"那么,在工作中,我们作为专业人员,该如何帮助顾客呢?

 **想一想**

1. 对于顾客的要求,你觉得哪种镜片可以满足呢?

2. 你熟悉这种镜片的设计吗?

3. 这种镜片可以推荐给哪些人配戴呢? 不可以推荐给哪些人配戴呢?

### 二、学习目标

1. 熟悉渐变焦镜片的设计。

2. 掌握渐变焦镜片的标记名称及定义。

3. 能够将学习到的知识应用于实际工作中。

## 三、任务描述

一位有明确视觉需求的老视顾客来到眼镜店，要求配镜师为其选择一款无需反复摘戴的看远看近均清晰的眼镜。那么在本次任务中，配镜师需要运用哪方面的专业知识为顾客提供帮助呢？

## 四、知识准备

### （一）单焦点镜片和多焦点镜片

我们都知道，正视眼或者屈光不正矫正后的眼，在注视无限远处视标或者物体时，光线进入眼睛后，聚焦在视网膜上，看近处时，通过睫状肌的收缩，动用调节，使得光线进入眼睛后，依然能够聚焦在视网膜上，从而看清楚近用视标或者物体（图3-2-7）。然而，随着年龄的增长，人眼的调节能力逐步衰退，导致注视近距离视标或者物体时，焦点无法落在视网膜上，出现模糊，因此需要配戴老花镜进行矫正（图3-2-8）。

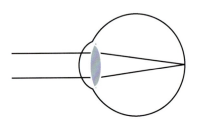

a. 正视眼注视无限远处视标时，光线进入眼睛后，聚焦在视网膜上，因此视物清晰

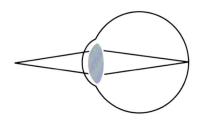

b. 正视眼注视近处物体时，需要动用调节，将进入眼睛的光线聚焦在视网膜上，从而使得视物清晰

图3-2-7　正视眼看远看近成像原理

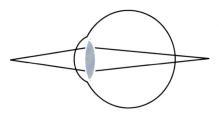

a. 老花眼注视近处视标时，光线进入眼睛后，无法聚焦在视网膜上，因此视物模糊

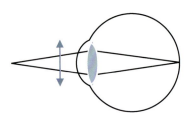

b. 老视配戴老花镜后，注视近处物体，将进入眼睛的光线聚焦在视网膜上，从而使得视物清晰

图3-2-8　老视（老花眼）看近成像原理

配戴这种单焦点眼镜的顾客仅能视近,视远则需要摘掉眼镜,如此反复摘戴,必然会将单焦点镜片的缺点暴露无遗,如果有一种能够无需反复摘戴且能够同时看清楚远近物体的镜片,就可以成功避免反复摘戴的要求了,这种镜片便是渐变焦镜片。

那么什么是渐变焦镜片呢?它的设计是如何做的呢?如何理解这种设计呢?

### 了解一下

如何才能够更加轻松、更加直观地了解渐变焦镜片的设计呢?我们从散光镜片说起。例如一个单散镜片,+2.00DC×90,将该镜片顺时针旋转45°,便会发现从正轴所在的经线到屈光力最大的经线这一块区域中,最上端的屈光度为0,最下端的屈光度为 +2.00D(图 3-2-9)。试想一下,如果一个正视眼,注视远处时,从该区域最上端注视,注视近处时,从该区域最下端注视,既可以达到一副眼镜,看远看近无需反复摘戴的要求(图 3-2-10)。

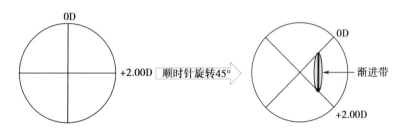

**图 3-2-9 +2.00D 渐进带示意图**

单散镜片 +2.00×90,顺时针旋转45°,从屈光度为 0 的
轴位到屈光度最大的强主经线区域为渐进带

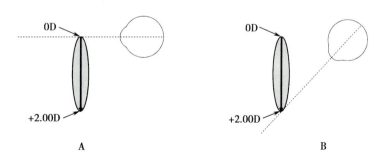

A                                    B

**图 3-2-10 渐进片看远、看近光度选择示意图**

A. 眼睛注视远处时,平视前方,从屈光度为 0 的部位注视,
B. 眼睛注视近处时,从屈光度为 +2.00D 的部位注视

从上述图中可以看出,渐变焦镜片的设计类似于散光镜片,这不仅解释了渐变焦镜片的渐进带设计原理,也解释了为什么配戴渐变焦镜片后会出现不适或眩晕的感觉了。

### (二)渐变焦镜片——看远看近,一副搞定

渐变焦镜片最早是专门为老视人群而设计的,看远看近可以一副搞定,现在逐步应用到年轻人或者儿童中,针对有特殊需求的人群进行验配(图3-2-11)。

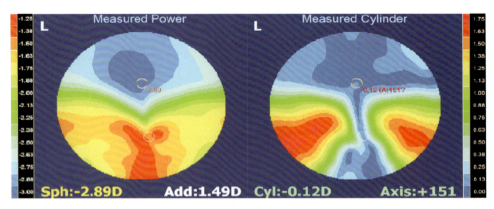

图3-2-11　渐变焦镜片等柱镜图与等球镜图

渐变焦镜片的上半部分为视远区,绝大多数多焦点镜片从远用区配镜十字开始,向下方移动,屈光度开始发生改变,正度数逐渐增加,直至近用区。远用区与近用区屈光度之间的差值,为ADD度数,所有的镜片厂商将ADD数据以隐形标记的形式标记在镜片的颞侧,鼻侧标记的是厂商的品牌,也是以隐形标记的形式标记。对于配戴渐变焦眼镜的老视人群来说,看远处物体,需要通过远用区看;看近处物体,需要通过近用区看;中距离物体可以通过远用区和近用区之间的过渡区或渐进带区域来看。因此,配戴后,从远到近各个距离的物体均可以通过镜片的不同位置落在视网膜上,从而使得视物变清晰。

### (三)渐变焦镜的标记与设计

渐变焦镜片的设计区域主要分为四个区:远用区、近用区、周边像散区、渐进带(图3-2-12)。镜片的两侧有两个隐形小刻印,最常见的是小圆圈,也有的镜片是小十字等其他图案,两个小刻印相距34mm,为固定值。鼻侧隐形小刻印的正下方标记着品牌图案,颞侧隐形小刻印正下方标记着镜片ADD值,两者也是隐形刻印标记。以上四个隐形小刻印均是永久性标记,如果不刻意地寻找,是很难找到的,寻找的时候,需要对着光亮的地方来寻找。

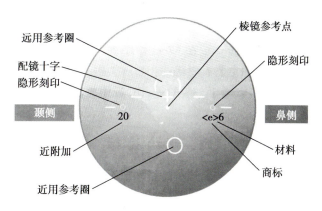

图 3-2-12　渐变焦镜片的标记图

渐变焦镜片上除了隐形小刻印还有很多临时性的标记,从上往下包括远用参考圈、配镜十字、棱镜参考点、近用参考圈。通常,对于毛坯镜片来说,这些标记均在镜片上,但制作成眼镜后,这些临时性标记将会被擦掉。因此,在需要重新标记已被擦除的临时标记时,需要先找出隐形小刻印,同时配合配套的参考卡,才能重新标记出已经擦掉的临时性标记。

 **动动手:**

试着寻找一下镜片的隐形小刻印,然后配合配套的参考卡,重新标出镜片上的永久性与临时性标记。

## 五、根据顾客的要求选择合适的镜片

 **想一想**

思考一下,哪些人最愿意接受渐变焦镜片?

(1)老视初期,ADD 较低的人群,这类人更容易适应。

(2)爱美的人,无论是女士还是男士,凡是注重自身形象的人,大多数会在老视后,选择渐变焦镜片。一方面看起来美观,另一方面可以隐藏老视的状况。

(3)顾客有需要远近交替注视的情况或场合,例如参加报告等活动。

思考一下,哪些人较难适应渐变焦镜片或者不适合配戴渐变焦镜片?

(1)从未配戴过眼镜或者曾经配戴眼镜,但难以适应的老视人群。

（2）年龄较大且从未配戴过渐变焦镜片的老视人群要慎选。

（3）视近时间较长的人群，视近必须维持眼球下转的姿势，时间久了会出现视疲劳。

（4）近距离工作时需要处于平视或者仰视的人群，例如图书馆工作人员、飞行员等。

（5）运动系统、平衡功能不良者，例如晕车、晕船、头位运动受限等人群。

（6）视功能异常人群，存在斜视、弱视的人群要慎配，尤其是斜视人群，由于仅使用一只眼视物，戴镜后视野会受影响，明显变窄。

## 六、实施步骤

1. 学员分组、角色扮演，引出本任务需要解决的问题。
2. 分组讨论、归纳、培训师指导。
3. 分组练习如何为顾客介绍渐变焦镜片。
4. 练习如何使用渐变焦镜片。
5. 多种镜片供学员练习。
6. 培训师就学习内容总结提炼。

## 七、练习与评估

1. 简述渐变焦镜片的分区。
2. 渐变焦镜片的永久性标记包括哪些？临时性标记包括哪些？
3. 哪些人适合选择渐变焦镜片？哪些人不适合选择渐变焦镜片？

## 任务小结

本任务中学生必须要掌握非球面与渐变焦镜片的设计，在工作中能够使用最直接、最清晰简洁的语言向对非球面镜片和渐变焦镜片一无所知的顾客介绍清楚两者的设计与功能，并能够清晰地解释球面设计与非球面设计之间的区别以及非球面设计的优点。

此外，对于渐变焦镜片，配镜师需要在工作中向顾客介绍如何使用渐变焦镜片，如何看远、如何看近、如何看中距离。通过这些内容的学习便可以初步了解渐变焦镜片的验配基础知识了。

综合上述两个案例，作为配镜师，我们更要因人而异，根据顾客的实际情况为他们选择适合的镜片。在任务一中，如果我们选择了普通的球面设计镜片，那么顾客配戴起来必然感觉镜片太厚，从而影响了外观上的"漂亮"。因此，遇到这种情况时配镜师一定要选择非球面设计的镜片，减少镜片的周边厚度，这样不仅可以使得看起来漂亮，而且镜片更轻，配戴更舒适。另外，在该任务中，顾客的近视度数较高，我们在选择镜片的折射率时，也要考虑折射率。通常来说，对于高度近视的顾客，我们通常建议配戴 1.67 及以上折射率的镜片。对于一些对美观更看重的女性顾客来说，甚至可以选择 1.74 或更高折射率的镜片，因为通常女性瞳距较小，在加工镜片时镜片周边通常比较厚，加之近年来较大的镜架比较受女性欢迎，更进一步增加了周边镜片厚度，从而影响美观。因此，对于本任务中的顾客，我们更加愿意推荐 1.74 非球面设计的镜片。

在任务二中，顾客是位典型的初期老视顾客，此时的老视度数并不高，根据经验应该在 +1.00D 左右（表 3-2-2）。根据渐变焦镜片的设计原理我们知道，渐进带其实就是一种散光镜片，因此，ADD 越大配戴后的舒适性越差，其原因主要是渐进通道的变化速度太快。因此，通常我们在给顾客选择镜片时，ADD 越小成功率越高。正如该顾客，ADD 并不大，因此配戴后的成功率较高。此外，我们为该顾客选择镜片的时候，还要考虑到折射率的问题。由于该顾客，屈光不正度数并不高，因此，我们在选择镜片时应尽量选择低折射率，例如 CR-38 号材料的镜片，其阿贝数较高，成像效果较好，配戴起来更为舒适。

表 3-2-2　老视 ADD 度数与年龄关系

| 年龄 | 45 岁 | 48 岁 | 50 岁 | 55 岁 | 60 岁 |
|---|---|---|---|---|---|
| ADD | +1.00D | +1.50D | +2.00D | +2.50D | +3.00D |

# 认知镜片镀膜

　　无论是验光师还是配镜师，我们经常会被顾客问到一些问题：我戴眼镜为自拍为什么看不到眼睛呢？我的镜片反光看为什么和别人的颜色不一样呢？我的镜片为什么这么容易被磨花呢？我的镜片已经戴了几年了，为什么会有一些怎么擦也擦不掉的、一片一片的东西呢？相信我们专业人员能够正确地解释其中一部分疑问，那是不是全部的疑问都可以应对如流呢？这些让"眼镜侠"头疼的问题从何而来呢？让镜片上面的镀膜，也就是镜片膜层来自己解释吧。

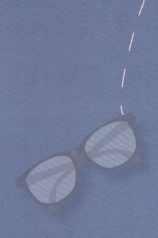

## 一、情境导入

**情境一**

　　一中年男子来门店,想配一副眼镜,说准备到内蒙古自治区长期驻扎,以前的那个眼镜磨花了。顾客自我介绍说是某公司的仪器设备工程师,经常要到户外进行仪器设备校对,户外的环境不好,经常会有风沙,有时候调试完设备还一手的油。当配镜师听完了顾客的需要后,该为顾客选择什么样的镜片呢?

 **想一想**

1. 你知道这位顾客的眼镜为什么经常容易磨花吗?

2. 你知道镜片怎么处理后可以减少镜片被磨花吗?

3. 你知道什么样的镜片膜层是这位顾客的最佳搭档吗?

**任务描述**

　　上述案例中的这位顾客的工作需要,我们需要运用哪些专业知识来向他推荐最合适的镜片呢?

**情境二**

　　一位21岁的大二女生来门店配眼镜,她告诉店员说自己先前戴的那副镜片跟同学拍照时总是看不到自己的眼睛,而同学的则没有问题,所以很苦恼,想来店里配一副也可以拍照的镜片。

 **想一想**

1. 戴什么样的镜片在拍照时镜片是一片白光,看不到自己的眼睛呢?

2. 怎么解决这个麻烦的问题呢?

**任务描述**

请作为店员的你如何给上述案例中的顾客解释她的疑问和解决她的烦恼呢？

## 二、学习目标

1. 了解镜片为什么要加膜？
2. 学习镜片膜层的种类和作用。
3. 了解镜片表面各种膜层的适应人群。

## 三、知识准备

（一）顾客的需求分析

情境一

1. 减少磨花镜片表面要特殊耐磨损处理，减少镜片被划伤。
2. 不粘油镜片表面特殊防油污处理，减少油污附着。

情境二

拍照不反光　镜片表面需要特殊的膜层处理，减少镜片的反光。

（二）相关知识

镜片的膜层及其作用。

1. 加硬膜无论是树脂镜片还是玻璃镜片，在日常使用过程中，由于与灰尘和沙砾的摩擦都会造成镜片划伤，在镜片表面产生划痕。从材质角度上来比较，树脂镜片的硬度比较低，更易产生划痕。因此，树脂镜片在出厂前，必须要在其前后表面镀加硬膜，以增加镜片的硬度，减少在使用中产生的划痕。

2. 减反射膜减反射膜简称减反膜。镜片作为一种透明的介质，当光线照射到镜片上后，会有一部分反射出去，从而造成透过率较低、外观差等现象。镀减反膜的镜片可减少上述问题，从而明显改良视觉效果。未镀减反射膜膜层的镜片会产生"镜面效应""虚像""眩光"等，影响镜片的配戴效果和美观。尤其是光线照射镜片时，例如打开闪光灯拍照，镀有减反射膜的镜片会明显地减少光线的反射，降低放射光的亮度。目前，无论是玻璃镜片还是树脂镜片，几乎都镀有减反射膜。一些高端镜片为了达到更好的减反射效果，会镀多层减反射膜。镀了减反射膜的镜片所反射出的光线并非白色，且颜色不一，通常认为颜色越淡，减反射效果越好。

3. 抗污膜镜片表面镀了减反射膜后，镜片表面特别容易黏附污渍，镜片上往往往会出现一层油污,油污会破坏减反射膜的减反射效果,所以必须要在减反射膜外再镀一层非常薄的具有抗油污和抗水性能的顶膜,即抗污膜。镀有抗污膜的镜片可以使水滴和油污不易黏附在镜片表面,所以有时候也称为防水膜。

 **动动脑,小思考:**

梳理一下这些膜层镀的顺序?如果把这些膜层的顺序镀反了,将会发生什么问题?

## 四、知识拓展

国家标准中有专门针对镜片表面镀膜工艺的质量要求,分别是"GB 10810.4—2012  眼镜镜片  第 4 部分:减反射膜规范及测量方法"和"GB 10810.5—2012 第 5 部分:镜片表面耐磨要求"。

### (一)光反射比的国标要求

1. 镜片单表面的光反射比应小于 1.5%,或镜片双表面的光反射比应小于 3.0%,即光线穿过镜片后,应保证至少 97% 以上的光线顺利通过。

2. 如果镜片包装袋上标明光反射比,则测量值应小于 1.2 × 反射比。

 **动动手:耐摩擦性能比较小试验**

1. 摩擦  准备一块钢丝绒。选两片光度相同,但材质或者膜层不同的镜片,先将镜片表面擦洗干净,清除任何的产品残余物。标记两个镜片的 0°/90°/180°/270° 四个方向,然后用准备好的钢丝绒对第一片镜片凸面的四个方向反复摩擦 20 次,后观察镜片表面。第 2 片镜片擦拭动作如镜片 1,需要注意的是力度要相同。

2. 观察  对着灯光观察镜片表面是否有可见的划痕和磨损面,比较两片镜片的磨损程度,磨损较轻者镜片的耐磨损性能较好。

### (二)镜片表面耐磨要求

1. 最低要求镜片摩擦范围内不应有可见的划痕磨损和磨损面。

2. 加强型要求对于"耐磨"的镜片,镜片经试验和雾度值结果计算后,雾度值应≤0.8%。

## 五、实施步骤

1. 情景模拟上述顾客,学员角色扮演,引发讨论。
2. 学员分组、讨论,得出最终答案。
3. 培训师就学员的答案总结提炼。

## 六、练习及评估

1. 为了防止镜片被划伤而在镜片表面镀的一层膜叫( )。
2. 为了让镜片不会脏得太快,所以在镜片表面镀了一层( )膜层。
3. 戴眼镜拍照,照片上眼睛部分是一片白光,看不到自己的眼睛。此时,我们需要在镜片表面镀一层( )膜来改善这种现象。

### 任务小结

　　本任务中,配镜师需要掌握在工作中常用到的耐磨损膜、减反射膜、抗污膜的作用,并且能够根据顾客的需求提供相应膜层的镜片。在第一个案例中,顾客要去内蒙古自治区,且面对风沙与油污的侵扰,因此,需要为顾客推荐耐磨损性能较好、抗油污性能较好的镜片。而在第二个案例中,顾客主要的要求是照相时的反光问题,只要为顾客推荐减反射性能较好的镜片即可。

　　根据以上两个案例,配镜师需要多了解顾客的真实生活或工作中的环境要求,从而更有的放矢地向顾客推荐合适的镜片。

# 认知特殊镜片

## 任务一 认知染色镜片

每到夏天,戴眼镜的朋友就要开始烦恼了。除了经常爱出汗眼镜容易往下滑以外,还不能像其他人一样秀自己的太阳眼镜。特别是女士,有时候为了想要戴太阳镜宁愿再戴一副隐形眼镜。那么问题来了,作为专业服务的我们有没有什么好主意来解决这个问题呢?

### 一、情境导入

一中年男子到门店来买太阳镜夹片,述说自己眼睛近视,配有好几副近视眼镜,但是夏天开车的时候阳光太刺眼了,很不舒服。几年前听说有夹片,就买了一副,夏天戴眼镜的时候一直戴着。令他烦恼的是夹片容易损坏或丢失,所以每隔一段时间就要重新购买。

 想一想

1. 有没有什么镜片可以代替这个夹片呢?
2. 什么样的镜片最适合这个顾客呢?

### 二、学习目标

1. 掌握镜片染色的目的和顾客需求。
2. 掌握染色镜片的属性,包括透射比、颜色选择、色度还原和染色方法。
3. 了解常见的树脂镜片的染色工艺和效果。

## 三、任务描述

一个既需要配戴近视眼镜又需要配戴太阳镜的有车族,他的两个需求我们可以通过一种镜片来解决,现在我们就运用专业知识为顾客推荐合适的镜片吧。

## 四、知识准备

顾客需求分析:

1. 近视 需求为近视镜片。

2. 避开刺眼的阳光 需要太阳镜片。

3. 夹片问题 经常摘戴,容易坏掉或丢失。

4. 开车配戴 常见的变色镜片不能配戴,因为常见的变色镜片是受紫外线的照射后变色,而汽车的挡风玻璃通常具有防紫外线功能,车内配戴难以达到有效的变色效果。

综上所述,顾客需要的是一副染色的近视镜片。

## 五、相关知识

### (一)染色镜片

有配戴染色需求的戴镜者目的并不相同。有些戴镜者为了美观、舒适,喜欢镜片带有一定的颜色;有些戴镜者希望镜片能吸收一定量的可见光,在强光下不太刺眼;也有些戴镜者需要有色镜片来增加视物的对比度等等。

### (二)染色属性

1. 透射比 染色的浓度会改变镜片对可见光的透过量,光线透过量与入射量之间的比值为透射比。ISO 国际标准对镜片染色后的透射比分为 5 级,即 0~4 级(表 3-4-1)。

表 3-4-1 镜片染色后透射比等级

| 染色等级 | 透射比从(%) | 到(%) |
|---|---|---|
| 0 | 80 | 100( ≈ ) |
| 1 | 43 | 80 |
| 2 | 18 | 43 |
| 3 | 8 | 18 |
| 4 | 3 | 8 |

2. 颜色选择 镜片的颜色取决于三原色的搭配。颜色的选择除了个人爱好以外,也受屈光不正的性质影响。比如:近视眼戴棕色的镜片视物较清晰;远视眼戴绿色的镜片视物较清晰;淡黄色的镜片可以增加视物的对比度,适合于雾天行驶的驾驶员以及某些低视力者;在雪地中行进时,最好的染色镜片是灰色,因为一方面可以防止雪地反光,另一方面可以增加视物的对比度。

3. 色度还原 在选择染色镜片时,还要注意色度还原指数,也就是说,通过有色镜片看到不同颜色的物体时,能保持物体原来颜色的色度。一般情况下,染灰绿色的镜片有比较好的色度还原指数。有些特殊染色的镜片则不同,比如玫瑰色的染色镜片,戴镜者在日光中看物体时会减少某些物体中绿色和蓝色的色度,使戴镜者感到所看到的物体颜色偏暖色调。

4. 染色方法 目前主要的方法是热浸润法。一般来说具有以下特点:

(1)浸润的时间越久,颜色就越深。

(2)所染颜色会因镜片屈光度数及厚薄的不同而不同。

(3)树脂镜片能进行单色、双色或渐进染色。

(4)散光镜片在浸泡前必须确定镜片割边的基准线。

(5)染色一般应该在镜片加硬工艺之前进行,因为有些加硬材料非常难于吸收色素。

## 六、实施步骤

1. 情景模拟上述顾客,学员角色扮演,引发讨论。

2. 学员分组、讨论,得出最终答案。

3. 培训师就学员的答案总结提炼。

## 七、练习及评估

对于树脂镜片的染色,浸染的时间越久,镜片度数越低,染出来的颜色(    )。

## 任务二　认知变色片与防蓝光镜片

### 一、情境导入

25 岁白领到门店来买太阳镜,顾客有近视,但是很喜欢戴好看的太阳镜,觉得总是戴一副很普通的近视眼镜太没有新鲜感了,而且出门的时候太阳很刺眼,特别是夏天。自己平时想戴太阳镜的时候就只能先戴一副隐形眼镜。这位顾客平时的工作主要是打字、收集网络信息。

 想一想

1. 上述顾客除了戴两副眼镜还有没有什么其他的好办法来让她靓丽出门?
2. 经常上网用电脑的人还需要配戴什么样的镜片?
3. 以上需求,什么样的镜片才是最适合上述顾客配戴的呢?

### 二、学习目标

1. 掌握光致变色镜片的原理影响因素。
2. 掌握玻璃光致变色材料和树脂变色材料的主要区别。
3. 掌握防蓝光镜片的原理和作用。
4. 了解变色镜片和防蓝光镜片的完美结合。

### 三、任务描述

用专业的心做专业的事,面对上述问题,怎样用专业很好地解决问题是我们专业人员应具备的功底。

## 四、知识准备

顾客的需求分析：

1. 近视　一副合格的近视镜片。
2. 爱美、避开刺眼的阳光　一副太阳镜。
3. 经常室内办公　一副在室内没有颜色的近视镜片。
4. 经常用电脑,蓝光伤害大　防蓝光镜片。
5. 综上所述　顾客需要的是一副变色防蓝光近视镜片。

## 五、相关知识

### （一）光致变色镜片

光致变色镜片能够变色的基本原理是使镜片在紫外线辐射下颜色变深,辐射消失后恢复无色状态,而周围高温的情况下镜片颜色会变淡,这两个转化过程是可逆的。

我们一般比较关注的是变色镜片以下几个方面的特性:

1. 镜片变深及还原的程度　有两个复杂因素影响镜片颜色变深的程度,分别是入射镜片的辐射类型和周围的温度。大部分镜片颜色变深效果是由于紫外线,而不是可见光,并随着温度改变而不同。

2. 变色过程的速度　主要分为变深速率和还原速率。镜片颜色变深的反应速度主要取决于光学密度,而还原速率主要取决于镜片的组成成分以及在制造变色时的热处理。

3. 树脂光致变色的方式

（1）基变:早期,基变镜片是在树脂镜片制作前将光致变色材料混合至镜片的材料中,制作成镜片后,镜片的每一个部分均含有等密度的光致变色物质（图3-4-1）。这样的镜片对于屈光度数配戴者来说美观性较差,例如高度近视镜片中间薄、边缘厚,镜片变色后,镜片中心与边缘的颜色深度不同,外观看起来就像是熊猫眼,影响美观（图3-4-2）。现在的基变镜片是在镜片表面的基质中加入等厚度的变色物质,从而达到变色后镜片中心与镜片周边颜色相同的目的。

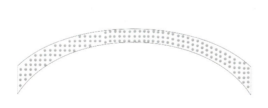

图 3-4-1 基变镜片设计原理

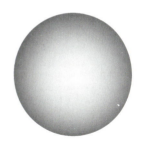

图 3-4-2 高度近视基变
镜片变色后示意图

（2）膜变：目前最流行的变色途径，通过在镜片的表面镀一层变色的膜层而达到变色的目的（图3-4-3）。此类镜片变色速度较任何基变镜片的变色速度都要快，因此价格也更高。

图 3-4-3 膜变镜片示意图

4. 无论何种材质、何种设计，变色镜片的变色次数都是有限的。随着时间的推移、变色次数的增加，会逐渐出现老化现象。玻璃和树脂光致变色材料老化后的表现是不同的，玻璃光致变色镜片老化后镜片底色往往会加深，而树脂光致变色镜片老化后变色深度往往变浅。

5. 光致变色镜片与减反射膜　光致变色镜片的透射比因镜片颜色变深后会降低，但镜片表面的反射光依然存在，依然会干扰视觉。镀有减反射膜层以后，反射光的干扰程度减少，大大提高了戴镜者的清晰度和舒适度。对于染色镜片，其与减反射膜的关系同样如此。

### （二）防蓝光镜片

蓝光是可见光的重要组成部分，其特点是波长短，能量高，其中415~455nm波段的蓝光能够直接透过晶状体直达视网膜上。蓝光（高能短波蓝光）是导致视疲劳的因素之一。

LED、电脑背景光等人造光源中保留了大量的蓝光，这样使得人造光源更白、更亮，有些特别白亮的光给人一直泛蓝的感觉，这就是蓝光比例过高引起的。各类电脑、手机、Pad、电视机屏幕、节能灯等各种新型人造光源发出的可见光中都含有大量的频率不规则的短波蓝光。长期的蓝光照射会使视网膜产生自由基,而这些自由基会导致视网膜色素上皮细胞凋亡,从而引起多种眼科疾病(图3-4-4)。

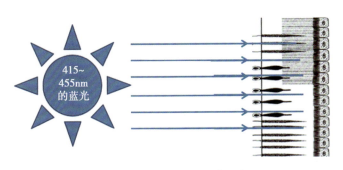

图 3-4-4　蓝光到达视网膜示意图

415~455nm 的蓝光进入眼睛后,直达视网膜,对视网膜色素上皮层造成损伤

　　对于正常人而言,阻隔蓝光长时间照射是减少视网膜损伤(比如黄斑变性、玻璃膜疣等)最有效的方法,而使用防蓝光眼镜能有效地解决这一点。最早的防蓝光镜片通过在镜片基质中加入吸收蓝光的成分来达到防蓝光的目的,因此,生产出来的镜片往往发黄,配戴后常常出现不适感或颜色失真。当前,绝大多数防蓝光镜片均是膜层防蓝光镜片,通过在镜片表面镀一层防蓝光的膜层来达到防蓝光的目的,由于镀膜未涉及到镜片基质,因此,镜片看起来并未明显发黄,而仅仅是膜层反光为蓝紫色。

### (三)常见问题解疑

　　1. 目前高难度的防蓝光、防 UV 的变色镜片膜层是如何分布的(图3-4-5)?

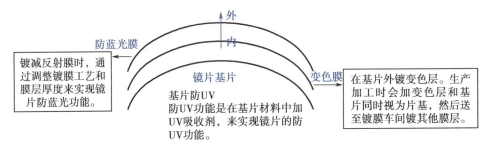

图 3-4-5　变色镜片膜层分布示意图

2. 防蓝光、防 UV 的变色镜片 3 种功能是如何同时实现的（图 3-4-6）?
请看图解：

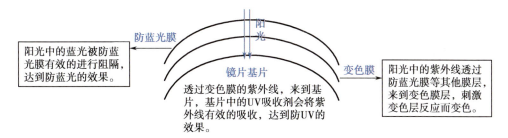

图 3-4-6 变色镜片作用原理示意图

阳光中的蓝光被防蓝光膜有效的进行阻隔，达到防蓝光的效果。

防蓝光膜

阳光

镜片基片

透过变色膜的紫外线，来到基片，基片中的UV吸收剂会将紫外线有效的吸收，达到防UV的效果。

变色膜

阳光中的紫外线透过防蓝光膜等其他膜层，来到变色膜层，刺激变色层反应而变色。

3. 防紫外线是基片防 UV 还是膜层防 UV？

目前普通镜片的防 UV 功能都是基片防 UV；最新研发出来的防 UV 镜片是"双面防 UV"。所谓的"双面"是指基片防 UV 和凹面防 UV。基片防 UV 仍然起主要作用,凹面防 UV 是将通过改变膜层的厚度来实现镜片凹面防 UV,起辅助作用。

4. 防紫外性能具体防多少？

包装袋上印刷标有"E-SPF 25",指的是配戴镜片比不戴镜片防紫外性能要高 25 倍。很多产品基片防 UV 都是 99.0% 防 UV400。同时也有"双面防 UV"的镜片,这种镜片除了基片防 99.0% UV400 外,镜片凹面同样也有部分防 UV 功能。

## 六、实施步骤

1. 情景模拟上述顾客,学员角色扮演,引发讨论。
2. 学员分组、讨论,得出最终答案。
3. 培训师就学员的答案总结提炼。

## 七、练习及评估

1. 对于树脂镜片的染色,浸染的时间越久,光度越低,染出来的颜色（    ）。
2. 变色镜片夏天变色深度和速率性能差于冬季是因为受了（    ）的影响。
3. 可见光中蓝光的特点是（    ）。

在本任务中,配镜师必须掌握染色镜片、变色镜片、防蓝光镜片的各自的特点,并且能够根据顾客的主诉与视觉需求,寻找到相应的合适镜片。在案例一中,患有近视的顾客有驾驶需求,且需要驾驶用的太阳镜,而普通的太阳镜均为平光镜,因此需要一副带近视度数的太阳镜,就是我们常说的染色镜片,既能达到近视矫正的效果,又能够达到太阳镜的效果。需要注意的是,染色镜片的染色程度不同,其用途也不同,浅色的适合于驾驶,方便于开车通过隧道时依然能够保证较佳的视力;较深的染色镜片适合于在沙滩玩耍、滑雪,更能够充分地阻挡进入眼睛的光线。该顾客并不适合验配变色镜片,因为绝大多数的汽车的玻璃均有防紫外线的作用,因此,车内配戴变色眼镜时变色效果可能会较差。

在案例二中,顾客的要求是室内与室外交替使用,室内还有使用电脑的要求,因此,适合选择集变色功能与防蓝光功能于一身镜片。

通过以上案例及知识点的学习,配镜师在工作中应该能够掌握常用的特殊功能性镜片的适应证,从而更有针对性地为顾客选择镜片。

（崔耀珍）

情境一

# 认知角膜接触镜分类

角膜接触镜与眼镜、屈光手术是当今临床屈光矫正的三种成熟方法，角膜接触镜的基础理论、临床应用及护理产品已经成为从事眼科和视光学工作者的必修内容。

在许多国家和地区，接触镜（contact lens）被规定为商业医疗器械，主要是因为接触镜贴附于人的角膜，与眼球前表面的多个组织接触，其材料和设计决定了接触镜的配适，并与眼睛的健康安全密切相关。角膜接触镜不仅能给顾客带来清晰的矫正视力，同时还能带来舒适、美观的配戴体验。在我国俗称为隐形眼镜。

本篇主要从角膜接触镜的分类、生产工艺、材料特性、屈光度与处方换算、护理液和润眼液几个方面进行编写。每个小章节主要由专业内容介绍和课后测试两部分组成。作为一名合格的配镜师，必须要学习角膜接触镜的专业知识，并能用通俗易懂的语言给不同的顾客介绍和解释，让其明白各种产品之间的差异，从而为顾客选择最适合的角膜接触镜。

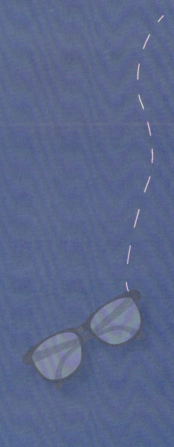

## 一、情境导入

　　小李是一名刚入职的新员工。某日清晨,她正在店面打扫卫生,这时走进来一位 20 岁左右的女孩子,打扮时尚靓丽。她进店后,四周环顾一圈后,走到了隐形眼镜柜台,小李赶快上前接待。

　　小李:"您好,有什么可以帮您?"

　　女孩:"我想买隐形眼镜。"

　　小李:"您好,请问您需要哪个品牌的隐形眼镜?"

　　女孩:"这么多隐形眼镜我也不知哪个适合我,您帮我推荐下吧。"

　　小李:"这个……"

　　小李不知从何说起。

　　每个人都是从新员工开始做起的,这样的情况应该都有经历,那么如何能快速掌握角膜接触镜的相关知识呢?根据顾客不同的情况给出合理的建议呢?从现在开始学习起来吧!

 **想一想**

1. 你知道初戴者适合哪类角膜接触镜吗?
2. 你知道角膜接触镜的分类吗?

## 二、学习目标

1. 了解不同材质角膜接触镜镜片的分类和发展史。
2. 了解角膜接触镜的功能。
3. 掌握不同配戴方式的特点。
4. 掌握不同更换周期镜片的优缺点。
5. 掌握不同含水量的镜片分类。
6. 了解 FDA 关于软性角膜接触镜材料的分类。

## 三、任务描述

上述案例中的这个女孩子的需求，我们需要学会哪些知识，才能帮助她解决问题呢？

## 四、知识准备

### （一）顾客需求分析

该女孩是为爱美人士，打扮时尚，其配戴角膜接触镜的潜在需求为：

1. 舒适有可能超时配戴，护理不当，应考虑短周期镜片；眼睛干涩问题，应选择低含水、有保湿因子的镜片。

2. 健康应选择配戴大厂家、正规品牌、不易引起眼部疾病的镜片。

3. 清晰应选择屈光处方合适的镜片。

4. 漂亮考虑角膜接触镜的美容功能，与服饰、妆容的搭配。

### （二）相关知识

1. 按材料质地分类

（1）硬性接触镜：

1）聚甲基丙烯酸甲酯：最初的接触镜是用玻璃制作的。20世纪30年代，聚甲基丙烯酸甲酯（PMMA）在美国问世。PMMA透明，而且密度比玻璃低，能被设计并加工成更薄的接触镜，所以PMMA很快成为风靡全球的接触镜材料。PMMA镜片有很多优点，包括容易制造、耐用、参数可以改变、光学性能佳、表面湿润性好、参数稳定、能矫正角膜散光等。可以说，PMMA是几乎完美的接触镜材料，但它存在一个致命的弱点——透气性较差，导致了诸多缺氧引起的临床并发症，如新生血管、角膜内皮多形变等。由于存在透气性较差的缺陷，最终PMMA在接触镜的实际应用领域无法推广。

2）硬性透气性接触镜：硬性透气性接触镜（rigid gas permeable contact lens，RGPLC），简称RGP，所使用的材料是一类兼具良好成形性和透氧性的接触镜材料。作为理想的接触镜材料，RGP近似的相当于PMMA加上较高的透氧性。因此，最早尝试将高透氧的硅材料加入PMMA结构中，这种材料被称为硅胶丙烯酸酯。后来出现的氟硅胶丙烯酸酯改善了硅胶丙烯酸酯表面因硅含量较高导致的湿润性差和容易形成蛋白沉淀的缺点。

就其对角膜的健康来讲,RGP 是很好的镜片,其光学性能佳,矫正散光效果好。但 RGP 的验配对环境和验配设备有较高的要求,需要配镜师掌握更多的临床验配知识和技能,初戴者配戴舒适度较差,适应时间较长,需要配戴者有一定的素质和理解能力,具备这些才能成功适应这种镜片。目前在我国 RGP 的验配通常主要在医院和有相关验配资质的视光中心开展。

(2)软性接触镜:

1)水凝胶软性接触镜:软性接触镜占据当前全球接触镜市场的 80% 以上。最早的软性接触镜材料为聚甲基丙烯酸羟乙酯(HEMA),是捷克斯洛伐克科学家 Otto Wichterle 教授于 1954 年开发出来的一种亲水性(含水量 38.6%)高分子聚合物,材料柔软,对营养物质和代谢物有一定的通透性,但其透氧性有一定的局限性。经过不断改进,该材料制成的角膜接触镜成功问世,并获得专利。Wichterle 教授还发明了接触镜的旋转成形自动化生产线。这些技术引起了美国视光产业界的兴趣,美国博士伦公司购买了这些专利并开始了大规模的商业化运作,并于 1972 年进入市场。同时,软性接触镜的品种也在不断扩大,包括含水量高达 71% 的材料,由于分子结构上与 HEMA 材料不同,他们统称为非 HEMA 材料。

2)硅水凝胶软性接触镜:在 20 世纪 90 年代,随着新技术的发展,实现了硅与水凝胶材料稳定的结合,形成硅水凝胶(silicone hydrogel)材料。因硅具有高度透氧性,与其他角膜接触镜材料相比可以减少角膜供氧不足的风险,同时又兼备水凝胶材料的亲水优势,被迅速推向市场。

2. 按功能分类

(1)视力矫正用途:用于矫正屈光不正和老视。又可分为球面角膜接触镜、非球面角膜接触镜、散光角膜接触镜、双焦或多焦点角膜接触镜。

(2)治疗用途:绷带作用、药物吸附作用、色盲治疗角膜接触镜,用于治疗或辅助治疗包括角膜上皮糜烂、角膜溃疡等一系列的角膜病变,包括角膜上皮糜烂、角膜溃疡等一系列的角膜病变,准分子激光手术后、弱视、无虹膜症、色盲等。

(3)美容用途:

1)娱乐、节日活动或日常工作化妆需要:主要目的在于增强或改变现有虹膜的颜色,为娱乐或节假日活动等场合提供特殊效果或气氛,或日常工作化妆效果。

2)治疗美容目的:作为一种修复器具,镜片主要目的是改善眼外观,如角膜白斑、白化病人虹膜缺损等。

3. 按配戴方式分类

(1)日戴:指在非睡眠状态下配戴的软性角膜接触镜,睡觉前将镜片取下,并按常规进行镜片护理。采用日戴的方式配戴可减轻角膜缺氧的程度,符合角膜氧供的生理需要,可减少眼部并发症的发生。

（2）弹性配戴:指大多数情况下仅采用日戴,偶尔可配戴过夜。

（3）长戴:指配戴者最长可连续配戴 7 天（7 天 6 夜）后将镜片取下并抛弃。

（4）连续长戴:指配戴者可连续配戴 30 天后抛弃镜片。

对于配戴者,特别是初次配戴,通常建议选用日戴型。

4. 按镜片更换周期分类

（1）传统型镜片的使用时间为 6~12 个月,使用此类镜片最大的优点就是比较经济,但此类镜片容易附着沉淀物、病原微生物和抗原物质,增加了角膜接触镜相关眼部并发症的发生率。

（2）定期更换型/频繁更换型镜片的使用时间为 1 周 ~3 个月。镜片不配戴过夜,需按常规方法使用护理产品进行规范护理,镜片使用时间达到规定时间立即更换新镜片。

（3）抛弃型镜片仅使用 1 次,无需使用护理产品进行护理,配戴镜片经过规定使用期限后取下抛弃。现阶段抛弃型镜片主要指的是使用寿命为一天的日抛型产品,抛弃型镜片明显减少了镜片上的沉淀物、病原微生物和抗原物质的附着,从而减少了因配戴接触镜而引发的并发症。

5. 按镜片含水量分类

（1）含水量:软性接触镜材料由含有许多亲水化学基团的聚合物构成,这些基团能与水分子反应或吸附水分,使材料具有一定的吸水性并包含水分,软性接触镜的含水量一般在 30%~80% 之间。软性接触镜的含水量用百分比来表达:

$$含水量 = \frac{镜片中的水重量}{镜片总重量} \times 100\%$$

（2）以含水量来分类:

高含水量:含水量大于 50%。

低含水量:含水量小于 50%。

6. 美国食品和药物管理局关于软性接触镜材料的分类　1986 年美国食品药品监督管理局根据材料的含水量和离子性,对软性角膜接触镜进行了分类。这种分类法的合理性在于:含水量和电荷决定了软性接触镜材料的特性及其与眼部生理条件的关系。

（1）Ⅰ类:低含水（<50%）,非离子性

含水量一般为 35%~50%,$Dk$ 值较低,因此通常不适于制作长戴型镜片,由于

它们的电中性和低含水量,因而是沉淀物最不易生成的材料。

（2）Ⅱ类：高含水（>50%），非离子性

含水量50%~81%，DK值较高，偶尔用来制作长戴型镜片。

（3）Ⅲ类：低含水（<50%），离子性

这些镜片表面的负电荷对泪液中带正电荷的蛋白质、脂质具有更大的吸引力，因而该类镜片比非离子类更易形成沉淀物。

（4）Ⅳ类：高含水（>50%），离子性

该类是用来制作长戴型镜片或抛弃型镜片的主要材料，其透氧性高，持久性也令人满意。是最易形成沉淀物的材料，也更易脱水、过早变黄，对pH很敏感，在酸性溶液中可产生大小曲率改变。

## 五、知识拓展

离子性：接触镜材料可带有电荷，也可为电中性，这一性质称为离子性。离子性在软性材料中尤为重要，因为它影响溶液的相容性和沉淀物形成。

带电荷的物质称为离子性材料，多数情况下，所带电荷以负电荷占多数，易吸附来自泪液中带正电荷的物质，故容易形成蛋白沉淀。

电中性的物质被称为非离子性的物质，非离子性材料惰性越大，与泪液成分的反应性就越小，因而对沉淀物形成具有抵抗性。

## 六、实施步骤

1. 学员分组，互相讨论以店内现有的角膜接触镜产品，分别属于哪类材料？

2. 情景模拟上述顾客，角色扮演，在之前给出的情景基础上，充分发挥想象力，各组扮演顾客的学员可提出不同的需求，扮演配镜师的学员从镜片材料质地角度，结合顾客的需求，介绍适合产品，并引发讨论。

3. 教师总结，适当补充。

## 七、练习及评估

1. 软性角膜接触镜按材料分类可分为（　　　）

A. 低含水和高含水镜片　　　　　　　B. 离子性和非离子性

C. 水凝胶和硅水凝胶　　　　　　　　　D. RGP 镜片和软性接触镜镜片

2. 关于硅水凝胶镜片的说法错误的是(　　　)

A. 硅水凝胶镜片因加入了硅而使透氧性能明显增加。

B. 硅水凝胶镜片硅越多镜片越硬。

C. 硅水凝胶因含水量较低,会有较好的保湿效果。

D. 硅水凝胶镜片会因硅含量多,角膜氧流量明显增加。

E. 相对含水偏高的硅水凝胶镜片会更加柔软舒适。

3. FDA 对软性接触镜的分类中,最适合用作更换型 / 抛弃型镜片的是(　　　)

A. Ⅰ　　　　　　　B. Ⅱ　　　　　　　C. Ⅲ　　　　　　　D. Ⅳ

4. 下列哪些镜片的参数与镜片的舒适度相关(　　　)

A. 含水量　　　　　　　　　　　　　B. 离子性

C. 保湿因子　　　　　　　　　　　　D. 更换周期

E. 以上全部正确

5. 关于软性接触镜的更换时间,正确说法是(　　　)

A. 传统型镜片通常更换时间为一年以上。

B. 双周更换镜片不需要任何护理。

C. 如果镜片未破损,可在更换周期到期后继续使用。

D. 镜片上有破损应立即更换。

6. 软性角膜接触镜按功能分类不包括(　　　)

A. 水凝胶　　　　　B. 矫正　　　　　C. 美容　　　　　D. 治疗

7. 下面关于含水量说法错误的是(　　　)

A. 美国 FDA 根据含水量将软性接触镜分为高含水和低含水。

B. 在相同镜片厚度的情况下,水凝胶镜片的含水量越高,镜片透氧性能越好。

C. 含水量过高的镜片会因吸收泪液而易导致眼干。

D. 含水量越高,镜片的成形性越好。

## 八、任务小结

本任务主要是帮助配镜师从专业角度出发,为门店顾客选择适合的角膜接触镜。在本任务中,顾客的特点有两个:

1. 年轻更容易接受新鲜事物及新技术,在经济条件允许的情况下尽量推荐日抛镜片。

2. 爱美考虑角膜接触镜的美容功能,与服饰、妆容的搭配,也有可能选择不同颜色的多副美容镜片。

本任务中,重点掌握软性角膜接触镜的功能、配戴方式、更换周期、含水量这些特性及分类。这些特性将会在工作中,帮助顾客选择更加适合的角膜接触镜,体现专业与实际生活和工作之间的关系。

情境二

# 认知角膜接触镜材料特性

## 一、情境导入

在前面的案例中,店长在一旁看见新员工小李面对顾客有些不知所措,便上前解围帮忙。通过问诊发现,女孩一直配戴框架眼镜,现在要参加工作了,准备去面试,担心框架眼镜影响她的形象,想选一副健康舒适的角膜接触镜。面对十几种产品,女孩直接问道:"这么多隐形眼镜,我该选哪一款?"面对顾客提出的疑问,作为一名配镜师,你如何通过角膜接触镜的材料特性,给顾客清晰地解释呢?

 **想一想**

1. 你知道不同的材料特性对初戴者有什么影响吗?
2. 你知道角膜接触镜的材料特性有哪些吗?

## 二、学习目标

1. 了解角膜接触镜的各种材料特性。
2. 掌握软性角膜接触镜的含水量、透氧性之间的关系。

## 三、任务描述

上述案例中的顾客是位初戴者,在选择角膜接触镜时,我们如何通过专业知识来帮她推荐选择呢?

## 四、知识准备

1. 抗拉强度 抗拉强度指材料在被牵拉断裂之前,它所能承受的最大拉力值。抗拉强度高的材料具有良好的耐用性,能耐受在接触镜操作过程中所受到的力(例如清洗、揉搓、配戴),而不容易破裂。

2. 弹性模量弹性模量为一常数,表示一种材料在承受压力时保持形态不变的能力。弹性模量低的材料对压力抵抗能力小,容易变形;而弹性模量高的材料能更好地抵抗压力,保持原形态,提供更好的视力效果。在软性镜片材料中,硅水凝胶材料的弹性模量比水凝胶材料要高很多。

3. 亲水性与含水量

（1）亲水性:材料的水合能力称为亲水性,通常用含水的重量百分率来评估。由于软性角膜接触镜在实际应用中始终浸在泪液里,所以总是处在充分水合的状态中。

（2）含水量:镜片充分水合后含水的重量百分比率,也就是说软性角膜接触镜材料吸水饱和后,水分占总重量的百分比。

对于水凝胶材料的镜片,水作为氧通过镜片的载体,氧分子溶解到水里后,经镜片传递到角膜,所以亲水材料是透氧的,氧的通透性与含水量成正比。

含水量相同的镜片,厚的比薄的脱水慢,故干燥环境中,戴厚镜片比超薄镜片更适宜。

4. 表面湿润性由于接触镜在角膜表面移动,并在瞬目过程中与睑结膜发生摩擦,因此材料的湿润性显得尤为重要,湿润性良好的材料能在表面形成一层稳定的泪膜,它是决定接触镜配戴舒适性的重要因素之一。接触镜表面的湿润性越好,所形成的泪膜也越均匀稳定。均匀稳定的泪膜是配戴舒适、视力理想和防止沉淀物形成所必需的条件。材料允许水分覆盖表面的程度称为湿润性。

材料的湿润性可以用湿润角来评价材料的湿润性。湿润角即在待测材料表面滴一滴水、生理盐水或泪液,所形成的角度。如图 4-2-1 所示,湿润角越小,镜片湿润性越好;湿润角越大,镜片湿润性越差。

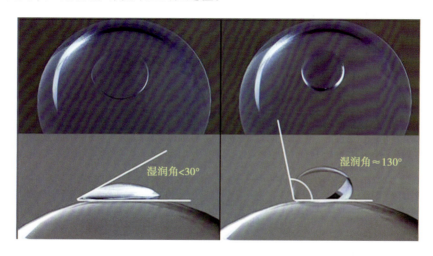

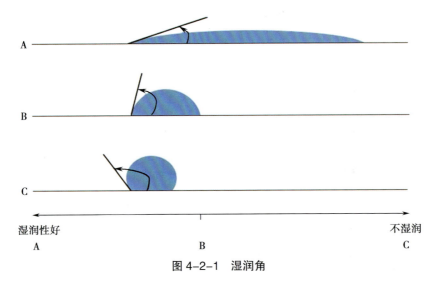

图 4-2-1 湿润角

5. 极性材料表面的离子数量称为镜片的极性。离子数量的多少由材料中带负电荷的基团数量来决定。极性强的镜片称为活性镜片,湿润性好,但也容易吸引泪液中的沉淀物;极性弱的镜片称为惰性镜片,不容易吸附沉淀物,湿润性差。如图 4-2-2。

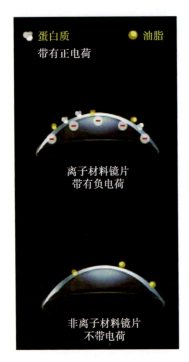

图 4-2-2 材料极性示意图

6. 透氧性能镜片材料允许氧气通过的性能称为透氧性。

（1）角膜的氧供:氧气在地表空气中的体积比例约为 21%,在标准大气压下,氧分压（$P_{O_2}$）为 156.54mmHg,通常取近似值 155mmHg。

睁眼时,角膜上皮的氧供主要来自空气中的氧溶解到泪膜中获取,小部分来自于角巩膜缘和睑结膜血管,再传送到角膜基质。角膜内皮的氧主要来源于房水,然后扩散到角膜基质。闭眼时,来自空气的氧供中断,仅能从睑结膜血管、房水、角巩膜缘血管获取氧,此时,氧分压大约为 55mmHg。不戴接触镜闭眼 8h 后角膜水肿量为 3.5%,睁眼后水肿很快消退。

（2）影响角膜氧供因素:

1）海拔高度:海拔高于海平面时,氧分压下降,角膜获得的氧气减少。

2）配戴角膜接触镜：接触镜直接影响大气与角膜之间的气体交流，其影响程度与镜片材料、厚度、配适状况等有关。

3）角膜氧供指标

①透氧系数（$Dk$）：$Dk$即氧通透性，是描述接触镜镜片传导氧气的能力，是接触镜材料本身的固有属性，与材料厚度无关。透氧系数等于弥散系数（$D$）和溶解系数（$k$）的乘积。

对水凝胶软性接触镜来说，气体经材料中的水分传递，受材料含水量的影响。聚合物材料中的水分分为结合水和自由水，只有自由水才能传递气体，所以结合水和自由水比率非常重要。

硅水凝胶镜片材料的基质中存在许多微小"通道"，使得气体分子、离子和水分子可较自由地通过镜片，所以氧通透性很高，并且不受镜片材料含水量的限制。

②透氧量（$Dk/t$）：透氧量或氧传导性常用$Dk/t$表示，是描述接触镜镜片传导氧气的能力，其中$t$代表镜片中央厚度或者局部厚度，不仅受$Dk$值的影响，还受镜片厚度的影响，指一定厚度的镜片单位时间内容许氧气透过的能力。镜片透氧性能与厚度的关系如图4-2-3所示。

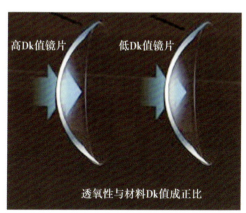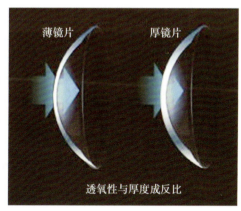

图4-2-3　镜片透氧性能与厚度的关系

③等效氧性能（EOP）：角膜与镜片之间的氧气水平百分比。它可用于评价镜片在活体眼上的实际透氧性。

## 五、实施步骤

1. 学生分组,互相讨论,总结销售案例。
2. 情景模拟上述顾客,角色扮演。
3. 教师就学生答案总结,适当补充。

## 六、练习及评估

1. (　　　)表示材料在被牵拉断裂之前所能承受的最大拉力。

2. (　　　)为角膜接触镜材料吸收水分和肿胀的能力,对于相同厚度的镜片, (　　　)越多,透过镜片到达角膜的氧气就越多。

3. 镜片的透氧性能由(　　　)、(　　　)、(　　　)指标来表达。

4. 带电荷的物质做成的镜片,称为(　　　)。离子电荷也更易使(　　　)在材料上形成。

5. 镜片的弹性模量与镜片可塑性的关系是(　　　)

A. 弹性模量低的镜片可塑性强、柔软、配戴舒适

B. 弹性模量高的镜片可塑性强、柔软、配戴舒适

C. 弹性模量低的镜片可塑性强,矫正散光比较理想

D. 弹性模量高的镜片可塑性强,矫正散光比较理想

E. 弹性模量高的镜片可塑性弱,矫正散光不理想

6. 材料容许水分覆盖表面的能力称为湿润性,以下说法哪项是错误的(　　　)

A. 湿润性好的镜片表面泪液膜稳定,配戴舒适,视力清晰

B. 疏水性材料的湿润角大约为130°

C. 亲水性材料的湿润角小于30°

D. 一般的PMMA材料湿润角约为60°

E. 疏水性材料湿润性好,是泪液膜稳定

7. 接触镜的Dk值特指镜片材料在单位时间内容许氧气通过的能力,称为 (　　　)

A. 氧溶解系数　　　　　　　　　B. 氧弥散系数

C. 透氧系数　　　　　　　　　　D. 透氧量

## 七、任务小结

学习了本节内容,会让大家了解角膜接触镜的材料特性,从而帮助不同的顾客选择不同材质特性的角膜接触镜。对于本案例中女孩的疑惑,我们应该重点从以下几点考虑:

1. 初戴者考虑镜片抗拉强度,初戴者手法生疏,操作过程中容易使镜片破裂。

2. 上班族每天配戴时间较长,应考虑透氧系数,保持眼睛健康。

3. 舒适应考虑镜片亲水性问题,同时考虑镜片配戴周期,尽量避免沉淀物给眼睛带来的伤害。

# 认知角膜接触镜的生产工艺

## 一、情境导入

　　一天，一位喜欢研究的先生（理工男）进店，为其爱人购买隐形眼镜。配镜师与其攀谈一番过后，了解到他爱人曾经配戴的隐形眼镜是半年抛镜片，镜片每次购买后都能戴4~5个月。而上次购买的镜片，配戴1个月左右就坏掉了，而且碎片在眼内不易取出，导致他爱人的眼睛充血严重。他爱人怀疑购买了"假货"。于是，这次购买镜片，他非常谨慎，选择了一家全国连锁的眼镜店购买。在选购商品时，这位先生问道："你们销售的隐形眼镜是正规厂家生产的吗？我在网上查了，生产隐形眼镜的工艺不一样，隐形眼镜的质量也会不一样？你给我推荐的这款产品是怎么加工的？"

 **想一想**

1. 软性角膜接触镜都有哪些生产工艺？
2. 不同的生产工艺各自有哪些优缺点？

## 二、学习目标

1. 掌握软性角膜接触镜的生产工艺的分类。
2. 了解每种生产工艺制作的优缺点。

## 三、知识准备

### （一）顾客潜在需求分析

1. 从配戴持久角度分析镜片不易损坏，能够节约资金。
2. 从健康角度分析镜片不易损坏，眼睛不受异物摩擦。

### （二）相关知识

　　软性接触镜的制造和工艺包括许多步骤和程序。由于接触镜是一种医疗器具，所以必须有精密的设备和严格的操作规程，此外制造设备还必须符合安全、清洁和良好制造的特殊工艺标准。

接触镜生产应包括从配方、材料的制备至镜片无菌包装全过程,现代的软性接触镜制造方法主要有旋转成形法、切削成形法、模压成形法和综合成形法。

1. 旋转成形法　其又称离心浇铸法,将镜片聚合物以液体形式滴入旋转的模具中,在旋转的过程中用紫外线照射,使材料单体聚合、固化,形成预先设计的形状、厚度和屈光力的镜片(图4-3-1)。代表性品牌为博士伦、海昌。

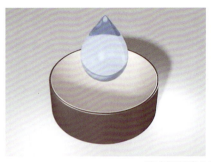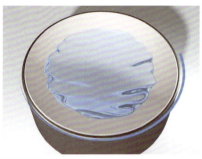

液态原料滴入凹模旋转成形

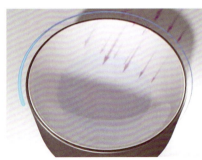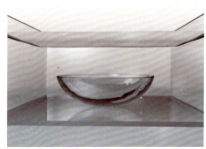

紫外线固化水合

图4-3-1　旋转成形法

(1)优点:

1)重复生产性好,可大规模生产,成本较低。

2)表面光滑。

(2)缺点:

1)低度数镜片不够挺立,操作较困难。

2)有时新镜片上有尚未聚合完全的材料残余,使配戴者感觉不舒服。

3)镜片表面带电荷,易吸附蛋白质,易粘连。

2. 切削成形法　其为将固态原材料夹在车床上,切削出镜片的内、外曲面,再磨边、抛光、水合等,如图4-3-2。代表性品牌:卫康。

车削法过程主要由以下几个步骤构成：

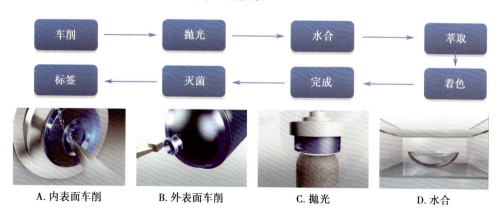

A. 内表面车削　　　B. 外表面车削　　　C. 抛光　　　D. 水合

图 4-3-2　车削成形法

（1）优点：

1）表面不带电荷,不易粘连,不易吸附蛋白质。

2）弹性模量大,易操作,耐用,矫正散光效果较好。

3）球面镜片,视觉更稳定、更清晰。

4）使用寿命更长。

5）没有参数方面的限制,可按配镜师要求定制任何镜片,完成复杂设计。

（2）缺点：

1）产量低,成本高。

2）成本高,效率低,适合高档镜片、散光片、定制镜片。

3）适应性差,需制作多种规格适应不同的配戴眼。

3. 模压成形法　其为将液态原料滴入凹模（母模）,然后把凸模（子模）嵌入凹模,使原料均匀分布在凸模凹模组合间隙中,借助光辐射（如紫外线等）完成液态原料的固化成型,经由镜片边缘处理后,最后对镜片进行脱模水合（图 4-3-3）。代表性品牌：sap、强生、爱尔康。

（1）优点：

1）表面平滑,边缘薄。

2）重复生产性好,成本低,常用于制作日抛等短更换周期的镜片。

3）弹性模量大于旋转成型工艺的镜片,故较易操作,矫正散光效果较好。

（2）缺点：

1）聚合缺陷会使镜片表面粗糙,易损坏。

2）表面带电荷,易吸附蛋白质,易粘连。

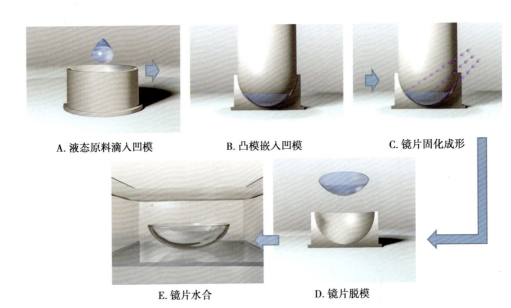

A. 液态原料滴入凹模　　　　B. 凸模嵌入凹模　　　　C. 镜片固化成形

E. 镜片水合　　　　　　D. 镜片脱模

图 4-3-3　模压成形法

3）厚度较厚,透氧稍差,且强度稍差,耐用性差。

4. 综合成形法　分为离心–车削综合成形法和模压–车削综合成形法两种。其中离心车削综合成形工艺是将镜片外表面用缓慢离心法制作,内曲面用车削法制作并抛光;模压车削综合成形工艺是将镜片内表面用模压成形法制作,外曲面用车削法制作并抛光。

## 四、实施步骤

1. 学生分组,互相讨论,如何用通俗语言向顾客讲解镜片的生产工艺呢?
2. 情景模拟上述顾客,角色扮演。
3. 教师就学生答案总结,适当补充。

## 五、练习及评估

1. 角膜接触镜的生产工艺包含(　　　)、(　　　)、(　　　)、(　　　)。
2. (　　　)法适合加工个体化定制镜片。
3. (　　　)是一种经济的制造方法,重复性好,能制造出很薄很舒服的镜片。
4. 软性接触镜生产工艺分类包括(　　　)

A. 旋转成形法（离心浇铸法）　　　B. 切削成形法

C. 铸模成形法　　　　　　　　　D. 综合成形法

5. 常用于制作日抛型的软性接触镜生产工艺是（　　　）

A. 旋转成形法（离心浇铸法）　　　B. 切削成形法

C. 铸模成形法　　　　　　　　　D. 综合成形法

## 六、任务小结

　　本任务主要是让大家了解角膜接触镜的生产工艺，知道不同生产工艺适合生产不同的镜片。在本任务中，顾客想要了解的问题是：生产工艺对镜片质量的影响，我们可以通过更换周期结合生产工艺给顾客进行解释说明，并教会顾客正确护理镜片方法。

# 认知角膜接触镜屈光度与处方换算

## 一、情境导入

　　一顾客说自己前几天在眼镜店验光并配了一副框架眼镜,左右度数均为 −8.00D,由于觉得眼镜店售卖的角膜接触镜较贵,所以在网上购买了度数同样也为 −8.00D 的角膜接触镜,每次戴了角膜接触镜之后会感觉头昏脑涨,很不舒服,可一换成框架就舒服多了,清晰度差不多,顾客就想知道到底是怎么了?

 **想一想**

1. 该顾客为什么一戴角膜接触镜就不舒服?
2. 镜片离眼睛的距离会影响配戴的效果吗?
3. 框架眼镜的度数对应的角膜接触镜的度数该怎么计算?

## 二、学习目标

掌握框架眼镜和接触镜度数之间的换算方法。

## 三、任务描述

　　作为配镜师,你该怎么给顾客根据框架眼镜的度数给出角膜接触镜的适配度数?又该怎么通俗易懂地给顾客解释?

## 四、知识准备

　　框架眼镜与角膜的距离一般是 12~15mm,接触镜到角膜的距离可以忽略不计,所以相对于同一个验光结果框架眼镜的处方与接触镜的处方就有所不同。验光所得的结果相当于框架眼镜的处方,再根据验光结果选择接触镜时需进行屈光度的调整换算,因接触镜的后顶点与框架眼镜的后顶点位置不同而需要的换算,称为接触镜的顶点屈光度换算。框架眼镜和角膜接触镜对应屈光力的换算公式:

$$F_C = \frac{F_s}{1-dF_s}$$

$F_C$ 为角膜接触镜的度数，$F_s$ 为框架眼镜度数，$d$ 为框架眼镜片的后顶点至角膜顶点距离，通常 $d$=12mm=0.012m。

### （一）球镜处方换算

例1：一近视顾客的验光结果为 –10.00D，验光试片至角膜前顶点距离为12mm。求接触镜的光度？

$Fc$=–10.00/1–0.012 × (–10.00)=–8.93D ≈ –9.00D，即框架眼镜戴 –10.00D 的其角膜接触镜的度数只需要 –9.00D

例2：一远视顾客，验光结果为 +10.00D，验光试片至角膜前顶点距离为12mm。求接触镜的光度？

$Fc$=+10.00/1–0.012 × (+10.00)=+11.36D ≈ +11.25D，即框架眼镜戴 +10.00D 的其角膜接触镜的度数则需要 +11.25D。

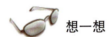 **想一想**

度数高的顾客其框架度数和角膜接触镜度数的差异很大，那么是不是所有的框架眼镜度数和角膜接触镜度数的差异都很大呢？

表4-4-1是按照公式计算归纳出以下各种框架眼镜度数（即验光度数）范围所对应的角膜接触镜差值（顶点屈光力换算差值）。

表 4-4-1  验光度数与顶点屈光力换算差值对照表

| 验光度数 /D | 顶点屈光力换算差值 /D | 验光度数 /D | 顶点屈光力换算差值 /D |
|---|---|---|---|
| < ± 4.00 | 0 | ± 9.25~ ± 10.00 | ± 1.00 |
| ± 4.00~ ± 5.00 | ± 0.25 | ± 10.25~ ± 11.00 | ± 1.25 |
| ± 5.25~ ± 7.00 | ± 0.50 | ± 11.25~ ± 12.00 | ± 1.50 |
| ± 7.25~ ± 9.00 | ± 0.75 | ± 12.25~ ± 13.00 | ± 1.75 |

## 五、任务小结

为达到相同的矫正效果，对于近视眼所戴的负镜片，接触镜比框架眼镜度数低，对于远视眼所戴的正镜片，接触镜比框架眼镜度数高。

## （一）散光处方换算

1. 等效球镜度换算当散光度数满足球比柱≥4∶1，且散光≤±1.75DS时，可用等效球镜换算公式：D=DS+1/2DC

D：等效球面光度；DS：球镜度数；DC：柱镜度数

例：-5.00DS-0.50DC×90=-5.25DS，再进行顶点屈光力换算为-4.75DS

2. 当散光度数和球镜度数不满足球比柱≥4∶1，或散光>±1.75DS时，要定做散光定制片。定制散光片度数的转换要体现在各主子午线上。

（1）将球镜度数和柱镜度数联合成一个十字联合的形式。

（2）再在相互垂直的方向上将联合的度数进行框架度数和角膜接触镜度数的转换。

（3）得到新的转换后的角膜接触镜的度数，再写成最终的球柱联合的形式即可。

例如：框架度数：-6.00DS-2.00DC×180

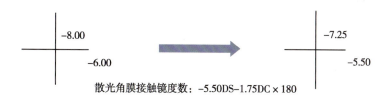

散光角膜接触镜度数：-5.50DS-1.75DC×180

## 六、知识拓展

框架眼镜矫正屈光不正的途径可理解为无调节的情况下，眼镜使像侧的焦点与患眼的远点相重合。接触镜矫正屈光不正的途径可理解为接触镜修正了角膜原有的屈光状态，通过镜片、泪液和角膜的透镜组合使患眼的远点移到无限远。

## 七、练习及评估

1. 一患者的处方是：OU-6.00DS-1.00DC×180，选择软性接触镜试戴片的屈光度为（　　）

A. -6.00DS　　　　B. -6.50DS　　　　C. -5.50DS　　　　D. -7.00DS

2. 以下处方适合配戴球镜软性接触镜的是（　　）

A. -1.00DS-2.00DC×100　　　　B. -2.00DS-0.50DC×80

C. -5.00DS-1.00DC×70　　　　D. -7.00DS-2.50DC×90

3. 框架眼镜的屈光度为 –7.75DS，则接触镜试戴片的屈光度应为（　　　）

A. –8.50DS　　　　B. –8.00DS　　　　C. –7.50DS　　　　D. –7.00DS

4. 框架眼镜的屈光度为 –6.00DS–2.00DC×180，若验配散光角膜接触镜，其度数应为（　　　）

A. –5.00DS–1.75DC×180　　　　　　B. –5.50DS–1.75DC×180

C. –6.00DS–1.75DC×180　　　　　　D. –6.00DC–1.25DC×180

# 情境五

## 认知角膜接触镜护理液

  角膜接触镜配戴在角膜表面,来自泪液和眼表面以及周围环境的污染物会沉积在镜片表面,甚至沉积在镜片内部。沉积物的出现会导致镜片配戴舒适度下降、镜片光学性质改变、严重者发生眼表感染。因此,角膜接触镜的护理是保证镜片配戴舒适性、有效性和安全性必不可少的措施。

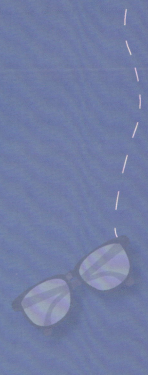

## 一、情境导入

某天下午，之前案例中的那个女孩捂着一只眼睛来到了门店，非常愤怒地指责门店的员工售卖的角膜接触镜有问题，导致她的眼睛极其不舒服。店长非常重视，与顾客交流安抚之后，并请专业配镜师给予眼前节检查，在裂隙灯下发现，该女士镜片上蛋白质及脂质沉淀物过多，这是导致她眼睛不舒服的罪魁祸首。接下来的沟通中发现该女孩从来不揉搓镜片，而且每天都超时配戴。她说她购买护理液的瓶身上写着免揉搓，她就照做了。

 **想一想**

1. 角膜接触镜为什么需要护理呢？
2. 角膜接触镜该怎么样护理呢？
3. 哪些做法属于处理不当的方式，你知道吗？

## 二、学习目标

1. 掌握角膜接触镜的护理和保养步骤方法。
2. 了解角膜接触镜护理液的有效成分，并用于对顾客的宣讲教育。
3. 熟悉护理液的分类，并掌握护理液使用方法及注意事项。

## 三、任务描述

通过学习掌握角膜接触镜护理相关事宜，并能够正确指导顾客护理镜片，减少镜片沉淀物导致的眼部疾病。

## 四、知识准备

（一）护理的概念

接触镜在配戴的时候，可能被空气中的灰尘、泪液中的代谢物还有眼部化妆品

第四篇　角膜接触镜及护理产品

污染,在取下装盒时也可能因接触镜伴侣盒引起二次污染,所以为了去除病原微生物,尽可能地减少灰尘杂质的附着,维持接触镜本来的形态,为配戴者带来舒适健康的体验,保证镜片在其周期内的正常使用,必须使用护理液护理镜片。接触镜护理就是要通过一系列的步骤,清除接触镜的沉淀物及污染物,保持镜片的清洁和减少致病因素,从而保持眼部健康和舒适,并且维持镜片的光学特性,延长镜片使用寿命。

接触镜的护理是一个综合的过程,一般包括接触镜的清洁、冲洗、消毒、保养等程序。除非是抛弃型的接触镜,可以在配戴一次后直接扔掉,其他的镜片都需要取下进行护理。

### (二)护理内容和步骤

1. **清洁** 就是指除去镜片表面的沉淀物和灰尘杂质。通常操作是将接触镜取出置于掌心,并取适量护理液在掌心,用另一手指以放射性手法,从镜片中心到边缘呈放射状轻轻揉搓镜片来完成这一过程,避免来回搓揉镜片。可以重复2~3次。在整个护理过程中,这一步骤是尤为重要的,是必不可少的一步。

2. **冲洗** 在完成镜片的清洁后,需用冲洗剂去除镜片上的碎屑和残留的清洁剂。可用无防腐剂的生理盐水或多功能护理液进行冲洗。

3. **消毒** 医学上将抗微生物活性的效应分为三级:灭菌是指杀灭物体上所有的微生物,一般的镜片护理不能达到灭菌的程度。消毒是通过进行清洁和冲洗等步骤,从接触镜上去除绝大部分微生物,这是接触镜护理需要达到的目的。防腐是选择性地杀灭和阻止某些种类的微生物的生长,以防止使用过程中产品的污染。

角膜接触镜的消毒方法主要包括加热消毒法、化学消毒法和过氧化氢溶液消毒等。

(1)加热消毒法:加热可导致微生物的蛋白质发生凝固变性,蛋白质的变性破坏了微生物的基本结构,并使其赖以生存的酶的活性下降,从而达到杀灭微生物的目的,加热可以破坏微生物的核酸,从而抑制其生长、繁殖。通常情况下,软性角膜接触镜热消毒的温度为80℃,时间为10min。

优点:省时、不用防腐剂、减少过敏、灭菌可靠、经济。

缺点:易加速镜片蛋白质沉淀物形成和镜片老化。

(2)化学消毒法:利用化学消毒剂作用于致病微生物,使其结构破坏、抑制酶活性等达到消毒目的。化学消毒的优点包括使用简单方便,适合大多数镜片材料,对镜片的损坏小。通常情况下,镜片在每天清洁后,浸泡于有效浓度消毒液中4~6h,取出后用清洁生理盐水充分冲洗后即可配戴。缺点:有些消毒液与沉淀物易结合聚集在镜片表面,难以冲洗,可能会导致眼部的毒性反应,消毒时间长。

（3）过氧化氢溶液消毒法:

1）原理:①过氧化氢溶液可作用于微生物的核糖体,从而抑制微生物蛋白质的合成;②过氧化氢溶液还可以直接破坏微生物蛋白质的肽链结构。过氧化氢溶液护理系统是一种无菌、不含防腐剂、不含色素,且一步到位的过氧化氢系统,适用于消毒、中和大部分品牌的角膜接触镜。但应注意,过氧化氢溶液有极强的细胞毒性,如果过氧化氢溶液残留在镜片表面会对眼部组织造成损伤。消毒后的镜片必须用清洁生理盐水充分冲洗或采用中和法使镜片上残余的过氧化氢浓度低于0.01%的安全阈值,然后方可待用。

2）用法:①在干燥的镜片杯内注入3%的过氧化氢护理液,注入量恰好至刻度线为准;②将清洗冲洗过的软性接触镜,按眼别分别夹入相应的镜片篮内;③在镜片篮头端套上铂金环;④将载有镜片和铂金环的镜片篮插入镜片杯中,浸泡过夜至少6h,使镜片的消毒和过氧化氢的催化分解同时进行;⑤取出镜片,用多功能护理液冲洗后即可配戴。

需要特别注意的是,镜片必须经过充分的中和后方可配戴。过氧化氢溶液护理液在使用时,具体操作流程和注意事项务必遵照生产商产品说明书。

图 4-5-1 为以过氧化氢护理液为例,其使用方法。

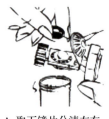 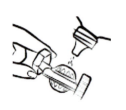 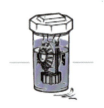 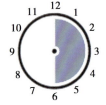

A. 取下镜片分清左右　　　B. 用双氧护理液彻　　　C. 倒入双氧护理液　　　D. 放入镜片篮盖上盒
　　放入镜片篮　　　　　　　底冲洗镜片5s　　　　　　至刻度线　　　　　　　　盖放置至少6h

**图 4-5-1　过氧化氢溶液护理方法**

4. 贮存软性角膜接触镜在不戴的时候必须完全浸泡在贮存液中,以保持其充分的水合状态,目前已普遍使用多功能护理液贮存软性接触镜。

**（三）护理液的有效成分**

1. 清洁剂具有去除蛋白质、有机物、污物等功能的成分,常用于软性接触镜和某些不常更换的(周期大于1个月)RGP镜片的清洁保养。蛋白清洁剂通常以片剂形式供应,清洁剂通过切断接触镜表面的泪液蛋白沉淀物的肽键实现有效松解结合紧密的蛋白沉淀物,但是并非所有的蛋白沉淀都能去除。蛋白清洁剂包括:

（1）蛋白酶：几种酶合用，以作用于特定的泪液成分，特别是泪液蛋白。

（2）溶菌酶：作用于无机化合物或非酶的有机体。

（3）酯酶：作用于脂质。主要将蛋白质分解为更小的分子单位，就更容易用物理的方法去除。

2. 消毒剂具有杀灭或清除病原微生物使其达到无害化处理的功能成分。护理液中的消毒剂能杀灭病原微生物，如细菌、真菌、病毒和原虫，减少与接触镜有关的感染。一般消毒剂是快速反应的化学剂，而防腐剂反应较慢，主要作用是抑制微生物的生长。

3. 润滑剂主要作用是覆盖在镜片表面，减少瞬目时镜片与角膜和结膜之间的摩擦。

4. 增黏剂可提高溶液的润滑性，并使得在镜片清洁过程中，护理液在镜片表面附着较长的时间（表 4-5-1）。

表 4-5-1　护理液常见主要成分及功能

| | 主要成分 | 功能 |
|---|---|---|
| 清洁剂 | 泊洛沙姆 1107（Poloxamine 1107，ReNu）<br>泊洛沙姆 237（Poloxamer 237，Complete）<br>泊洛沙姆 407（Poloxamer 407，Solo Care）<br>聚烷氧基乙二胺（Tetronic 1304，Optic Free Express）<br>氨甲基丙醇（AMP-95，Optic Free Express） | 非离子表面活性剂，通过降低镜片表面水的张力，促进液体渗透，增强乳化发泡作用而发挥清洁效能，毒性低，可去除镜片上部分微生物，但灭菌作用很弱 |
| 消毒剂 | 季铵类 - 聚季铵（PQ-1，ALCON） | 0.001% 的 PQ-1 对细菌、真菌和酵母菌有很好的杀灭活性；超大分子防腐剂，不被接触镜材料吸收，毒性与免疫原性较低，材料不易变色 |
| 消毒剂 | 双胍类 - 双胍聚合物<br>聚铵丙基氨双胍（Dymed，ReNu）<br>聚六甲基双胍（Polyhexanide Hydrochloride，Solo Care）<br>聚亚己基双胍（PHMB，Complete） | 灭菌效能高，与材料结合反应低，毒性相对轻，不与镜片表面蛋白沉淀结合，不会积聚，较少过敏 |
| 消毒剂 | 过氧化氢（$H_2O_2$，Solo Care） | 杀菌力很强，3% 过氧化氢消毒镜片 15min，可有效杀灭病原体，甚至阿米巴原虫。有细胞毒性，需要中和，无防腐剂，中和后明显降低毒性和过敏反应 |

| | 主要成分 | 功能 |
|---|---|---|
| 消毒剂 | 山梨酸（sorbic acid，ALCON） | 对酵母菌有抑制作用，浓度0.000 1%，过敏率低；可做防腐剂；会导致镜片变色 |
| 消毒剂 | 十四酰丙基二甲胺（ALDOX，ALCON） | 可杀灭真菌和棘阿米巴包囊，超大分子，不被镜片材料吸收，毒性与免疫原性较低，材料不易变色 |
| 螯合剂 | 依地酸二钠（EDTA）<br>枸橼酸钠<br>己基偏磷酸钠<br>羟烷基磷酸钠 | 与镜片表面的钙、镁等离子结合，减少微生物整合核糖体所必需的金属离子，竞争性抑制微生物的生长繁殖；有助于无机物及蛋白质沉淀的清除 |
| 缓冲剂 | 硼酸钠（ReNu）<br>柠檬酸盐（ALCON）<br>硝酸盐，无水磷酸氢二钠，磷酸二氢钠 | 维持护理液的pH值在6.5~7.8，以适应眼环境的酸度（平均为7.54±0.11） |
| 渗透压调整剂 | 氯化钠（NaCl） | 维持护理液的离子浓度在260~340mmol/L，以适应眼环境的渗透压（通常305mmol/L） |
| 润滑剂 | 聚乙烯吡咯烷酮（PVP，Hydron）<br>甘油（glycerol，Hydron）<br>葡聚糖（dextran） | 特具成膜性，可在镜片表面形成覆膜，减小镜片与眼部组织接触界区的范围，从而减少瞬目产生的摩擦 |
| 增黏剂 | 羟甲基丙基纤维素（HPMC，Hydron） | 提高黏稠度，通过延缓排出和减少蒸发来增加泪液在眼内的停留时间，延缓眼干不适和刺激症状 |

#### （四）护理液有效期

自生产之日起，未开封的具有清洁、消毒、中和等功能的产品保持其上述功能的最长有效使用期限。通常护理液的有效期不超过2年。

需要注意的是，护理液开瓶后的使用期限与护理液的有效期不是同一个概念。护理液开瓶后的使用期限指的是打开包装后，护理液允许被使用的最长时限。通常市面上的各个品牌的护理液建议在开瓶后3个月内使用，超时弃用。

#### （五）护理液的分类

角膜接触镜护理液分类分为：单一功能型护理液、多功能型护理液。

1. 单一功能型护理液指仅具有清洁、消毒、冲洗、保存、中和等功能中其中一种功能的护理产品。

使用单一功能型护理液护理镜片时，需使用各功能护理液对镜片逐一护理，整个护理过程相对更繁琐，目前已较少使用。

2. 多功能型护理液指同时具有清洁、消毒、冲洗、保存等功能的产品。

多功能型护理液集多种功能于一身，简化了护理流程，使用更加简便。

需要注意的是，目前市场上有些多功能型护理液标注有"免揉搓"字样，这一特性针对的是护理液的消毒功能，说明护理液通过了独立消毒试验标准。换句话来说，使用该类护理液护理镜片时，在仅经充分浸泡、无需揉搓情况下，可以达到消毒的效果。但要发挥出护理液的清洁功能，去除镜片上的蛋白质沉淀，仍需要对镜片揉搓。因此，即便是标注有"免揉搓"字样的护理液，仍建议使用者进行揉搓。为此，有的护理液厂家甚至在包装中标注了"勉揉搓"字样，以鼓励使用者在护理镜片时，通过揉搓彻底发挥护理液的各项功能。

## 五、任务小结

配镜师在验配角膜接触镜时，即便镜片 $Dk/t$ 值支持戴镜过夜，仍建议配戴者首选日戴式的配戴方式。在前面案例中，发现顾客 1 个多月未取角膜接触镜，这里出现的眼睛不适主要是长期戴镜不摘造成的。也很显然，这个顾客比较欠缺护理常识，应加强护理知识的宣教。

## 六、知识拓展

如何清洗并配戴软性角膜接触镜（图 4-5-2）?

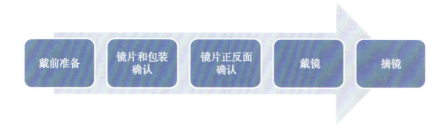

**图 4-5-2 软性角膜接触镜的摘戴流程**

1. 戴前准备

（1）物品：镜盒、镜片、护理液、镜子、纸巾、洗手液（图4-5-3A）。

（2）环境：自然明亮的光线，通风清洁的环境。

（3）正确洗手，剪短指甲、磨平甲缘（图4-5-3B）。

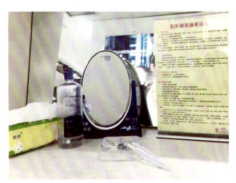

A. 准备物品      B. 洗手

图4-5-3 戴镜前准备

2. 镜片和包装确认

（1）西林瓶：玻璃材质，常用于传统型镜片，以橡皮塞、金属铝盖封口（图4-5-4A）。

倒出取镜：先摇晃玻璃瓶，使镜片脱离底部，快速翻转，倒入手心，保存液顺着指缝流出，镜片滞留在手上。

（2）PP杯（透明塑料盒）：常用于抛弃型和频繁更换型镜片，以锡箔盖封口，（图4-5-4B）。

直接取镜：撕开锡纸包装盖，直接用手指从PP杯保存液中将镜片取出。

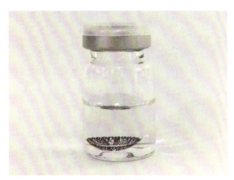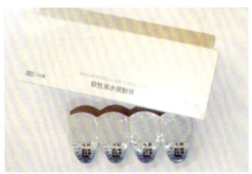

A. 西林瓶装      B. 透明塑料片盒

图4-5-4 镜片包装

3. 镜片正反面辨认

（1）侧面检查：镜片放于示指指尖，正面朝上——碗状，反面朝上——盘状（如图4-5-5）。

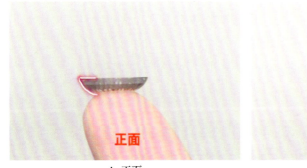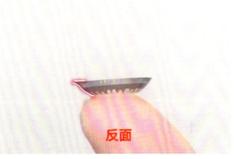

A. 正面　　　　　　　　　　　　　　　　B. 反面

**图4-5-5　镜片正反面辨认**

（2）贝壳试验：两手指轻轻捏起镜片中央，正面朝上——贝壳样折叠，反面朝上——镜片边缘会分开（图4-5-6）。

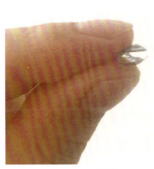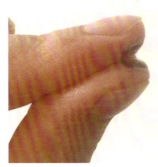

A. 正面　　　　　　　　　　　　　　　　B. 反面

**图4-5-6　贝壳试验**

4. 戴入镜片（图4-5-7A）

（1）配戴者固视正前方。如为他人配戴，配镜师应站在顾客一侧前方。

（2）将镜片置于示指指尖。指尖要稍干燥。

（3）配戴者向上看，用中指将下睑缘向下拉，并固定。

（4）配戴者向下看，用另一手示指或中指将上睑缘往上拉，固定在眉处。

（5）配戴者向前方或向下看，对着角膜移动镜片，将镜片轻柔地放在角膜上。如为他人配戴，嘱顾客面稍向上，眼向上方或下方看，将镜片轻柔地放在巩膜上。

（6）使镜片轻轻吸附在角膜上，提起手指，不要让镜片粘住。

（7）保持眼睑拉开，让顾客慢慢朝镜片看，直到镜片位于角膜中心。

（8）慢慢放开眼睑，闭上眼睛，慢慢转动眼球帮助镜片定位。

5. 取出镜片（图4-5-7B）

（1）配戴者向上看，用中指将下睑缘向下拉，并固定。

（2）配戴者向下看，用另一手示指或中指将上睑缘往上拉，固定在眉处。

（3）以示指指腹接触镜片下缘，将镜片拖到下方巩膜或颞侧巩膜。

（4）用拇指和示指轻轻夹出镜片。

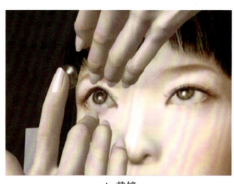 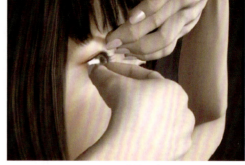

A. 戴镜　　　　　　　　　　　　　　　　B. 取镜

图4-5-7　角膜接触镜的戴入与取出方法

6. 注意事项

（1）若戴镜时镜片在眼内折叠，或镜片被眼睑挤出，应及时取出镜片，清洁冲洗后再戴。

（2）若因戴镜者过于紧张或多次戴镜失败发生眼睑痉挛，不能强行戴镜，可稍作休息，经充分情绪疏导后再戴镜。

（3）摘戴操作应选择在干净、平整的桌面上进行，以免镜片掉落在地上。

（4）每次在戴镜前，仔细检查镜片有无破损或沉淀物，如有破损不能配戴，有沉淀物必须清洁冲洗干净后再戴镜。

（5）给他人戴镜注意养成右手戴右眼、左手戴左眼的习惯。

## 七、练习及评估

1. 多功能护理液一般开瓶后可使用（　　　）

A. 1个月　　　　　B. 3个月　　　　　C. 1年　　　　　D. 2年

2. 对过氧化氢溶液的描述,不正确的是(　　)

A. 在戴入镜片之前应先用双氧护理液冲洗

B. 有极强的细胞毒性,必须中和

C. 可不含防腐剂

D. 是预防棘阿米巴感染最为有效的手段之一

3. 下面关于接触镜护理液基本步骤的说法正确的是(　　)

A. 免揉搓护理液的出现,使揉搓的步骤可以从护理液的操作流程中彻底去掉了

B. 加热消毒是目前最为普遍的消毒方法

C. 揉搓加冲洗可去除镜片上 99% 的微生物

D. 镜片的蛋白沉淀物可通过护理全部清除

4. 在进行镜片摘戴和护理消毒时最好使用(　　)

A. 吸棒　　　　　B. 镊子　　　　　C. 洁净的双手

D. 超声波　　　　E. 紫外线

5. 对镜盒的护理措施,不正确的是(　　)

A. 为了避免污染,每次使用后都应该冲洗镜盒

B. 镜盒应至少 3 个月更换一次

C. 用热水冲洗后在空气中自然晾干,保持镜盒干燥

D. 长期不用镜片应每个月更换镜盒中的护理液

6. 当配戴者对于多种多功能护理液出现非过敏反应时应选择下面哪些解决方法(　　)

A. 去蛋白的多功能护理液　　　　　B. 双氧护理液

C. 使用日抛镜片　　　　　　　　　D. 点用润眼液

E. 加强揉搓

7. 护理的基本步骤包括(　　)

A. 清洁　　　　B. 冲洗中和　　　　C. 中和

D. 消毒　　　　E. 润眼

# 认知润眼液

## 一、情境导入

　　某女士，28 岁，公司白领，每天工作都离不开电脑。双眼均配戴 –5.00D 软性角膜接触镜已有 4 年，且每天配戴。经常感觉眼睛干燥有异物感，平常眼睛一有不舒服就习惯用润眼液来缓解，只要停用润眼液就觉得眼睛更干，异物感更强。

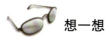 **想一想**

1. 该女士眼睛为什么会干？应该做哪些检查？如何解决眼干？
2. 经常用润眼液会有依赖性吗？应该怎么用？

## 二、学习目标

1. 掌握润眼液的用途和用法。
2. 掌握润眼液与护理液的区别。

## 三、知识准备

　　接触镜配戴在干燥的环境中，如灰尘较多、空调房、湿度低等环境下，接触镜配戴者会有眼部干燥、烧灼、异物、视物模糊的感觉。润滑液可以起到润眼作用。润滑液点眼后，可减少沉淀物在镜片上的聚集，使镜片吸水保持湿润，并可以稀释眼内的代谢产物，使眼部感觉舒适，视觉清晰度增加。特别适用于泪液分泌较少者、长期在干燥环境中学习工作者和配戴时间较长者。

### （一）用途和用法

　　在摘戴镜片的时候可作为角膜和眼镜之间的润滑剂，降低初戴镜片时眼部的不适感（尤其是 RGP 镜片），也能降低角膜和镜片之间的附着力，在摘戴时更方便。如果在干燥环境中感觉眼干，使用润眼液也可以改善症状。润眼液虽好用，但是不建议常用，建议每天使用次数最好不要超过 6 次。除非眼部有明显不适感，尽量不要使用,因为长期使用润眼液会抑制泪液的分泌,形成依赖性,一旦停用,眼部会更不舒服。

（二）与护理液的区别

润眼液和护理液是两种不同的产品,在很多人看来是差不多的,但是其使用一定要分清（图 4-6-1）。

护理液主要成分:
a. 缓冲剂
b. 渗透压调节剂
c. 螯合剂
d. 清洁剂
e. 消毒剂

润眼液主要成分:
a. 缓冲剂
b. 渗透压调节剂
c. 螯合剂
d. 防腐剂
e. 润滑剂
f. 增黏剂

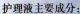

图 4-6-1　护理液和润眼液的主要成分比较

1. 有效成分的区别两者有效成分类似,不同之处在于:

（1）相同的成分浓度不同。

（2）润眼液没有表面活性剂。

（3）润滑剂、增黏剂为非护理液必需,但一般情况下润眼液都会有。

2. 功能上的区别护理液主要是对接触镜起消毒杀菌去蛋白等作用,只能是单独针对于接触镜。而润眼液是戴镜后使用,主要缓解眼干眼涩,减少角膜和接触镜之间的摩擦,在摘戴时更方便。详见表 4-6-1。

表 4-6-1　润眼液与护理液的比较

| 项目 | 使用部位 | 作用 | 使用频次 | 注意事项 |
|------|---------|------|---------|---------|
| 润眼液 | 戴镜直接作用眼表 | 缓解眼部干涩,增加舒适度 | 每天使用不超过 6 次 | 长期使用易形成依赖性 |
| 护理液 | 取镜直接作用镜片 | 清洁、消毒、去蛋白 | 每天使用一次 | 必须每天或隔天使用 |

## 四、实施步骤

1. 学生分组,互相讨论,总结销售案例。

2. 情景模拟上述顾客,角色扮演,指导顾客正确使用润眼液。

3. 教师就学生答案总结,适当补充。

## 五、练习及评估

1. 当配戴角膜接触镜后感到不适时,可将润眼液滴入眼内(    )滴,每天(    )次。

2. 每天点眼最好不要超过(    )次,如果眼部没有明显不适,尽量不用润滑液。

3. 关于润眼液的使用,不正确的是(    )

A. 尤其适合泪液分泌较少者,长期在干燥环境中工作者

B. 润眼液可增加配镜的舒适度

C. 可减少镜片与角膜之间的摩擦

D. 只要感到不适(眼干、眼部异物感、灼烧感)时即使用,不限次数

4. 润眼液的有效成分有哪些? (    )

A. 缓冲剂          B. 渗透压调整剂          C. 螯合剂

D. 润滑剂          E. 增黏剂

### 隐形及护理液销售演练

1. 一顾客现目前配戴了8年隐形眼镜,前面8年都是配戴的年抛型,现目前眼睛出现巨乳头性结膜炎(giant papillary conjunctivitis,GPC)以及有轻微的新生血管,你的建议是?

2. 一位顾客从未配戴过隐形眼镜,目前从事文艺工作,想配戴隐形眼镜,你认为适合的推荐是什么?

3. 一顾客特别喜欢踢球,基本上每周会去和朋友踢一次球,以前也配过半年抛隐形,但觉得很麻烦,但配戴框架踢球也不方便,有什么建议给顾客?

4. 一顾客经常对电脑工作,常常觉得眼睛干涩,可以给顾客什么样的建议?

5. 一顾客经常戴镜过夜,现目前眼睛有严重的充血以及新生血管和结膜炎,可以给顾客什么样的建议?

（邓霓彬　文　佳　邓　芸　陈雪阳）

眼健康是人类健康主题的重要组成部分，而视觉质量则是评价眼健康的重要指标，人们对眼健康相关问题，如青少年近视、儿童弱视、中老年人老花、干眼和视疲劳问题的重视程度也日趋增强，开始对视觉质量提出更高层次的需求。对配镜的认知和要求已经从原来的"看得见"发展为"看得清楚"，以及"看得舒服"和"看得持久"。身为专业的配镜师，我们不仅要熟练掌握屈光检查及相关镜片知识，还要具备基本的眼科学知识。由于眼科学知识与视光学知识密不可分，本章节主要着重介绍与门店配镜相关的眼科基础知识，通过学习，帮助大家建立一个清晰的眼科学概念，并对日常门店销售解答顾客配镜疑问及日后进一步学习更深层的临床眼科学知识打下基础。

情境一

# 认知眼表的解剖和生理

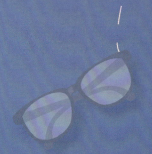

角膜接触镜门店销售中占很大的比例，但是由于隐形眼镜本身属于医疗器械类产品，在角膜接触镜的验配过程中，我们不仅要掌握镜片本身设计原理以及相关材质方面的知识，还要通过裂隙灯显微镜检查，有针对性地了解顾客的眼表健康状态，并明白不同类型镜片之间的差异与自身眼部健康之间的关联，从而为顾客选择最适合的产品。

那么，为顾客验配隐形眼镜时，我们需要做哪些检查呢？我们需要掌握的眼表基本结构的内容又有哪些？

眼表基本结构包括：角膜、结膜、泪器以及眼睑。

本情境一中将通过三个案例来对相关内容进行详细阐述。

 **案例一**

## 一、情境导入

一位顾客来店里验配隐形眼镜。通过问诊发现，该顾客常年配戴隐形眼镜，为半年抛彩片，本次来检查的原因主要是因为看东西不清楚，而且之前配戴的隐形眼镜经常会让自己觉得眼睛很不舒服，有异物感；由于工作需要每天戴镜时间超过 10h，几乎没有戴框架眼镜的时间让眼睛休息。

配镜师通过裂隙灯显微镜检查发现该顾客双眼结膜充血明显，上睑结膜有乳头和滤泡，近睑缘处有结石。验光检查结果显示该顾客双眼均为 –3.00D 近视，矫正视力均为 1.2。

接下来我们该为顾客选择适合她的镜片了。根据裂隙灯显微镜检查和验光结果，结合顾客日常配戴需求和眼部健康状况，我们该如何利用已掌握的眼科学基础知识角度，从众多类型和品牌的隐形眼镜中，推荐给顾客选择最合适的镜片呢？

 **想一想**

是什么原因造成顾客眼睛不舒服的？

## 二、学习目标

1. 掌握结膜的解剖和生理学知识。
2. 掌握门店常见的结膜异常表现。

## 三、任务描述

一位经常配戴隐形眼镜的顾客,在日常配戴隐形眼镜过程中出现的一些不适症状,我们如何根据顾客的眼部健康状况,给顾客选择最适合的隐形眼镜。

## 四、知识准备

1. 结膜的解剖和生理　结膜分为球结膜和睑结膜。

球结膜覆盖眼球前 1/3 部巩膜外面的部分,薄而透明,可透见其下的白色巩膜组织。球结膜除和角膜缘紧密附着外,其他部位疏松,容易推动,尤易因水肿或出血而隆起。

睑结膜主要覆盖在眼睑内面覆贴于睑板之后,在距下睑缘后唇 2mm 处,有一与睑缘平行的浅沟,叫睑板下沟。常为细小异物存留之处。

结膜前部开口于睑裂,形成一个以角膜为底的囊状空隙,称为结膜囊。

结膜的触觉刺激敏感度仅为中央角膜的 1/100。触觉最不敏感的部位在角膜缘附近,触觉最敏感的区域在睑裂周围。结膜表面含有腺体,包括大量的黏液腺和副泪腺,参与泪液的分泌和泪膜的形成。结膜的淋巴组织丰富,其淋巴管形成浅层淋巴网和深层淋巴网。浅层及深层淋巴网的淋巴液都向内外眦汇流,外侧汇入耳前淋巴结,内侧汇入下颌下淋巴结。结膜的感觉神经同样比较丰富,主要来自三叉神经眼支和上颌支。

2. 门店常见结膜异常表现

（1）充血:充血是指结膜受到外界因素刺激引起的结膜表面血管扩张,表现为眼睛发红,如图 5-1-1、图 5-1-2。

门店常见的引起结膜充血的原因主要为以下几点:眼表炎症;经常揉眼睛;长期配戴隐形眼镜;休息不好。

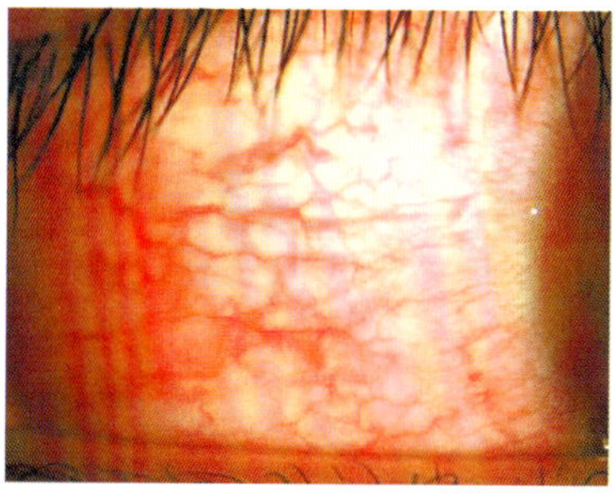

图 5-1-1　球结膜充血示意图

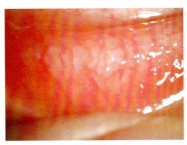
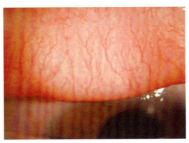

A.下睑结膜充血　　　　　　　　B.上睑结膜充血

图 5-1-2　睑结膜充血示意图

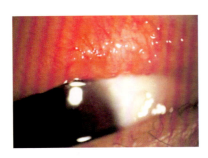

图 5-1-3　结膜乳头增生

（2）乳头增生：乳头是由增生肥大的睑结膜上皮层皱褶或隆起而形成,表面可见毛细血管（图 5-1-3）。

引起乳头增生的常见原因：春季角结膜炎；结膜对异物的刺激反应（如角膜接触镜）。

（3）滤泡形成：结膜表面淋巴细胞对外界刺激的反应,滤泡中央无血管（图 5-1-4）。

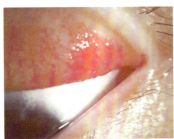
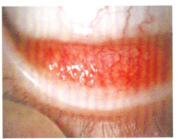

图 5-1-4　结膜滤泡

滤泡增生的常见原因：

1）生理性：正常年轻人结膜颞侧可见小滤泡,常位于穹隆部,近睑缘处消失,是一种正常的生理性改变。

2）病理性：病毒性结膜炎、沙眼症、寄生虫和一些药物刺激引起的结膜炎症的特异性反应体征。

（4）结膜结石：结石是由脱落的结膜上皮细胞和变性的白细胞凝固而形成的,（图 5-1-5）。

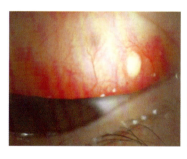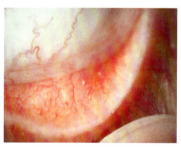

图 5-1-5　结膜结石

结膜结石常见人群：慢性结膜炎、老年人和角膜接触镜配戴者。

3. 结膜相关知识补充

（1）翼状胬肉：在门店给老年人顾客验配眼镜的过程中，除了要排除是眼底和晶状体疾病对矫正视力的影响之外，我们还要注意用裂隙灯显微镜观察老年人的球结膜表面，检查结膜有无病变，最典型的便是翼状胬肉。

翼状胬肉是一种结膜变性疾病，是球结膜表面上肥厚的球结膜及其下的纤维血管组织呈三角形朝向角膜侵入生长，形态似翼状（图 5-1-6）。

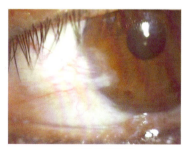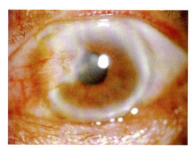

A. 未侵入瞳孔区　　　　　　　　　B. 侵入瞳孔区

图 5-1-6　翼状胬肉示意图

翼状胬肉的病因尚不明确，可能与紫外线照射、气候干燥、接触风尘有关系，近赤道部和户外工作的人群发病率较高。

翼状胬肉多数无症状，偶有充血、不适，延及角膜会引起散光，遮盖瞳孔区会影响视力。本病单眼或双眼发病，鼻侧多见；小而静止的胬肉可不需治疗，若胬肉严重影响外观、眼球转动受限或侵入瞳孔区影响视力者，可选择手术切除，并建议配戴变色片或太阳镜保护眼睛。

（2）沙眼：在门店我们经常听到一类顾客说自己眼睛不舒服，会不会是沙眼。但是沙眼早在 20 世纪 90 年代在我国基本上已经消失，但是究竟什么才是沙眼呢，我们又该如何跟顾客解释,顾客的眼部不舒服症状并不是由沙眼引起的?

沙眼是由沙眼衣原体感染所引起的一种慢性且具有很强传染性的结膜角膜炎症,是致盲的主要疾病之一。

沙眼的典型症状:

急性期:眼睑红、结膜高度充血、睑结膜粗糙不平、上下穹隆结膜布满滤泡、耳前淋巴结肿大。

慢性期:结膜慢性充血、睑结膜有乳头及滤泡形成、角膜血管翳、内翻倒睫等。

值得注意的是,由于沙眼的传染性非常强,如果顾客有主诉自己得了沙眼,一定要询问顾客身边的人是否也有类似症状表现,一般而言,在门店中我们遇到更多的是从前患过沙眼但已经治愈的一些老年人顾客,裂隙灯显微镜检查可见睑结膜瘢痕。

## 五、阶段性任务小结

配镜师需要掌握结膜的解剖和生理学知识,会观察工作中常见的结膜异常表现,如充血、滤泡、乳头增生和结膜结石,掌握引起这些常见症状的原因。在本案例中,该顾客长期配戴长周期的隐形眼镜彩片,引起了一系列结膜异常表现,因此,需要为顾客推荐短周期、透气性较好的彩片或透明镜片,如果症状严重,甚至需要顾客暂停配戴隐形眼镜,更换框架眼镜。

 **案例二**

## 一、情境导入

一位顾客来店里投诉,说配戴了新买的隐形眼镜后经常觉得眼睛很红。问诊过程中发现,该顾客经常喜欢十几个小时戴镜,而且十分不注意隐形眼镜摘戴卫生,购买隐形眼镜的当天没有做任何相关眼部健康检查,仅仅是付款后就拿着镜片匆匆离开了。随后裂隙灯显微镜检查过程中,配镜师发现该顾客角膜形态异常,角膜缘处充血尤为明显。此时,作为配镜师的你,如何向顾客解释引起眼睛不适的原因以及配戴不当的不良后果呢?

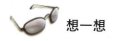 **想一想**

角膜缘处充血明显是什么原因引起的？对眼睛健康有哪些危害？

## 二、任务描述

如何让顾客重视并提高隐形眼镜摘戴卫生的意识？

## 三、学习目标

1. 掌握角膜的解剖和生理学知识。
2. 掌握门店常见的角膜异常表现。

## 四、知识准备

1. 角膜的解剖和组织学　角膜是眼睛重要的屈光系统之一，屈光力强，角膜前表面的屈光力 +48.8D，后表面的屈光力 –5.8D，前后屈光力代数和 +43D，占眼球屈光力的 70%。

（1）角膜的解剖结构：理论上，角膜是一球面，但实际角膜在垂直经线上的曲率半径比水平小。角膜前表面的曲率半径为 7.8mm，后表面为 6.8mm，垂直方向的曲率多较水平方向大，形成生理性散光，属顺规散光，这种正常的偏差由晶体的曲度差（倒散光）矫正。成人的角膜横径为 11.5~12mm，垂直径为 10.5~11mm，而新生儿的角膜直径为 9~10mm，3 岁达正常人大小。临床上，直径小于 10mm 定义为小角膜；大于 13mm 为大角膜。

角膜各部位厚度也各不相同，角膜中央厚度平均为 0.52mm，周边厚度为 1mm；不同年龄角膜厚度也不同，3 岁以下儿童角膜比正常成人稍厚，6 岁以后角膜发育完全，厚度和成年人一致，老年人比年轻人稍薄。

（2）角膜的组织学结构：裂隙灯检查镜下显示的角膜形态结构（图 5-1-7）。

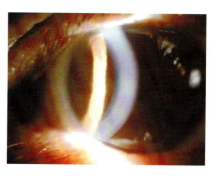

图 5-1-7　裂隙灯下角膜结构示意图

角膜分为五层,从前到后依次为:上皮细胞层、前弹力层、基质层、后弹力层和内皮细胞层。

1)上皮细胞层:占角膜厚度的10%。位于角膜表面,上皮细胞层对泪膜在角膜表面的滞留起重要作用,同时有助于角膜与泪液内营养和代谢物质的交换。上皮细胞层有很强的愈合能力,对外界细菌的抵抗力很高,一旦受到损伤,24~48h愈合。

2)前弹力层:前弹力层主要是由胶原纤维构成,对致病因素进入角膜深层起到一定的保护作用,一旦破坏后便不可再生,形成瘢痕。

3)基质层:角膜基质层占角膜厚度90%。如果基质层损伤较深或有明显的炎症反应(如角膜溃疡),角膜修复后常留有明显的瘢痕。角膜基质层含有丰富的胶原纤维,这些胶原纤维排列紧密规则,是角膜维持透明从而充当重要屈光介质的重要条件。

4)后弹力层:内皮细胞分泌而来,薄而透明,规则且有弹性,是内皮细胞的基底膜,与角膜基质分界清楚;后弹力层损伤后可再生,由内皮细胞形成新的修复。

5)内皮细胞层:位于角膜的最内层,为单层六角形细胞。角膜内皮细胞没有分裂增殖能力,损伤后不能再生。内皮细胞密度随年龄增长而降低,出生时为3 500~4 000个/mm$^2$,成人为1 400~2 500个/mm$^2$。角膜内皮细胞之间通过紧密连接发挥屏障功能,从而限制眼内的房水进入角膜的基质层;临床上当角膜内皮受损或代谢异常时,会导致房水渗入角膜基质层从而使得角膜发生水肿及造成角膜上皮下水疱的形成。

(3)什么是角膜缘?

角膜缘位于角膜和结膜/巩膜的交界区,含有丰富的血管网(图5-1-8)。生理功能包括为角结膜提供营养、角膜上皮再生、房水流出的通道。

角膜缘充血明显,提示角膜缺氧,严重者出现角膜病变,裂隙灯显微镜检查时沿着新生血管处寻找角膜病变(图5-1-9)。

2. 角膜的氧代谢

(1)角膜各层的主要供氧途径如表5-1-1所示。

睁眼时,角膜的供氧80%来自外界空气,15%来自角膜缘和结膜毛细血管,5%来自房水;而眼睑闭合即休息时则变为:

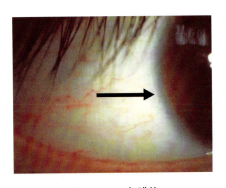

图5-1-8 角膜缘

10%~15% 来自房水、10%~15% 来自角膜缘毛细血管、70% 来自睑结膜毛细血管；即角膜无法从外界空气中获得氧气供应。

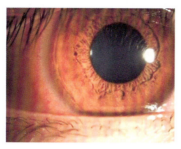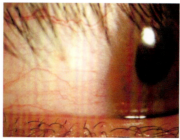

图 5-1-9　角膜缘充血示意图

表 5-1-1　角膜主要供氧途径

| 角膜层次 | 睁眼 | 闭眼 |
|---|---|---|
| 上皮 | 空气 | 结膜和角膜缘毛细血管 |
| 基质 | 房水、空气 | 房水 |
| 内皮 | 房水 | 房水 |

（2）长期配戴角膜接触镜的顾客，角膜可能会出现哪些改变？

长期配戴透气性不佳的接触镜时，角膜会发生缺氧，并出现不同程度的病变（图 5-1-10）。

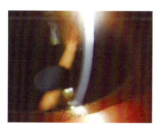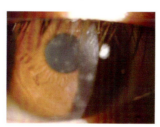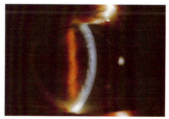

A. 角膜新生血管　　　　　　B. 角膜浸润　　　　　　C. 角膜水肿

图 5-1-10　长期配戴透气性不佳接触镜可能引起的角膜改变

3. 圆锥角膜　我们在门店验光中可能会遇到少部分这样的顾客，短期内度数变化很大，包括近视度数和散光，同时该类顾客视力下降很快，用检影镜检查时会发现眼底反光呈不规则的影动现象，而电脑验光仪验光时会有明显的角膜大散光，这时候我们就需要怀疑，该类顾客可能存在圆锥角膜。

（1）定义：圆锥角膜（keratoconus）是一种以角膜扩张为特征，致角膜中央部向前突出、变薄呈圆锥形并产生高度不规则散光的角膜病变。

（2）临床表现：初期的典型表现为进行性加重的散光、近视，且难以被矫正。

检影验光时会发现表现为辐条状。裂隙灯检查时可见角膜中央或旁中央锥形扩张，基质层变薄；而让顾客向下看时，锥体压迫下睑缘形成角形皱褶，呈明显的V字表现。图5-1-11为裂隙灯下检查的圆锥角膜形态。角膜地形图检查呈向下2/3的锥形。

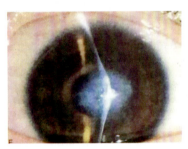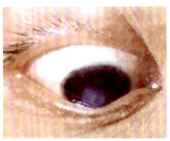

图5-1-11　裂隙灯下检查的圆锥角膜形态

（3）当我们遇到这样的顾客时，需要怎样来为顾客配镜呢？

首选最好的矫正方法是RGP镜片。当顾客要求配戴框架眼镜时，一定要跟顾客沟通好，因为框架眼镜对角膜上不规则的散光矫正效果不佳，顾客仍然可能会出现单眼看东西重影的感觉。配镜师一定要在经过严格试戴，确保试戴效果无问题后再下处方，不然很容易引起售服。

## 五、阶段性任务小结

配镜师需要掌握角膜的解剖和生理学知识，学会使用裂隙灯显微镜检查工作中常见的角膜异常表现，如角膜浸润、基质混浊和皱褶、新生血管，掌握门店中引起这些症状的原因，掌握圆锥角膜裂隙灯显微镜的筛查方法。在本案例中，该顾客长期配戴长周期的镜片，且不注意摘戴护理卫生，因此引起了一系列角膜异常表现，且顾客主诉眼睛有疼痛感，此时我们需要怀疑该顾客之前长期配戴的镜片表面蛋白质沉着物过多，可能已经损伤到角膜，建议顾客去医院做角膜染色排除角膜上皮损伤，如果顾客到医院检查无问题，再为顾客推荐短周期、高透氧材质的镜片；如果症状严重，需要顾客停戴隐形眼镜，更换框架眼镜。

## 案例三

### 一、情境导入

　　我们在门店中会遇到很多电脑族和老年人顾客,他们都有一个共同的特点:经常会觉得眼睛干涩不适,喜欢使用润眼液,但是症状还是不能得到缓解。顾客常常感觉非常困扰,但又觉得眼睛没有健康方面的问题,不想去医院看病,于是向店员咨询是否有很好的建议。这个时候,身为配镜师的我们该如何解答顾客的疑问呢?

 想一想

什么原因会引起眼睛干涩?

### 二、学习目标

1. 掌握泪膜的解剖和生理学知识。
2. 掌握裂隙灯显微镜检查和评估泪液是否良好的方法。
3. 掌握眼睑的解剖和生理学知识。

### 三、知识准备

　　1. 泪膜

　　(1)解剖与生理:泪膜位于角膜表面,厚 7~10μm,泪膜分为三层:脂质层、水液层和黏蛋白层。

　　1)脂质层:主要由睑板腺分泌,主要功能是防止泪膜蒸发和睑缘溢泪。

　　2)水液层:水液层是泪膜中最厚一层,由泪腺和副泪腺分泌而来;水液层中主要的成分包括水、无机盐、免疫球蛋白、抗菌物质成分。

　　3)黏蛋白层:黏蛋白层是泪膜形成的首要条件;黏蛋白层主要分布于角膜上

皮表面,通过角膜上皮表面的微绒毛和微皱襞吸附来自结膜杯状细胞分泌的黏蛋白;瞬目动作是形成黏液层的基本保证。

黏蛋白层与黏蛋白的关系:黏蛋白对于维持泪膜稳定及正常的眼表功能都非常重要。黏蛋白是黏蛋白层的主要成分,可以维持泪膜的稳定性,形成光滑的屈光表面;黏蛋白还具有润滑眼表,清除眼表的污染物,保护角膜和结膜不被细菌感染,角膜创伤时利于角膜伤口的愈合等作用。

(2)泪膜的更新

1)瞬目:瞬目,即眨眼动作,是眼睑规律性或应激性的依次闭合和开启的动作。瞬目的生理功能为避免异物和外伤,将泪膜均匀涂布于眼表,帮助泪液循环及清洁角膜等。

2)泪膜如何进行更新?

每次瞬目均可使泪膜重新涂布于眼表。从周期性泪膜形成到泪膜破坏的时间称为泪膜破裂时间,正常为 15~40s,通常每分钟瞬目 10~12 次。

测定泪膜破裂时间(BUT):结膜囊内滴入荧光素钠,患者瞬目数次后平视前方,从最后一次瞬目后睁眼直至泪膜表面出现黑洞或干斑所需时间为泪膜破裂时间。正常值为 15~45s,小于 10s 为泪膜不稳定。

眼睑闭合不全时,造成的长时间瞬目减少使得泪膜更新速度减慢,从而造成角膜的干燥。

(3)泪膜的功能

1)保持眼表清洁:对异物(微生物、灰尘、烟雾,角结膜炎症代谢产物,角结膜脱落上皮细胞等)进行机械性冲洗。

2)防止微生物和抗原侵入角结膜:泪液中富含溶菌酶、乳铁蛋白、免疫球蛋白、补体、黏液,可保护角结膜健康。

3)保持角结膜上皮湿润,维持角膜透明。

4)使角膜表面光滑,形成完整的屈光介质从而获得良好视觉。

5)泪膜可以在角膜创伤时运输来自结膜杯状细胞分泌的黏蛋白。

6)泪膜可以为角膜提供氧气和葡萄糖,营养角膜。

(4)门店中我们如何使用裂隙灯检查评估顾客泪膜质量?

1)使用裂隙灯光学切面检查。

2)轻轻推动顾客下睑缘,观察下睑缘泪河高度及是否处于连续状态。

3)泪河线宽度,指睑缘与言表面交界处的泪液宽度正常为 0.5~1mm,小于 0.3mm,提示有干眼症。图 5-1-12 为裂隙灯检查评估顾客泪膜质量示意图。

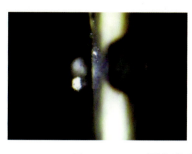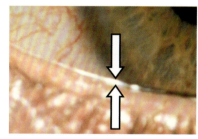

图 5-1-12　裂隙灯检查评估顾客泪膜质量示意图

2. 眼睑

（1）眼睑的解剖与生理：眼睑是覆盖在眼球前面能灵活运动的帘状组织，是眼球前面的屏障。主要生理功能是保护眼球，防止损伤。

眼睑分为上睑和下睑，上下眼睑之间的裂隙为睑裂，其高度平均为 8mm。眼睑外端联合处叫外眦，呈锐角。内端联合处叫内眦，钝圆。内外眦之间的距离为27~28mm。上下内眦处各有一个小的开口为泪小点。在内眦角与眼球之间有一结膜形成的皱襞，呈半月状，称半月皱襞，此皱襞与内眦皮肤之间被围结成一个低陷区，此处称为泪湖。泪湖中近半月皱襞处有一肉状隆起称泪阜。

（2）眼睑的腺体：眼睑还包含很多腺体，主要包括睑板腺、Moll 腺和 Zeis腺。

1）睑板腺：临床上我们最熟悉的是睑板腺。睑板腺包埋在睑板中，开口于眼睑边缘。睑板腺呈平行排列，上睑约有 30~40 个，下睑约 20 个。眼睑内肉眼可见的结膜下垂直排列的黄白色管状结构，即为睑板腺腺体。睑板腺的分泌物构成泪膜的脂质层，防止泪液蒸发，避免角结膜干燥，还可以使眼睑边缘润滑，防止泪液流出结膜囊外。

2）Moll 腺：为变态的汗腺。可开口于睫毛毛囊内或与 Zeis 腺管相通，甚至直接开口于两条睫毛之间的皮肤。

3）Zeis 腺：为睫毛毛囊周围的变态皮脂腺，直接开口于睫毛毛囊。

（3）门店常见眼睑疾病：

1）睑板腺功能障碍：睑板腺的慢性、非特异性炎症，通常以睑板腺导管阻塞、睑板腺分泌物质或量异常为特征。临床上会引起泪膜的异常、眼部刺激症状、炎症反应以及眼表疾病。

睑板腺功能障碍多见于老年人，经常自觉眼睛干涩难受却原因不明。门店常见顾客的睑板腺分泌物示意图如图 5-1-13。

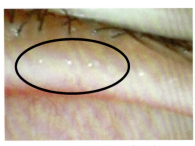
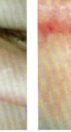

A. 睑板腺分泌物正常状态　　　　　　B. 睑板腺分泌物异常状态

图 5-1-13　门店常见顾客的睑板腺分泌物示意图

2）麦粒肿和霰粒肿：临床中我们常常看见有人眼皮上长着像黄豆大小的硬节，或者是红肿带脓头的隆起，映入脑海的就是麦粒肿和霰粒肿两个词。但如何区分麦粒肿还是霰粒肿呢？二者临床表现和治疗方法有很大区别。

【临床表现】

麦粒肿，也称为睑腺炎，是细菌（常见为葡萄球菌）感染引起睑腺（不一定都是睑板腺）的急性炎症。麦粒肿分为外麦粒肿（外睑腺炎）和内麦粒肿（内睑腺炎）两种，Zeiss 腺或 Moll 腺发生感染后称为外麦粒肿（图 5-1-14），睑板腺发生感染后称为内麦粒肿。

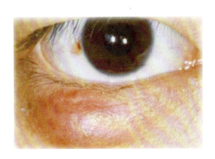

图 5-1-14　外麦粒肿示意图

霰粒肿，也称为睑板腺囊肿，是睑板腺出口阻塞，分泌物潴留引起的睑板腺慢性炎性肉芽肿，可由慢性结膜炎或睑缘炎导致的睑板腺分泌阻滞引起，也可能与皮脂腺和汗腺分泌功能旺盛或缺乏维生素 A，造成腺体上皮组织过度角化，阻塞排出管道有关。霰粒肿多见于青春期和中年人（可能与该年龄段睑板腺分泌功能旺盛有关）。

【治疗方法】

麦粒肿：早期局部热敷，滴用抗生素眼药水或眼膏，重者全身应用抗生素。脓点形成后可切开排脓。外睑腺炎切开时切口要与睑缘平行，内睑腺炎于睑结膜面切开，切口与睑缘垂直。切忌过早切开或任意挤压，以防感染扩散或形成慢性肉芽肿。

霰粒肿：小而无症状的霰粒肿无需治疗，大者可通过热敷，或向囊肿内注射糖皮质激素促进其吸收,长期不能消退者应行睑板腺囊肿摘除术。

## 四、阶段性任务小结

配镜师需要掌握泪膜生理学和功能,掌握眼睑解剖学结构和眼睑腺体相关功能及与泪液分泌之间的联系,学会使用裂隙灯显微镜评估泪膜质量、睑板腺开口是否堵塞、眼睑表面是否有肿物。在本案例中,电脑族顾客自觉眼睛干涩,我们首先考虑泪膜质量是否良好,泪液分泌不足的症状,而老年人自觉眼睛干涩不舒服则更多考虑是不是睑板腺功能障碍,脂质分泌不足引起泪膜质量不好所导致的,再做进一步详细检查,给予顾客合适的建议。

## 五、知识拓展

1. 什么是巩膜?

眼球后 5/6 外层为巩膜,前部与角膜相连,其外面由眼球筋膜覆盖包裹,四周有眼外肌肌腱附着,前面被结膜覆盖。巩膜是由坚韧的结缔组织组成、具有一定弹性的纤维膜。其主要功能为保护眼内容物,同时依靠眼内压与巩膜弹力之间的平衡维持眼球的正常外形。巩膜不透明,因此具有良好的遮光性,从而保证眼球视轴以外的部分无光线进入。当任何原因导致巩膜中水分含量超过正常值时,巩膜的透明性会增加。隐形眼镜配适基弧过小时,会压迫到角巩膜缘血管网,引起并发症。

2. 睫毛睫毛位于上下睑缘边缘,向前上、前下伸出生长,上睑睫毛多于下睑睫毛。睫毛的根部有丰富的感觉神经,可引起瞬目反应。睫毛的平均寿命为 3~5 个月,自然生长脱落。睫毛对触觉敏感,可以阻止眼外异物入眼,具有遮尘和避光的作用。

而我们在门店验配角膜接触镜时,需注意倒睫顾客,倒睫是指睫毛向后生长(图 5-1-15)。值得注意的是,如果顾客倒睫明显,一定建议顾客医院做角膜染色,排除倒睫刮伤角膜上皮,如果上皮有损伤,不宜配戴角膜接触镜。

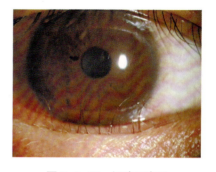

图 5-1-15 倒睫示意图

## 六、任务小结

门店应用裂隙灯显微镜对顾客进行眼部健康检查,我们需要遵循以下步骤:由外向内的基本检查顺序是:

眼睑→睑缘→睫毛→泪器→睑结膜→球结膜→结膜囊→角膜巩膜缘→泪膜→角膜→前房→前房角→虹膜→瞳孔→后房→晶状体。

先右眼后左眼。

情境二

# 认知与调节相关的眼部结构知识

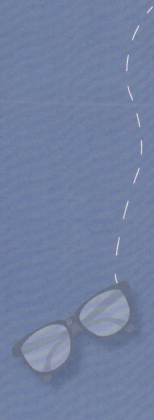

## 一、情境导入

　　一天，一对老年夫妇来店里配眼镜。叔叔说自己看远处东西比较清楚，但是看近处眼睛有一点花。而随行的阿姨则说感觉自己看远处和看近都看不清，而且阿姨主诉说最近一年来觉得自己的视力下降很厉害，不知道是不是度数不合适了。配镜师在分别为叔叔阿姨做完检查之后发现，叔叔刚刚做完白内障手术一个月，看近还有老视症状，看近度数右眼为 +2.25D，左眼为 +2.75D，矫正视力均为 0.8。阿姨双眼看远度数均为 −2.00D，看近为 +1.00D，矫正视力仅为 0.7，且针孔视力没有改善。我们进一步通过检影镜检查发现，阿姨眼底反光颜色暗淡，裂隙灯检查发现阿姨晶体有混浊现象，这时我们可以确认，阿姨存在白内障，而且白内障是影响阿姨看东西不清楚的主要原因，但是阿姨因为害怕始终拒绝做白内障手术，那么我们该如何向阿姨解释并给予阿姨正确的建议呢？

 **想一想**

1. 什么是白内障？
2. 我们该如何为白内障顾客配眼镜？

## 二、学习目标

1. 掌握晶体的结构功能和相关疾病知识。
2. 门店中我们如何通过裂隙灯检查初步评估顾客白内障严重程度。
3. 白内障患者处方原则。

## 三、知识准备

1. 晶状体

（1）晶状体的解剖和生理学：晶状体主要由水和蛋白质组成，不含血管、神经

（图5-2-1），其营养完全通过房水进行交换。

晶状体的主要功能为屈光成像。其生长缓慢，一般来说，50岁以后晶状体的颜色逐渐变黄，主要是因为晶状体对紫外线有吸收作用，阻挡了部分黄色光和紫色光到达视网膜，保护了眼内组织。但是，随着年龄的变化，代谢能力降低，使晶状体内水排出减少，晶状体纤维变性，囊膜下钙质沉积，形成了晶状体混浊。同时晶状体弹性下降，不易发生形变，因而老年人晶状体对入射可见光线的调节能力下降。因此，随着年龄的增长，晶状体逐渐硬化，弹性减弱，导致调节能力降低，出现视近物困难，此即为老视。

（2）晶状体与调节：在无调节状态下，正常眼可将无穷远距离的物象聚焦在视网膜上，成一清晰的像。我们人眼的调节是通过睫状肌的收缩和舒张来实现的，而调节过程中晶状体的变化主要发生于晶状体中央部前表面。睫状肌收缩时，晶状体悬韧带松弛，晶状体囊膜张力减低，晶状体曲率增加，屈光力增加；当睫状肌松弛时，悬韧带张力增加，晶状体变扁平，屈光力减弱。人眼使用最大调节能够看清的眼前最近距离称为调节近点，表示最大调节力。

2. 白内障

（1）定义：任何先天性或者后天性的因素，例如遗传、代谢异常、外伤、辐射、中毒、营养障碍等，引起的晶状体混浊（图5-2-2）。

（2）临床表现：双眼先后发病，无痛性的、缓慢性的视力下降，屈光状态改变，有时会出现畏光和眼前眩光的感觉。

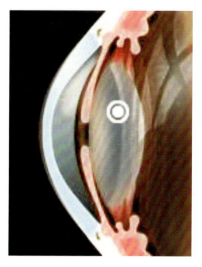

**图5-2-1 晶状体解剖示意图**

白点所示位置为晶状体

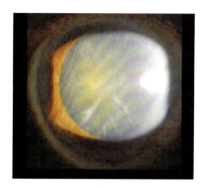

**图5-2-2 白内障**

3）分型：白内障主要分为皮质性白内障、核性白内障和后囊下型白内障，而临床上最为多见的是皮质性白内障（图 5-2-3）。

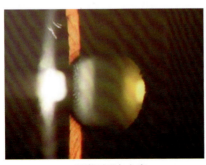 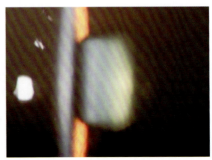

A. 后囊下型白内障                                    B. 皮质性白内障

图 5-2-3　白内障

4）有临床意义的白内障：晶状体混浊且矫正视力 <0.5 者。白内障目前尚无任何药物治疗手段，一旦发现且严重影响视力者，建议及时手术，否则拖得太久白内障完全成熟后，手术会十分难做，而且风险很大。

## 四、任务小结

晶状体在人眼看远看近的动态过程中起到非常重要的调节作用。白内障为晶状体混浊，会导致视力渐进性的下降。白内障是世界第一位的致盲性眼病，但是可以通过手术治愈。很多老年人对白内障的概念不明确，有些人甚至认为可以通过药物手段治疗，还有些人一直拖到白内障完全成熟才去医院进行就诊，而这个时候的治疗效果是不佳的。因此，身为专业的配镜师，我们需要掌握晶状体的功能及学会用裂隙灯显微镜筛查白内障顾客，并建议其及时就诊，提升自身专业度的同时，帮助顾客获得最佳的视觉效果。

## 五、知识拓展

1. 虹膜　虹膜为褐色圆盘形膜状组织，中央有一直径为 2.5~4mm 的圆孔，称瞳孔，位于虹膜的内面的色素层，向后与睫状体的色素层相连接。瞳孔的主要作用是调节眼内的入光量。瞳孔收缩和开大时，边缘在晶状体表面滑动，得到晶状体的支持。瞳孔括约肌和瞳孔开大肌分布于虹膜表层。瞳孔括约肌的主要作用是缩瞳作用,而瞳孔开大肌则主要发挥散瞳作用。

瞳孔有两种反射,分别为对光反射和近反射。对光反射又分为直接对光反射和间接对光反射,作用是调节进入眼内的光线。而当我们的双眼注视近物时,会同时引发眼球内聚集合、调节增强和瞳孔缩小的三联反应,这种反应被称为近反射。近反射在保持看近清晰持久的过程中起到重要作用。

经常长时间看近和夜间开车的顾客,我们原则建议散光尽量足矫,减少调节,增加夜间进入眼内的光线,提高看东西的清晰度和舒适度。

2. 睫状体及其与晶状体的关系　睫状体是连接虹膜和脉络膜的中间部分,前面与虹膜根部相连,后端以锯齿缘与脉络膜分界,从睫状体发出的纤维至晶状体称为晶状体悬韧带(图 5-2-4)。睫状肌通过舒缩改变睫状环的大小,通过悬韧带改变晶状体的突度,起到调节屈光状态的作用。

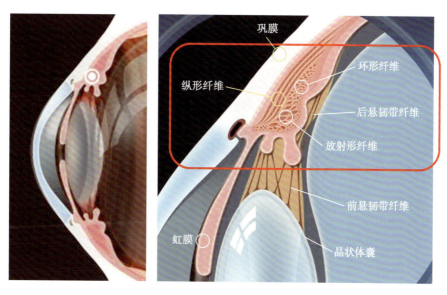

图 5-2-4　睫状体解剖结构

## 情境三
# 认知眼底成像系统的眼部结构知识

　　视网膜是接受光线刺激、形成视觉的关键的第一站，也是全身唯一可以观察到动脉血管及其形态分布的组织，成为了解眼病和某些全身疾病的窗口。视网膜的功能如同照相机的底片，一旦发生损害则难于修复。在门店中，当我们发现通过屈光检查无法提高顾客戴镜视力、或无法达到正常矫正水平时，除了排除弱视，还要考虑顾客的眼底功能状态是否良好，特别是在面对老年人和高度近视的顾客时。因此掌握眼底相关知识十分必要。

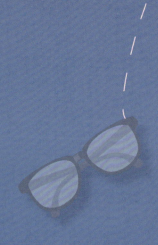

## 一、情境导入

　　一位年轻的女士来到我们所在的门店,她对配镜师说,我现在这副眼镜配戴很长时间了,度数一直没有变过。现在觉得看东西不清楚,想重新配一副清晰的镜片。另外,我发现自己在户外强光下会有睁不开眼睛的感觉,日常生活中偶尔会觉得眼前有小黑影一闪而过,请问这会让我的近视度数增长嘛。在验光结束后,配镜师发现她的度数很高,双眼均有 –7.00D 近视,眼底镜检查发现该女士眼底表现为明显的豹纹状改变。这个时候,作为一名专业的配镜师,我们该如何为这个顾客介绍最合适她的镜片以及解答她看东西时存在的疑问呢?

 **想一想**

　　1. 为什么该顾客在日常生活中会觉得眼前有小黑影飘过呢? 是眼睛的哪个组织发生了改变而造成的呢?

　　2. 高度近视存在哪些危害,为什么大家都会谈"高度近视"色变呢?

## 二、学习目标

　　1. 掌握玻璃体、视网膜的解剖和生理学知识。

　　2. 了解高度近视的眼底改变。

## 三、知识准备

　　1. 玻璃体　玻璃体位于晶状体之后,视网膜之前。为透明的弹性凝胶体,总容积约为 4.5ml,约占眼球容量的 4/5。玻璃体内无血管,主要成分是水,其营养来自脉络膜和房水。玻璃体的主要功能是支撑视网膜、脉络膜、巩膜和晶状体,维持眼球形状。玻璃体还是重要的屈光间质。

　　玻璃体凝胶随着年龄的增长会出现液化,从而使得玻璃体透明度下降,出现轻度混浊,表现为看东西偶尔觉得眼前有黑影飘过,临床上称为飞蚊症,可不予理会,影响视力时再做处理。需要注意的是,如果来门店配镜的老年人顾客,主诉眼前经常有打闪的感觉,一定要建议顾客去医院就诊做 B 超检查,排除可能存在的玻璃体后脱离和视网膜脱离的隐患。

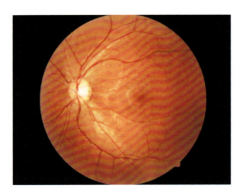

图 5-3-1　正常眼底图片

玻璃体没有再生能力,其流失所造成的空隙只能由房水填充。

2. 视网膜　视网膜是一层透明的薄膜,是位于眼球内表面的一层透明组织,外邻脉络膜,前邻玻璃体。视网膜在结构上被分为两大层,即内层的起到感光作用的视网膜神经上皮层,和外层对整个视网膜起到营养作用的色素上皮层,色素上皮层还具有吸收和阻挡紫外线保护视网膜的作用(图 5-3-1)。

(1)视盘:也称视乳头,位于眼球后极稍偏鼻侧,直径约 1.5mm,是视神经纤维汇集穿出眼球的部位。其中央呈漏斗状,称视杯或生理凹陷。正常人视杯/视盘(C/D)比值多在 0.3 以下。视盘无感光细胞,故无视觉。所以在正常视野中存在一个盲点叫生理盲点。

(2)黄斑:视网膜内面正对视轴处,距视盘约 3.5~4mm 的颞侧稍偏下方,有一椭圆形凹陷区称黄斑,为视锥细胞集中处。黄斑区没有视网膜血管,此区营养主要依靠脉络膜毛细血管层供应。该区中央的凹陷称为中心凹,此处视网膜最薄,只有锥细胞,视网膜的其他各层均向旁侧散开,呈斜坡状。光线到达中心凹时能直接照射到视锥细胞上,是中心视力最敏锐之处。因此黄斑区受损,视力必然受到影响。黄斑区以外的视网膜是周边视力。周边视网膜由于视杆细胞较多而能够更好地感受暗光,当周边视网膜受损伤时,会出现夜盲现象。

3. 什么是脉络膜?

(1)脉络膜包围整个眼球的后部,前起于锯齿缘,和睫状体扁平部相连,后止于视盘周围,脉络膜的内表面与视网膜色素上皮层紧密联系。

(2)脉络膜与视网膜之间的联系

1)富含血管,营养视网膜的色素上皮组织。

2)富含大量色素,可吸收穿过视网膜的过量光线,防止光线在眼内反射并起暗房的作用。

3)通过血管内血流量的变化,可调节与视网膜之间的热量交换。

## 四、知识拓展

1. 高度近视的眼底改变　高度近视是指屈光度高于 –6.00D 的屈光不正,又称病理性近视。据病理学者的观察认为,近视度数愈高,眼部病理变化愈明显,几乎所有高度近视都有眼轴增长以及眼球后极处巩膜的显著变薄。

(1)病理改变:从病理生理学的角度来看,高度近视属于眼组织的过度生长导致眼球,特别是视网膜的各层组织变薄拉长,组织过早发生退行性病变,对其关键视觉部位——黄斑,以及视网膜周边部末梢循环产生影响,可造成严重的失明并发症——黄斑病变、视网膜脱离等。

由于高度近视眼组织各部分拉长变薄影响到脉络膜、视网膜的微循环,导致视网膜血供障碍、营养不良及眼组织变性,且随近视度数加深和年龄增长病变范围继续扩大:即脉络膜和视网膜进行性变薄、脉络膜局限性萎缩或正常结构大范围消失,导致脉络膜大血管暴露明显,脉络膜基底层——Bruch 膜裂开,呈漆裂纹样病变;视网膜色素上皮细胞异常增殖,色素分泌增多,使得 Bruch 膜缺失,视网膜色素上皮层与脉络膜融合在一起,最后出现瘢痕、Fuchs 斑,引起黄斑病变;同时会出现进行性的视网膜的神经上皮层与色素上皮层分离,出现视网膜裂孔,大范围的裂孔会导致视网膜脱离。

(2)典型眼底表现

1)豹纹状眼底:近视眼,特别是高度近视,眼球后半部明显变薄,有的只有正常厚度的 1/4,眼轴增长使得整个视网膜的色素上皮层开始变薄,浅层色素消失,使得脉络膜大血管暴露而呈现豹纹状眼底(图 5-3-2)。

2)弧形斑:视乳头颞侧缘脉络膜萎缩弧即为弧形斑,如图 5-3-3。值得注意的是,弧形斑出现在豹纹状眼底后面。

3)漆裂纹:近视眼眼轴变长,眼球后极部向后扩张,视网膜变薄,色素上皮层萎缩,进一步使得与之相连的脉络膜基底层破裂,透露出巩膜的颜色,呈黄白色放射状条纹,即为漆裂纹(图 5-3-4)。

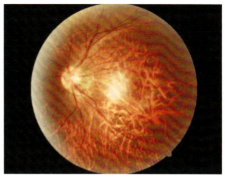

图 5-3-2　豹纹状眼底

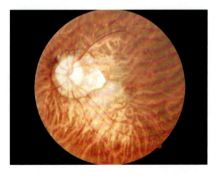
图 5-3-3　高度近视弧形斑

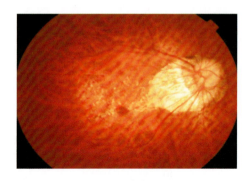
图 5-3-4　漆裂纹

（3）黄斑区视网膜和脉络膜大范围萎缩,色素上皮细胞异常增殖,细胞外色素沉着出现 Fuchs 斑(图 5-3-5),此时已经开始影响视力。

（4）视网膜裂孔:大范围的裂孔会导致视网膜脱离,严重者可致失明(图 5-3-6)。

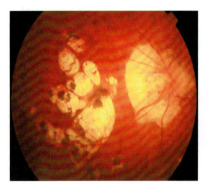
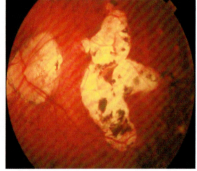
图 5-3-5　Fuchs 斑彩色眼底像

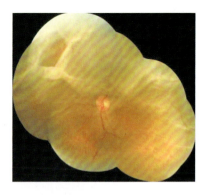
图 5-3-6　视网膜裂孔彩色眼底像拼图

# 认知眼外肌功能及斜视配镜相关知识

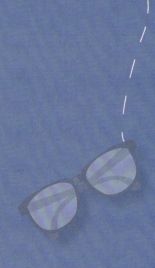

## 一、情境导入

门店中我们会遇到一些家长拿着医院的验光处方来门店配镜,而家长身边也都会跟着这样一个戴着眼镜的小朋友,通过眼镜去看小朋友会觉得他的眼睛特别大,但当小朋友摘下来眼睛试戴新的镜框时,我们也会发现小朋友是眯着眼睛表现出一种看不清的状态,而且会觉得小朋友的眼睛有点斗鸡眼儿的感觉。当我们查看这一类顾客的验光处方时,也都会发现高度远视占很大一部分,而小朋友的症状表现很明显是发生了斜视。不知道大家有没有想过,是眼睛哪项功能结构异常导致了斜视的发生呢?

## 二、学习目标

1. 掌握眼外肌的功能。
2. 了解斜视的分类。
3. 了解斜视与双眼视功能之间的联系。

## 三、知识准备

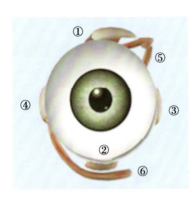

①上直肌　②下直肌　③内直肌
④外直肌　⑤上斜肌　⑥下斜肌

**图 5-4-1　右眼眼外肌的解剖学位置示意图**

1. 眼外肌的功能　眼外肌共有 6 条,支配眼球的运动。包括四条直肌和两条斜肌,分别为上直肌、下直肌、外直肌、内直肌、上斜肌和下斜肌(图 5-4-1)。

(1)上直肌:主要作用是眼球上转,次要作用为内转和内旋。

(2)下直肌:主要作用是眼球下转,次要作用为内转和外旋。

(3)外直肌:单纯使眼球外转。

(4)内直肌:单纯使眼球内转。

(5)上斜肌:使眼球内旋、下转和外转。

（6）下斜肌：使眼球外旋、上转和外转。

由于眼球向各方向运动需要数条眼外肌共同作用完成，因此眼球靠眼外肌的收缩和松弛产生协调的运动，正常的双眼协调运动是保证双眼单视的基本条件之一。

2. 斜视　双眼不能同时注视同一目标，视轴呈分离状态，其中一眼注视目标，另一眼偏向目标一侧，称为斜视（图5-4-2）。正常人双眼的眼位有偏斜的倾向，但能够通过融合机制控制时称为隐斜；如融合机制不能控制，则双眼表现为间歇性或恒定性偏斜状态，称为显斜。

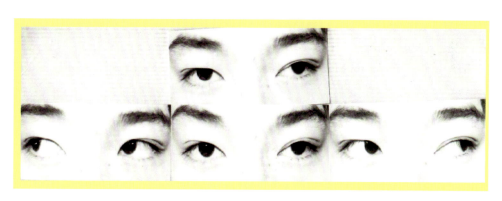

图 5-4-2　斜视示意图

斜视又分为共同性斜视和非共同性斜视。共同性斜视是指眼位偏斜方向不随注视方向的改变而改变，也不因注视眼的改变而改变，眼球运动无明显限制。而非共同性斜视是指眼位偏斜随注视方向的改变而发生变化，也因注视眼的改变而改变，大多数非共同性斜视患者会有不同程度的眼球运动限制。临床检查中，我们通常通过九个方向的眼位检查判断患者为哪种类型的斜视。

## 四、知识拓展

与屈光和双眼视功能相关的斜视——共同性斜视。

1. 调节性内斜

（1）屈光性调节性内斜视：主要是由于远视未矫正，过度使用调节引起集合过强，融合性分开不足，引起内斜视。

患者的发病年龄多在 2~3 岁，有中度远视 +2.00D~+6.00D，初期为间歇性内斜视，如能及时和经常戴镜，内斜视可以得到控制，AC/A（调节性集合量与调节量之比即 AC/A）比值正常。

（2）非屈光性调节性内斜视：与屈光不正无关，是调节与调节性集合间的异常联动，调节性集合反应过强，融合性分开不足时形成内斜视。发病年龄更早，屈光状态可能是正视、近视或远视，多有双眼单视，如有屈光参差可发生弱视。

（3）部分调节性内斜视：发病早，中度远视或散光，常有屈光参差及弱视。矫正远视时内斜视减少，但仍有残余内斜。常合并垂直斜视，常有异常视网膜对应和弱视，少数人有双眼视。

2. 共同性外斜视

（1）间歇性外斜视：发病年龄 0~4/5 岁，看远时或疲劳后、发热或精神集中于某件事时发生外斜视，经提醒可恢复正位。看近时眼位正位。强阳光下眯眼，少数可伴有复视。单眼视力可好于双眼同时看的视力。

（2）恒定性外斜视：出生后既有或从间歇性外斜视发展而来。发病年龄小者双眼视觉功能差。单眼恒定性外斜视的偏斜眼常有弱视。

（3）知觉性外斜视（失用性外斜视）：单眼视力损害后引起，如屈光间质混浊、屈光参差、单眼器质性损害。病变发生年龄常较大，罕有复视。

而这一类顾客我们在门店中会相对常见，有时我们可以通过出具棱镜处方帮助顾客缓解看东西不适的症状。

3. 斜视的处理　共同性斜视的治疗是为了获得双眼单视。而双眼视觉的发育和完成是在儿童期。斜视一经诊断明确应立即给予治疗。

（1）矫正屈光不正：睫状肌麻痹下检影验光，对伴有远视的内斜视患儿应予全部矫正，外斜视伴有近视者也应全部矫正，散光者应全部矫正。

（2）治疗弱视。

（3）视觉训练。

（4）手术。

值得注意的是，大部分斜视是在儿童期发病，影响正常的双眼视觉发育。如能在儿童期正确治疗，可以获得功能性治愈，恢复或重获正常或接近正常的双眼单视。成年后手术仅能获得美容的效果。

## 五、任务小结

身为一名专业的配镜师，在门店的日常验配中，对于一些存在斜视且有主诉症状的顾客，在矫正能力范围内我们可以通过出具棱镜处方缓解顾客看东西重影不舒服的感觉,但是对于超过最大棱镜处方量的顾客,只能建议手术。本案例中,小朋友的斜视明显是由调节引起来的,因此通过戴镜可以改善小朋友的斜视。这提示我们在门店为斜视顾客验配眼镜时,一定要充分考虑引起斜视的原因,从而对症下药。

(徐琳琪　连 捷)

本篇主要涉及各类屈光不正及其矫正方法，还有眼的屈光系统组成、调节反应及老视、弱视相关问题，由浅入深地介绍各部分内容，主要针对眼视光行业的新从业者，为其提供相应的知识储备，使其在学习理论的同时，更好地将理论与实践相结合。

## 情境一

# 认知屈光系统

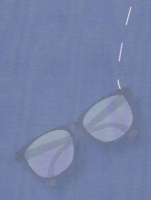

## 一、情境导入

眼球的构造原理基本上和照相机差不多。角膜可以比作镜头,瞳孔好比自动光圈,晶状体的调节作用犹如照相机焦距调整一样。视网膜很像最理想的彩色底片,葡萄膜因含有色素,好比是照相机的暗箱。当然眼的屈光系统远比照相机要复杂得多。

 **想一想**

1. 为何我们能看清外界物体?
2. 为什么我们从人眼看到的是正立物体?

## 二、学习目标

1. 掌握屈光系统的组成。
2. 掌握各屈光成分的折射率、屈光力等相关指数。

## 三、知识准备

1. 视觉的形成　视觉是视觉器官(眼球与视路)对光刺激的总体(形、色和明暗)感觉。

外界物体本身发出的或反射出的光线,通过眼的屈光系统折射和调节后,在视网膜上形成缩小的倒像。视网膜视觉细胞受到不同程度的光刺激,转变成神经冲动,通过视路传导至大脑皮层视觉中枢,经分析后产生视觉(图 6-1-1)。

2. 眼屈光系统的组成　由角膜、房水、晶状体和玻璃体组成。眼的屈光系统可以看做是数个透镜组合成的共轴球面系统。眼总屈光力约为 +58.64D(表 6-1-1)。

3. 眼球的轴

(1)光轴(眼轴):通过角膜表面中央部(前极)的垂直线。

眼的结点、回旋点均在光轴上,该轴于巩膜后面相交点为眼球后极,前后极间的距离即眼轴长度,约为 24.387mm。

（2）视轴：眼外注视点通过结点与黄斑的连线（图 6-1-2）。

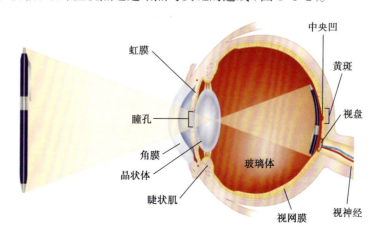

图 6-1-1　视觉的形成

表 6-1-1　屈光系统的参数

| 屈光介质 | 折射率 | 屈光力 /D | 曲率半径 /mm | 中心厚度 /mm |
| --- | --- | --- | --- | --- |
| 角膜 | 1.376 | +43.05 | 前面 +7.7<br>后面 +6.8 | 0.5 |
| 房水 | 1.336 | | | 3.0~3.7<br>（不调节时） |
| 晶状体 | （核）1.406<br>（皮质）1.386 | +19.11<br>（不调节时） | 前面 +10，后面 −6<br>（不调节时） | 3.6<br>（不调节时） |
| 玻璃体 | 1.336 | | | |

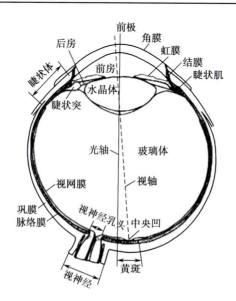

图 6-1-2　视轴与光轴

## 四、常见问题及注意事项

1. 屈光系统各组成的部位和功能较难理解。
2. 各屈光界面的曲率半径有符号。

## 五、任务小结

通过本内容的学习，可熟悉屈光系统的组成、成像关系。

# 认知正视眼与屈光不正

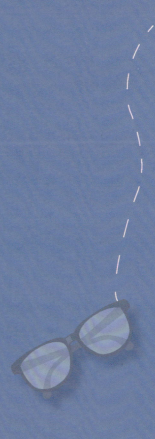

## 一、情境导入

　　暑假期间,8岁的女儿问爸爸,她看了一个电视节目,节目中邀请了一些视力很好的"千里眼",这些人有超常的视力,而她的同学中,有一些连黑板都看不清楚。学校检查的时候,有的人是5.0的视力,而看电视的时候,又听说2.0的视力就是非常好的了,这到底是怎么回事?

 **想一想**

1. 什么样的视力是良好的视力呢?
2. 1.0的视力是怎么来的呢?

## 二、学习目标

1. 掌握正视眼的概念。
2. 掌握屈光不正眼的视觉状态。
3. 掌握视力与屈光状态的关系。

## 三、任务描述

　　根据顾客对看物体清晰度的描述,分析其可能存在的原因,通过检查,再解决问题。

## 四、知识准备

　　1. 正视眼　当眼调节静止时,外界的平行光线(一般认为来自5m以外)经眼的屈光系统后恰好在视网膜黄斑中心凹聚焦,这种屈光状态称为正视(图6-2-1)。
　　2. 非正视眼　当眼调节静止时,外界的平行光线经眼的屈光系统后,不能在视网膜黄斑中心凹聚焦,将不能产生清晰像,称为非正视或屈光不正。

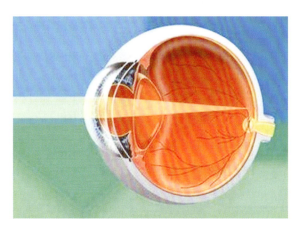

图 6-2-1 正视眼

需特别强调的是：

1. 视力的好坏与屈光状态关系密切,通常正视眼具有良好视力,但是视力跟很多因素相关,不能以视力的好坏作为衡量正视与非正视的唯一标准。

2. 正视或非正视只是针对一只眼来说。

## 五、实施步骤

1. 现场测试周边同学的视力(取景远处目标)。

2. 分组统计视力与正视与否的关系。

| 分组 | 姓名 | 视力 | 正视 / 非正视 |
|------|------|------|--------------|
| A 组 |  |  |  |
|  |  |  |  |
|  |  |  |  |
| B 组 |  |  |  |
|  |  |  |  |
|  |  |  |  |

3. 让学生都来画一个正视眼的成像图。

4. 每两人一组,相互测量对方的调节远点和调节近点。

5. 每个人根据年龄计算自己的调节幅度。

## 六、练习及评价

1. 当眼（　　）时，外界的平行光线（一般认为来自 5m 以外）经眼的屈光系统后恰好在视网膜黄斑中心凹聚焦，这种屈光状态称为正视。

2. 当眼调节静止时，外界的平行光线经眼的屈光系统后，不能在视网膜黄斑中心凹聚焦，将不能产生清晰像，称为（　　）。

3. 判断题　视力良好的眼就一定是正视眼（　　）。

4. 判断题　屈光不正眼的视力一定低下（　　）。

## 七、常见问题

容易将视力和屈光正视与否挂钩，认为视力好者一定是正视眼，视力差者一定是非正视眼。

## 八、知识拓展

1. 视力　眼睛能够分辨两物点间最小距离的能力，以视角衡量。

2. 视角　物体两端与眼第一结点所成的夹角。

3. 视力计算　视力 =1/ 视角（最小分辨角）。

4. 视标　目前尚未有统一的视标，常见的有 E 形、还有图形和数字视标。

5. 视力记录法　小数记录，分数记录，五分记录。小数和五分记录法可以相互换算（见表 6-2-1）。

表 6-2-1　小数记录与五分记录的对应关系

| 小数 | 0.1 | 0.12 | 0.15 | 0.2 | 0.25 | 0.3 | 0.4 | 0.5 | 0.6 | 0.8 | 1.0 | 1.2 | 1.5 | 2.0 |
|------|-----|------|------|-----|------|-----|-----|-----|-----|-----|-----|-----|-----|-----|
| 五分 | 4.0 | 4.1 | 4.2 | 4.3 | 4.4 | 4.5 | 4.6 | 4.7 | 4.8 | 4.9 | 5.0 | 5.1 | 5.2 | 5.3 |

## 九、任务小结

通过图片和生活中实例分析，认识正视眼与非正视眼的成像过程和视觉状态，对于以后研究各类型的屈光不正有非常重要的价值。

情境三

# 认知近视

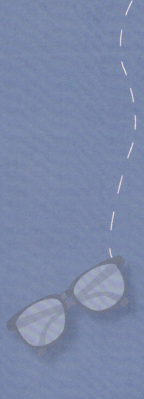

## 一、情境导入

王先生问眼镜店的店长张涛,他每天上下班都需要做公交车,每次等公交车时,总是看不清楚多少路车,有几次还坐错了车,朋友远远打招呼时,也不太分得清楚,常常需要走近一点才敢回答。

 **想一想**

1. 王先生这种现象是怎么回事?
2. 是不是近视眼就是看近比看远清楚的状态?
3. 近视眼可以恢复吗?

## 二、学习目标

1. 掌握近视的成因。
2. 掌握近视的临床表现。
3. 掌握近视按不同分类标准的分类。
4. 会鉴别真性近视与假性近视。
5. 懂得近视的预防。

## 三、任务描述

根据顾客对远视力和近视力的描述,分析其可能存在的问题,通过相关检查来解决顾客的困惑。

## 四、知识准备

1. 近视的定义　眼调节静止时,外界的平行光线经眼的屈光系统后聚焦在视网膜前(图6-3-1)。

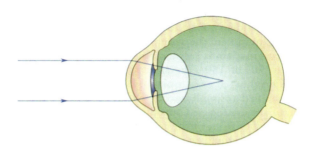

图 6-3-1 近视眼

2. 近视的分类

（1）按近视的程度分类

1）–0.25D~–3.00D 为低度近视。

2）–3.25D~–6.00D 为中度近视。

3）–6.25D 以上为高度近视。

注意：近视按照程度的分类具有统计学上的意义，用于调查近视的发生率、增长程度、分布状况等。

（2）按屈光特性分类：

1）轴性近视：眼轴过长所致（图 6-3-2A）。

2）屈光性近视（图 6-3-2B）。

①曲率性近视：角膜、晶状体弯曲度加强所致。

②屈光指数性近视：屈光介质的屈光指数过高所致。

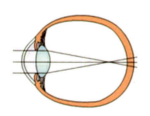
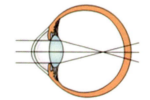

A. 轴性近视 B. 屈光性近视

图 6-3-2 轴性近视和屈光性近视

（3）按近视性质分类：

1）单纯性近视：病因学上讲，遗传及环境均可导致近视，环境因素更常见。屈光度常在 –6.00D 以下，可用镜片矫正到正常视力。

2）病理性近视：以遗传因素为主，环境因素次之。多为先天性，儿童时期起病，近视不断进展，平均每年增加 1D 或以上，矫正视力往往低于正常。

3）继发性近视：指由其他眼病及全身病引起。

（4）按是否有调节因素参与分类：

1）真性近视：常见的近视类型，指使用睫状肌麻痹剂后检查，近视屈光度未降低或降低度数小于0.25D，系器质性改变，与调节无明显关系。

2）假性近视：指在正常调节的情况下，远视力降低，近视力正常，检影为近视性屈光不正，用负镜可矫正达正常视力；用睫状肌麻痹剂后检查，近视消失，呈正视或轻度远视，为调节痉挛所致，常发生在小孩或青少年。

3）中间性近视（混合性近视）：指用睫状肌麻痹剂后检查，近视屈光度降低大于或等于0.50D，但未完全消失，说明近视既有调节因素，也有器质性因素。

3. 形成原因　近视的病因至今尚有争论，目前仍处于认识阶段。一般认为遗传与环境两个因素对近视发生、发展起着一定作用。

（1）遗传因素：

1）种族因素：不同国家、不同种族人群中近视发生率差别很大。日本及我国近视发病率较高，黑色人种发病率较低。而且不同种族的近视发病率并不因居住的地区的不同而改变，说明种族差异具有遗传作用。

2）家庭因素：近视有一定遗传倾向，一般属多因子遗传，病理性近视为常染色体隐性遗传，并受环境影响。

（2）环境因素：影响近视的环境因素有很多，主要是视近负荷的增加。动物实验及流行病学资料证实长期紧张的视近作业与近视发生密切相关。当然，照明条件不足、营养成分失调、微量元素缺乏、有机磷农药污染等对因素对学生近视发生造成影响的相关报道也屡见报端。

（3）多因子因素：遗传因素只是近视眼发生、发展过程的生物学前提条件。环境条件决定了近视眼发生的现实。近视眼的发生是由于发育过程中长时间近距离用眼、遗传因素的作用而形成。

4. 临床表现

（1）视力：远视力降低。

（2）视疲劳：轻度视疲劳时患者常不自觉，但头痛及眼睛疲劳者临床上并不罕见。近视者视近少用或不需调节，但需集合以维持双眼单视，故集合与调节不协调，引起肌性视疲劳。

（3）眼位：因调节与集合不协调，故近视容易发生外隐斜或外斜视。

（4）眼底：低度近视者眼底多无异常，高度近视可有眼底退行性改变。

5. 矫正方法

（1）眼镜：框架眼镜、隐形眼镜（含硬性和软性角膜接触镜），如图6-3-3。

（2）手术：角膜屈光手术、眼内屈光手术、巩膜屈光手术。

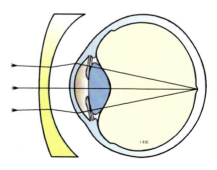

图6-3-3　近视的矫正

## 五、练习及评价

1. 近视依屈光成分分为：(　　　　)、(　　　　)和(　　　　)。

2. 近视按是否有调节参与分为：(　　　　)、(　　　　)和(　　　　)。

3. 近视的成因：(　　　　)、(　　　　)和(　　　　)。

4. 近视的临床表现：(　　　　)、(　　　　)、(　　　　)和(　　　　)。

5. 近视的矫正方法：(　　　　)和(　　　　)。

## 六、常见问题

1. 不同的近视分类方法容易混淆。

2. 近视的临床表现很多，很难记全面。

3. 近视成因众说纷纭，甚至众多家长一度认为近视发展与较早戴镜有关，从而即使近视也不让孩子矫正。要正确判断各种近视成因学说的准确性。

## 七、知识拓展

1. 近视眼的防控

（1）注意孕期的营养和安全。

（2）少儿要适度用眼，不长时间近距离用眼。

（3）建立良好的生活和学习习惯，提高学习效率。

（4）少糖，多新鲜果蔬，鱼、肉、奶，均衡营养。

（5）保持充足睡眠。

（6）放松情绪，多做户外活动。

（7）对控制近视有一定帮助的眼镜：双光镜或渐进镜（对象：内隐斜，AC/A高）、RGP镜、OK镜。

（8）可作一些眼肌运动。

（9）交替看近看远锻炼晶体,锻炼眼外肌。

2. 某些近视眼可无需矫正,以满足生活或工作所需为准则。

## 八、任务小结

通过本课程的学习,要正确掌握近视的概念、分类、成因和临床表现,在生活中普及近视的防控及相关知识。

# 认知远视

## 一、情境导入

　　一家长反映,自己 14 岁的儿子现在是一名初中生,体检时看远看近视力都正常,但看书时总是看不久,看一会儿后总说眼胀、头痛、累,进而不想学习,成绩下滑。

 **想一想**

1. 情境中,儿子为何会产生厌学情绪?

2. 作为视光从业人员,我们应从哪些方面分析、做哪些检查?

3. 通过我们的视光师的诊断治疗,可否改善孩子的学习状态?

## 二、学习目标

1. 掌握远视的定义。

2. 掌握远视的分类。

3. 掌握远视的成因。

4. 掌握远视的矫正方法。

## 三、任务描述

　　根据顾客视力及疲劳程度的现象,分析其可能存在的原因,做针对性的检查,从而改善其困扰。

## 四、知识准备

　　1. 远视的定义　当眼调节静止时,外界的平行光线经眼的屈光系统后聚焦在视网膜后,如图 6-4-1。

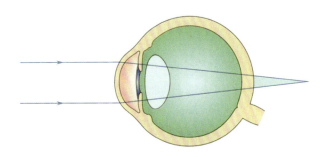

图 6-4-1　远视眼

2. 远视的分类

（1）按屈光成分分为：

1）轴性远视：眼轴过短，最常见。实际上，在眼球发育的早期，眼轴短属于正常现象。

2）屈光性远视：

A. 曲率性远视：眼轴长度正常，由角膜、晶状体弯曲度较平所致。

B. 指数性远视：角膜或晶状体等屈光指数偏低所致。

（2）按调节是否参与分为：

$$全远视\begin{cases}隐性远视 \\ 显性远视\begin{cases}能动远视 \\ 绝对远视\end{cases}\end{cases}$$

通过屈光检查，可得出以上各部分远视：

1）散瞳验光得到全远视，为远视定义所描述的全部屈光不正度。

2）不散瞳验光：

①最佳视力最低正度数为绝对远视，是指全部调节无法代偿的那部分远视度数。

②最佳视力最高正度数为显性远视，为表现出来的远视。

③隐性远视＝全远视 – 显性远视，即散瞳验光前调节不能放松的那部分远视。

④能动远视＝显性远视 – 绝对远视，可以通过调节代偿的那部分远视。

例：一远视眼裸眼视力为 0.4，不散瞳插片验光，正球镜递增至 +1.50D 时，视力升至 1.0，继续增加正球镜至 +4.00D 时，视力仍为 1.0，增至 +4.25D，视力降至 0.9，阿托品散瞳插片验光，正球镜递增至 +5.00D，视力升至 1.0。

那么：全远视：　　+5.00D　　　　能动远视：+2.50D

　　　显性远视：+4.00D　　　　隐性远视：+1.00D

　　　绝对远视：+1.50D

3. 远视形成原因　眼轴相对较短或者眼球屈光成分的屈光力下降。

（1）生理性的原因：如婴幼儿的远视。

（2）病理性原因：可能是一些疾病通过影响以下两个因素而导致远视：

1）影响眼轴长度：眼内肿瘤、眼眶肿物、球后新生物、眼球壁水肿、视网膜脱离等。

2）影响眼球屈光力：扁平角膜、糖尿病、无晶状体眼等。

4. 临床表现

（1）视力减退：减退程度依远视度和年龄（调节力）决定。

（2）视疲劳：远视无论看远、看近均需调节，故近作业时常出现视力模糊，眼胀、眼睑沉重，眼内疼痛，额部、颞部疼痛等视疲劳症状。调节还能引起调节痉挛而呈假性近视。

（3）内斜视：远视调节较正视大，因调节与集合关系密切，内直肌兴奋过度，久之呈内斜视。

（4）眼底变化：一般无变化，中度以上者可出现视盘改变，包括充血、肿胀，又称假性视神经炎。

（5）"早花"（提前老花）现象。

## 五、常见问题

1. 轻度远视者在视觉质量上与正视者差距不大，要懂得在细微处分析。
2. 要懂得远视者疲劳的原因和不同年龄所表现的现象。
3. 生活中远视者较少，但关于远视者"看远清晰，看近不清"的错误言论要懂得鉴别。

## 六、知识拓展

远视的矫正方法：用正球镜矫正远视（图6-4-2）。

1. 16岁以下顾客

（1）根据经验，将散瞳验光度数减1D作为全矫度数进行全矫正。

（2）视力下降者应全天戴镜，只有视疲劳者看近时戴镜。

（3）高度数难接受者，可以先配欠矫能接受的镜片度数，数月后再过渡到全矫。

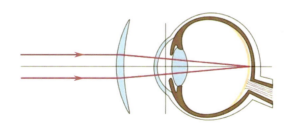

图6-4-2　远视眼的矫正

（4）注意事项

1）7岁以下儿童无视力问题、无视疲劳、无斜视或弱视者可不予以矫正，如有上述任何一个问题应予以矫正。

2）16岁以下顾客出现视疲劳症状时，即便只有轻度的远视也应配镜矫正，用于看近。

（5）参考处方：

1）度数在+3.00D以下，全远视×2/3，看近戴。

2）度数在+3.00D以上，显性远视+隐性远视×1/4，常戴。

2. 16岁以上顾客

（1）不散瞳验光的度数（显性远视）为全矫度数。

（2）只有视疲劳者看近戴镜，视力下降者全天戴镜。

（3）注意事项

①远近视力正常，且无任何不适者，可不配镜矫正；②出现视疲劳，可以配镜看近；③远近视力均下降，应配镜矫正获得最佳视力的最高正球镜度数（如远视合并内斜，需全矫配镜；诶远视合并外斜，需欠矫配镜）；④高度数难接受者，可先按照能接受的度数验配欠矫的镜片，数月后再过渡到全矫正；⑤远视眼一般不欠矫正，只有出现外斜视时欠矫正。

# 七、任务小结

从远视的概念和表现入手，认识远视。分析其可能存在的原因，大概可以推出远视者的疲劳程度（针对不同距离），最终通过何种方法来矫正远视。

情境五

# 认知散光

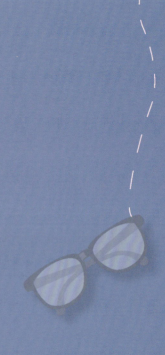

## 一、情境导入

　　王小姐在平常生活和工作中,戴框架眼镜,但是觉得不美观,所以在近期购买了隐形眼镜,但是在配戴隐形眼镜时,感觉地面有凹陷感,桌脚和墙壁有扭曲感。经检查发现,框架眼镜带有散光度数,而隐形没有。

 **想一想**

1. 散光是什么?
2. 散光是如何产生的?
3. 周边人群中可有类似情况存在?

## 二、学习目标

1. 掌握散光的概念。
2. 掌握散光的临床表现及原因。
3. 掌握散光的不同分类及矫正方法。

## 三、任务描述

　　根据顾客提出的现象,判断是否有散光的可能,并区分散光的种类,通过相关检查,解决顾客的困扰。

## 四、知识准备

　　1. 散光定义　调节静止时,平行光通过眼的屈光系统折射后不能形成一个焦点,而是形成一前一后两条焦线(图6-5-1)。

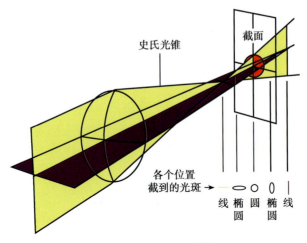

史氏光锥

截面

各个位置
截到的光斑 →

线  椭  圆  椭  线
    圆     圆

图 6-5-1　Sturm 光锥

2. 散光分类

（1）依原因分类：

1）角膜散光：角膜前表面各子午线曲率不同，最常见的是垂直弯曲度较水平者大（与眼睑经常压迫有关），故其屈折力较水平子午线为强，相差值约 0.25D 左右，属生理散光，后天的获得性散光可因角膜病变（如圆锥角膜、角膜炎等）或眼手术后引起，多为不规则散光。

2）眼内散光：可由其他屈光因子所致，如晶状体弯曲异常、位置倾斜、各部屈光指数不一致等引起。

3）全散光：角膜散光与眼内散光之和。

（2）依各子午线屈光力是否有规律分类：

1）不规则散光：各子午线屈光力不同，或同一子午线不同区域的屈光力不同，无规律可循，不能用度数定量，故不能用框架镜矫正。

产生不规则散光多由角膜病变引起，主要原因有角膜瘢痕、圆锥角膜。

2）规则散光：调节静止时，平行光通过眼的屈光系统折射后不能形成一个焦点，而是形成前后两条相互垂直的焦线。

规则散光的两个子午线（即屈光力最大与最小的子午线）互相垂直，可用框架镜矫正。规则散光可按强子午线方向分：

A. 顺规散光（顺例散光、顺律散光）：强子午线位于垂直方向者，表现为负柱镜轴位在 180° ±30°。

B. 逆规散光（反例散光、逆律散光）：强子午线位于水平方向者，表现为负柱镜轴位在 90° ±30°。

C. 斜轴散光(斜向散光):强子午线位于斜位方向者,表现为负柱镜轴位在45° ±15°或135° ±15°。

(3)按静态屈光时前后焦线与视网膜的相对位置分类:

1)单纯散光:一条焦线在视网膜上,另一条焦线在视网膜的前或后,包括:单纯近视散光和单纯远视散光(图6-5-2)。

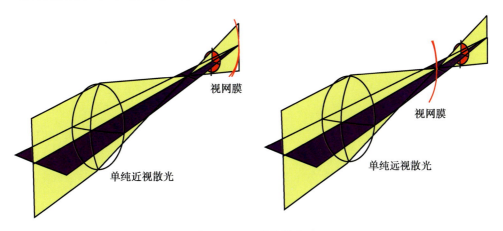

图6-5-2 单纯散光

2)复性散光:两条焦线均在视网膜的前或后,包括:复性近视散光和复性远视散光(图6-5-3)。

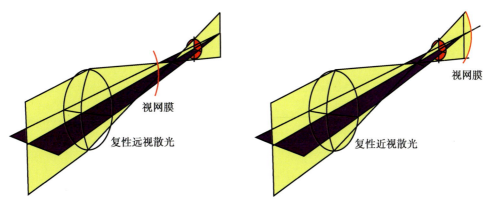

图6-5-3 复性散光

3)混合散光:一条焦线在视网膜前,另一条焦线在视网膜后(图6-5-4)。

注:处方中球柱镜符号不同时,根据处方区分静屈光状态,按照球柱镜的绝对值大小可分为:

A. 当球镜度＝柱镜度时,为单纯性散光,球镜－号为单纯近视散光。

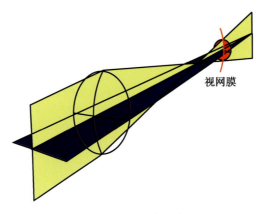

视网膜

图 6-5-4　混合散光

如 –1.00DS/+1.00DC×90；球镜 + 号为单纯远视散光，如 +1.00DS/–1.00DC×180。

B. 当球镜度 > 柱镜度时，为复性散光，球镜 – 号为复性近视散光。

如 –2.00DS/+1.00DC×90；球镜 + 号为复性远视散光，如 +2.00DS/–1.00DC×180。

C. 当球镜度 < 柱镜度时，为混合散光，如 –1.00DS/+2.00DC×90。

3. 形成原因　散光主要来源于角膜、晶状体各屈光成分在视轴上的不对称排列以及屈光指数的改变等。中高度的散光则主要来源于角膜曲率的异常。

4. 临床表现

（1）轻度散光可无任何感觉，偶有视近作业时感觉眼睛疲劳。

（2）稍重者无论看远，看近均感觉模糊不清，患者常有把眼睑半闭、眯成缝隙的习惯，企图使物体看得较清晰。

（3）视力减退，常视物有重影。

（4）视疲劳：散光眼会通过改变调节来克服模糊视力，但调节不可能同时补偿不同子午线的不同屈光状态，极易引起调节性视疲劳、头部重压感、眼胀、流泪等。症状的轻重不一定和散光程度成正比。

（5）弱视：多见于高度散光，特别是远视散光，因其看远看近都不清楚，视觉得不到锻炼，易发生弱视，继之有发生斜视倾向。

5. 矫正方法　规则散光，需要球柱镜矫正，即将两个焦线移成一个焦点，同时落在视网膜上。可用框架眼镜、角膜接触镜、屈光手术等进行矫正，但由于散光的特殊性，如散光的度数不同或散光度数相同但轴位不同，使得散光的矫正更加复杂。

不规则散光的测量和矫正尚比较困难。一般首选角膜接触镜,其原理是,可在镜片和眼球角膜之间产生泪液透镜,弥补角膜表面的不规则形态,从而达到矫正目的。若施行手术,则需要更仔细的手术预测性分析。

## 五、实施步骤

1. 用散光成像的史氏光锥模型图。
2. 利用试镜片(两最强子午线为正值,并有一定差异的球柱镜组合)现场在投影下演示。
3. 让学生自行画出散光的成像图。

## 六、常见问题

1. 散光概念比较抽象,很难理解。
2. 散光的矫正方法的不同理解方式。

## 七、任务小结

通过本课程的学习,要理解散光的成像系统,掌握所带来的临床表现,在生活中就可以大概分辨出散光的群体。

情境六

认知调节

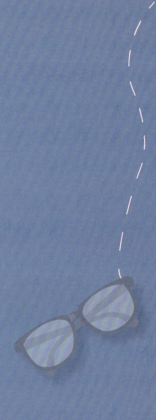

## 一、情境导入

　　一天下午,小明同学来向我咨询。他发现他的哥哥看远不清楚,好几次坐错车,看近却没有问题,而他的爷爷,看远很清楚,看书却不清楚,这是怎么回事呢?为什么不同的人看东西的清晰度不一样呢?

 **想一想**

1. 为什么有的人看远看近都清楚,但有些人看不清楚远方或者看不清楚近处?
2. 生活中这样的人多么?

## 二、学习目标

1. 掌握调节的发生机制。
2. 掌握调节近点、调节远点、调节范围、调节幅度等相关术语的意义和计算。

## 三、知识准备

　　1. 眼的调节功能　正视眼静止时,从无限远处物体发出的平行光线经眼的屈光后在视网膜上形成焦点,故看远清楚。而近处物体所发出的散开光线势必结像于视网膜后,遂看不清。人眼可通过改变晶体曲率,增加眼的屈光力使近距离物体仍能成像在视网膜上达到明视,这种作用就是眼的调节功能。

　　(1)调节的定义:通过改变眼光学系统的屈光力,使外界注视目标与视网膜形成共轭关系,使视网膜像尽可能地清晰,从而看清楚远近不同距离物体的能力。

　　(2)调节机制:看远点处的目标时,睫状肌处于松弛状态,悬韧带处于紧张状态,晶状体扁平,眼的屈光力最小,此为调节休止,又称眼的调节静止状态;看远点以内目标时,睫状肌收缩,悬韧带松弛,晶状体根据自身固有的弹性而变凸,眼的屈光力增大,此即眼的调节状态(图6-6-1)。

　　调节过程中,晶状体、睫状肌、悬韧带三者关系异常密切。

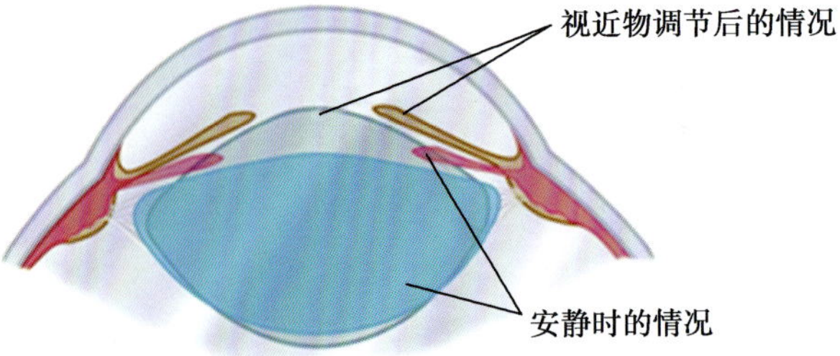

视近物调节后的情况

安静时的情况

图 6-6-1　调节前后晶状体形状的改变示意图

2. 调节远点、调节近点、调节幅度

（1）调节远点：在光学中，相对应的物点与像点称共轭焦点。

当调节静止时，与视网膜黄斑部相共轭的视轴上一点称调节远点。换言之，即调节静止时，自远点发出的光线恰好聚焦在视网膜上。也就是眼睛能看清的最远点为眼的调节远点。

调节远点的计算：远点距离 $= \dfrac{1}{屈光不正度}$

式中，全部代入符号运算，远点距离为"−"时，为眼前距离；为"+"时，为眼后距离。正视眼的屈光不正度为"0"，其远点为无限远处。

例1：分别求一正视眼、−4.00D 的近视眼和 +2.00D 的远视眼的远点距离。

解：正视眼远点在无限远处

$$−4.00D\ 近视眼的远点 = 远点距离 = \dfrac{1}{屈光不正度} = \dfrac{1}{−4.00} = −0.25m$$

$$+2.00D\ 远视眼的远点 = 远点距离 = \dfrac{1}{屈光不正度} = \dfrac{1}{+2.00} = +0.50m$$

由此可知，正视眼远点为无限远距离；近视眼远点在眼前有限距离；远视眼远点在眼后，为虚的。

（2）调节近点：当眼运用全部调节力量时，与视网膜黄斑部相共轭的视轴上一点称调节近点。换言之，即调节作用最强时，自近点发出的光线恰好聚焦在视网膜上。也就是眼睛能看清的最近点为眼的调节近点。

调节近点的计算：

正视眼的调节近点　　正视眼调节近点 $= \dfrac{1}{调节幅度} = \dfrac{1}{Amp}$

屈光不正眼的调节近点　　屈光不正眼 $= \dfrac{1}{调节幅度−屈光不正度} = \dfrac{1}{Amp−D}$

（需注意代入符号）

第六篇
视光学基础

例2：设最大调节力均为5D，分别求一正视眼、-3.00D的近视眼、+2.00D的远视眼的远点距离。

解：正视眼近点为　1/调节幅度=1/5=0.2m

-3.00D近视眼的近点为

$$\frac{1}{调节幅度-屈光不正度} = \frac{1}{Amp-D} = \frac{1}{5-(-3.00)} = 0.125m$$

+2.00D远视眼的远点为

$$\frac{1}{调节幅度-屈光不正度} = \frac{1}{Amp-D} = \frac{1}{5-(+2.00)} = 0.33m$$

（3）调节范围：调节远点与调节近点之间的距离。

例3：一正视眼，调节远点位于无限远处，调节近点为眼前0.20m，其调节范围为无限远处至眼前0.20m之间（图6-6-2）。

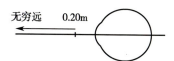

图6-6-2　正视眼的调节范围

一名近视患者，其调节远点位于眼前0.40m，调节近点为眼前0.125m，其调节范围为眼前0.40~0.125m之间，如图6-6-3。

一远视眼，调节远点位于眼后0.50m，调节近点为眼前0.40m，其调节范围为眼后0.50m至无限远，及眼前无限远至0.40m之间。眼后部分为通过计算所得，为虚性，如图6-6-4。

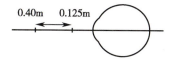

图6-6-3　近视眼的调节范围

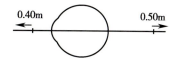

图6-6-4　远视眼的调节范围

（4）调节幅度：调节幅度即眼所产生的最大调节力，用Amp表示。

调节幅度与年龄关系密切，不同人的调节幅度因其个体差异（如身体健康状况、训练程度等）而不同，根据数据统计，经验公式为：

$$Amp_{最大} = 25.0 - 0.40 \times 年龄（岁）$$

$$Amp_{平均} = 18.5 - 0.30 \times 年龄（岁）$$

$$Amp_{最小} = 15.0 - 0.25 \times 年龄（岁）$$

调节幅度小于经验公式的最小值，可判定为调节异常，可尝试通过训练加以提升。

（5）注视不同距离的调节计算：不同的屈光状态，在注视不同距离时，所需的调节力不同，可通过如下公式计算：

$$所需调节力 = \frac{1}{注视距离} + 屈光不正度 = \frac{1}{x} + R$$

式中 $x$ 以 m 为单位，$R$ 为屈光不正度（代入符号）。

例4：正视眼、–2.00D 近视眼和 +3.00D 远视眼的不同患者，分别注视 0.40m 的目标，求各眼所需的调节力？

解：正视眼：

$$所需调节力 = \frac{1}{注视距离} + 屈光不正度 = \frac{1}{x} + R = \frac{1}{0.40} + 0 = 2.50D$$

–2.00D 近视眼：

$$所需调节力 = \frac{1}{注视距离} + 屈光不正度 = \frac{1}{x} + R = \frac{1}{0.40} + (-2.00) = 0.50D$$

+3.00D 远视眼：

$$所需调节力 = \frac{1}{注视距离} + 屈光不正度 = \frac{1}{x} + R = \frac{1}{0.40} + (+2.00) = 4.50D$$

注意事项：

根据以上公式计算，得出的结果为负值时，该结果都记录为"0"，如 –5.00D 近视眼，注视 0.40m 的目标，根据公式计算值为 –2.50D，但此时，注视距离位于调节远点之外，该眼看不清楚。故调节力的值应≥0，当计算值为负值时，全部记录为"0"。

## 四、常见问题及注意事项

1. 调节范围、幅度易混淆。
2. 调节机制不易理解。
3. 调节的存在有利有弊，要合理利用。
4. 调节的相关计算不易掌握。

## 五、知识拓展

1. **集合作用** 当视近物时，除上述调节作用外，双眼还必须同时向内转动，使双眼的视轴通过注视目标，以保证注视目标的像分别落在双眼视网膜黄斑中心凹部,经视路将信息传输至视中枢形成单一视觉像。这种作用称为集合,也称为辐辏。

2. 视近反射三联动 在调节与集合的同时还伴有瞳孔缩小,三者都在动眼神经支配下完成。看近同时发生的调节,集合及瞳孔缩小三种现象称为近反射三联运动。

## 任务小结

通过本课程的学习,能解释现实生活中的调节现象,甚至可以利用眼睛自身的调节能力达到"欺骗"电脑验光仪的目的。

情境七

# 认知屈光参差

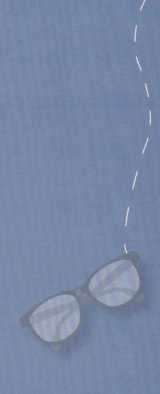

## 一、情境导入

　　王小姐，25岁，经常出现一个奇怪的现象。戴上眼镜后略有不适，时间久后有头痛的现象，但是不戴眼镜的话，又看不清。并且，这个现象由来已久，在10年前刚配眼镜的时候就有。

 **想一想**

1. 你觉得可能导致王小姐出现这种情况的因素有哪些？
2. 针对不同的可能因素，我们的解决方案是什么？
3. 分析王小姐在不同年龄阶段的临床表现。

## 二、学习目标

1. 掌握屈光参差的概念。
2. 掌握屈光参差的临床表现。
3. 掌握屈光参差的可能解决方案。

## 三、知识准备

　　1. 屈光参差的定义

　　（1）广义的屈光参差：两眼的屈光度数（球镜、柱镜、轴位）任何一项有差异。

　　（2）狭义的屈光参差：两眼相对应的子午线方向上，屈光力相差≥2.50D以上，即通常所说的高度屈光参差。

　　两眼存在轻微的屈光参差是极为普遍的现象，一般可完全靠配镜解决。当屈光参差超过2.50D以上，由于视网膜上物像大小相差悬殊，发生融合困难，难以形成立体视觉。而且配框架眼镜矫正时，患者常有头晕、眼胀、视地面不平，严重者伴有恶心等现象，以致无法接受。

2. 屈光参差的分类：

（1）从屈光状态的差异分为：

1）单纯性屈光参差：一眼为正视，另一眼屈光不正。包括：

①单纯远视性屈光参差；②单纯近视性屈光参差；③单纯散光性屈光参差。

2）复性屈光参差：两眼均为屈光不正，且性质相同。

①复性远视参差；②复性近视参差；③复性散光参差；

3）混合性屈光参差：除以上两种类型之外的屈光参差。

（2）按引起屈光参差原因分为：

1）发育性屈光参差：在眼的发育过程中，远视的度数在不断减轻，而近视的度数在不断发展，如果两眼的发展进度不同，就可能引起屈光参差。

2）继发性屈光参差：由外伤、手术、眼病（如上睑下垂）或其他因素等引起的两眼屈光度数不等。

3. 形成原因　一般认为比较明显的屈光参差的发展有遗传因素的影响，但其确切机制尚不明了。还有一些其他因素可以引起屈光参差，如：

（1）发育因素：眼的发育过程中，眼轴长度在逐渐增加，伴随角膜和晶状体逐渐变平，故远视度数不断减轻，而近视度数不断进展，如果两眼的发展进度不同，就可能引起屈光参差。

（2）双眼视异常因素：斜视影响或破坏了眼球正视化过程。

（3）外伤或眼病因素：外伤或眼病造成双眼屈光状态不同。

（4）手术因素：手术造成双眼屈光状态不同。

4. 临床表现

（1）双眼视觉：轻微屈光参差者，多数人得到双眼视觉，但屈光度每相差0.25D，物像大小就相差0.5%，如两眼视网膜物像大小超过5%，则无法融合，故2.50D是两眼屈光参差最大耐受度。屈光参差者经常产生视疲劳的综合症状。

（2）呈现交替视症状：此多为一眼正视或轻度远视，另一眼近视，当其视远距离物体时，以其正视或远视之眼视之，视近距离时，则用近视之眼视之，如此交替而视，很少用调节，因而不出现视疲劳。

（3）单眼视症状：若两眼屈光参差甚大，则视物只用视力较好的眼，成为单眼视，另一眼被抑制失用，进而产生失用性弱视。

（4）斜视：屈光参差本身不会引起斜视，多是屈光参差性弱视眼致失用性斜视。

5. 处理方法：

（1）双眼均为近视眼：单眼矫正视力都可以达到1.0上，配远用眼镜时，如果双眼不出现复视，可以完全矫正。若出现复视，应适当减少近视者（最多可以减2.50D）的度数。度数低的一只眼不减度数，完全矫正。使双眼视力避免复视，保持一定的立体视觉，正常眼位（防止斜视），防止度数高的一只眼近视进一步发展。如果度数较高的一只眼最佳矫正视力低于0.2，可以将该眼度数减到与度数较低的一只眼相同。使左右镜片厚度、重量相等，配戴美观舒适。如果屈光参差太大，立体视觉太差，无法完成某些需要精确定位的工作（如开车、打球、外科手术等），应当配隐形眼镜；或给度数高的一只眼配隐形眼镜，矫正屈光参差部分，再用框架眼镜矫正双眼其余部分近视度，同样不会产生复视，能够恢复良好的立体视觉。

（2）一眼近视另一眼正视：对近视眼尽量矫正提高视力，只要不产生复视，配远用眼镜，形成好的双眼视力有利于保持和建立立体视觉和正常的眼位，防止形成交替视力，丧失立体视觉。如果生活和工作需要长时间近用眼，应当及时配戴近用眼镜，防止屈光参差进一步扩大。近视眼配隐形眼镜，可以完全矫正，远、近视力正常，不会产生复视。

（3）一眼近视另一眼为远视：如果单眼矫正视力都可以达到1.0以上，配远用眼镜时，远视眼应完全矫正，近视眼适当矫正，使双眼视力不低于单眼视力，防止儿童远视眼弱视和斜视，立体视觉正常，避免形成双眼交替视力。如果远视眼矫正视力低于0.8，双眼完全矫正后，双眼视力不低于近视眼视力，应完全矫正。若双眼已经形成交替视力，应不完全矫正近视眼，使近视眼不再发展。

（4）双眼均为远视眼：如果双眼矫正视力接近，双眼视力不低于单眼视力，可以完全矫正。否则应提高度数较低眼的矫正度数（产生轻度近视视觉），从而降低该眼视力，消除复视。如果度数较高眼的矫正视力明显低于低度眼，且低于0.2，应降低度数较高眼的镜片度数，使双眼度数接近，使远用眼镜配戴美观舒适。

（5）一眼正视，一眼远视：远视眼完全矫正后，如果双眼视力高于单眼视力，应完全矫正。如果双眼视力低于单眼视力，远视眼可以不矫正（不可以低度矫正，防止视疲劳）。如果远视眼矫正视力高于0.8应完全矫正，给正视眼加度数，使正视眼形成轻度近视视觉，双眼视力和立体视觉正常。防止远视眼形成失用性弱视和斜视。

（6）双眼散光屈光参差：完全矫正（个别情况例外）。

案例 1：某人右眼高度近视 –10.00D，左眼近视 –4.00D，两眼单眼配足度数矫正视力都为 1.0。

若配框架镜无法形成双眼单视，而将比左眼大 6.00DS 的度数换成 –5.50DS 软性隐形眼镜，外配双眼 –4.00DS 框架眼镜后，双眼矫正视力都到 1.0，外配镜无屈光参差又达到了两眼镜片重量相等，更重要的是双眼视物自然舒适。当然两眼都为球镜可全用隐形镜去矫正。而两眼是散光性屈光参差，用隐形镜和框架镜组合，便显其独到的优势。

案例 2：一青年教师验光时诉："以往在几个眼镜店配过好多副眼镜，从未达到正常视力。"该教师之前配戴眼框架镜，右眼 –8.00DS 时，视力 0.3；左眼 –8.00DS，视力 0.4；经详细查其右眼屈光度近 –13.00D，逐渐给其增加试片度数到 –13.0DS 时，视力达到正常 1.0；左眼 –7.50DS–2.50DC×70，试片给足后视力也到 1.0。

应用隐形镜和框架镜组合：右眼度数 –9.00D 换成 –8.00DS，左眼度数 –5.50D 换成 –5.00DS 软性隐形镜，外配一副右眼 –4.00DS，左眼 –2.00DS–2.50DC×70 的框架眼镜，双眼矫正至 1.0。清晰、轻巧、视物自然不失真，是单独使用隐形镜或框架镜都无法比拟的。

## 四、实施步骤

模拟屈光参差人群（在双眼前加特定镜片），感受屈光参差人群所看到的世界。

## 五、常见问题

1. 不同机构对屈光参差的定义标准可能不一。
2. 要理解屈光参差与融像的关系。
3. 不同人群对屈光参差的耐受度不同。
4. 不同类型的屈光参差的产生机制和临床表现较多。

## 六、知识拓展

1. 人可以把来源于双眼的大小不等的像融合成一个单一的像。
2. 屈光参差老视人群近用处方原则

（1）双眼近视：为了防止近视度进一步发展，屈光参差进一步扩大，减少视疲劳，双眼完全矫正后加相同的下加光度数。若低度眼不足1.50度，可以不等值下加。

（2）双眼远视：完全矫正后等值下加。如果一只眼视力很差，只要有光感，也要正常下加，防止产生视疲劳及症状。

（3）一眼正视一眼近视：完全矫正后不等值下加。如读书写字时，近视眼可以下加2.50度，正视眼下加1.00度可以预防近视度发展和屈光参差扩大。

（4）一眼正视一眼远视：完全矫正后不等值下加（远视眼只要有光感就应正常下加）。正视眼下加1.50度，减少视疲劳，远视眼不必下加，预防屈光参差扩大。

（5）一眼近视一眼远视：完全矫正后不等值下加（远视眼只要有光感就应正常下加）。近视眼下加2.50度，远视眼少量下加，防止近视度发展，屈光参差扩大。

（6）双眼散光：双眼近视性散光，双眼远视性散光和双眼混合散光，在完全矫正后等值下加。一眼近视性散光、一眼远视性散光，在完全矫正后不等值下加。

（7）其余情况：在完全矫正后不等值下加。

## 任务小结

通过对屈光参差概念和表现的了解，能更好地掌握此类人群视力的进展情况，更加有针对性地开具合适的处方。

情境八

# 认知老视

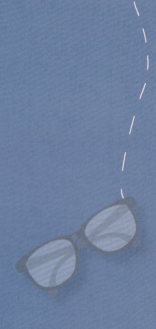

## 一、情境导入

58 岁的王奶奶,在做针线活时,经常叫她孙女先给她穿针,之后再带着老花镜在阳光下做缝补;在看药瓶上的小字时,眼睛感觉很累,而且看不清。

 **想一想**

1. 以上案例中,为何会出现这种情况?
2. 如果出现这种情况,我们怎么解决?

## 二、学习目标

1. 掌握老视的发生发展机制。
2. 掌握老视的临床表现。
3. 掌握不同屈光状态的老视人群的困扰在何处?

## 三、知识准备

1. 老视定义　随着年龄增长,眼调节能力下降,从而引起患者视近困难的视觉现象。老视大约从 40~45 岁开始出现。

2. 发生机制　随年龄增长,晶状体逐渐硬化,弹性下降,睫状肌的功能也逐渐变弱,从而引起眼的调节功能逐渐减弱。

3. 临床表现

(1)视近困难:患者会逐渐发现无法在习惯的距离工作或阅读看清细小字体或其他物体,需要将头后仰或移远书报才能把字看清,而且所需的距离随着年龄的增加而增加。

(2)视物延迟:从看清远距物体突然转向看近距物体时,会感觉模糊,过一会儿才逐渐清晰;反之亦然。

(3)喜光:阅读需要更强的照明度。日照或灯光很好时一般没有问题,因为足够的光线既增加了书本与文字之间的对比度,又使患者瞳孔缩小,加大景深,提高视力,但在黄昏或灯光昏暗时,会看不清书上的字。

(4)视近不能持久:因为调节力减退,患者要在接近双眼调节极限的状态下近距离工作,所以不能持久;同时,由于调节集合的联动效应,过度调节会引起过度的集合,故阅读数分钟后,会出现字迹成双、模糊或串行。某些患者甚至会出现眼酸、眼部烧灼感、刺痛感或头疼、嗜睡等视疲劳症状。

4. 处理方法　在远用度数的基础上,进行老视的检查,通过附加一定度数的正透镜,来代替调节不足的部分。矫正方法包括:

(1)单光镜片。

(2)双光镜片。

(3)渐变焦镜片。

## 四、常见问题

1. 老视人群的开始年龄并没有一个标准的界定。

2. 老视人群的临床症状并不一定会在同一个人身上同时地全部体现出来。

3. 老视的矫正方式不局限于配戴老花镜。

## 五、知识拓展

1. 老视的解决方案多种多样,一眼配近用处方,另一眼配远用处方,可达到既可视远也可视近。但这种会损失双眼同时视功能,不做首选方案。

2. 老视与远视的差异　老视是生理现象,远视是屈光不正;老视在特点年龄才会发生,远视各年龄段都可能发生;老视是调节能力下降导致的看近困难;远视往往是远视度数过大造成近视力下降。

## 六、任务小结

通过课程的学习,了解人类在发展到一定年龄后,都会出现老视的必然规律,并能根据顾客实际需求来给予合适的处方。

# 认知弱视

## 一、情境导入

在小学校园中,小洁碰到一个同学,戴着一副奇怪的眼镜,这副眼镜的一边镜片被一个布套给遮住了,而且上课、走路、跑步时都不取下,小洁好奇地去看同学是不是眼睛受伤了,结果发现没有受伤。

**想一想**

1. 请问这位同学为什么要遮住眼睛?
2. 遮住一只眼会有什么影响?
3. 请问她要遮多久?

## 二、学习目标

1. 掌握弱视的成因、分类。
2. 掌握弱视的治疗方案。

## 三、知识准备

1. **弱视的定义** 视觉发育期内,由于异常视觉经验引起的单眼或双眼最佳矫正视力下降,而眼部检查时,无器质性病变(图 6-9-1)。

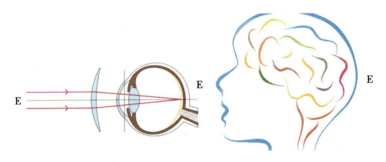

图 6-9-1 弱视

2. 弱视的诊断

（1）参考不同年龄的正常视力下限：

1）3 岁儿童正常视力参考值下限为 0.5。

2）4~5 岁为 0.6。

3）6~7 岁为 0.7。

4）7 岁以上为 0.8。

（2）两眼最佳矫正视力相差 2 行或以上，较差的一眼为弱视。

说明：如果幼儿视力不低于同龄儿童正常视力下限，双眼视力相差不足 2 行，又未发现引起弱视的危险因素，则不宜草率诊断为弱视，可以列为观察对象。

3. 儿童视觉发育：弱视的发生和治疗与年龄密切相关，因此应了解儿童视觉发育的不同时期。

（1）关键期为 0~3 岁。

（2）敏感期为 0~12 岁。

（3）双眼视觉发育 6~8 岁成熟。

4. 弱视的分类　弱视的发病机制未明，依其引起弱视的危险因素不同可分为：

（1）斜视性弱视：患者有斜视或曾有过斜视。

（2）屈光参差性弱视：两眼屈光度相差球镜≥2.50D，柱镜≥1.00D。

（3）屈光不正性弱视：为双侧性，发生于没有矫正过的高度屈光不正患者，双侧视力相等或相似（参考数据：远视≥+5.00D，近视≥-10.00D，散光≥2.00D）。

（4）形觉剥夺性弱视：在婴幼儿时期，由于屈光间质浑浊，上睑下垂遮挡瞳孔，不适当的遮盖引起的视力障碍。

（5）其他：如先天性弱视。

5. 临床表现

（1）多伴有屈光不正：弱视者中远视眼占比较大，而近视者中多为轻度弱视，故弱视与远视程度高者有密切关系。

（2）分读困难：或称拥挤现象。用相同的视标、照明度和距离检查视力时，视标的间隔不同，所测的值不同。分读困难是弱视的一个特征。分读困难就是弱视眼识别单独视标比识别集合或密集视标的能力好。即对视力表上的单个视标（如 E 字）分辨力比对成行的视标要强。

（3）弱视多伴有单眼视症状：交替使用两眼者不易发生弱视。

（4）固视异常：弱视较深者由于黄斑固视能力差，而常以黄斑旁的视网膜代替黄斑作固视。偏心固视是指黄斑中心凹外固视，其形成的学说很多，常见表现为中心凹旁固视、周边固视、黄斑旁固视、游走性固视。

6. 处理方法　消除抑制，提高视力，矫正眼位，训练黄斑固视和融合功能，以达到恢复双眼视功能的目的。弱视的治疗效果与年龄和固视性质有关，5~6 岁较佳，8 岁后较差；中心固视较佳，旁中心固视较差。

弱视矫正应坚持早发现、早治疗的原则。

## 四、常见问题

1. 弱视的成因较多，各成分相互混杂，不能一概而论。

2. 弱视的矫正需根据年龄和弱视程度而定，并且效果不一。

3. 单眼弱视者，由于另一眼有良好视力，常常不影响生活和学习，故不易被发现。

## 任务小结

通过本课程的学习，认识到弱视的成因和常见矫治方法，帮助各位家长及早发现孩子的弱视情况，并进行关怀和训练。

# 认知处方书写方式及其含义

## 一、情境导入

王小姐,从另一机构带来一配镜处方,来找我们配镜。在处方中,包含各种专业符号和一种不专业的处方书写形式。

 想一想

1. 处方的专业符号都有哪些?
2. 处方有哪些表达形式?
3. 各形式之间有什么关系?

## 二、学习目标

1. 掌握处方的各种专业符号。
2. 掌握处方的各种形式。
3. 掌握处方转换。

## 三、知识准备

1. 屈光度　屈光度(diopter)是指透镜屈光力的大小,单位为 D,是以透镜焦距(单位为 m)的倒数来表示的。

公式:$D=\dfrac{1}{f}$

$f$ 为透镜的焦距,$D$ 为屈光度,1D 就是我们通常所说的"100 度"。

例如,焦距为 0.5m 的透镜,其屈光度 $D=\dfrac{1}{0.5}=2D$

2. 处方书写　处方三要素:球镜、柱镜、轴位。

(1)球镜书写:镜片属性 + 符号 + 数值。例,球镜"200 度"可记录为 S-2.00,或 -2.00DS。

（2）柱镜书写：镜片属性＋符号＋数值＋AX＋镜片轴位。例，柱镜"200度"，轴位90度，可记录为C-2.00AX90，或-2.00DC AX90。

（3）球柱镜书写：球镜书写＋联合符号＋柱镜书写。

例，球镜"-200度"，柱镜"-100度"，柱镜轴位90度，可记录为S-2.00/C-1.00AX90，或-2.00DS/-1.00DC AX90。

在球柱镜的日常书写时，为了简便，可省略球柱镜属性，AX简写为"×"。

例S-2.00/C-1.00AX90可简化为-2.00/-1.00×90。

注意：①正负号要写清；②小数点后有两位。

3. 轴位（A）的规定

（1）0<A≤180，在处方的书写中，不要加"°"符号。

（2）轴位在左右镜片上的位置关系（TABE法），如图6-10-1。

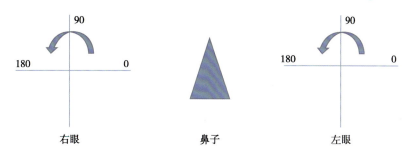

图6-10-1　轴位的规定

4. 处方度数在镜片上的实际分布　通过十字坐标作图，可以清楚地显示处方在镜片上的实际分布，这种方法称为十字坐标法（图6-10-2）。

为了书写简便，可将十字坐标法简写如图6-10-3。

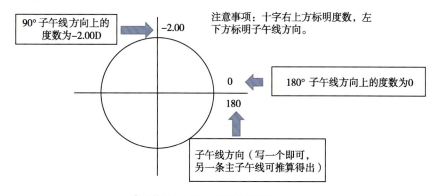

表示的是C-2.00×180处方的镜片

图6-10-2　光度的十字坐标法分布

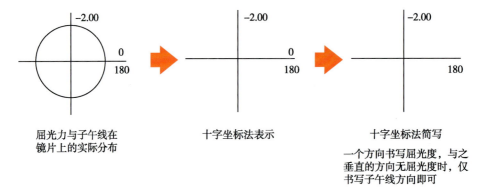

屈光力与子午线在
镜片上的实际分布

十字坐标法表示

十字坐标法简写

一个方向书写屈光度，与之
垂直的方向无屈光度时，仅
书写子午线方向即可

图 6-10-3　十字坐标法简化

5. 处方的叠加和换算　处方中，两镜片叠加可得到新的屈光度。

（1）球镜叠加后，屈光度等于原球镜度之和。如 S-3.00 的镜片与 S-2.00 的镜片叠加，其和为 S-5.00。

（2）两柱镜，轴位相同时，叠加后屈光度为原柱镜度之和，轴位不变。如 C-2.00AX180 与 C-1.00AX180 叠加，其总和为 C-3.00AX180。

（3）两柱镜，轴位不同时，叠加后各子午线所对应位置的屈光度为原屈光度之和。

注意：在日常工作中不同轴位的柱镜叠加都是指轴位相互垂直，因此可用下图中的编号 1 进行计算，得出结果为右侧圆圈中的十字坐标法所示。

（4）上述得出的十字坐标法所示结果，为了便于书写，可以假设先将其中各子午线等量的屈光度取出来，得到一个球镜，剩下各子午线不等量的屈光度为一个柱镜，再将两者联合书写即可。

注意：假设的等量屈光度应以十字坐标法中最高值或最低值分别使用，故可得出两组形式，如下图中编号 1 所得的结果，可以书写成为编号 2 和编号 3 的形式。

由此反推，一球镜与柱镜叠加后，屈光度为原球镜与柱镜之和，但可以书写成另外一个形式的球柱镜或两个柱镜相联合。如图 6-10-4 中，编号 2 和编号 3 分别可以书写成为另外两个形式。

（5）由以上书写转换的计算，可以得知，每一个球柱镜，除十字坐标法外，都可以有三种书写形式，并能相互转换。

第一种形式：柱镜为负，例：-2.00/-0.50 × 30。

第二种形式：柱镜为正，例：-2.50/+0.50 × 120。

第三种形式：由两个轴位垂直的单纯柱镜叠加而成，例：-2.50 × 30/-2.00 × 120。

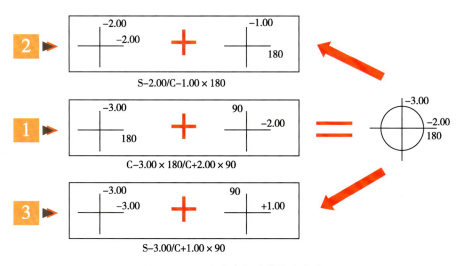

图 6-10-4　十字坐标法的处方表达

注意:

1)为避免混淆,以上三种形式中,通常统一采用第一种形式表达处方。

2)球柱镜数值相同,符号相反时,叠加后球镜为"0",书写时可以省略球镜,只记录为一个单纯柱镜。如 S-1.00/C+1.00×90,可转换为 C-1.00×180

(6)处方转换的口诀:由于日常工作中,使用十字坐标法进行处方形式的转换比较复杂,通过记忆以下口诀,可以快速进行转换。

| 转换形式 | 口诀内容 | 释义 |
|---|---|---|
| 球柱镜 ⇨ 球柱镜 | 球柱相加,柱变号;<br>轴向加减 90 度 | 新球镜为原来的球镜度与柱镜度之和<br>新柱镜为原来的柱镜度数,但符号相反<br>新柱镜轴为原轴的垂直方向<br>(>90 的减 90,≤90 的加 90) |
| 球柱镜 ⇨ 柱柱镜 | 原球变柱,轴变向;<br>球柱相加,轴不变 | 柱镜 1:<br>度数为原来的球镜度数不变;轴向为原柱镜轴向的垂直方向<br>柱镜 2:<br>度数为原来的球镜与柱镜度数之和;轴位为原来的柱镜轴位不变 |
| 柱柱镜 ⇨ 球柱镜 | 设任意一柱镜为 A,另一柱镜为 B。用 A 做新球镜,B 减 A 做新柱镜,B 轴不变 | 球柱镜 1<br>新球镜度为原柱镜 A 的度数;新柱镜度为 B 减 A 之差;新柱镜轴为原柱镜 B 的轴<br>球柱镜 2<br>将所设的原柱镜 A 和 B 角色转换,方法同上 |

## 四、实施步骤

1. 全员画图、十字分析、处方表达以增进理解。
2. 借用道具演示处方叠加。
3. 全员分组上台做练习题（处方转换和处方叠加）。

## 五、常见问题

1. 轴位符号可读为"轴"，不可读为"乘"；轴的范围为 $0<A\leqslant180$。
2. 各种光学符号很难记忆。

## 六、知识拓展

处方各种形式之间的来回转换，不再局限于只转为第一种形式。理论上来说，给一种形式，其他形式皆可转换。应熟悉验光处方中的不同光学符号（见表6-10-1）。

表 6-10-1　处方内常见的各种光学符号

| 中文名称 | 符号 | 中文名称 | 符号 |
| --- | --- | --- | --- |
| 处方 | RX | 棱镜基底向上 | BU |
| 视力 | VA | 棱镜基底向下 | BD |
| 右眼 | R 或 OD | 棱镜基底向外 | BO |
| 左眼 | L 或 OS | 棱镜基底向内 | BI |
| 双眼 | OU | 瞳距 | PD |
| 球镜 | SPH 或 S | 镜眼距 | VD |
| 柱镜 | CYL 或 C | 平光 | PL |
| 轴向 | AX 或 X | 隐形眼镜 | CL |
| 近用附加度 | ADD | 远用度数 | DV |

## 七、任务小结

通过了解处方中各数值、符号的含义,懂得各表达形式之间的转换。在今后的生活和工作中,要出具简明易懂的处方,并且能理解其他机构出具的处方。

（李光华　连　捷）

## 验光常规流程

### 1. 起点

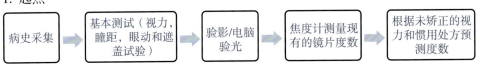

病史采集 → 基本测试（视力，瞳距，眼动和遮盖试验） → 验影/电脑验光 → 焦度计测量现有的镜片度数 → 根据未矫正的视力和惯用处方预测度数

### 2. 精确

a. 右眼远距离综合验光

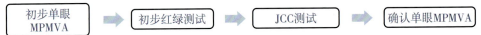

初步单眼MPMVA → 初步红绿测试 → JCC测试 → 确认单眼MPMVA

b. 左眼远距离综合验光：

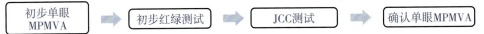

初步单眼MPMVA → 初步红绿测试 → JCC测试 → 确认单眼MPMVA

### 3. 终点

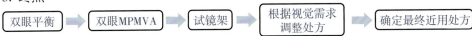

双眼平衡 → 双眼MPMVA → 试镜架 → 根据视觉需求调整处方 → 确定最终近用处方

### 4. 最终的确定

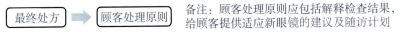

最终处方 → 顾客处理原则

备注：顾客处理原则应包括解释检查结果，给顾客提供适应新眼镜的建议及随访计划

### 5. 近附加测量*(根据顾客是否存在老视)

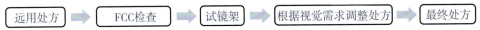

远用处方 → FCC检查 → 试镜架 → 根据视觉需求调整处方 → 最终处方

## 任务一　认知病史采集

### （一）学习目标

1. 掌握病史采集的关键性步骤与顺序。

2. 掌握病史采集的技巧。

### （二）学习目的

学习该单元后，你能够熟练地对顾客进行详细的问诊，问诊结果对最终处方的确定意义重大，最重要的是能够与顾客进行有效的沟通，体现配镜师的专业性。

### （三）物料

检查单。

### （四）准备

1. 让顾客坐在验光台后面。

2. 调节验光室亮度，打开近用灯。

3. 配镜师准备好记录用的检查单。

### （五）操作步骤

1. 向顾客说明病史采集的重要性　可进行如下沟通："为了更好地为您检查眼睛，我需要向您询问一些个人习惯等方面的问题，所有的资料将会严格保密，只有配镜师与顾客本人可以看到，请您配合我一下，谢谢。"

2. 待取得顾客本人同意后，将表单转给顾客，请顾客填写个人基本信息，包括姓名、性别、出生年月、联系方式等。

3. 顾客填写完整后，配镜师进行病史采集，采集的顺序通常为：

（1）主诉：主诉是顾客本次前来的目的，但在询问时，不宜以"您本次前来想干什么？"或类似的方式来提问，建议可通过下述对话进行询问："您这次前来是感觉眼睛方面有什么样的不舒服或者不适呢？"当顾客阐明了自己的主要问题后，配镜师应该以下面的几点进一步询问：

1）开始时间：这个症状是从什么时候开始的？

2）发生频率：这个症状多长时间出现一次？

3）部位：这个症状出现时，主要影响哪个部位？该问题很多配镜师感觉没意义，但是需要注意的是，如果顾客说头疼，部位可能出现在前额、脑后、颞侧、鼻侧等。

4）持续时间：这个症状从开始到现在多长时间了？这个问题主要是询问顾客症状是否经过一段时间可以缓解或好转。

5）缓解方式：症状出现时，您有没有什么方法可以减缓一下？比如说躺下来休息一下等。

6）症状程度：这个症状发作时，你是否会感觉到难以忍受，还是只是有轻微的不适？该问题一般在顾客描述时，会随着面部表情等方式告诉配镜师，因此，通常不需要专门询问。

7）相关症状：除了您说的这个症状外，是否有其他的伴随症状？例如看远处和近处的清晰度不同等。

（2）视觉需求：包括顾客的用眼习惯、生活、工作与爱好。

（3）眼部健康状况：

1）眼部疾病：

①既往史：是指顾客之前的眼部疾病，现在已经痊愈，但不清楚是否会对眼部造成其他影响。

②现病史：是指顾客目前所受的困扰性的眼部疾病。

2）戴镜信息：

①戴镜史：是指顾客最早戴镜的时间、类型、方式以及度数。如顾客之前配戴过隐形眼镜，但现在不戴了，该内容也属于戴镜史。

②旧镜信息：是指顾客现在配戴眼镜的信息，包括镜架与镜片两部分，镜架包括材质、类型（全框、半框、无框）；镜片包括类型（单光、双光、渐进多焦点、防蓝光）、颜色（透明、变色、太阳镜、染色）。此外，还应该包括验配或者配戴的时间、使用目的（看远、看近、看中距离）、配戴的方式、镜片的屈光度、单侧光学中心距离、瞳高、前倾角、镜面角、镜眼距、外观变形问题；如果顾客有配戴隐形眼镜，还需要记录隐形眼镜的度数、颜色、类型（抛弃时间、球面、散光）、品牌及型号、含水量、基弧、配戴方式与时长。如果顾客不清楚，则可以通过品牌、一盒镜片的数量等相关的内容确定以上信息。

（4）全身健康状况：

1）既往史：是指顾客之前曾患的疾病，现在已经痊愈，但不清楚是否会对眼部造成影响。

2）现病史：是指顾客目前所受的困扰性的疾病。

3）家族史：询问顾客："您的亲属中是否有与您类似的症状或者表现？"

4）用药史：询问顾客："您现在是否服用一些药物？"

5）过敏史：询问顾客："您是否对什么物质过敏？"

（六）注意事项

1. 病史采集时，配镜师要端正态度，整个过程要尊重顾客。

2. 病史采集的顺序无需按照上述步骤一步一步进行，有时可以随着顾客的回答来调整相应的顺序，但主诉必须放在首位询问。

3. 配镜师在询问的同时将以上信息记录下来。记录时，无需按照顾客的原话，只需将顾客的信息加以总结，用最简洁明了的语言记录即可。

## 任务二　认知视力检查

（一）学习目标

1. 学习该单元后，能够使用不同设备的视标（投影仪、魔术箱、液晶屏）对不同年龄的顾客进行远、近视力的检查。

2. 熟悉视力检查的流程。

3. 了解视力检查的重要性。

（二）学习目的

检查顾客视力的清晰度以及其视觉系统对观察细致物体的能力。

（三）设备

1. 投影仪、魔术箱或液晶视力表。

2. 近用视力表。

3. 遮盖板。

4. 近用灯。

（四）准备

1. 让顾客带上旧镜（如无旧镜，则测量裸眼）检查远用视力，如果配镜师分别想要检查顾客裸眼与旧镜视力时，应该优先检查裸眼视力。

2. 让顾客手持遮盖板。

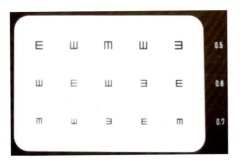

图 7-2-1　0.5~0.7 整屏视标

3. 视力表，先出示 0.5~0.7 整屏视标，如图 7-2-1。

4. 环境亮度，测量远用视力时关闭近用灯，调暗室内亮度；测量近用视力，调亮室内亮度，打开近用灯。

（五）操作步骤

1. 简单地向顾客解释测量项目及目的："现在我要给您检查一下看远的视

力,看一看您现在的视力能达到一个什么样的状态"。

2. 配镜师要清楚视力表上各视标的方向,以便于在检查过程中能全程地观察顾客而不是留意视标的方向。

3. 让顾客正视前方,轻轻遮住自己的左眼,不要有任何偏斜、眯眼、前倾等不正规的动作。

4. 配镜师首先出示 0.5~0.7 整屏视标(保证 0.6 在内),如果顾客能够读出 0.7 行视标,则依次下调至 1.0~1.5(或 2.0)整屏视标,引导顾客依次读出视力表中他能够看到的最小一行视标;如果顾客不能读出 0.5 的视标,则上调视标直到顾客能够读出视标的方向;如果顾客的视力低于 0.6,则还需要进行针孔视力的检查,如图 7-2-2。

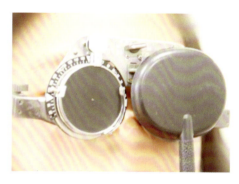

图 7-2-2 针孔视力检查

5. 测量时要鼓励顾客读出他能看到最小视标的下一行视标,不管他是否是猜出来的。在顾客辨认某行视标方向时,若出现了 1/2 以上的错误,停止检查,记录顾客的最佳视力,记录方法详见"注意事项"第 5 点。

6. 引导顾客遮盖自己的右眼,重复以上 2、3、4、5 步骤,记录顾客左眼最佳视力。

7. 引导顾客打开双眼,重复以上 2、3、4、5 步骤,测量并记录顾客双眼最佳视力。

8. 如果顾客不能够读出视力表中最大的视标(视力为 0.05 的视标),则记录视力 <0.05。

9. 近用视力测试,通常主要针对年龄 ≥45 岁或者有近用视疲劳主诉的顾客,通过下述准备在近距离(通常为顾客的习惯阅读距离)处重复以上 1~5 步骤:

(1)调亮室内亮度,并打开近用灯。近用灯光源在高于顾客的位置或者稍在顾客位置的后方,需要注意的是光源不要直射顾客的眼睛。

(2)引导顾客将近视力表放在习惯阅读的位置,记录顾客能看到最小视标的视力。

(六)预期值

1. 单眼及双眼视力均在 1.0 及以上。

2. 双眼视力不低于单眼视力。

(七)注意事项

1. 远视力的测量针对的是所有的顾客,无论其眼部是正常的,还是存在斜视、弱视以及眼球震颤等症状,均需要测量。

2. 近视力的测量主要针对 45 岁及以上人群以及有近距离视疲劳主诉的顾客。

3. 无论是远视力还是近视力,均要测量单、双眼视力,先测量单眼视力,再测量双眼视力。

4. 当视力低于 0.6 时,需要进行针孔视力的检查,查看视力低下是否由于屈光方面的因素引起。通常来说,镜片的矫正视力应该至少能够达到针孔视力。

5. 视力的记录方法(以整行有 5 个视标的视力表举例)

(1)如果顾客右眼能够读出 0.8 的整行视标的开口方向,且视标很清晰,无任何模糊;但是无法读出 0.9 行任意一个视标,则记录为“右眼:0.8”。

(2)如果顾客左眼能够读出 0.9 的整行视标的开口方向,但视标有模糊,不是很清楚;但是无法读出 1.0 行任意一个视标,则记录为“左眼:$0.9^-$”。

(3)如果顾客双眼同时看时,能够读出 0.9 的整行视标的开口方向,但在读 1.0 行视标时,只能读出两个,则记录为“$0.9^{+2}$”。

(4)如果顾客双眼同时看时,能够读出 0.9 的整行视标的开口方向,但在读 1.0 行视标时,只能读出 3 个,则记录为“$1.0^{-2}$”。

(5)总之,错误率超过 50% 时,即读对的视标个数为 X,表示视力无法达到该行表示的视力值,记录“上行视力值 $^{+X}$”;错误率低于 50% 时,即读错的视标个数为 X,表示视力可以达到该行表示的视力值,记录为“该行视力值 $^{-X}$”。

6. 视力检查顺序,见视力检查一览表(表 7-2-1)。

表 7-2-1　视力检查一览表

| 视力检查项目 | 具体内容 |
| --- | --- |
| 远视力检查准备 | 1. 顾客配戴旧镜<br>2. 顾客手持遮盖板<br>3. 调暗室内亮度<br>4. 出示相应的视标 |
| 远视力的检查 | 1. 测量右眼远视力<br>2. 测量左眼远视力<br>3. 测量双眼远视力 |

| 视力检查项目 | 具体内容 |
| --- | --- |
| 近视力检查准备 | 1. 顾客配戴惯用眼镜<br>2. 将近视力视标放在相应的位置<br>3. 调亮室内亮度<br>4. 顾客手持遮盖板 |
| 近视力的检查 | 1. 测量右眼近视力<br>2. 测量左眼近视力<br>3. 测量双眼近视力 |
| 如果顾客无法读出最大的视标 | 直接记录"<0.05" |

第七篇　标准验光流程

233

# 任务三 认知客观验光

## （一）学习目标

1. 学习该单元后，你能够掌握电脑验光仪的操作步骤及注意事项。

2. 掌握客观验光中让顾客放松调节的方法，以提高电脑验光仪测量结果的准确性。

## （二）学习目的

初步测量顾客的屈光不正度数。

## （三）设备

电脑验光仪、酒精棉球、纸巾。

## （四）准备

1. 打开电脑验光仪，并将电脑验光仪设置成自动对焦模式，如果电脑验光仪能够测量角膜曲率，将其设置成具有 K 值和 R 值的模式。

2. 顾客舒适坐姿。

3. 将顾客接触电脑验光仪的前额托和下颌托酒精消毒，并用纸巾擦干。

## （五）操作步骤

1. 简单地向顾客解释测量项目及目的。

2. 让顾客坐好，下颌放在颌托上，额头顶住前额托，调整高度至外眦部与纵杆刻度线对齐。

3. 让顾客从电脑验光仪的前孔中看里面的图像（配镜师要了解电脑验光仪里的图像），引导顾客让他感觉里面的图像在无限远处，充分放松顾客调节。

4. 配镜师前后左右移动手杆将电脑验光仪先对准顾客右眼，自动测量 3 次。

5. 先向后拉手杆，再移动到顾客的左眼前进行测量，方法同右眼相同。

6. 打印数据。

## （六）注意事项

1. 如果在测量过程中，发现顾客的瞳孔有明显缩小的迹象，说明该顾客有可能是在动用调节,需要通过语言来使得顾客尽量放松,且在主观验光中要充分做好雾视的工作,避免过负或欠正。

2. 右眼测量完成后,要注意先将手杆向后拉,然后再向顾客的左眼方向移动,以防碰到顾客的鼻子。

## 任务四　认知主观验光

（一）学习目标

1. 学习该单元后，你能够掌握主观验光的操作流程及注意事项。

2. 掌握红绿视标、交叉柱镜精确散光及双眼平衡的操作要领。

（二）学习目的

根据顾客的主观反应来确定眼睛的屈光度数。

（三）设备

1. 投影仪、魔术箱、液晶视力表。

2. 综合验光仪。

（四）准备

1. 顾客舒适坐姿。

2. 将顾客接触综合验光仪的前额托消毒。

3. 设置综合验光仪上的瞳距（瞳距需要通过瞳距仪测量）。

4. 将综合验光仪放置到顾客正前方。

5. 调整综合验光仪的高度、水平及镜眼距。

6. 嘱咐顾客离开验光盘。

7. 调暗室内亮度至半暗室状态，关闭近用灯。

（五）操作步骤

1. 沟通　简单地向顾客解释该项操作的目的及作用。

2. 雾视　在综合验光仪中置入客观验光处方，包括球镜、柱镜及其轴向，然后双眼同时加 +1.00DS。需要注意的是，在进行该项操作时，一定要让顾客离开验光盘。

3. 确认雾视　将验光盘放置于顾客面前，让顾客紧靠额托，遮住左眼，打开右眼，检查右眼的视力，如视力达到 0.5 或以下，则说明雾视完成，如若不是，则需要继续增加正球镜，直至视力达到 0.5。

4. 单眼 MPMVA  在不调整柱镜度数的情况下,确定最佳视力球镜(最佳视力最低负镜或最大正镜),此过程又称为单眼 MPMVA,具体的操作方法是在被测眼前逐步地附加 -0.25DS,直至顾客报告视力不再提高,而后回退 -0.25DS。示例见表 7-4-1。

表 7-4-1  确定单眼 MPMVA

| 被测眼前附加的球镜度数 | 顾客报告的视力 |
| --- | --- |
| -4.00 | 0.7 |
| -4.25 | 0.8 |
| -4.50 | 0.9 |
| -4.75 | 1.0 |
| -5.00 | 1.2 |
| -5.25 | 1.2 或者 1.2 变小变黑 |

注:此时眼前镜片附加到 -5.25DS 后,视力没有提高(或者下降),应该回退 -0.25DS,选择 -5.00DS 为最终的 MPMVA 度数

5. 红绿测试  降低室内的亮度,出示红绿视标,如图 7-4-1A。请顾客分辨绿色板块和红色板块中的字母哪一面更清晰(注意不是辨别哪边亮哪边暗),通过调整球镜将红色与绿色里的视标调整至同样清晰。如红色背景中的视标更清晰,如图 7-4-1B,则增加负球镜,如绿色背景中的视标更清晰,如图 7-4-1C,则增加正球镜。如果不能同等清晰,则选择让绿色背景中视标稍清楚;通常情况下,红绿测试的结果与单眼 MPMVA 的结果相差不大(通常小于 0.50DS),如果超过 0.50DS(红色或绿色偏好者、红绿视标不准确的仪器、老年人、亮度不可调的环境),则需要重新进行单眼 MPMVA,用单眼 MPMVA 的结果来作为 JCC(交叉柱镜)的起始数据。

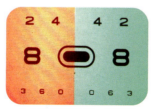 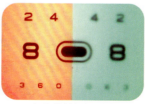 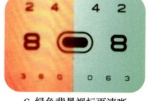

A.红绿背景视标一样清晰　　　B.红色背景视标更清晰　　　C.绿色背景视标更清晰

图 7-4-1  红绿测试

6. JCC 精确散光　将验光室亮度调回至单眼 MPMVA 时的亮度,出示蜂窝状视标,如图 7-4-2A,进行以下检查。

（1）对于客观验光有散光的顾客,由于散光度数已经提前置入验光盘,因此只需要使用交叉柱镜直接精确散光的轴向和度数即可:

1）首先需要精确测量的是散光的轴向,将交叉柱镜的手轮 A 放置于与矫正柱镜轴向平行的方向,如图 7-4-2B,翻转交叉柱镜两面,同时询问顾客"两面是否同样清楚"。

A. 如果同样清楚,直接精确散光度数。

B. 如果不一样清楚,则需要遵循"进十退五"的原则追红点,翻转两面镜片,直至视标等清晰。

C. 如果翻转两面视标始终无法等清晰,即在两个相邻的轴上徘徊,有以下三种方法进行选择。

①选择两面视标清晰度更加接近的轴位。

②选择更加靠近旧镜的散光轴位。

③对于较为敏感的顾客,可选择中间轴位。

2）精确散光的度数:将交叉柱镜顺时针旋转 45°,如图 7-4-2C,进一步精确散光度数,翻转镜片两面,同时询问顾客"两面是否一样清楚":

A. 如果一样清楚,则交叉柱镜精确散光结束。

B. 如果不一样清楚,则需要在清晰的一面观察矫正柱镜的轴位是与交叉柱镜上的白点方向平行还是与红点方向平行。

C. 如果与白点方向平行,则减少 –0.25D 柱镜;如果与红点方向平行,则增加 –0.25D 柱镜。

D. 继续翻转镜片两面进行比较,调整镜片,直至两面等清晰。

E. 如果翻转镜片两面,却始终无法等清晰,则选择度数较低的柱镜度数,然后在 JCC 精确散光完全结束后,比较增加 –0.25DC 后是否会对视力产生影响,最终选择视力最佳时的最低散光度数,作为最终的散光全矫值。

F. 需要注意的是,连续同向调整 0.50D 柱镜,需要反向调整 0.25D 球镜;通常情况下,配镜师均熟悉连续附加 –0.50D 柱镜后,需要附加 +0.25D 或者减小 –0.25D 球镜,但却不熟悉连续减少 –0.50D 柱镜后,需要附加 –0.25D 或者减少 +0.25D 球镜。

G. 度数精确后,发现散光的变化量超过 0.75D,则需要再次精确轴向定位。

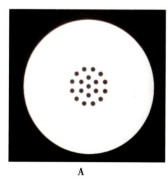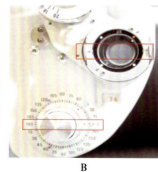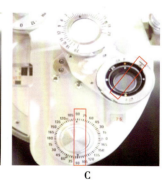

| A | B | C |
|---|---|---|

图 7-4-2　JCC 精确散光

（2）对于客观验光结果没有显示任何散光的顾客,其可能存在着较低度数的散光,需要通过交叉柱镜进行散光的预估,如图 7-4-3A：

1）首先在被测眼前预置 −0.25D 柱镜,轴位放置于 180°方向。

2）在被测眼前附加交叉柱镜,P 点放在 180°方向。

3）翻转交叉柱镜的两面,同时询问顾客"两面是否同样清楚"：

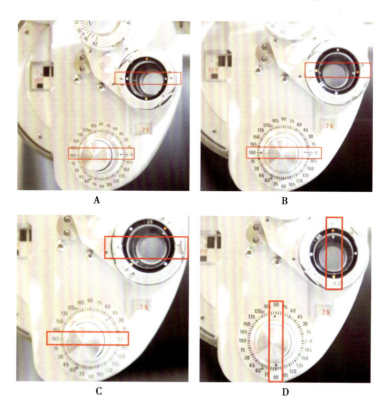

图 7-4-3　散光预估

A. 如果同样清楚或者红点位于180°方向的时候清楚,如图7-4-3B,则说明散光的负轴在180°方向或者其附近。此时,需要将交叉柱镜逆时针旋转45°,使得交叉柱镜的手轮与预先置于的 –0.25D 柱镜的轴向平行,即180°方向(如图7-4-3C),然后按照步骤(1)(2)中的方法精确散光的轴向与度数。

B. 如果红点位于90°方向的视标比较清楚,则说明散光的负轴不在180°方向,需要进一步查找。此时,将预先置入的 –0.25D 柱镜旋转90°(交叉柱镜亦随之转动如图7-4-3D),再次翻转交叉柱镜两面,同时询问顾客"两面是否同样清楚"。如果同样清楚或者红点位于90°时视标较清楚,则说明散光的负轴位于90°方向或其附近。将交叉柱镜的手轮调整到90°方向,按照步骤(1)中的方法精确散光的轴向与度数;如果红点位于180°方向时,视标较清楚,则说明散光的负轴既不在180°方向(之前已经查过),也不在90°方向,需要按照相同的方法检查45°与135°方向。

C. 如果每次翻转交叉柱镜两面比较时,顾客总是说白点与预置的 –0.25D 散光轴向平行时比较清楚,说明顾客没有任何散光。

D. 在进行散光预估之前,被测眼已经到达 MPMVA 了,且已经预置了 –0.25D 柱镜,因此,如果在精确散光度数时,散光度数增加到 –0.50D 时,需要增加 +0.25D 球镜。

7. JCC 检查结束后,测量并记录被测眼的视力,其目的是为了防止在下面的测量中调整镜片的度数后(例如双眼平衡时会进行雾视以及平衡的调整)忘记测量前的度数与视力。有时候为了更加确保没有过矫,此时可以再通过 ±0.25DS 精确最佳视力的最低负球或最高正球。

8. 遮住右眼,重复以上 2~7 的步骤进行左眼检查。

9. 双眼平衡

(1)若双眼全矫视力相同,则通过以下方法进行双眼平衡:

1)双眼同时睁开,测量并记录此时双眼的最佳视力,其目的主要是为了避免双眼 MPMVA 的结果过矫或者最终的双眼视力不准确。

2)让顾客离开验光盘,分别在验光盘上的左右眼雾视 +0.75DS。

3)左右眼前分别调整 $3^\triangle$BU 与 $3^\triangle$BD 的旋转棱镜,将旋转棱镜撤掉。

4)让顾客紧靠验光盘,出示整屏视标,确认双眼视力降低 2~3 行,如果视力降低少于 2~3 行,则双眼前继续增加正球镜,直至视力下降 2~3 行。

5)出示双眼能够容易分辨的最佳视力上一行的单行视标,双眼前同时附加事先已经调整好的棱镜,如图7-4-4。

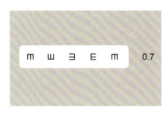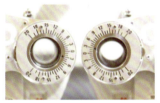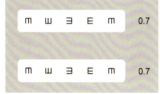

图 7-4-4　双眼等视力时的双眼平衡

6）叮嘱顾客不要去管上下两行视标的亮暗度，让顾客仔细比较一下两行视标是否同样清晰，如果同样清楚，则撤掉棱镜，双眼平衡结束；如果不等清晰，则需要在清晰眼的前方加正球镜至双眼等清晰或等模糊，如果双眼无法达到相同，则查看视力值，将惯用视力较清晰的眼调整为稍清晰，而后撤去棱镜。

7）有时候，雾视的量较多或者出示的视标较小时，会出现上下两行视标均模糊以至于无法进行比较的情况。此状况下，可在双眼前增加 –0.25D 球镜，待视标可以分辨后（视标可以辨认，但是依然存在模糊迹象），再行比较。

（2）若双眼全矫视力不相同，且可以进行红绿测试的顾客，需要通过以下方法进行双眼平衡：

1）双眼睁开，测量并记录此时双眼的最佳视力，其目的与上述方法相同。

2）让顾客离开验光盘，分别在验光盘上的左右眼雾视 +0.75DS。

3）让顾客离开验光盘，双眼分别调整 $3^{\triangle}$BU 与 $3^{\triangle}$BD 的旋转棱镜，然后出示红绿视标，并调暗验光室亮度。

4）让顾客紧靠验光盘，确认此时顾客可以看到上下两个分离的红绿视标（图 7-4-5），如果没有完全分开，则同时、等量地增大双眼的垂直棱镜。

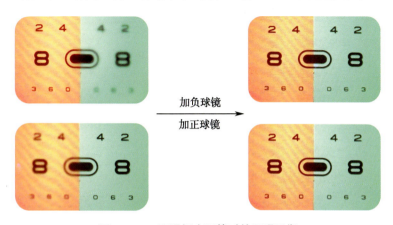

图 7-4-5　双眼视力不等时的双眼平衡

5）嘱咐顾客盯着上方的红绿视标看，不要管红色背景与绿色背景的亮度，比较红色背景中的视标与绿色背景中的视标是否等清晰，根据顾客的反馈，调整注视上方视标的眼前镜片。

A. 如果红色背景中的视标稍清或者等清晰，增加负球镜，直至红绿背景中的视标等清晰。

B. 如果绿色背景中的视标稍清，增加正球镜，直至两面的视标等清晰。

C. 如果两面始终无法等清晰，选择红色背景中的视标稍清晰的最高正球镜或者最低负球镜。红绿视标检查示例见表7-4-2。

表7-4-2　红绿视标检查

| 球镜 | 红绿测试 |
| --- | --- |
| –3.00D | 红色背景视标稍清晰 |
| –3.25D | 红色背景视标稍清晰 |
| –3.50D | 绿色背景视标稍清晰 |

D. 如果调整的球镜量超过 –0.75D，则需要进一步确认单眼 MPMVA，即不得超过雾视量。

6）嘱咐顾客盯着下方红绿视标，按照4）、5）步骤的相应流程，调整注视下方视标眼前的镜片。

7）双眼同时附加 +0.75D 球镜。

（3）若顾客双眼全矫视力不等，且无法进行红绿测试（色觉障碍或者颜色偏好者，例如，白内障、色盲、色弱），需要通过以下方法进行双眼平衡：

1）双眼睁开，测量并记录此时双眼的最佳视力，其目的与上述双眼平衡相同。

2）遮盖左眼，出示整屏视标（包含右眼 JCC 测量后的最佳矫正视力视标在内）并嘱咐顾客盯着最佳视力的视标，通过在右眼前增减 –0.25D 球镜，重新确定右眼 MPMVA。

3）睁开左眼，遮盖右眼，按照 B 步骤重新确定左眼 MPMVA。

4）双眼同时附加 +0.75D 球镜。

10. 确定双眼最佳视力的最低负球镜与最高正球镜（双眼 MPMVA）　出示之前记录的双眼最佳视力视标在内的整屏视标，嘱咐顾客"紧盯视标，当视标变清楚时，立刻报告"。配镜师需要在顾客双眼前同时同步逐渐增加 –0.25DS，直至双眼视力不能再提高,然后回退 –0.25DS(同理于步骤 4 中的镜片调整),通常所增加的负球镜,不会超过之前所加的正球镜量。记录此时双眼的视力,然后遮盖左眼,记录此时右眼的视力,然后遮盖右眼记录此时左眼的视力。通常此时的左眼、右眼以及双眼的视力不会低于 JCC 结束后所测得的视力。

11. 镜架试戴　在综合验光仪检查结束后,通常需要试镜架的进一步试戴来确认最终的处方结果。通常情况下,综合验光仪的全矫结果与试镜架的全矫结果会有一定的差异,但差异通常都不会很大,球镜通常在 0.50D 以内;偶尔,散光的轴向与度数有一定的差别,这可能与镜眼距、顾客的头位有关。下面将介绍试镜架试戴方法:

（1）选择合适的试镜架,将综合验光仪的检查结果置入,遮盖左眼。

（2）出示单眼 MPMVA 视标在内的整屏视标,让顾客戴上试镜架,并让其注视最佳矫正视力,询问能不能看清晰:

1）如果顾客能够看清,则在眼前附加 +0.25D 球镜,同时询问视标是否变模糊,如果没有变模糊,则继续增加正球镜,直至视标变模糊后,回退 +0.25D 球镜。示例见表 7–4–3。

表 7–4–3　确认最佳矫正视力

| 球镜 | 最佳矫正视力 |
| --- | --- |
| –3.00D | 1.2 |
| –2.75D | 1.2 |
| –2.50D | 1.0 |

2）如果顾客主诉有些模糊（与在验光盘上比较）,则撤掉眼前附加 +0.25D 球镜,同时询问视标是否清晰,然后在眼前附加 –0.25D 球镜,同时询问视标是否清晰:

A. 如果视标在附加 +0.25D 球镜或者 –0.25D 球镜后变清晰,说明可以通过球镜来使得视力提高,最终通过调整球镜来达到 MPMVA。

B. 如果无论如何调整球镜,视力都无法提高（低于验光盘上的最终全矫视力）,则怀疑散光,需要通过手持式交叉柱镜进一步精确散光的轴向与散光的度数。与验光盘上的交叉柱镜相比,手持式交叉柱镜的手柄方向即是手轮方向,负轴方向均是用红色点来表示,正轴方向有时用白点表示,有时用黑点表示。精确的方法同步骤 6。

（3）记录通过试镜架调整后的单眼及双眼的视力及屈光矫正度。通常情况下,此时单眼及双眼的最佳视力不应该低于验光盘上的双眼最佳矫正视力。

12. 双眼平衡　试镜架的试戴情形与验光盘不同,前者更加接近自然状态,再加上镜眼距等因素的存在,配镜师还需要在试镜架上进行一次双眼平衡。

（1）对于双眼全矫视力一样的顾客:

1）睁开双眼,出示包含单眼最佳矫正视力在内的整屏视标。

2）嘱咐顾客"您现在盯着第 X 行视标(单眼最佳矫正视力),我现在会轮流遮盖你的左右眼,请仔细比较一下两只眼睛看到的视标是否同样清晰,不要管其明暗度,只注意清晰度"。

3）轮流遮盖左右眼,遮盖时间约为 2 秒,让顾客比较双眼的清晰度。如果同样清晰,则双眼平衡结束,如果清晰度不同,则在较清晰的眼前附加 +0.25D 球镜,再次比较,直至双眼等清晰。

4）如果双眼无法等清晰,则需要查看旧镜信息,将戴旧镜后视力较清晰的眼调整得稍清晰即可。

（2）对于双眼全矫视力不一样的顾客:

1）嘱顾客睁开双眼,出示视力表,测量并记录此时的双眼最佳视力。通常情况下,此时双眼的最佳视力不应该低于验光盘上的双眼最佳矫正视力。

2）嘱咐顾客注视双眼最佳视力的视标,而后双眼同时附加 +0.25D 球镜,同时询问顾客视标是否变模糊。如果变模糊,则将附加的 +0.25D 球镜退去;如果依然清晰,则继续增加 +0.25D 球镜,直至视标变模糊,而后退去最后附加的 +0.25D 球镜。

13. 处方确定　将以上的最终检查结果完整记录后,根据顾客的主诉、视觉需求以及旧镜信息,确定最终的远用处方。通常情况下,需要考虑顾客配戴新镜后的清晰度、舒适度与持久度,三者缺一不可。如果需要欠矫,必须要有充分的理由,例如结合病史采集信息、检查结果信息等。

（1）配镜师考虑全矫的情况包括:

1）顾客有驾驶要求:包括汽车、飞机等高速行驶的交通工具。

2）夜间作业要求:此类顾客通常需要足矫,否则容易导致夜间视力下降或者对比敏感度下降。

3）顾客旧镜全矫或过矫:很多时候顾客的旧镜就已经全矫,如果贸然欠矫,会使得其感觉到模糊。也有很多顾客的旧镜处方是过矫的,此时,需要跟顾客充分地沟通,向其说明旧镜信息的情况,然后再进行全矫。

4）眼位:对于看远或者看近存在较明显的外隐斜顾客,通常需要全矫,这样能尽可能地保证其在视物时有双眼单视。

（2）配镜师考虑欠矫的情况包括:

1）顾客试戴不舒服:有些顾客在试戴时,发现看东西虽然清晰,但是有眩晕或者变形的感觉,此时需要考虑欠矫处方,以损失一定的清晰度来换取舒适度。

2）顾客新旧眼镜处方变化较大:此类顾客类似于上述顾客,大部分均存在着配戴新处方后,舒适度较差的问题。

3）顾客的视觉需求:如果顾客配戴眼镜的大部分时间是用来近距离工作,则需要适当欠矫,使得看近清晰度不变,而尽可能地延长舒适度和持久度。

4）顾客的要求:有时候会遇到比较难以沟通的顾客,要求欠矫。如遇到此类顾客,在确定处方之前,一定要与其沟通好,欠矫后会损失清晰度,并让顾客试戴其感觉,最后让顾客签上自己的名字,证明该处方是自己要求提供的。

（3）通常情况下,如果不能出具全矫处方,首先考虑调整的是球镜,如果调整球镜无效,再考虑柱镜,最后考虑的是散光的轴向。当然,对于经验丰富的配镜师,可以准确地判断顾客舒适度欠佳的主要原因,便可以直接进行相应的调整。例如,变形通常与斜轴散光或者散光度数太高有关。这种情况下,需要查看旧镜信息,将处方向旧镜方向调整。

14. 最后的沟通　最后的沟通很重要,是吸引顾客提高眼保健意识的关键步骤。

（1）首先,要告诉顾客全矫处方与最终处方,而且要说明给出最终处方的原因。

（2）其次,告诉顾客下次复查的时间,并向其讲授一些眼保健知识。

（3）最后,需要注意的是,如果顾客的最终处方有过调整,例如由于舒适度问题,散光的轴向调整了度数,则需要向顾客说明该处方是一个过渡处方,并建议其6个月或者一年后再次检查,更换处方。

15. 注意事项:

（1）红绿测试时,需要注意要降低验光室内亮度,当遇到红色偏好或者绿色偏好的顾客时,要优先选择单眼 MPMVA 的结果作为 JCC 的测量前提。

（2）红绿测试的结果通常与单眼 MPMVA 的结果相差不大,通常在 ±0.25DS 左右,如果超过了 0.50DS,需要进一步精确单眼 MPMVA。

（3）交叉柱镜精确散光之前,球镜需要到达最佳视力的最低负球镜或最高正球镜,否则容易导致在测量过程中,蜂窝状视标形状会在翻转交叉柱镜两面的时候发生变化,从而造成顾客对视标清晰度分辨的困扰。

（4）如果电脑验光仪结果显示没有散光,则需要通过交叉柱镜确认是否有散光,即散光的预估。

（于 航　马云霞）

近年来,随着智能数码显示设备的增加,人们的用眼方式呈现多样化,尤其近距离用眼的时间大大延长,加之不规范的配镜和不规范的戴镜,导致出现双眼视觉功能异常的人群逐渐增多。如何检查并诊断出顾客的双眼视觉功能异常类型,成为配镜师日益关注的一大问题。本篇内容基于眼镜门店的实际硬件配备情况,将最常用的检查方法和技术,以标准化操作流程的形式进行介绍,以期达到检查方法能够快速掌握、学以致用的目的。章节中有些检查项目,如远距离水平眼位的检查,在临床上除了棱镜分离法外,还有遮盖法、马氏杆检查法等,在此不做延展。

# 任务一　认知远距离 worth 4 dot 检查

## 一、学习目标

1. 学习该内容后,你能够掌握远距离 worth 4 dot 视标检测的要领及注意事项。

2. 能够分析出不同图像所反映出的双眼融像状态。

## 二、目的

远距离时定性分析被检眼双眼融像功能、斜视及视网膜抑制。

## 三、设备

1. 综合验光仪。

2. 投影仪视力表。

## 四、准备

1. 在综合验光仪中置入试戴后的远用处方(远用足矫处方),调整瞳距及水平。

2. 在综合验光仪内置入红绿滤光片,右眼前为红色滤光片(RL),左眼前为绿色滤光片(GL),出示远用 worth 4 dot 视标(图 8-1-1)。

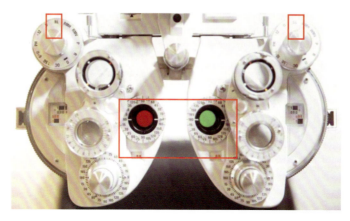

图 8-1-1　综合验光仪红色滤光片（RL）、绿色滤光片（GL）

## 五、操作步骤

1. 简单地向顾客介绍该项操作的目的及作用。

2. 让顾客紧靠验光盘，调整镜眼距。

3. 询问顾客看到视标的情形。

（1）如果顾客反馈是四个视标（图 8-1-2），且相对位置都正确，说明他的融像是正常的。

（2）如果顾客反映能看到两个红色的视标（图 8-1-3），说明他的左眼被抑制。

（3）如果顾客反映能看到三个绿色的视标（图 8-1-4），说明他的右眼被抑制。

（4）如果顾客反映能看到五个视标（图 8-1-5），说明顾客有复视，根据顾客反映视标的位置关系判断他的斜视状况。

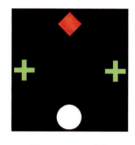

图 8-1-2　融像

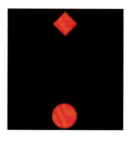

图 8-1-3　左眼抑制

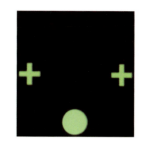

图 8-1-4　右眼抑制

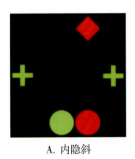 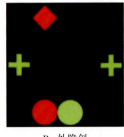

A. 内隐斜          B. 外隐斜

图 8-1-5　复视示意图

## 六、注意事项

1. 远距离 worth 4 dot 的检查对仪器的要求很高,因此在检查前,配镜师必须确认红色滤光片与绿色滤光片的功能是否正常,即红色滤光片只能看到一个红色菱形与一个红色圆形,绿色滤光片只能看到两个绿色的十字与一个绿色的圆。

2. 如果红色滤光片与绿色滤光片的功能异常,即对光线的过滤不完整,远距离 worth 4 dot 的检查结果不可靠。

## 七、预期值

远距离 worth 4 dot 检查的预期值是顾客可以看到四个视标。

# 任务二　认知近距离 worth 4 dot 检查

## 一、学习目标

1. 学习该内容后,你能够掌握近距离 worth 4 dot 视标检测的要领及注意事项。

2. 能够分析出不同图像所能反映出的双眼融像状态。

## 二、目的

近距离时定性分析被检眼双眼融像功能、斜视及视网膜抑制。

## 三、设备

1. 试镜架、试镜片。

2. 红绿眼镜(或试镜箱中的红色镜片、绿色镜片)、近用 worth 4 dot 灯(图 8-2-1)。

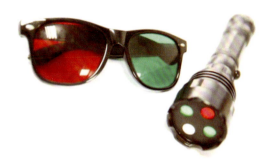

图 8-2-1　红绿眼镜、worth 4 dot 灯

## 四、准备

1. 在试镜架上置入试戴后的远用处方（远用足矫处方）。

2. 在试镜架上置入红绿滤光片，右眼前为红色滤光片，左眼前为绿色滤光片（或将红绿眼镜戴上试镜架前方），打开近用 worth 4 dot 灯，出示近用 worth 4 dot 视标。

## 五、操作步骤

1. 简单地向顾客介绍该项操作的目的及作用。

2. 将近用 worth 4 dot 视标置于顾客眼前 0.4m 处，逐步移远至 1m，再从 1m 处逐步移近至 40cm 处，以此检查在距离顾客 0.4~1m 范围内的双眼融像状态。

3. 在整个视标移动过程中，询问顾客看到视标的情形：

（1）如果顾客反映始终是四个视标，且相对位置都正确，如图 8-2-2，说明他的融像是正常的。

（2）如果顾客反映能看到两个红色视标（图 8-2-3），说明他的左眼被抑制，并记录此时视标的距离。

（3）如果顾客反映能看到三个绿色视标（图 8-2-4），说明他的右眼被抑制，并记录此时视标的距离。

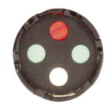 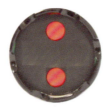 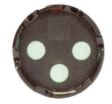

图 8-2-2　融像　　　　　图 8-2-3　左眼抑制　　　　　图 8-2-4　右眼抑制

（4）如果顾客反映能看到 5 个视标（图 8-2-5），说明顾客有复视，并记录此时视标的距离，根据顾客反映视标的位置关系判断他的斜视状况。

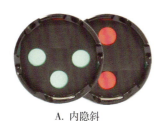 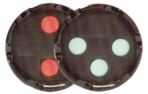

A. 内隐斜                    B. 外隐斜

图 8-2-5　复视

## 六、注意事项

1. 近距离 worth 4 dot 的检查对仪器的要求很高,因此在检查前,配镜师必须确认红色滤光片与绿色滤光片的功能是否正常,即红色滤光片只能看到上方一个红色的圆与下方一个红色的圆,绿色滤光片只能看到左右两个绿色的圆与下方一个绿色的圆。

2. 如果红色滤光片与绿色滤光片的功能异常,即对光线的过滤不完整,近距离 worth 4 dot 的检查结果不可靠。

预期值:

近距离 worth 4 dot 检查的预期值是顾客可以看到四个视标。

## 任务三　远距离水平眼位检查（全矫状态下）

### 一、学习目标

学习本内容后,你能够掌握棱镜分离法测量看远时隐斜大小的操作步骤及注意事项;

### 二、目的

顾客双眼在打破融像后,定量测量看远时水平方向的斜位量。

### 三、设备

1. 综合验光仪。
2. 投影仪视力表。

### 四、准备

1. 在综合验光仪上置入顾客远用足矫处方,调整远用瞳距。
2. 出示双眼最佳视力(图 8-3-1,假设为 1.2)上一行的单个视标(或双眼视力不等时,出示较差视力一眼的最佳视力上一行的单个视标)(图 8-3-2,假设为 1.0)。
3. 在综合验光仪上置入旋转棱镜,左眼前加 10~12$^\triangle$BI,右眼前加 6$^\triangle$BU(图 8-3-3),在顾客靠近综合验光仪前,先将旋转棱镜移开,不要放在视孔前。

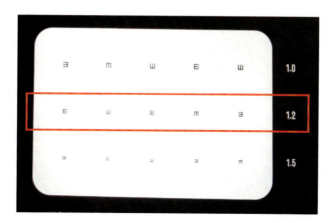

图 8-3-1　视力 1.2 行视标

图 8-3-2　视力 1.0 单个视标

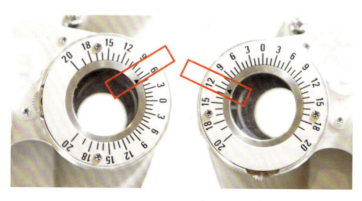

图 8-3-3　右眼 10~12$^{\triangle}$BI、左眼 6$^{\triangle}$BU

## 五、操作步骤

1. 向顾客解释本项操作的目的与作用。

2. 让顾客紧靠验光盘,注视视标,询问是否清晰,若清晰,双眼同时附加三棱镜。

3. 此时询问顾客是否看到的是两个视标,左上右下(图 8-3-4);如果是右上左下,加大左眼前 BI 棱镜,使两个视标位置处于"左上右下";如果是左上右下,则进行以下步骤。

4. 让顾客离开综合验光仪,通过画图或手势让顾客明白"盯着下方视标,并保持视标清晰,用余光扫视上方的视标,当上方视标移动至下方视标正上方时,立刻报告"。

5. 待顾客理解后,令顾客靠近验光盘,开始检查水平眼位,嘱咐顾客紧盯下方视标,不要注视其他物体,并在测量过程中,时刻保持视标清晰。

6. 将左眼前 BI 棱镜逐渐减小,直至上下视标对齐为止(图 8-3-5)。

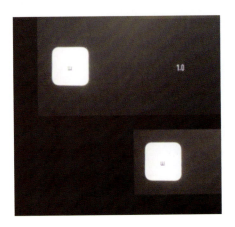

图 8-3-4　分离视标位置:左上右下

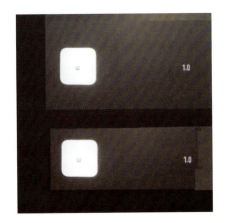

图 8-3-5　分离视标位置:上下对齐

7. 用遮盖板遮盖左眼,令顾客盯着下方视标,遮盖 2~3s 后迅速放开遮盖板,并询问顾客打开瞬间上下视标是否对齐,如果没有对齐,则继续调整左眼棱镜,并重复遮盖步骤,直至打开遮盖板瞬间,上下视标对齐为止。

8. 让顾客靠后休息,配镜师记录左眼前的棱镜值,即为远距离时顾客的隐斜量,BI 表示外隐斜,BO 表示内隐斜。

## 六、注意事项

1. 在整个测量过程中,始终要让顾客盯着下方的视标,并保持清晰,以保证测量结果的准确性。

2. 在整个测量过程中,不需要刻意地去提醒顾客"右眼盯着下方的视标",因为下方的视标肯定是右眼在看,如果告知顾客,反而会使得其感到困惑。

3. 遮盖后注意要询问顾客去掉遮盖板的瞬间,视标是否上下对齐,视标有可能在去掉遮盖板的瞬间是对齐的,但是看着看着又跑偏了,该现象是正常的。

4. 若去掉遮盖的瞬间,上下两个视标没有对齐,则需要遮盖左眼,再调整左眼前的棱镜,然后再重复遮盖动作。

## 七、预期值

远距离水平隐斜的预期值为 $1^{\triangle}BO \sim 3^{\triangle}BI$。

## 一、学习目标

学习本内容后,你能够掌握棱镜分离法测量看近时隐斜大小的操作步骤及注意事项。

## 二、目的

顾客双眼在打破融像后,定量测量看近时水平方向的斜位量。

## 三、设备

1. 综合验光仪。
2. 近用杆。
3. 近用视力表。

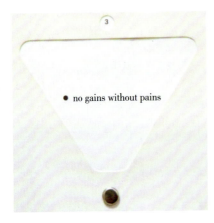

3

● no gains without pains

图 8-4-1　近视力表单行视标

## 四、准备

1. 综合验光仪上置入的是顾客的远用试戴处方（远用足矫处方）,将瞳距调整为近用瞳距。

2. 将近用视力表放在近用杆 40cm 处的位置,调整至单行视标（图 8-4-1）。

3. 调亮室内亮度,开启近用灯。

4. 在综合验光仪上置入旋转棱镜,左眼

前加 10~12$^{\triangle}$BI,右眼前加 6$^{\triangle}$BU(图 8-4-2),在顾客靠近综合验光仪前,先将旋转棱镜移开,不要放在视孔前。

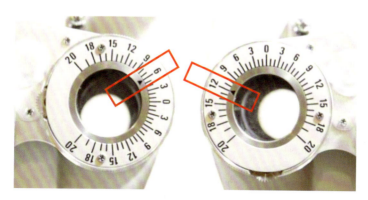

图 8-4-2　右眼 10~12$^{\triangle}$BI、左眼 6$^{\triangle}$BU

## 五、操作步骤

1. 向顾客解释本项操作的目的与作用。

2. 让顾客紧靠验光盘,注视视标,询问是否清晰,若清晰,双眼同时附加三棱镜。

3. 此时询问顾客是否看到的是两行视标,左上右下(图 8-4-3);如果是右上左下,加大左眼前 BI 棱镜,使两个视标位置处于"左上右下";如果是左上右下,则进行以下步骤。

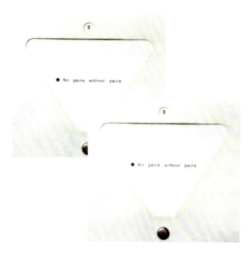

图 8-4-3　分离视标位置:左上右下

4. 让顾客离开综合验光仪,通过画图或手势让顾客明白"盯着下方视标,并保持视标清晰,用余光扫视上方的视标,当上方视标移动至下方视标正上方时,立刻报告"。

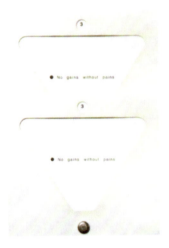

图 8-4-4　分离视标
位置:上下对齐

5. 待顾客理解后,令顾客靠近验光盘,开始检查水平眼位,嘱咐顾客紧盯下方视标,不要注视其他物体,并在测量过程中,时刻保持视标清晰。

6. 将左眼前 BI 棱镜逐渐减小,直至上下视标对齐为止(图 8-4-4)。

7. 用遮盖板遮盖左眼,令顾客盯着下方视标,遮盖 2~3s 后迅速放开遮盖板,并询问顾客上下视标是否对齐,如果没有对齐,则需要遮盖左眼,继续调整左眼棱镜,直至放开遮盖板瞬间,上下视标对齐为止。

8. 让顾客靠后休息,记录左眼前的棱镜值,即为近距离时顾客的隐斜量,记录为 P1。BI 表示外隐斜,BO 表示内隐斜。

### 六、注意事项

1. 该项检查主要针对未老视人群(45 岁以下),如果需要对老视人群(45 岁及以上)进行该项检查,则需要在近用试戴处方基础上进行测量,否则,老视顾客无法看清视标;在整个测量过程中,始终要让顾客盯着下方的视标,并保持清晰,以保证有足量的调节参与。

2. 在整个测量过程中,不需要刻意地去提醒顾客"右眼盯着下方的视标",因为下方的视标肯定是右眼在看,如果告知顾客,反而会使得其感到困惑。

3. 遮盖后注意要询问顾客去掉遮盖板的瞬间,视标是否上下对齐,视标有可能在去掉遮盖板的瞬间是对齐的,但是看着看着又跑偏了,该现象是正常的。

4. 若去掉遮盖的瞬间,上下两个视标没有对齐,则需要遮盖左眼,再调整左眼前的棱镜,然后再重复遮盖动作。

### 七、预期值

近距离水平隐斜的预期值为 0~6 $^{\triangle}$BI(表 8-4-1)。

表 8-4-1  各种眼位测量方法之间的比较

| 测量方法 | 遮盖法 | 棱镜分离法 | 马氏杆法（一） | 马氏杆法（二） |
|---|---|---|---|---|
| 所需设备 | 遮盖板、注视棒、棱镜棒 | 综合验光仪 | 综合验光仪 | 笔灯、棱镜棒 |
| 是否接近真实环境 | 是 | 否 | 否 | 是 |
| 适用人群 | 各个年龄段，所有人群均适合 | 理解力或反应速度较差人群谨慎；不接收综合验光仪者禁用；斜视量超过 $20^\triangle$ 者禁用 | 理解力或反应速度较差人群谨慎；不接收综合验光仪者禁用；斜视量超过 $20^\triangle$ 者禁用 | 各个年龄段，所有人群均适合 |
| 准确性 | 低，小度数隐斜难以分辨 | 高，可通过遮盖精确隐斜量 | 中，近距离测量调节刺激量偏低 | 中，近距离测量调节刺激量偏低 |
| 可重复性 | 中 | 低，通过遮盖可提高可重复性 | 高 | 高 |

## 一、学习目标

学习本内容后,你能够掌握棱镜分离法测量看远时垂直隐斜大小的操作步骤及注意事项。

## 二、目的

在打破双眼融像后,定量测量看远时垂直方向的斜位量。

## 三、设备

1. 综合验光仪。
2. 投影仪视力表。

## 四、准备

1. 在综合验光仪上置入顾客远用足矫处方,调整远用瞳距。

2. 出示双眼最佳视力(假设为1.2,图8-5-1)上一行的单个视标(或双眼视力不等时,出示较差视力一眼的最佳视力上一行的单个视标)(图8-5-2)。

3. 在综合验光仪上置入旋转棱镜,左眼前加10~12$^\triangle$BI,右眼前加6$^\triangle$BU(图8-5-3)。在顾客靠近综合验光仪前,先将旋转棱镜移开,不要放在视孔前。

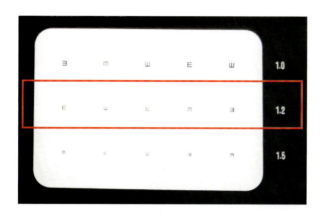

图 8-5-1 视力 1.2 行视标

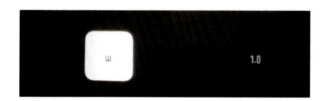

图 8-5-2 视力 1.0 单个视标

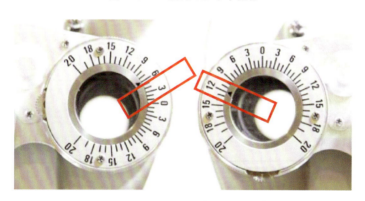

图 8-5-3 右眼 10~12△BI、左眼 6△BU

## 五、操作步骤

1. 向顾客解释本项操作的目的与作用。

2. 让顾客紧靠验光盘,注视视标,询问是否清晰,若清晰,双眼同时附加三棱镜。

3. 此时询问顾客是否看到的是两个视标,左上右下（图 8-5-4）；如果是右上左下,加大左眼前 BI 棱镜,使两个视标位置处于"左上右下";如果是左上右下,则进行以下步骤。

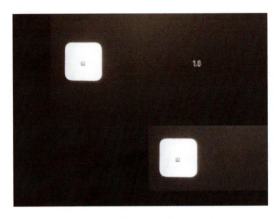

图 8-5-4　分离视标位置：左上右下

4. 让顾客离开综合验光仪,通过画图或手势让顾客明白"盯着上方视标,并保持视标清晰,用余光扫视下方的视标,当下方视标移动至跟上方视标在同一条水平方线上时,立刻报告"。

5. 待顾客理解后,令顾客靠近验光盘,嘱咐顾客紧盯上方视标,不要注视其他物体,并在测量过程中,时刻保持视标清晰。

6. 将右眼前 BU 棱镜逐渐减小,直至上下视标在同一条水平方线上时为止（图 8-5-5）。

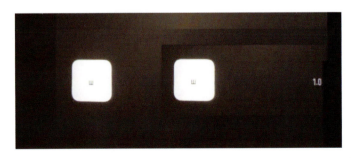

图 8-5-5　分离视标位置：水平对齐

7. 让顾客靠后休息,配镜师记录右眼前的棱镜值,即为远距离时顾客垂直方向上的隐斜量,BU 表示下隐斜,BD 表示上隐斜。

8. 正确记录方法为：眼别　棱镜量数值和单位　基底朝向。

举例：右眼 1 $^\triangle$ BU

## 六、注意事项

1. 在整个测量过程中,始终要让顾客盯着上方的视标,并保持清晰,以保证测量结果的准确性。

2. 在整个测量过程中,不需要刻意地去提醒顾客"左眼盯着上方的视标",因为上方的视标肯定是左眼在看,如果告知顾客,反而会使得其感到困惑。

## 七、预期值

远距离垂直隐斜的预期值为正位。

## 一、学习目标

学习本内容后,你能够掌握棱镜分离法测量看近时垂直隐斜大小的操作步骤及注意事项。

## 二、目的

在打破双眼融像后,定量测量看近时垂直方向的斜位量。

## 三、设备

1. 综合验光仪。
2. 近用视力表。
3. 近用杆。
4. 近用灯。

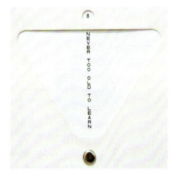

图 8-6-1 近视力表单列视标

## 四、准备

1. 在综合验光仪上置入顾客远用足矫处方,调整近用瞳距。
2. 出示近用视力表上的单列视标(图 8-6-1)。
3. 在综合验光仪上置入旋转棱镜,左眼前加 10~12$^\triangle$BI,右眼前加 6$^\triangle$BU(图 8-6-2),先将旋转棱镜移开,不要放在视孔前。

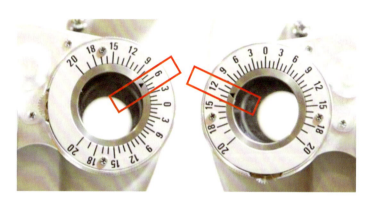

图 8-6-2　右眼 10~12$^\triangle$BI、左眼 6$^\triangle$BU

## 五、操作步骤

1. 向顾客解释本项操作的目的与作用。

2. 让顾客紧靠验光盘,注视视标,询问是否清晰,若清晰,双眼同时附加三棱镜。

3. 此时询问顾客是否看到的是两个视标,左上右下(图 8-6-3);如果是右上左下,加大左眼前 BI 棱镜,使两个视标位置处于"左上右下";如果是左上右下,则进行以下步骤。

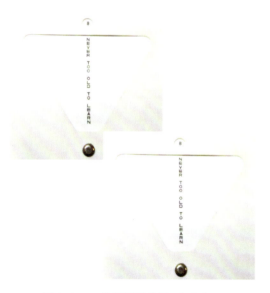

图 8-6-3　分离视标位置:左上右下

4. 让顾客离开综合验光仪,通过画图或手势让顾客明白"盯着上方视标,并保持视标清晰,用余光扫视下方的视标,当下方视标移动至跟上方视标在水平方向上对齐时,立刻报告"。

5. 待顾客理解后,令顾客靠近验光盘,开始检查垂直眼位,嘱咐顾客紧盯上方视标,不要注视其他物体,并在测量过程中,时刻保持视标清晰。

6. 将右眼前 BU 棱镜逐渐减小,直至上下视标在水平方向上对齐时为止(图 8-6-4)。

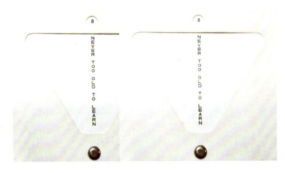

图 8-6-4　分离视标位置:水平对齐

7. 让顾客靠后休息,配镜师记录右眼前的棱镜值,即为近距离时顾客垂直方向上的隐斜量,BU 表示下隐斜,BD 表示上隐斜。

8. 正确记录方法为:眼别　棱镜量数值和单位　基底朝向。

举例: 右眼 $1^{\triangle}$ BU

## 六、注意事项

1. 在整个测量过程中,始终要让顾客盯着上方的视标,并保持清晰,以保证测量结果的准确性。

2. 在整个测量过程中,不需要刻意地去提醒顾客"左眼盯着上方的视标",因为上方的视标肯定是左眼在看,如果告知顾客,反而会使得其感到困惑。

## 七、预期值

远距离垂直隐斜的预期值为: 正位。

# 任务七 认知远距离水平方向融像性聚散检查

## 一、学习目标

1. 学习本内容后,你能够掌握远距离融像性聚散的测量方法及要点。

2. 掌握如何通过融像性聚散来评估眼的融像储备是否满足 Percival 法则或 1∶1 法则。

## 二、目的

1. 通过在眼前附加 BI 棱镜,测量顾客在看远时水平方向上的负融像性聚散能力。

2. 通过在眼前附加 BO 棱镜,测量顾客在看远时水平方向上的正融像性聚散能力。

## 三、设备

1. 综合验光仪。
2. 投影仪视力表。

## 四、准备

1. 综合验光仪上置入的是顾客的远用足矫处方,调整远用瞳距。

2. 出示双眼最佳视力(假设为 1.2,图 8-7-1)上一行的单个视标(或双眼视力不等时,出示较差视力一眼的最佳视力上一行的单个视标)(图 8-7-2)。

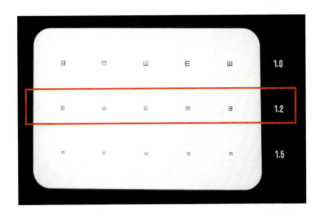

图 8-7-1　视力 1.2 行视标

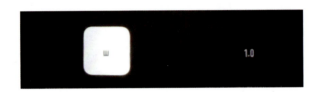

图 8-7-2　视力 1.0 单个视标

3. 双眼前附加旋转棱镜,游标并置于"0"位且"0"位置于在 12 点方向（图 8-7-3）。

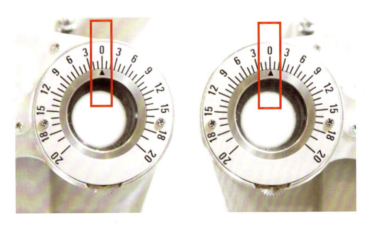

图 8-7-3　双眼附加旋转棱镜,游标置于"0"位且在 12 点方向

## 五、操作步骤

1. 简单地向顾客解释该项操作的目的及作用。

2. 将双眼前旋转棱镜分别调整至零位,移开旋转棱镜,让顾客靠近综合验光仪。

3. 顾客双眼同时看远用视标,并确定顾客看到的是单个清楚的视标。

4. 置入旋转棱镜,要求顾客集中注意力看视标并尽量保持清楚,配镜师在顾客双眼前逐步加 BI 方向棱镜(图 8-7-4),直到顾客反映视标变模糊(图 8-7-5)或者变成 2 个时(图 8-7-6)停止。

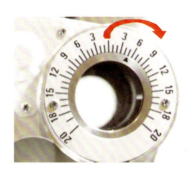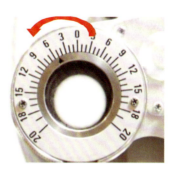

图 8-7-4　双眼加入 BI 棱镜

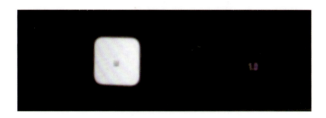

图 8-7-5　视标变模糊

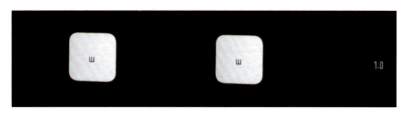

图 8-7-6　视标变成 2 个

5. 如果视标变模糊,在 1s 内记住双眼 BI 棱镜的和(即模糊点),而后继续加棱镜到视标变成 2 个为止(图 8-7-6),让顾客离开验光盘,配镜师记录下模糊点与破裂点的数值。

在检查过程中,如果出现视标直接偏向一侧,说明出现了单眼被抑制,此时的棱镜量即为破裂点。

6. 嘱咐顾客再次紧靠验光盘，确认顾客看到的是 2 个视标后，继续让顾客注视视标，配镜师逐步回退 BI 棱镜直到顾客又能把视标看成一个时（图 8-7-7）停止，让顾客靠后休息。

图 8-7-7　视标由 2 个变成 1 个

7. 所测量的 3 个数据即为 BI 模糊点、破裂点与恢复点。

8. 重复步骤 2~7，测量 BO 模糊点、破裂点与恢复点，并记录。

## 六、注意事项

1. 先测量 BI 融像范围，再测量 BO 融像范围。

2. 在进行该项测量前及测量过程中，一定要与顾客交流沟通，确认当视标一旦出现模糊点（变模糊）、破裂点（变成两个）、恢复点（恢复成一个）时立刻报告。

3. 有的顾客不会出现模糊点，测量的时候会直接出现破裂点，这表明模糊点与破裂点重合。

4. 配镜师在眼前附加棱镜时，速度为 $1^{\triangle}$/s，双眼同时以该速度进行，双眼前棱镜附加的速度为 $2^{\triangle}$/s。

5. 当顾客主诉出现模糊点时，配镜师要在 1s 内将双眼前附加的 BI/BO 棱镜记在心中，而后继续增大棱镜，直至顾客报告出现破裂点时停止，此时一定要让顾客离开验光盘，然后将模糊点与破裂点的数据先记录下来，以免一会儿忘记。

6. 在检查过程中，如果出现视标直接偏向一侧，说明出现了单眼被抑制，此时的棱镜量即为破裂点。

7. 配镜师在记录的时候要使用正确的记录方法和顺序，通常顺序为"模糊点 / 破裂点 / 恢复点"，例如，19/21/15；如果模糊点与破裂点重合，则用"X"来代替模糊点，例如，X/21/17。

8. 在进行恢复点检查时,如出现棱镜的基底朝向与模糊点、破裂点相反时,该恢复点的数值记录为负值,例如,12/23/–2。

## 七、预期值

远距离水平方向融像性聚散的预期值为:BI　X/7/4;BO　9/19/10。

# 任务八 认知近距离水平方向融像性聚散检查

## 一、学习目标

1. 学习本内容后,你能够掌握近距离融像性聚散的测量方法及要点。

2. 掌握如何通过融像性聚散来评估眼的融像储备是否满足 Percival 法则或 1∶1 法则。

## 二、目的

通过在眼前附加 BI/BO 棱镜测量顾客在看近时水平方向上的聚散能力。

## 三、设备

1. 综合验光仪。

2. 近用杆与近用视力表。

3. 近用灯。

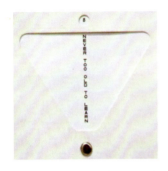

图 8-8-1 近视力表单列视标

## 四、准备

1. 综合验光仪上置入的是顾客的远用足矫处方,调整近用瞳距。

2. 开启照明灯,将近用视力表置于近用杆 40cm 处的位置,出示单列视标(图 8-8-1)。

3. 双眼前附加旋转棱镜,游标置于"0"位且"0"位置于在 12 点方向(图 8-8-2)。

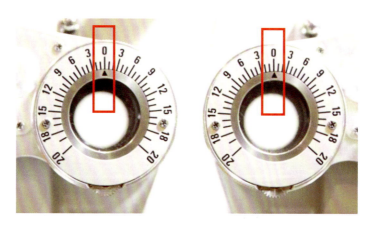

图 8-8-2　双眼附加旋转棱镜,游标置于"0"位且在 12 点方向

## 五、操作步骤

1. 简单地向顾客解释该项操作的目的及作用。

2. 将双眼前旋转棱镜分别调整至零位,移开旋转棱镜,让顾客靠近综合验光仪。

3. 顾客双眼同时看近用视标,并确定顾客看到的是单列清楚的视标。

4. 置入旋转棱镜,要求顾客集中注意力看视标并尽量保持清楚,配镜师在顾客双眼前逐步加 BI 方向棱镜(图 8-8-3),直到顾客反应视标变模糊(图 8-8-4)或者直接变成 2 个时(图 8-8-5)停止。

5. 如果视标变模糊,在 1s 内用心记住双眼 BI 棱镜的和(即模糊点),而后继续加棱镜到视标变成 2 个为止(图 8-8-5),让顾客离开验光盘,配镜师记录下模糊点与破裂点的数值。

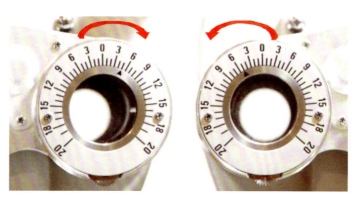

图 8-8-3　双眼加入 BI 棱镜

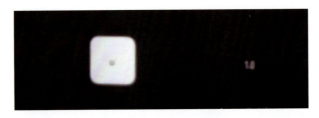

图 8-8-4　视标变模糊

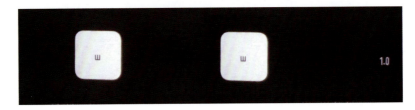

图 8-8-5　视标变成 2 个

6. 嘱咐顾客再次紧靠验光盘,确认看到的是两列视标后,继续让顾客注视视标,配镜师逐步回退 BI 棱镜直到又能把视标看成一列时停止(图 8-8-6),让顾客靠后休息。

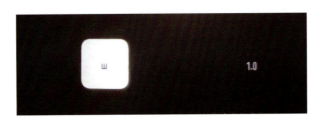

图 8-8-6　视标由 2 个变成 1 个

7. 所测量的三个数据即为 BI 模糊点、破裂点与恢复点。

8. 重复步骤 2~7,测量 BO 模糊点、破裂点与恢复点,并记录。

## 六、注意事项

1. 在进行该项测量前及测量过程中,一定要与顾客交流沟通,确认当视标一旦出现模糊、破裂、恢复时立刻报告;有的顾客不会出现模糊点,测量的时候会直接出现破裂点,这表明模糊点与破裂点重合。

2. 配镜师在眼前附加棱镜时,速度为 $1^{\triangle}/s$,双眼同时以该速度进行,双眼前棱镜附加的速度为 $2^{\triangle}/s$。

3. 当顾客主诉出现模糊点时,配镜师要在 1s 内将双眼前附加的 BI/BO 棱镜记在心中,而后继续增大棱镜,直至顾客报告出现破裂点时停止,此时一定要让顾客离开验光盘,然后将模糊点与破裂点的数据先记录下来,以免一会儿忘记。

4. 配镜师在记录的时候切记记录方法,通常记录方法为"模糊点 / 破裂点 / 恢复点",例如,19/21/15;如果模糊点与破裂点重合,则用"X"来代替模糊点,例如,X/21/17。

5. 在进行恢复点检查时,如出现棱镜的基底朝向与模糊点、破裂点相反时,该恢复点的数值记录为负值,例如,10/22/–1。

## 七、预期值

近距离水平方向融像性聚散的预期值为:BI　13/21/13;BO　17/21/11。

## 任务九　认知远距离垂直方向融像性聚散检查

### 一、学习目标

学习本内容后,你能够掌握远距离垂直方向融像性聚散的测量方法及要点。

### 二、目的

1. 通过在眼前附加 BD 棱镜,测量顾客在看远时垂直方向上的上方聚散能力。

2. 通过在眼前附加 BU 棱镜,测量顾客在看远时垂直方向上的下方聚散能力。

### 三、设备

1. 综合验光仪。
2. 投影仪视力表。

### 四、准备

1. 综合验光仪上置入的是顾客的远用足矫处方,调整远用瞳距。

2. 出示双眼最佳视力(图 8-9-1)上一行的单个视标(或双眼视力不等时,出示较差视力一眼的最佳视力上一行的单个视标)(图 8-9-2)。

3. 双眼前附加旋转棱镜,游标置于"0"位(右眼"0"位置于 3 点方向,或左眼"0"位置于 9 点方向)(图 8-9-3)。

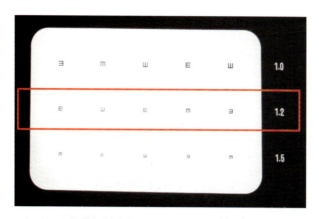

图 8-9-1　视力 1.2 行视标

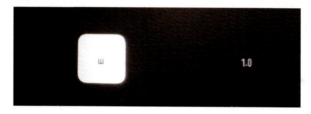

图 8-9-2　视力 1.0 单个视标

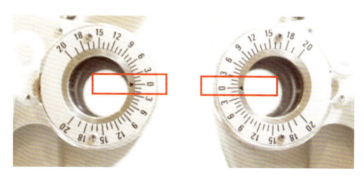

图 8-9-3　双眼附加旋转棱镜,游标置于"0"位

## 五、操作步骤

1. 简单地向顾客解释该项操作的目的及作用。

2. 在右眼前将旋转棱镜调整至零位(图 8-9-4),移开旋转棱镜,让顾客靠近综合验光仪。

3. 顾客双眼同时看远用视标,并确定顾客看到的是单个清楚的视标。

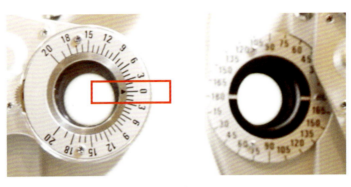

图 8-9-4　右眼前旋转棱镜调整至零位

4. 右眼前置入旋转棱镜,要求顾客集中注意力看视标并尽量保持清楚,配镜师在顾客右眼前逐步加 BD 棱镜(图 8-9-5),直到顾客反映视标变成 2 个时停止(图 8-9-6),嘱咐顾客闭眼休息,配镜师记住此时的棱镜量大小,为右眼上方聚散时的破裂点。

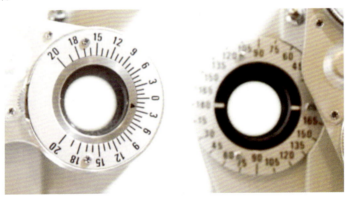

图 8-9-5　右眼加入 BD 棱镜

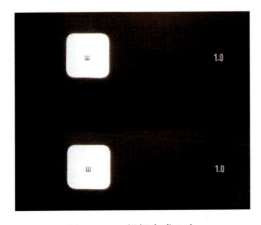

图 8-9-6　视标变成 2 个

5. 在破裂点基础上,配镜师继续加大 3$^\triangle$BD(假设为 5$^\triangle$BD,图 8-9-7),让顾客睁眼确认看到是两个视标后,将棱镜量逐步减小回退,直至顾客看到的视标变成一个时(图 8-9-8)停止,记录此时的棱镜量(假设为 1$^\triangle$BD,图 8-9-9),即为右眼上方聚散时的恢复点。

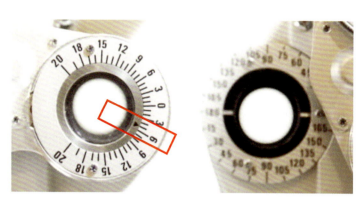

图 8-9-7 右眼增加 3$^\triangle$BD 棱镜

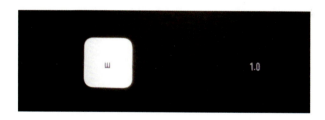

图 8-9-8 视标由 2 个变成 1 个

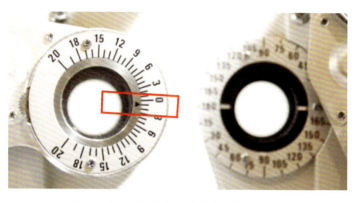

图 8-9-9 视标由 2 个变成 1 个时的棱镜量

6. 右眼前置入旋转棱镜,要求顾客集中注意力看视标并尽量保持清楚,配镜师在顾客右眼前逐步加 BU 棱镜(图 8-9-10),直到顾客反映视标变成 2 个时

（图 8-9-11）停止，嘱咐顾客闭眼休息配镜师记住此时的棱镜量大小，为右眼下方聚散时的破裂点。

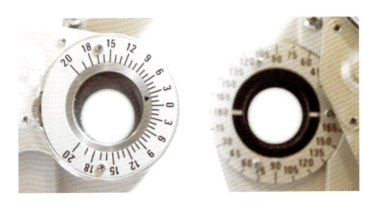

图 8-9-10　右眼加入 BU 棱镜

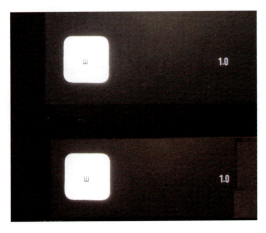

图 8-9-11　视标由 1 个变成 2 个

7. 在破裂点基础上，配镜师继续加大 3$^\triangle$BU（假设为 5$^\triangle$BU，图 8-9-12），让顾客睁眼确认看到是 2 个视标后，将棱镜量逐步减小回退，直至顾客看到的视标变成一个时（图 8-9-13）停止，记录此时的棱镜量（假设为 1$^\triangle$BU，图 8-9-14），即为右眼下方聚散时的恢复点。

8. 重复步骤 2~7，测量左眼的上方聚散力和下方聚散力。

9. 配镜师在记录的时候要使用正确的记录方法和顺序，通常顺序为：眼别上 / 下方　破裂点 / 恢复点。

例如：右眼　上方 3$^\triangle$BD/1$^\triangle$BD

右眼　下方 2$^\triangle$BU/0.5$^\triangle$BU

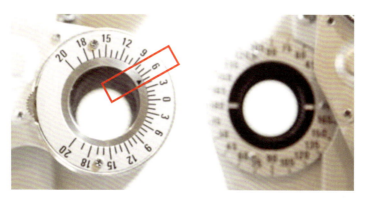

图 8-9-12 右眼增加 3$^\triangle$BD 棱镜

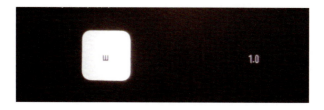

图 8-9-13 视标由 2 个变成 1 个

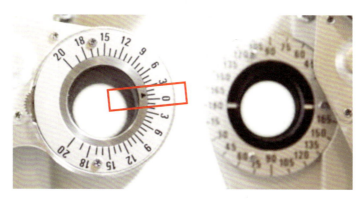

图 8-9-14 视标由 2 个变成 1 个时的棱镜量

## 六、注意事项

1. 在进行该项测量前及测量过程中,一定要与顾客交流沟通,确认当视标一旦出现破裂、恢复时立刻报告。

2. 单眼分开测量,仅在被测眼前置入旋转棱镜,另一眼不用附加旋转棱镜。

3. 先测量 BD 聚散范围,再测量 BU 融像范围。

4. 配镜师在眼前附加棱镜时,速度为 1$^\triangle$/s。

5. 当顾客主诉出现破裂点时,配镜师要在1s内将该眼前附加的BD/BU棱镜记在心中,而后继续同向增大3$^{\triangle}$棱镜后,再逐步减小回退直至顾客报告出现恢复点时停止。

## 七、预期值

远距离垂直方向融像性聚散的预期值: BD 3~4$^{\triangle}$/1.5~2$^{\triangle}$; BU 3~4$^{\triangle}$/1.5~2$^{\triangle}$。

# 任务十　认知近距离垂直方向融像性聚散检查

## 一、学习目标

学习本内容后,你能够掌握近距离垂直方向融像性聚散的测量方法及要点。

## 二、目的

1. 通过在眼前附加 BD 棱镜,测量顾客在看近时垂直方向上的上方聚散能力。

2. 通过在眼前附加 BO 棱镜,测量顾客在看近时垂直方向上的下方聚散能力。

## 三、设备

1. 综合验光仪。
2. 近用视力表。
3. 近用杆。
4. 近用灯。

## 四、准备

1. 综合验光仪上置入的是顾客的远用足矫处方,调整近用瞳距。

2. 出示近用视力表上的单行视标。

3. 双眼前附加旋转棱镜,并置于 "0" 位(右眼 "0" 位置于 3 点方向,或左眼 "0" 位置于 9 点方向)(图 8-10-1)。

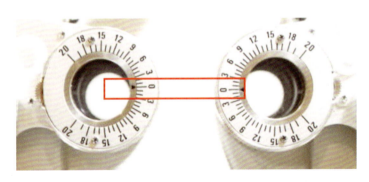

图 8-10-1　双眼附加旋转棱镜，游标置于"0"位

## 五、操作步骤

1. 简单地向顾客解释该项操作的目的及作用。

2. 在右眼前将旋转棱镜调整至"0"位（如图 8-10-2），移开旋转棱镜，让顾客靠近综合验光仪。

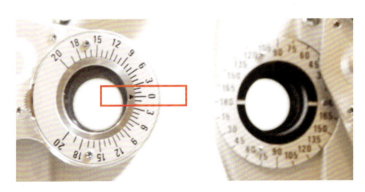

图 8-10-2　右眼前旋转棱镜调整至"0"位

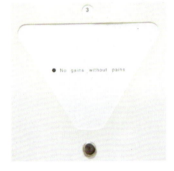

图 8-10-3　近视力表单行视标

3. 顾客双眼同时看 40cm 处近用单行视标（图 8-10-3），并确定顾客看到的视标是清晰的。

4. 右眼前置入旋转棱镜，要求顾客集中注意力看视标并尽量保持清楚，配镜师在顾客右眼前逐步加 BD 棱镜（图 8-10-4），直到顾客反映视标变成 2 行时（图 8-10-5）停止，嘱咐顾客闭眼休息，配镜师记住此时的棱镜量大小，为右眼上方聚散时的破裂点。

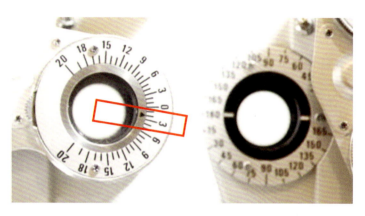

图 8-10-4　右眼加入 BD 棱镜

5. 在破裂点基础上,配镜师继续加大 $3^\triangle$ BD(假设为 $5^\triangle$ BD,如图 8-10-6),让顾客睁眼确认看到是 2 行视标后,将棱镜量逐步减小回退,直至顾客看到的视标变成一行时(图 8-10-7)停止,记录此时的棱镜量(假设为 $1^\triangle$ BD,图 8-10-8),即为右眼上方聚散时的恢复点。

6. 右眼前置入旋转棱镜,要求顾客集中注意力看视标并尽量保持清楚,配镜师在顾客右眼前逐步加 BU 棱镜(图 8-10-9),直到顾客反映视标变成 2 行时(图 8-10-10)停止,嘱咐顾客闭眼休息,配镜师记住此时的棱镜量大小,为右眼下方聚散时的破裂点。

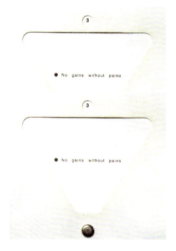

图 8-10-5　视标由 1 行变成 2 行

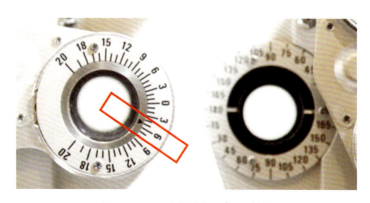

图 8-10-6　右眼增加 $3^\triangle$ BD 棱镜

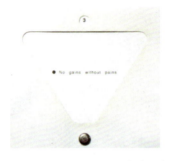

图 8-10-7　视标由 2 行变成 1 行

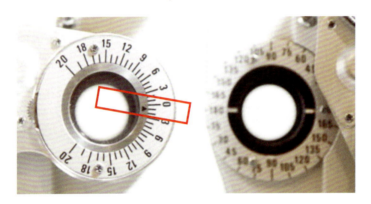

图 8-10-8　视标由 2 行变成 1 行时的棱镜量

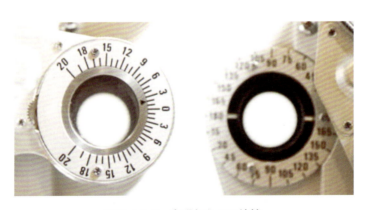

图 8-10-9　右眼加入 BU 棱镜

7. 在破裂点基础上,配镜师继续加大 3$^{\triangle}$BU（假设为 5$^{\triangle}$BU,图 8-10-11）,让顾客睁眼确认看到是 2 行视标后,将棱镜量逐步减小回退,直至顾客看到的视标变成一行时（图 8-10-12）停止,记录此时的棱镜量（假设为 5$^{\triangle}$BU,图 8-10-13）,即为右眼下方聚散时的恢复点。

8. 重复 2~7 步骤,测量左眼的上方聚散力和下方聚散力。

9. 配镜师在记录的时候要使用正确的记录方法和顺序,通常顺序为"眼别　上/下方　破裂点/恢复点"。

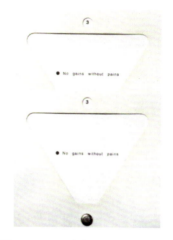

图 8-10-10　视标由 1 行变成 2 行

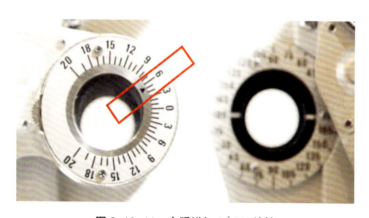

图 8-10-11　右眼增加 3$^{\triangle}$BU 棱镜

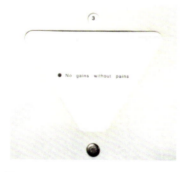

图 8-10-12　视标由 2 行变成 1 行

例如,右眼　上方 3$^{\triangle}$BD/1$^{\triangle}$BD

右眼　下方 2$^{\triangle}$BU/0.5$^{\triangle}$BU

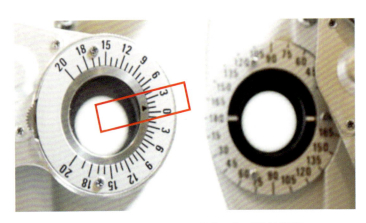

图 8-10-13　视标由 2 行变成 1 行时的棱镜量

## 六、注意事项

1. 在进行该项测量前及测量过程中,一定要与顾客交流沟通,确认当视标一旦出现破裂点、恢复点时立刻报告。

2. 单眼分开测量,仅在被测眼前置入旋转棱镜,另一眼不用附加旋转棱镜。

3. 先测量 BD 聚散范围,再测量 BU 融像范围。

4. 配镜师在眼前附加棱镜时,速度为 $1^{\triangle}/s$。

5. 当顾客主诉出现破裂点时,配镜师要在 1s 内将该眼前附加的 BD/BU 棱镜记在心中,而后继续同向增大 $3^{\triangle}$ 棱镜后,再逐步减小回退直至顾客报告出现恢复点时停止。

## 七、预期值

近距离垂直方向融像性聚散的预期值: BD $3^{\triangle}\sim4^{\triangle}/1.5\sim2^{\triangle}$; BU $3^{\triangle}\sim4^{\triangle}/1.5^{\triangle}\sim2^{\triangle}$。

## 任务十一　认知 AC/A 的测量

### 一、学习目标

1. 学习本内容后,你能够掌握梯度性 AC/A、计算性 AC/A 的检测要领及注意事项。

2. 学会通过 AC/A 值与隐斜测量值来确定顾客 ADD 值。

### 二、目的

测量顾客调节与调节性集合的关系。

#### (一)认知梯度性 AC/A 的测量

1. 设备

(1)综合验光仪。

(2)近用杆。

(3)近用视力表。

(4)近用灯。

2. 准备

(1)综合验光仪上置入顾客的远用试戴处方(远用足矫处方),在此基础上再加 +1.00DS。

(2)将瞳距调整为近用瞳距。

(3)将近用视力表放在近用杆 40cm 处的位置,调整至单行视标。

(4)调亮室内亮度,开启近用灯。

(5)在综合验光仪上置入旋转棱镜,左眼前加 $10\sim12^{\triangle}$ BI,右眼前加 $6^{\triangle}$ BU,先移开,不要放在视孔前。

3. 操作步骤

（1）向顾客解释本项操作的目的及作用。

（2）完成上述近距离水平眼位检查后,让顾客离开验光盘,双眼同时加+1.00D,再次按照上述近距离水平眼位检查的操作步骤测量顾客的水平隐斜量,记录为P2。

（3）两次的水平隐斜量的差值即为AC/A,即AC/A=（P1-P2）/（+1.00D）,外隐斜为负值,内隐斜为正值,计算时需带入正负号。

4. 注意事项

（1）AC/A值的测量主要针对45岁以下的人群进行,老视人群通常由于调节幅度的下降,导致AC/A值明显偏小。

（2）梯度性AC/A的测量方法与近距离水平眼位检查的测量方法一样,只是在双眼前附加+1.00DS后,再进行一次测量。

（3）通常情况下附加+1.00DS后,隐斜会向外隐斜方向偏斜。

（4）在附加+1.00DS球镜时,要注意让顾客远离验光盘。

（5）由于测量AC/A值时,需要在双眼前附加+1.00DS,因此,在测量结束后,需将+1.00DS退回。

5. 预期值　AC/A值的预期值为 $4 \pm 2^{\triangle}/D$。

（二）认知计算性AC/A的测量

1. 操作步骤

（1）按照前述远距离水平眼位检查的方法和步骤,测得远距离水平眼位。

（2）按照前述近距离水平眼位检查的方法和步骤,测得近距离水平眼位。

（3）计算性 $AC/A = \dfrac{\text{集合需求量} - \text{远用眼位} + \text{近用眼位}}{\text{调节刺激}}$。

其中,集合需求量 $= \dfrac{\text{远用瞳距} \times 10}{\text{注视距离}} + 2.7$。

远用瞳距,单位为mm。

注视距离,视标至眼镜平面的距离,单位为cm。

调节刺激,视标至眼镜平面距离（m）的倒数。

外隐斜为负值,内隐斜为正值。

2. 注意事项　计算性AC/A在测眼位时有远近之分,在测近处时受近感知性集合的影响而增大,而梯度性AC/A均在近处测量,近感知性集合相互抵消。因此计算性AC/A较梯度性AC/A值要大一些。

## 一、学习目标

1. 学习本内容后,你能够掌握 FCC 测量的目的及作用。
2. 掌握 FCC 配合 NRA/PRA 确定试验性 ADD 的方法。
3. 掌握通过 FCC 测量结果判断调节滞后或调节超前的方法。

## 二、目的

评估顾客在双眼同时视时调节刺激与调节反应的关系。

## 三、设备

1. 综合验光仪(配有内置辅助交叉圆柱镜)。
2. 十字视标。
3. 近用杆。

## 四、准备

1. 综合验光仪上置入顾客的远用试戴光度(远用足矫光度),调整近用瞳距。
2. 将十字视标放在近用杆 40cm 处的位置,调亮室内亮度,关闭近用灯。
3. 双眼前加上内置辅助交叉柱镜(图 8-12-1)。
4. 设置好顾客的近用瞳距并保证综合验光仪上双眼都是打开的。

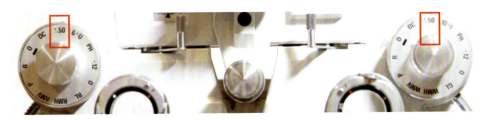

图 8-12-1　双眼附加 ±0.50DC 内置辅助交叉柱镜

## 五、操作步骤

1. 简单地向顾客解释该项测量的目的及作用。

2. 近视力卡调至十字视标,放置于近用杆上 40cm 处(图 8-12-2)。

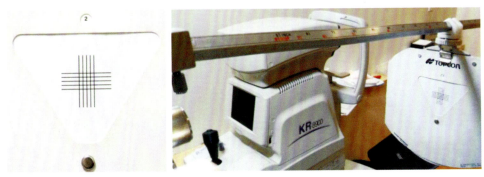

A. 十字视标　　　　　　　　B. 十字视标置于近用杆 40cm 处

图 8-12-2　FCC 检查

3. 嘱咐顾客双眼注视十字视标,同时比较横线和竖线的清晰度。

4. 对于老视人群来说,横线稍清,此时,双眼前同时加正球镜,直至第一次竖线稍清,然后回退正球镜,直至顾客报告横竖线等清晰,如果无法到达等清晰,选横线稍清的最后一次,计算此时所附加的正球镜之和,即为 FCC 值。

## 六、注意事项

1. 针对 45 岁以下人群,该项操作主要用于检查是否存在调节滞后 / 调节超前。

2. 针对 45 岁及以上人群,该项操作主要用于验配老视镜时进行检查。

3. 该项检查的结果可以配合正负相对调节( NRA/PRA )进行试验性 ADD 的确定。

4. 检查时需要注意环境亮度,调亮室内亮度,但要关闭近用灯,如果亮度太亮,容易使得十字视标的颜色发生变化,最常见的是黑色线条变成深蓝色。

## 七、预期值

无老视眼 FCC 的预期值为 ±0.50D。

# 任务十三 认知正负相对调节测量

## 一、学习目标

1. 学习本内容后,你能够掌握正负相对调节的测量方法及操作要点。
2. 掌握正负相对调节(NRA/PRA)与 FCC 共同确定试验性 ADD 的方法。

## 二、目的

在总的聚散需求量不变时,测试顾客在双眼同时视的条件下动用调节和放松调节的能力。

## 三、设备

1. 综合验光仪。
2. 近用视力表。
3. 近用杆。
4. 近用灯。

## 四、准备

1. 针对 45 岁及以上人群,在验光盘内先置入 FCC 值,调整近用瞳距。
2. 针对 45 岁以下人群,在验光盘内不用置入 FCC 值,直接调整近用瞳距。
3. 近用视力表置于近用杆 40cm 处的位置,出示近用视力表,通常为两行一组,一共五组的视力表(图 8-13-1)。
4. 调亮室内亮度,开启近用灯,保证良好照明。

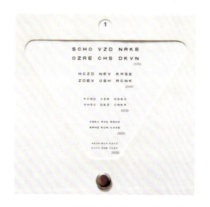

图 8-13-1　近用视力表

5. 综合验光仪调整近用瞳距,保证双眼同时打开。

## 五、操作步骤

1. 简单地向顾客解释该项操作的目的与作用。

2. 顾客靠近综合验光仪,前额顶住前额托,双眼同时从视孔向前看。

3. 嘱咐顾客注视近用视力表上最佳视力上一行视标中间的视标(假设为 20/25,图 8-13-2),并确定视标是清楚的。

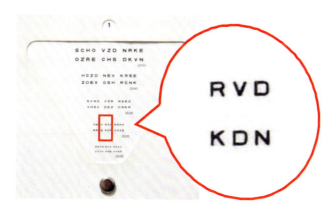

图 8-13-2　近视力表最佳视力上一行视标中间视标

4. 向顾客解释清楚:当视标出现稍微的模糊时(视标仍然可以分辨,只是不如之前清晰或"干净、锐利"),立刻报告。

5. 以 +0.25D/s 的速度在双眼前同时同步附加正球镜,直至顾客报告模糊为止,确认顾客无法使得视标再次清晰后,让顾客离开验光盘,靠后休息,配镜师记录所附加的正球镜,即为负相对调节(NRA)。

6. 将所附加的正球镜全部退回,让顾客紧靠验光盘,并注视同样的视标,以 –0.25D/s 的速度在双眼前同时同步附加负球镜,直至顾客报告模糊为止,确认顾客无法使得视标再次变清晰后,让顾客靠后休息,配镜师记录所附加的负球镜,即为正相对调节(PRA)。

## 六、注意事项

1. 在测量 NRA 与 PRA 之前,一定要记录下试镜片的度数,否则容易在测量结束后,忘记之前的度数,从而导致测量结果出现错误。

2. 在进行该项操作时,双眼附加球镜一定要同步,切不可一个快、一个慢,否则容易导致双眼最终附加的球镜不等,影响测量结果。

3. 每次增加球镜时,速度要快,但是增加后要做停顿,让顾客看清楚后,再附加下一个球镜,平均速度为每秒增加 0.25DS,但在进行 PRA 时,越到最后越要增加停顿的时间。

4. 该项操作主要针对 45 岁及以上人群进行或者有看近视疲劳主诉的人群。

5. 45 岁及以上人群测量前需在验光盘内先置入 FCC 值,是因为该年龄段人群自身调节力已经下降,加入 FCC 值后才能够更好地测得正负相对调节值。

6. FCC 与 NRA/PRA 共同确定 ADD 的公式如下:

$$计算性\ ADD = FCC + \frac{NRA+PRA}{2}$$

## 七、预期值

FCC 的预期值为:无老视眼 NRA 为 +1.50~+2.50,PRA 为 –1.37~–3.37。

# 任务十四　认知调节幅度的测量

## 一、学习目标

1. 学习本内容后,你能够掌握推进法、负镜法测量调节幅度的要领及注意事项。

2. 掌握不同年龄人群的最小调节幅度值的计算。

3. 掌握评估不同年龄人群调节幅度是否正常的方法。

## 二、目的

测量顾客在受到近处物体刺激、眼睛改变聚焦时晶状体所能够反映出的最大屈光力改变量。

（一）认知推进法

1. 设备

（1）近用视力表 / 压舌板（图 8-14-1A、B）。

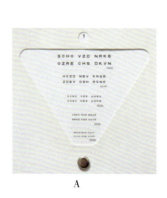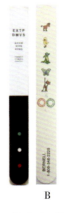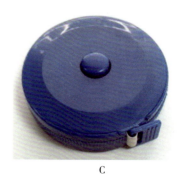

图 8-14-1　推进法测量调节幅度工具

（2）卷尺（图 8-14-1C）。

（3）遮盖板。

（4）试镜架。

（5）镜片箱。

（6）近用灯。

2. 准备

（1）顾客配戴置入远用试戴光度（远用足矫光度）的试戴架。

（2）嘱顾客手持近用视力表，距离眼镜平面约 40cm 处。

（3）调亮室内亮度，并打开近用灯。

3. 操作步骤

（1）向顾客解释本项操作的目的。

（2）先遮盖顾客左眼，测试右眼。

（3）让顾客右眼注视最佳视力上一行视标，始终置于右眼正前方，并保持清楚。

（4）让顾客将视力卡以 2~3cm/s 的速度向眼前慢慢移近，告知顾客在发现视标变模糊并持续模糊，努力看也看不清的时候，向配镜师报告。

（5）嘱咐顾客将近用视标置于该位置保持不动，配镜师用卷尺快速测量此时视标到顾客镜片前表面的垂直距离（cm），此线性距离也称为调节近点距离（图 8-14-2）。

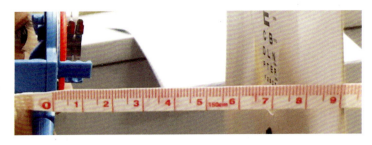

图 8-14-2　调节近点距离测定

6. 调节近点距离单位换算成米（m）后，其倒数数值的大小，即为调节幅度的大小。遮盖右眼，重复上述 1~5 的步骤测量左眼。

（二）认知负镜法

1. 设备

（1）综合验光仪。

（2）近用视力表。

（3）近用杆。

（4）近用灯。

2. 准备

（1）综合验光仪上置入顾客的远用试戴光度（远用足矫光度），调整近用瞳距。

（2）将近用视力表置于顾客眼前33cm处。

（3）调亮室内亮度，并打开近用灯。

3. 操作步骤

（1）向顾客解释本项操作的目的。

（2）先遮盖顾客左眼，测试右眼。

（3）让顾客右眼注视33cm处近用视力表上最佳视力上一行视标。

（4）配镜师在右眼前逐步递增加入 –0.25DS 的球镜，告知顾客在发现视标变模糊并持续模糊，努力看也看不清的时候，向配镜师报告。

（5）记录右眼模糊前加入的负球镜的总量，即为顾客右眼的调节幅度大小。

（6）遮盖右眼，重复上述 1~5 的步骤测量左眼。

4. 注意事项

（1）推进法注意事项

1）推进法测量时，配镜师要注意视力表的移动速度，越靠近顾客，越要慢。

2）顾客手持近视力卡的手要稳，不可晃动或抖动。

3）在测量过程中，视标始终是在顾客被测眼的正前方，与视线保持水平。

4）本项操作主要针对年龄低于 45 岁的顾客，测量结果与最小调节幅度计算公式（最小调节幅度 =15-0.25× 年龄）进行比较，如果低于该值，则说明该顾客的调节幅度偏低。

（2）负镜法注意事项

1）随着负镜度的增加，视标像将缩小，因而选择将 40cm 处最佳视力上一行视标，置于眼前 33cm 处。

2）通常负镜法测得的调节幅度大小会小于推进法。

5. 预期值  调节幅度的预期值为：调节幅度≥15-0.25× 年龄。

## 任务十五　认知集合近点的测量

### 一、学习目标

1. 学习本内容后,你能够掌握集合近点的测量方法及注意事项。
2. 掌握集合近点在视功能分析中的诊断意义。

### 二、目的

通过集合近点的测量判断顾客集合能力的大小,用以评价及分析视功能。

### 三、设备

1. 近用视力表 / 压舌板。
2. 卷尺。
3. 试镜架。
4. 镜片箱。

### 四、准备

1. 顾客配戴置入远用试戴光度(远用足矫光度)的试戴架。
2. 嘱顾客手持近用视力表 / 压舌板,置于双眼中间正前方,距离眼镜平面约40cm 处。
3. 调亮室内亮度,并打开近用灯。

## 五、操作步骤

1. 向顾客解释本项操作的目的。

2. 让顾客双眼注视近用视力表/压舌板上可识别视标（或图案）。

3. 让顾客将视力卡向眼前慢慢移近，且在发现视标（或图案）变成2个的时候立即向配镜师报告，或者配镜师发现顾客一眼离开了注视视标（或图案）时，让顾客停止移动视标卡，保持视标（或图案）位置不动。

4. 配镜师用卷尺测量此时视标（或图案）到顾客镜片前表面的垂直距离（cm），此线性距离称为集合近点（集合破裂点）距离（图8-15-1）。

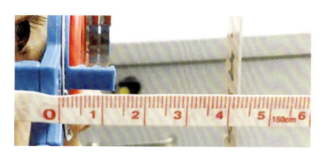

图8-15-1 集合近点距离测定

5. 然后让顾客再将视标卡慢慢移远，直至观察到顾客回到双眼注视状态，或顾客报告视标由双像重新变为单像。

6. 用卷尺测量此时视标到顾客镜片表面的垂直距离（cm），记录该距离为集合恢复点距离。

7. 嘱咐顾客休息。

## 六、注意事项

1. 视标要在保证清晰的前提下，尽可能精细，确保顾客动用足够的调节。

2. 测量时，配镜师要提醒顾客注意视力表的移动速度，越靠近顾客，要越慢。

3. 顾客手持视标的手要稳，不可晃动或抖动。

4. 在测量过程中，保持视标始终是在顾客双眼中间的正前方，与视线保持水平。

5. 配镜师要持续观察顾客的眼位变化,以免在顾客没有报告的情况下错过集合破裂点和(或)恢复点。

## 七、预期值

集合近点的预期值为: 5cm ( 破裂点 )/7cm ( 恢复点 )。

# 任务十六　认知调节灵敏度的测量

## 一、学习目标

1. 学习本内容后,你能够掌握调节灵敏度的测量方法及注意事项。
2. 掌握调节灵敏度在视功能分析中的诊断意义。

## 二、目的

通过调节灵敏度的测量能够动态评估顾客调节反应的速度和持久性,同时间接反映并分析顾客调节与聚散的关系。

## 三、设备

1. 近用视力表。
2. 翻转拍(双面镜/Flipper 镜)(图 8-16-1)。
3. 试镜架。
4. 镜片箱。
5. 卷尺。
6. 秒表。

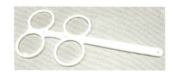 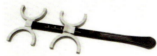 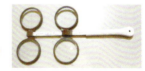

图 8-16-1　翻转拍

## 四、准备

1. 顾客配戴置入远用试戴光度（远用足矫光度）的试戴架。
2. 嘱顾客手持近用视力表，距离眼镜平面约 40cm 处。
3. 调亮室内亮度，并打开近用灯。

## 五、操作步骤

1. 向顾客解释本项操作的目的。
2. 遮盖左眼，让顾客右眼注视单眼最佳视力上一行视标，并保持清晰。
3. 让顾客将 Flipper 镜 +2.00D 的一面置于右眼前（尽可能贴近试戴架），让顾客通过 +2.00D 的镜片观看视标，等视标清楚之后，立即翻转至 –2.00D 镜片，同时配镜师开始计时并计算顾客的翻转次数。
4. 等 –2.00D 镜片看视标清晰，立即翻转至 +2.00D，待视标清晰继续翻转，如此循环翻转 60s 时间。
5. 60s 后嘱咐顾客休息，并记录顾客右眼的循环次数和通过困难的镜片类型，例如：OD X cpm（ +/– ）。
6. 使用同样的方法，按 2~4 步骤分别测量左眼（OS）和双眼（OU）的调节灵敏度。

## 六、注意事项

1. 测量前，配镜师要嘱咐顾客一定要等看清视标之后再翻转镜片。
2. 测量时，配镜师要注意时间和计数，正负翻转两面计一次循环。

## 七、预期值

调节灵敏度的预期值为：OD/OS  11cpm；OU  8cpm。

（周运林  史志莹）

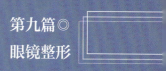

　　眼镜整形是眼镜调整的第一步(眼镜调整分为两大步骤——依次为眼镜整形、眼镜校配)。这部分内容主要阐述眼镜整形的标准、整形工具的使用、整形的手法等。

　　眼镜整形是指配镜师将顾客使用过程中或新眼镜装配过程中导致变形的镜架进行调整,使其符合国家标准要求的操作过程。

　　眼镜整形应根据不同的材料、不同的款式采用不同的调整工具和方法。因此配镜师在操作之前应会辨别镜架的材质、结构和款式(详见第二篇眼镜架商品知识)。

　　眼镜整形流程依次为:镜面整形、鼻托整形、镜腿整形、脚套整形。其中,塑料架眼镜一般不含鼻托整形和脚套整形。

# 情境一

# 认知塑料架眼镜整形

情境描述:

　　装配好的新塑料架眼镜,配镜师发现镜架的各个角度不符合行业标准的要求,要进行调整,使其成为合格的眼镜。

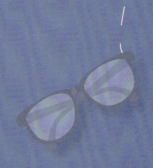

# 任务一 认知镜面整形

## 一、学习目标

1. 熟悉镜面整形的标准。
2. 能识别塑料架镜面不符合标准的地方。
3. 会使用烘热器对塑料架镜面进行整形。

## 二、任务描述

使用烘热器对变形的塑料架镜面进行整形,达到行业标准的要求。

## 三、知识准备

### (一)相关术语

镜面角:左右镜片平面所夹的角,一般为170°~180°。弧形眼镜片以弧面的顶点和切面作为平面(图9-1-1)。

### (二)烘热器的结构和工作原理

烘热器有多种形式。立式烘热器的外形如图9-1-2所示。其结构示意图如图9-1-3所示。

烘热器的工作原理:电热元件通电后发热,小电扇将热风吹至顶部,热风通过导热板的小孔吹出,温度在130~145℃。

### (三)镜面变形的现象及整形方法

1. 从镜圈上方观察,两镜圈高低位置不一致 将镜架如图9-1-4放置,若出现图B状态,要整形为图A状态。整形方法为:用镜布包住镜片,烘热器的出风口对准镜架的鼻梁,翻转镜架让鼻梁周围均匀受热后,把高的镜圈往上调整或把低的镜圈往下调整,如图9-1-4B黄色箭头所示。

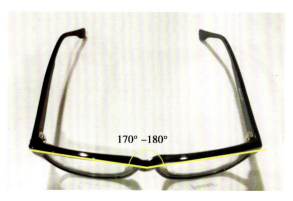

图 9-1-1　镜面角

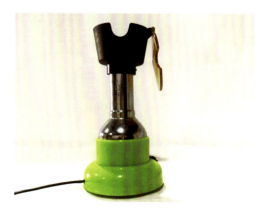

图 9-1-2　烘热器结构图

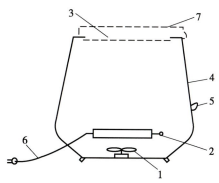

图 9-1-3　工作原理示意图

1. 电扇　2. 电热丝　3. 导热板　4. 外壳
5. 电源开关　6. 电源线　7. 出风口

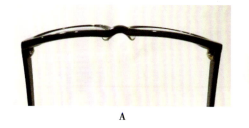

A

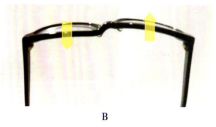

B

图 9-1-4　镜圈高低不一致（上方观察）

2. 从镜圈正面观察，两镜圈高低位置不一致　将镜架如图 9-1-5 放置，用直尺靠紧鼻梁与镜圈连接处，若出现图 9-1-5B 状态（直尺上方镜片面积较大的一侧为镜圈较高），要整形为图 A 状态。整形方法为：用镜布包住镜片，烘热器的出风口对准镜架的鼻梁,翻转镜架让鼻梁周围均匀受热后,把高的镜圈往下调整或把低的镜圈往上调整,如图 9-1-5B 黄色箭头所示。

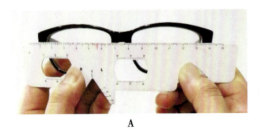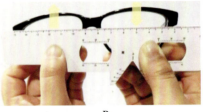

A                                    B

**图 9-1-5　镜圈高低不一致(正面观察)**

3. 两镜圈扭曲变形　将镜架如图 9-1-6 放置,若出现图 9-1-6B 状态,要整形为图 9-1-6A 状态。整形方法为:用镜布包住镜片,烘热器的出风口对准镜架的鼻梁,翻转镜架让鼻梁周围均匀受热后,如图 9-1-6B 箭头所示旋转镜圈。

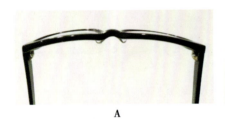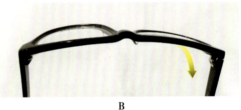

A                                    B

**图 9-1-6　镜圈扭曲变形**

4. 镜面角不符合标准　将镜架如图 9-1-7 放置,若出现图 9-1-7B 或图 9-1-7C 状态,要整形为图 9-1-7A 状态。整形方法为:用镜布包住镜片,烘热器的出风口对准镜架的鼻梁,翻转镜架让鼻梁周围均匀受热后,如图 9-1-7B、C 中箭头所示调整镜圈。

## 四、实施步骤

### (一)实施准备
塑料架眼镜、烘热器、镜布。

### (二)实施步骤

1. 从镜圈上方观察,检查是否存在两镜圈高低位置不一致的现象,并进行整形。

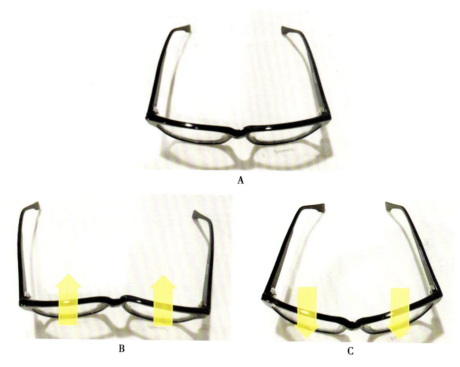

A

B                                    C

图 9-1-7　镜面角

2. 从镜圈正面观察,检查是否存在两镜圈高低位置不一致的现象,并进行整形。

3. 检查是否存在两镜圈扭曲变形的现象,并进行整形。

4. 检查是否存在镜面角不符合标准的现象,并进行整形。

## 五、练习与评价

1. 按照实施步骤进行练习,将结果填入表 9-1-1。

表 9-1-1　塑料架镜面整形训练记录表

| 眼镜架编号 | 项目 | 现象 | 是否解决问题 |
| --- | --- | --- | --- |
| | 从镜圈上方观察,两镜圈高低位置 | | |
| | 从镜圈正面观察,两镜圈高低位置 | | |
| | 两镜圈是否扭曲变形 | | |
| | 镜面角 | | |

2. 讲师根据实训情况进行考核评价,完成表 9-1-2。

表 9-1-2　塑料架镜面整形训练活动评价表

| 考评项目 | 考评标准 | 讲师评分 |
|---|---|---|
| 职业素养 | 专心,不做与实训无关的事(10分) | |
| | 规范使用实训工具(10分) | |
| | 实训工具及时归位(10分) | |
| | 及时完成实训任务(10分) | |
| 操作技能 | 从镜圈上方观察,两镜圈高低位置(15分) | |
| | 从镜圈正面观察,两镜圈高低位置(15分) | |
| | 两镜圈是否扭曲变形(15分) | |
| | 镜面角(15分) | |

## 六、常见问题

烘烤塑料镜架,时间过长会导致镜架焦损。

## 七、注意事项

1. 要特别注意塑料镜架材料的鉴别,热固性材质具有加热后硬化的性质,不宜整形。

2. 环氧树脂镜架要特别注意温度,温度不足时整形容易断裂。

3. 天然材料镜架不宜整形,故要特别注意塑料镜架与天然材料镜架的鉴别。

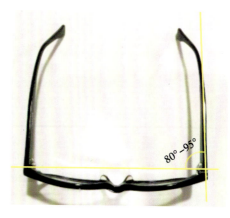

## 任务二　认知镜腿整形

### 一、学习目标

1. 熟悉镜腿整形的标准。
2. 能识别塑料架镜腿不符合标准的地方。
3. 会使用烘热器对塑料架镜腿进行整形。

### 二、任务描述

使用烘热器对变形的塑料架镜腿进行整形,达到国家标准的要求。

### 三、知识准备

#### (一)相关术语

1. 外张角　镜腿完全外展时,两铰链轴线连接线与镜腿之间的夹角(图9-1-8)。

2. 身腿倾斜角　指每侧镜腿与眼镜片平面的法线的夹角,也称接头角。弧面眼镜片的法线为眼镜片顶点切线的法线(图9-1-9)。

3. 镜腿折合角　每侧镜腿折合后与两铰链轴线连接线的夹角(图9-1-10)。

图 9-1-8　外张角

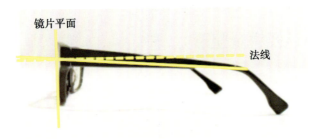

镜片平面

法线

图 9-1-9　身腿倾斜角

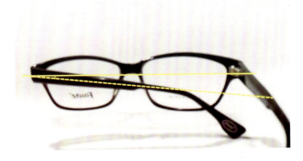

图 9-1-10　镜腿折合角

4. 镜腿弯点长　镜腿铰链中心到弯点的距离（图 9-1-11）。

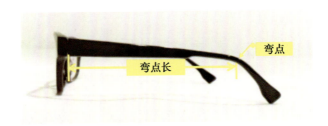

弯点

弯点长

图 9-1-11　镜腿弯点长

5. 垂长　弯点至镜腿尾端的距离（图 9-1-12）。

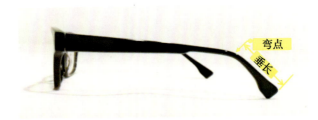

弯点

垂长

图 9-1-12　垂长

6. 垂俯角　指垂长部镜腿与镜腿延长线之间的夹角（图9-1-13）。

7. 垂内角　经过垂长部镜腿的垂面与经过镜腿延长线的垂面所成的夹角（图9-1-14。）

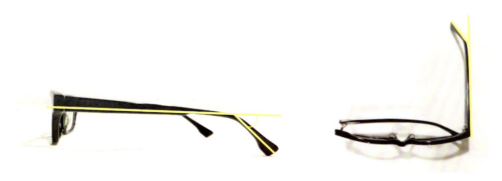

图 9-1-13　垂俯角　　　　　　　　　　　图 9-1-14　垂内角

（二）塑料架镜腿的整形标准及检测方法。

1. 外张角一般为 80°~95°，并且两侧对称。检测方法：目测。

2. 镜腿折合角一般为 0°~5°，并且两侧对称，即两镜腿折合后完全重叠或有极小的夹角。检测方法：目测。

3. 身腿倾斜角要保持两侧对称。检测方法：将眼镜倒置于平整的操作台上，两镜圈的最高点和两镜腿的耳上点同时接触平面。

4. 镜腿弯点长、垂俯角、垂内角要保持两侧对称。检测方法：目测，将眼镜放置于平整的操作台上，两镜圈的最低点和两镜腿的末端同时接触平面。

（三）塑料架镜腿的整形方法。

1. 外张角的整形方法　用镜布包住镜片，烘热器的出风口对准镜架的桩头，翻转镜架让桩头周围均匀受热后，如图9-1-15中箭头所示调整外张角。

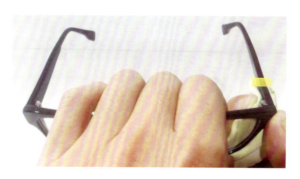

图 9-1-15　外张角的整形手法

2. 身腿倾斜角的整形方法　用镜布包住镜片,烘热器的出风口对准镜架的桩头,翻转镜架让桩头周围均匀受热后,如图9-1-16中箭头所示调整身腿倾斜角。

3. 镜腿折合角的整形方法　用镜布包住镜片,烘热器的出风口对准镜架的桩头,翻转镜架让桩头周围均匀受热后,如图9-1-17中所示调整镜腿折合角。

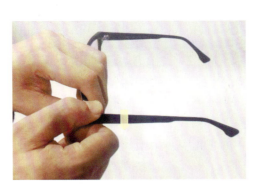
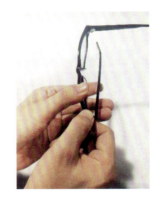

图9-1-16　身腿倾斜角的整形手法　　　　　图9-1-17　镜腿折合角的整形手法

4. 镜腿弯点长、垂俯角及垂内角的整形方法　烘热器的出风口对准镜腿的耳上点,翻转镜架让耳上点周围均匀受热后,先将镜腿捋直,再如图9-1-18所示调整镜腿弯点长、垂俯角、垂内角。

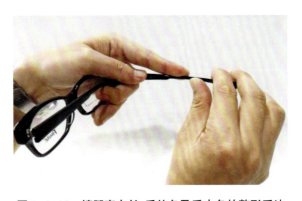

图9-1-18　镜腿弯点长、垂俯角及垂内角的整形手法

## 四、实施步骤

### （一）实施准备
塑料架眼镜、烘热器、镜布。

## （二）实施步骤

1. 检查外张角是否符合标准要求，并进行整形。
2. 检查身腿倾斜角是否符合标准要求，并进行整形。
3. 检查镜腿折合角是否符合标准要求，并进行整形。
4. 检查镜腿弯点长、垂俯角及垂内角是否符合标准要求，并进行整形。

## 五、练习与评价

1. 按照实施步骤进行练习，将结果填入表9-1-3。

表9-1-3　塑料架镜腿整形训练记录表

| 眼镜架编号 | 项目 | 现象 | 是否解决问题 |
|---|---|---|---|
| | 外张角 | | |
| | 身腿倾斜角 | | |
| | 镜腿折合角 | | |
| | 镜腿弯点长、垂俯角及垂内角 | | |

2. 讲师根据实训情况进行考核评价，完成表9-1-4。

表9-1-4　塑料架镜腿整形活动评价表

| 考评项目 | 考评标准 | 讲师评分 |
|---|---|---|
| 职业素养 | 专心，不做与实训无关的事（10分） | |
| | 规范使用实训工具（10分） | |
| | 实训工具及时归位（10分） | |
| | 及时完成实训任务（10分） | |
| 操作技能 | 外张角（15分） | |
| | 身腿倾斜角（15分） | |
| | 镜腿折合角（15分） | |
| | 镜腿弯点长、垂俯角及垂内角（15分） | |

## 六、常见问题

调整镜腿，桩头受热软化后，可用镜布压住铰链进行调整，以防止铰链松动。

## 任务小结

　　调整镜面会引起镜腿的变化,如:调整镜面角的时候,镜腿会随之内收或外张;调整镜面扭曲,镜腿会随之上下摆动。因此,塑料架眼镜整形的顺序为:先调整镜面,后调整镜腿。

情境二
# 认知金属架眼镜整形

情境描述：

装配好的新金属架眼镜,配镜师发现镜架的各个角度不符合国家标准的要求,要进行调整,使其成为合格的眼镜。

## 任务一 认知镜面整形

### 一、学习目标

1. 会使用螺丝刀与调整工具。
2. 能识别金属架镜面不符合标准的地方。

### 二、任务描述

对各类型金属架的镜面进行整形,达到行业标准的要求。

### 三、知识准备

(一)相关调整工具的名称与用途。

1. 一字或十字螺丝刀　用来拧转螺丝钉的工具(图 9-2-1)。

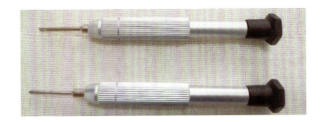

图 9-2-1　一字或十字螺丝刀

2. 套筒螺丝刀　无框金属架镜片的安装或拆除(图 9-2-2)。

(二)镜面变形的现象及整形方法(以金属全框树脂眼镜为例)

1. 从镜圈上方观察,两镜圈高低位置不一致。

将镜架如图 9-2-3 放置,若出现图 9-2-3B 状态,要整形为图 9-2-3A 状态。

整形方法为：按照图 9-2-4 的手法，把高的镜圈往上调整或把低的镜圈往下调整，调整方向如图 9-2-3B 箭头所示。

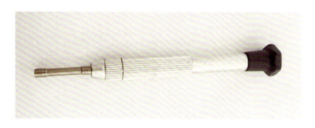

图 9-2-2　套筒螺丝刀

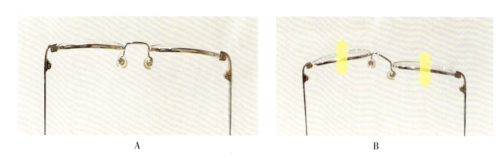

A　　　　　　　　　　　　　　　B

图 9-2-3　镜圈高低不一致（上方观察）

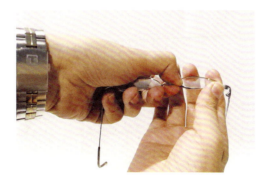

图 9-2-4　镜圈高低不一致（上方观察）整形手法

2. 从镜圈正面观察，两镜圈高低位置不一致。

将镜架如图 9-2-5 放置，用直尺靠紧鼻梁与镜圈的焊接点下方，若出现图 9-2-5B 状态（直尺上方镜片面积较大的一侧为镜圈较高），要整形为图 A 状态。整形方法为：按照图 9-2-6 的手法，把高的镜圈往下调整或把低的镜圈往上调整，调整方向如图 9-2-5B 箭头所示。

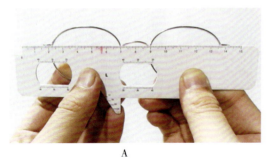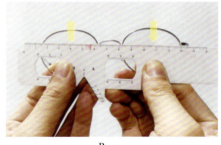

A                                    B

图 9-2-5　镜圈高低不一致（正面观察）

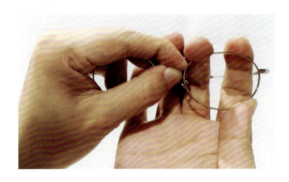

图 9-2-6　镜圈高低不一致（正面观察）整形手法

3. 两镜圈扭曲变形　将镜架如图 9-2-7 放置,若出现图 9-2-8B 状态,要整形为图 A 状态。整形方法为:按照图 9-2-8 的手法,调整方向如图 9-2-7B 箭头所示。

4. 镜面角不符合标准　将镜架如图 9-2-9 放置,若出现图 9-2-9B 或 C 状态,要整形为图 9-2-9A 状态。整形方法为:按照图 9-2-10 的手法,调整方向如图 9-2-9B、C 箭头所示。

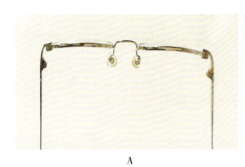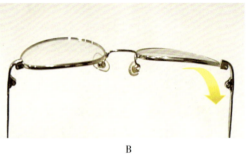

A                                    B

图 9-2-7　镜圈扭曲变形

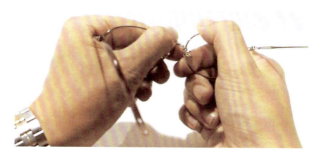

图 9-2-8　镜圈扭曲变形整形手法

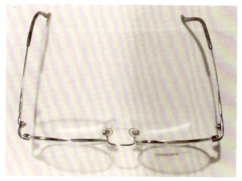

A

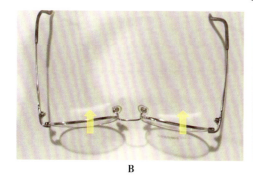

B

C

图 9-2-9　镜面角不符合标准

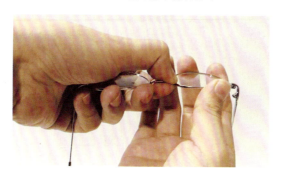

图 9-2-10　镜面角的整形手法

## 四、实施步骤

### （一）实施准备
金属架眼镜、镜布。

### （二）实施步骤

1. 从镜圈上方观察，检查是否存在两镜圈高低位置不一致的现象，并进行整形。
2. 从镜圈正面观察，检查是否存在两镜圈高低位置不一致的现象，并进行整形。
3. 检查是否存在两镜圈扭曲变形的现象，并进行整形。
4. 检查是否存在镜面角不符合标准的现象，并进行整形。

## 五、练习与评价

1. 按照实施步骤进行练习，将结果填入表9-2-1。

表 9-2-1　金属架镜面整形训练记录表

| 眼镜架编号 | 项目 | 现象 | 是否解决问题 |
|---|---|---|---|
| | 从镜圈上方观察，两镜圈高低位置 | | |
| | 从镜圈正面观察，两镜圈高低位置 | | |
| | 两镜圈是否扭曲变形 | | |
| | 镜面角 | | |

2. 讲师根据实训情况进行考核评价，完成表9-2-2。

表 9-2-2　金属架镜面整形活动评价表

| 考评项目 | 考评标准 | 讲师评分 |
|---|---|---|
| 职业素养 | 专心，不做与实训无关的事（10分） | |
| | 规范使用实训工具（10分） | |
| | 实训工具及时归位（10分） | |
| | 及时完成实训任务（10分） | |
| 操作技能 | 从镜圈上方观察，两镜圈高低位置（15分） | |
| | 从镜圈正面观察，两镜圈高低位置（15分） | |
| | 两镜圈是否扭曲变形（15分） | |
| | 镜面角（15分） | |

## 六、注意事项

1. 调整金属框眼镜前,要先检查各焊接点是否有裂痕。

2. 调整金属框眼镜前,要先锁紧各部位螺丝钉。

3. 调整玻璃眼镜前,要先把镜片拆下以避免镜片破损。

4. 调整半框眼镜镜面时,要避免让镜片受力。

5. 无框眼镜的镜面变形通常是由于螺丝钉变形导致的,整形过程中容易损坏,要小心谨慎。

6. 为顾客使用过的镜架整形之前,要告知顾客镜架在调整过程中可能会损坏。

## 任务二 认知镜腿整形

### 一、学习目标

1. 熟悉镜腿整形的标准。
2. 能识别金属架镜腿不符合标准的地方。
3. 会使用各调整工具对金属架镜腿进行整形。

### 二、任务描述

对各类型金属架的镜腿进行整形,达到行业标准的要求。

### 三、知识准备

（一）相关调整工具的名称与用途。

1. 镜腿钳　用于调整镜腿的角度（图9-2-11）。
2. 平圆钳　用于调整镜腿张角（图9-2-12）。

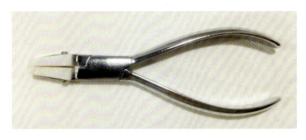

图 9-2-11　镜腿钳

（二）金属架镜腿的整形标准和检测方法

同塑料框镜架一致。

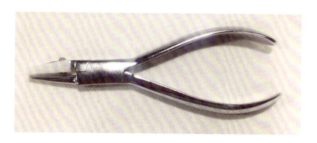

图 9-2-12　平圆钳

（三）金属架镜腿的整形方法（以金属全框树脂眼镜为例）

1. 外张角的整形方法　用镜布包住平圆钳，如图 9-2-13 所示调整外张角。

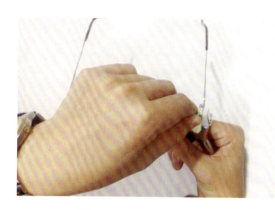

图 9-2-13　外张角的整形

2. 身腿倾斜角的整形方法　用镜腿钳，如图 9-2-14 所示调整身腿倾斜角。

3. 镜腿折合角的整形方法　用镜腿钳，如图 9-2-15 所示调整镜腿折合角。

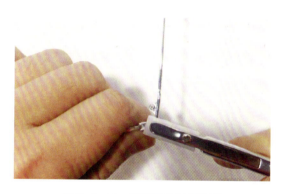

图 9-2-14　身腿倾斜角的整形

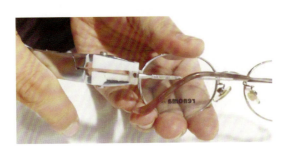

图 9-2-15　镜腿折合角的整形

## 四、实施步骤

### （一）实施准备

金属架眼镜、镜腿钳、平圆钳、镜布。

### （二）实施步骤

1. 检查外张角是否符合标准要求，并进行整形。

2. 检查身腿倾斜角是否符合标准要求，并进行整形。

3. 检查镜腿折合角是否符合标准要求，并进行整形。

## 五、练习与评价

1. 按照实施步骤进行练习，将结果填入表 9-2-3。

表 9-2-3　金属架镜腿整形训练记录表

| 眼镜架编号 | 项目 | 现象 | 是否解决问题 |
|---|---|---|---|
| | 外张角 | | |
| | 身腿倾斜角 | | |
| | 镜腿折合角 | | |

2. 讲师根据实训情况进行考核评价，完成表 9-2-4。

## 六、注意事项

1. 调整无框眼镜镜腿时，要先把镜片拆下。

2. 调整桩头较宽的眼镜镜腿时，使用平圆钳调整身腿倾斜角和镜腿折合角。

表 9-2-4　金属架训练整形活动评价表

| 考评项目 | 考评标准 | 讲师评分 |
|---|---|---|
| 职业素养 | 专心,不做与实训无关的事(10分) | |
| | 规范使用实训工具(10分) | |
| | 实训工具及时归位(10分) | |
| | 及时完成实训任务(10分) | |
| 操作技能 | 外张角(20分) | |
| | 身腿倾斜角(20分) | |
| | 镜腿折合角(20分) | |

## 任务三　认知鼻托整形

### 一、学习目标

1. 认识鼻托整形的标准。
2. 能识别鼻托不符合标准的地方。
3. 会使用各调整工具对鼻托进行整形。

### 二、任务描述

使用调整工具对鼻托进行整形,达到国家标准的要求。

### 三、知识准备

#### (一)相关术语

1. 鼻托前角　正视时,鼻托长轴与水平面的垂线的夹角,一般为 20° ~35°。如图 9-2-16。

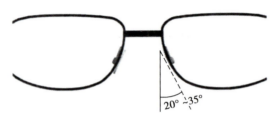

图 9-2-16　鼻托前角

2. 鼻托斜角　俯视时,鼻托平面与镜圈平面法线的夹角,一般为 35°。如图 9-2-17。

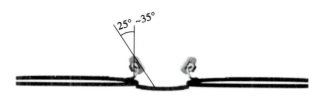

图 9-2-17　鼻托斜角

3. 鼻托顶角　侧视时,鼻托长轴与镜圈背平面的夹角,一般为 10°~15°。如图 9-2-18。

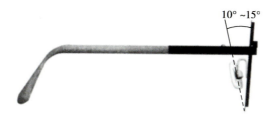

图 9-2-18　鼻托顶角

4. 鼻托高度　鼻托托叶顶部至镜圈下方最底部外缘的距离（图 9-2-19）。

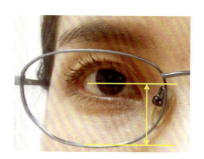

图 9-2-19　鼻托高度

（二）相关调整工具名称和用途

1. 托叶钳　用于调整托叶的位置和角度（图 9-2-20）。

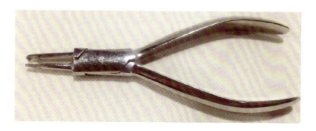

图 9-2-20　托叶钳

2. 圆嘴钳　用于调整鼻托支架（图 9-2-21）。

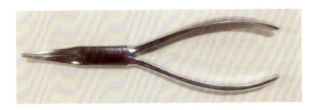

图 9-2-21　圆嘴钳

（三）鼻托的整形方法（以 S 形鼻托为例）

1. 鼻托高度的整形方法　使用托叶钳,如图 9-2-22 所示调整鼻托高度。把鼻托高度调低时,先用托叶钳调整鼻托顶角,再用圆嘴钳夹住托叶梗弯曲处,把托叶梗向下扭;把鼻托高度调高时,先用圆嘴钳夹住托叶梗弯曲处,把托叶梗向上扭,再用大拇指调整鼻托顶角。

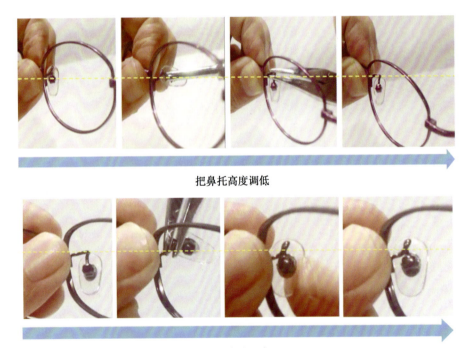

把鼻托高度调低

把鼻托高度调高

图 9-2-22　鼻托高度的整形方法

2. 鼻托水平位置的整形方法　使用托叶钳时,先用托叶钳将整个托叶梗向鼻侧翻转,再将托叶向颞侧翻转使鼻托斜角恢复原状,完成鼻托水平位置内移,反之则将鼻托水平位置外移（图 9-2-23）。

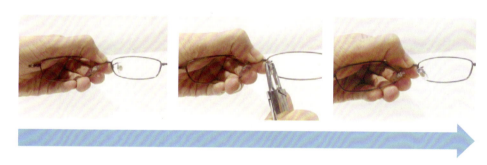

图 9-2-23　鼻托水平位置的整形方法

3. 鼻托前角的整形方法　使用托叶钳,如图 9-2-24 所示,将托叶向外扭加大鼻托前角,反之则减小鼻托前角。

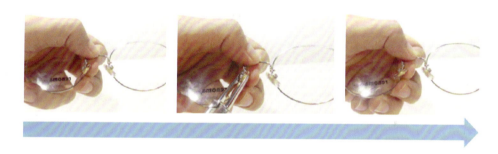

图 9-2-24　鼻托前角的整形方法

4. 鼻托斜角的整形方法　使用托叶钳时,将托叶向外翻转加大鼻托斜角,反之则减小鼻托斜角(图 9-2-25 )。

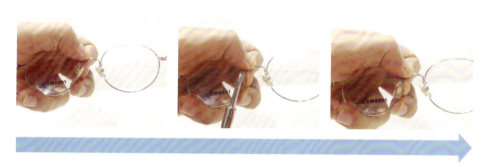

图 9-2-25　鼻托斜角的整形方法

5. 鼻托顶角的整形方法　使用托叶钳时,将托叶梗往下扭加大鼻托顶角,反之则减小鼻托顶角(图 8-2-26 )。

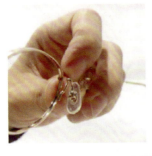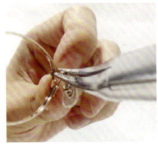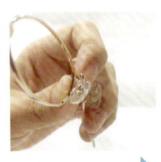

**图 9-2-26　鼻托顶角的整形方法**

（四）鼻托的整形标准及检测方法。

整形标准：两侧鼻托高度、托叶至鼻梁中线的距离、鼻托前角、鼻托斜角、鼻托顶角一致。检测方法：目测。

## 四、实施步骤

（一）实施准备

金属架眼镜、托叶钳、圆嘴钳、镜布。

（二）实施步骤

1. 检查鼻托高度是否符合标准要求，并进行整形。

2. 检查鼻托水平位置是否符合标准要求，并进行整形。

3. 检查鼻托前角、斜角、顶角是否符合标准要求，并进行整形。

## 五、练习与评价

1. 按照实施步骤进行练习，将结果填入表 9-2-5。

**表 9-2-5　金属架鼻托整形训练记录表**

| 眼镜架编号 | 项目 | 现象 | 是否解决问题 |
|---|---|---|---|
| | 鼻托高度 | | |
| | 鼻托水平位置 | | |
| | 鼻托前角 | | |
| | 鼻托斜角 | | |
| | 鼻托顶角 | | |

2. 讲师根据实训情况进行考核评价,完成表 9-2-6。

表 9-2-6 金属架鼻托整形活动评价表

| 考评项目 | 考评标准 | 讲师评分 |
|---|---|---|
| 职业素养 | 专心,不做与实训无关的事(20分) | |
| | 规范使用实训工具(10分) | |
| | 实训工具及时归位(10分) | |
| | 及时完成实训任务(10分) | |
| 操作技能 | 鼻托高度(10分) | |
| | 鼻托水平位置(10分) | |
| | 鼻托前角(10分) | |
| | 鼻托斜角(10分) | |
| | 鼻托顶角(10分) | |

## 一、学习目标

1. 能识别金属架脚套不符合标准的地方。
2. 会使用烘热器对金属架脚套进行整形。

## 二、任务描述

使用烘热器对变形的金属架脚套进行整形,达到行业标准的要求。

## 三、知识准备

金属架脚套相当于塑料架镜框的后段,弯点长、垂俯角、垂内角的整形方法、整形标准、检测方法同塑料架眼镜一致。

## 四、实施步骤

### (一)实施准备
金属架眼镜、烘热器。

### (二)实施步骤
检查镜腿弯点长、垂俯角及垂内角是否符合标准要求,并进行整形。

## 五、练习与评价

1. 按照实施步骤进行练习,将结果填入表 9-2-7。

表 9-2-7　金属架脚套整形训练记录表

| 眼镜架编号 | 项目 | 现象 | 是否解决问题 |
|---|---|---|---|
| | 弯点长、垂俯角及垂内角 | | |

2. 讲师根据实训情况进行考核评价,完成表 9-2-8。

表 9-2-8　金属架脚套整形活动评价表

| 考评项目 | 考评标准 | 讲师评分 |
|---|---|---|
| 职业素养 | 专心,不做与实训无关的事(15 分) | |
| | 规范使用实训工具(15 分) | |
| | 实训工具及时归位(15 分) | |
| | 及时完成实训任务(15 分) | |
| 操作技能 | 镜腿弯点长、垂俯角及垂内角(40 分) | |

## 任务小结

　　调整镜面会引起镜腿、鼻托、脚套的变化,如:调整镜面角的时候,镜腿会随之内收或外张,鼻托斜角会随之改变;调整镜面扭曲,镜腿会随之上下摆动,鼻托顶角会随之改变。因此,金属架眼镜整形的顺序依次为:镜面、镜腿、鼻托、脚套。

（钟小华　张肖莉）

情境二　认知金属架眼镜整形

337

眼镜校配是眼镜调整的第二步,是将合格眼镜根据配镜者的头型、脸型特征及配戴后的视觉和心理反应等因素,加以适当的调整,使之达到舒适眼镜要求的操作过程。眼镜校配流程为:先调整镜腿,再调整鼻托,最后调整脚套。

## 情境一

# 认知镜腿校配

情境描述:
顾客试戴眼镜时出现眼镜容易滑落、左右镜眼距不一致、左右镜圈高低不一致等现象,要求配镜师通过校配解决上述问题,达到舒适的配戴要求。

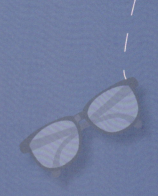

## 任务一 认知外张角相关的校配

### 一、学习目标

1. 辨别外张角产生的配适问题。
2. 解决外张角产生的配适问题。
3. 解决左右镜眼距不一致的问题。

### 二、任务描述

根据顾客戴镜后的不良配适现象,分析与外张角相关的原因,并通过校配解决问题。

### 三、知识准备

#### (一)相关术语和定义

镜眼距:镜片后顶点至角膜前顶点之间的距离。镜眼距一般为12mm(图10-1-1)。

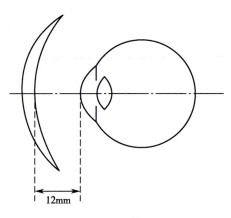

12mm

图 10-1-1 镜眼距

（二）外张角产生的配适问题

1. 外张角太大将导致顾客戴镜后眼镜重心前移,进而引起眼镜滑落(图 10-1-2)。

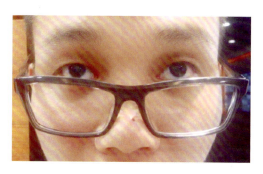

图 10-1-2　外张角太大——眼镜滑落

2. 外张角太小将导致顾客戴镜后头部两侧肌肉受到镜腿"夹持",出现压迫感、镜腿上抬、镜圈"悬空"等现象(图 10-1-3)。

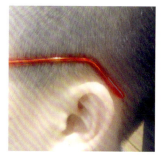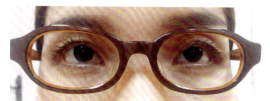

A. 镜腿上抬　　　　　　　　　B. 镜圈"悬空"

图 10-1-3　外张角太小

（三）左右镜眼距不一致的原因及后果

1. 原因　虽然眼镜外张角对称,但由于顾客头部两侧肌肉不对称,导致较紧一侧将镜片向前推,从而产生左右镜眼距不一致的现象。

2. 后果

（1）改变鼻托和镜腿的前后位置,导致鼻托和镜腿与顾客头部之间的配适也发生了变化。镜眼距较大的一侧,鼻托和镜腿也会随着镜片的前移而前移,引起不适反应。

（2）改变有效镜度,导致矫正状态的改变,引起不适反应,尤其是高度屈光不正顾客。镜眼距与有效镜度、矫正状态的关系如图 10-1-4 所示。

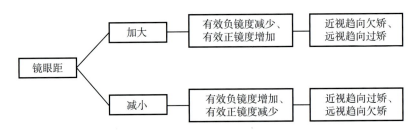

图 10-1-4　镜眼距与有效镜度、矫正状态的关系

（3）改变镜片放大率，导致物像真实度的改变，引起不适反应。尤其是高度屈光不正顾客。镜眼距与放大率、物像真实度的关系如图 10-1-5 所示。

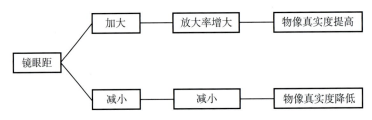

图 10-1-5　镜眼距与放大率、物像真实度的关系

## 四、实施步骤

### （一）实训准备
配装眼镜，平圆钳。

### （二）实训步骤
1. 检查镜腿侧弯是否与顾客脸形相匹配（图 10-1-6）。

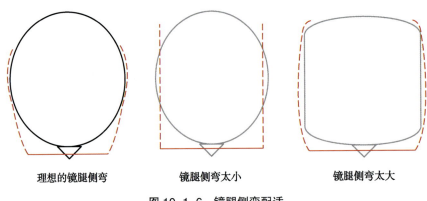

理想的镜腿侧弯　　　镜腿侧弯太小　　　镜腿侧弯太大

图 10-1-6　镜腿侧弯配适

2. 检查左右外张角是否合适,并根据不同的材料进行校配。

3. 检查是否存在左右镜眼距不一致的现象,如图 10-1-7 所示。按照镜眼距较大的一侧加大外张角,较小的一侧减小外张角的原则进行校配。

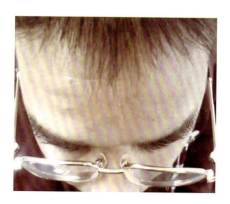

图 10-1-7　左右镜眼距不一致

## 五、练习与评价

1. 按照实施步骤进行练习,将结果填入表 10-1-1。

表 10-1-1　外张角相关的校配训练记录表

| 眼镜架编号 | 项目 | 现象 | 是否解决问题 |
| --- | --- | --- | --- |
| | 镜腿侧弯 | | |
| | 外张角 | | |
| | 镜眼距 | | |
| 配镜师: | | 日期: | |

2. 讲师根据实训情况进行考核评价,完成表 10-1-2。

表 10-1-2　外张角相关的校配活动评价表

| 考评项目 | 考评标准 | 讲师评分 |
| --- | --- | --- |
| 职业素养 | 专心,不做与实训无关的事(10分) | |
| | 规范使用实训工具(10分) | |
| | 实训工具及时归位(10分) | |
| | 及时完成实训任务(10分) | |

| 考评项目 | 考评标准 | 讲师评分 |
|---|---|---|
| 操作技能 | 镜腿侧弯（20分） | |
| | 外张角（20分） | |
| | 镜眼距（20分） | |

配镜师：　　　　　　日期：

## 六、常见问题

眼镜调整要先整形后校配，所以眼镜完成校配后，外张角可能不对称。

## 七、注意事项

少数顾客会存在头部左右两侧的肌肉不对称的情况，需要把两条镜腿的侧弯调为不一致的。

## 任务二 认知身腿倾斜角相关的校配

### 一、学习目标

1. 辨别身腿倾斜角产生的配适问题。
2. 解决身腿倾斜角产生的配适问题。
3. 解决左右镜圈高度不一致的问题。

### 二、任务描述

根据顾客戴镜后的不良配适现象,分析与身腿倾斜角相关的原因,并通过校配解决问题。

### 三、知识准备

#### （一）相关术语和定义

前倾角（倾斜角）：镜片平面与大地垂直线所构成的角度。前倾角一般为 8°~15°,如图 10-1-8 所示。

#### （二）身腿倾斜角产生的配适问题

1. 改变前倾角,导致斜散像差量的改变,引起视物变形、头晕等不适反应。身腿倾斜角与前倾角、斜散像差量的关系如图 10-1-9 所示。

#### （三）左右镜圈高度不一致的原因及后果

1. 原因 虽然眼镜身腿倾斜角对称,但

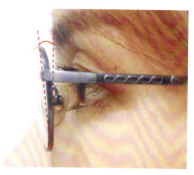

图 10-1-8 前倾角

由于顾客耳朵高低不对称,导致左右镜圈高度不一致;两侧镜腿上抬的程度不同也会导致左右镜圈高度不一致。

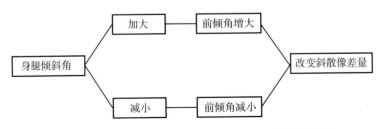

图 10-1-9　身腿倾斜角与前倾角、斜散像差量的关系图

2. 后果　改变散光轴位,产生棱镜效应,引起不适反应。

## 四、实施步骤

### (一) 实训准备
配装眼镜若干、镜腿钳。

### (二) 实训步骤
1. 检查前倾角是否合适,并通过调整身腿倾斜角进行校配。
2. 检查是否存在左右镜圈高度不一致现象,并进行校配(图 10-1-10)。按照镜圈较高的一侧减小身腿倾斜角外张角,较低的一侧加大身腿倾斜角的原则进行校配。

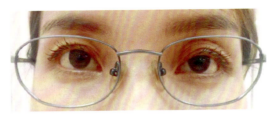

图 10-1-10　左右镜圈高度不一致

## 五、练习与评价

1. 按照实施步骤进行练习,将结果填入表 10-1-3。
2. 讲师根据实训情况进行考核评价,完成表 10-1-4。

表 10-1-3　身腿倾斜角相关的校配训练记录表

| 眼镜架编号 | 项目 | 现象 | 是否解决问题 |
|---|---|---|---|
| | 镜腿 | | |
| | 前倾角 | | |
| | 镜圈高度 | | |

配镜师：　　　　　　　　　日期：

表 10-1-4　身腿倾斜角相关的校配活动评价表

| 考评项目 | 考评标准 | 讲师评分 |
|---|---|---|
| 职业素养 | 专心,不做与实训无关的事(10分) | |
| | 规范使用实训工具(10分) | |
| | 实训工具及时归位(10分) | |
| | 及时完成实训任务(10分) | |
| 操作技能 | 镜腿(20分) | |
| | 前倾角(20分) | |
| | 镜圈高度(20分) | |

配镜师：　　　　　　　　　日期：

## 六、常见问题

在检查镜圈高度是否一致时,初学者的目测能力往往会有一定的偏差。为了减少误差,可以让顾客看正上方,观察上睑缘与镜圈上缘的距离是否一致(图 10-1-11)。

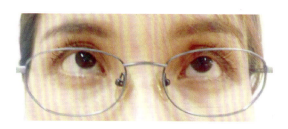

图 10-1-11　正上方视检查镜圈高度是否一致

## 七、注意事项

镜腿上抬现象主要是由于外张角、弯点长不合适引起的。因为两侧镜腿上抬的程度不同会导致左右镜圈高度不一致,所以在身腿倾斜角调整前要先检查是否存在两侧镜腿上抬的程度不同的现象,并解决该问题。

## 任务三　认知镜腿折合角相关的校配

### 一、学习目标

1. 辨别镜腿折合角产生的配适问题。
2. 解决镜腿折合角产生的配适问题。

### 二、任务描述

根据顾客戴镜后的不良配适现象,分析与镜腿折合角相关的原因,并通过校配解决问题。

### 三、知识准备

1. 镜腿折合角调整的实质为镜腿的翻转,如图 10-1-12 所示。
2. 对于镜腿较宽(如塑胶款或混合架)的镜架来说,镜腿的翻转会导致镜腿上缘或下缘压迫到顾客的颞侧(图 10-1-13)。

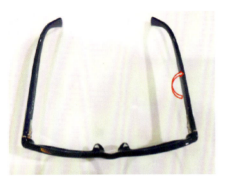

图 10-1-12　镜腿的翻转

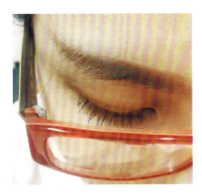

图 10-1-13　镜腿的翻转导致
下缘压迫到顾客的颞侧

3. 镜腿折合角偏差较大会引起眼镜折叠后高度过大,如图 10-1-14 所示。导致眼镜盒容不下眼镜(图 10-1-15 )。

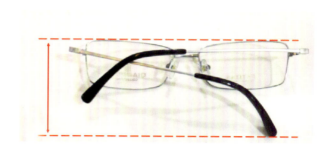

图 10-1-14　眼镜折叠后高度过大

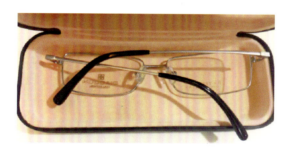

图 10-1-15　眼镜盒容不下眼镜

## 四、实施步骤

### (一)实训准备
配装眼镜、镜腿钳。

### (二)实训步骤
检查镜腿折合角是否为 0°~5°,并且两侧对称。

## 五、练习与评价

1. 按照实施步骤进行练习,将结果填入表 10-1-5。
2. 讲师根据实训情况进行考核评价,完成表 10-1-6。

表 10-1-5　镜腿折合角相关的校配训练记录表

| 眼镜架编号 | 项目 | 现象 | 是否解决问题 |
|---|---|---|---|
| | 镜腿折合角 | | |
| 配镜师： | | 日期： | |

表 10-1-6　镜腿折合角相关的校配活动评价表

| 考评项目 | 考评标准 | 讲师评分 |
|---|---|---|
| 职业素养 | 专心，不做与实训无关的事（20分） | |
| | 规范使用实训工具（20分） | |
| | 实训工具及时归位（20分） | |
| | 及时完成实训任务（20分） | |
| 操作技能 | 镜腿折合角（20分） | |
| 配镜师： | 日期： | |

## 任务小结

外张角、身腿倾斜角、镜腿折合角都是与镜腿相关的角度。外张角的不合适会引起镜腿上抬现象，导致前倾角的变化；前倾角的变化会引起镜腿折合角的变化。因此，镜腿校配的顺序依次为：外张角、前倾角、镜腿折合角。

# 认知鼻托校配

情境描述：

程先生在您的眼镜店配了一副眼镜，今天他过来取镜。这次的配镜处方与上次的完全一致，没有任何改变。右眼为 –3.00DS，左眼为 –5.50DS，PD 为 66mm。经过您的检查，新眼镜是一副合格的眼镜。程先生戴上后镜腿的角度都是合适的，但他觉得看远方的时候不如旧的眼镜清晰，看杂志的时候不舒服，有点晕，鼻子被鼻托压得有点痛。请您通过校配为该顾客解决上述问题，以达到戴镜后舒适的要求。

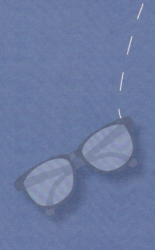

## 一、学习目标

1. 辨别鼻托间距产生的配适问题。
2. 解决鼻托间距产生的配适问题。

## 二、任务描述

根据顾客戴镜后的不良配适现象,分析与鼻托间距相关的原因,并通过校配解决问题。

## 三、知识准备

（一）相关术语和定义

瞳高:瞳孔中心至镜圈下方最底部内缘的距离（图 10-2-1）。

（二）鼻托间距产生的配适问题

1. 鼻托间距太小,会导致两个鼻托"夹住"顾客的鼻梁（图 10-2-2）;鼻托间距太大,会导致两个鼻托压迫顾客的内眦边缘（图 10-2-3）。对于顾客来说,以上情况是不舒适的。

2. 鼻托间距可以改变镜眼距和瞳高,三者关系如图 10-2-4 所示。镜眼距改变会导致有效镜度和视野的改变;瞳高改变会导致上下方视野比例的改变、屈光参差患者差异棱镜度的改变。较大的差异棱镜度会引起视疲劳、复视等不适反应。

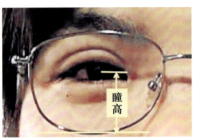

图 10-2-1　瞳高

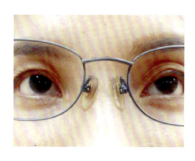

图10-2-2 鼻托间距太小

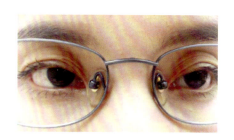

图10-2-3 鼻托间距太大

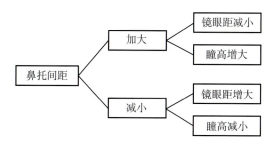

图10-2-4 鼻托间距与镜眼距、瞳高的关系

（1）镜眼距的标准通常为12mm，但也要考虑顾客的个体差异，对于睫毛较长的顾客来说，绝不能让镜片触及睫毛。

（2）理想的瞳高约为镜圈高度的2/3，这个比例符合美学和人眼视野分布的特征；瞳高太大会导致顾客的上方视野太小；瞳高太小会导致顾客的下方视野太小。如图10-2-5所示。

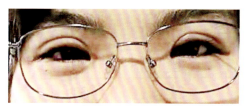

A. 理想的瞳高

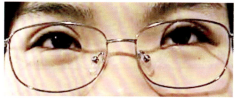

B. 瞳高太大

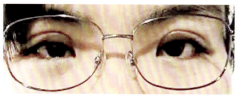

C. 瞳高太小

图10-2-5 瞳高配适

## 四、实施步骤

### （一）实训准备

配装眼镜、圆嘴钳、托叶钳。

### （二）实训步骤

1. 检查是否存在鼻托间距太窄和太宽的现象，并进行校配。

2. 检查镜眼距和瞳高是否合适，并通过校配解决。

## 五、练习与评价

1. 按照实施步骤进行练习，将结果填入表 10-2-1。

表 10-2-1　鼻托间距相关的校配训练记录表

| 眼镜架编号 | 项目 | 现象 | 是否解决问题 |
|---|---|---|---|
| | 鼻托间距 | | |
| | 镜眼距 | | |
| | 瞳高 | | |
| 配镜师： | | 日期： | |

2. 讲师根据实训情况进行考核评价，完成表 10-2-2。

表 10-2-2　鼻托间距相关的校配活动记录表

| 考评项目 | 考评标准 | 讲师评分 |
|---|---|---|
| 职业素养 | 专心，不做与实训无关的事（10分） | |
| | 规范使用实训工具（10分） | |
| | 实训工具及时归位（10分） | |
| | 及时完成实训任务（10分） | |
| 操作技能 | 鼻托间距（20分） | |
| | 镜眼距（20分） | |
| | 瞳高（20分） | |
| 配镜师： | 日期： | |

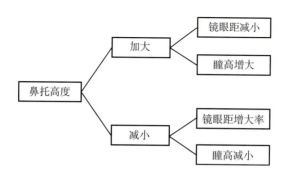

## 任务二　认知与鼻托高度相关的校配

### 一、学习目标

1. 辨别鼻托高度产生的配适问题。
2. 解决鼻托高度产生的配适问题。

### 二、任务描述

根据顾客戴镜后的不良配适现象,分析与鼻托高度相关的原因,并通过校配解决问题。

### 三、知识准备

鼻托高度产生的配适问题:鼻托高度会改变镜眼距和瞳高,三者的关系如图 10-2-6 所示。

图 10-2-6　鼻托高度与镜眼距、瞳高的关系

## 四、实施步骤

### （一）实训准备
配装眼镜、圆嘴钳、托叶钳。

### （二）实训步骤
检查镜眼距和瞳高是否合适，并通过校配鼻托高度解决。

## 五、练习与评价

1. 按照实施步骤进行练习，将结果填入表 10-2-3。

表 10-2-3　鼻托高度相关的校配训练记录表

| 眼镜架编号 | 项目 | 现象 | 是否解决问题 |
|---|---|---|---|
| | 镜眼距 | | |
| | 瞳高 | | |
| 配镜师： | | 日期： | |

2. 讲师根据实训情况进行考核评价，完成表 10-2-4。

表 10-2-4　鼻托高度相关的校配活动评价表

| 考评项目 | 考评标准 | 讲师评分 |
|---|---|---|
| 职业素养 | 专心，不做与实训无关的事（10 分） | |
| | 规范使用实训工具（10 分） | |
| | 实训工具及时归位（10 分） | |
| | 及时完成实训任务（10 分） | |
| 操作技能 | 镜眼距（30 分） | |
| | 瞳高（30 分） | |
| 配镜师： | 日期： | |

# 任务三  认知鼻托角度相关的校配

## 一、学习目标

1. 辨别鼻托角度产生的配适问题。
2. 解决鼻托角度产生的配适问题。

## 二、任务描述

根据顾客戴镜后的不良配适现象,分析与鼻托角度相关的原因,并通过校配解决问题。

## 三、知识准备

### (一)理想的配适
为鼻托的整个面与顾客的鼻子接触(图 10-2-7)。

### (二)鼻托角度产生的配适问题
1. 鼻托顶角太大会导致鼻托下端与鼻子不接触,仅上端与鼻子接触的现象;顶角太小会导致鼻托上端与鼻子不接触,仅下端与鼻子接触的现象。这些现象会导致顾客鼻子上存在局部的压迫感甚至疼痛感。鼻托顶角配适如图 10-2-8 所示。

2. 鼻托前角太大会导致鼻托下端与鼻子不接触,仅上端与鼻子接触的现象;前角太小会导致鼻托上端与鼻子不接触,仅下端与鼻子接触的现象。

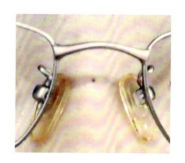

图 10-2-7  理想的鼻托配适

这些现象会导致顾客鼻子上存在局部的压迫感甚至疼痛感。鼻托前角配适如图 10-2-9 所示。

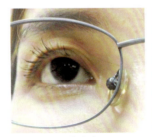

A. 顶角太大                    B. 顶角太大

图 10-2-8　顶角配适

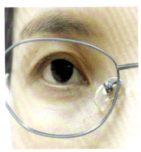 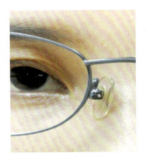

A. 前角太大                    B. 前角太小

图 10-2-9　鼻托前角配适

3. 鼻托斜角太大会导致鼻托内侧与鼻子不接触,仅外侧与鼻子接触的现象;斜角太小会导致鼻托外侧与鼻子不接触,仅内侧与鼻子接触的现象。这些现象会导致顾客鼻子上存在局部的压迫感甚至疼痛感。鼻托斜角配适如图 10-2-10 所示。

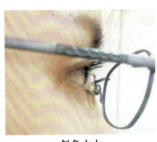 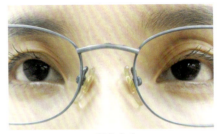

斜角太大                        斜角太小

图 10-2-10　鼻托斜角配适

## 四、实施步骤

### （一）实训准备
配装眼镜、鼻托钳。

### （二）实训步骤
检查鼻托的各个角度与顾客鼻子的配适情况，并通过校配解决。

## 五、练习与评价

1. 按照实施步骤进行练习，将结果填入表10-2-5。

表10-2-5　鼻托角度相关的校配训练记录表

| 眼镜架编号 | 项目 | 现象 | 是否解决问题 |
|---|---|---|---|
| | 鼻托顶角 | | |
| | 鼻托前角 | | |
| | 鼻托斜角 | | |
| 配镜师： | 日期： | | |

2. 讲师根据实训情况进行考核评价，完成表10-2-6。

表10-2-6　鼻托角度相关的校配活动评价表

| 考评项目 | 考评标准 | 讲师评分 |
|---|---|---|
| 职业素养 | 专心，不做与实训无关的事（10分） | |
| | 规范使用实训工具（10分） | |
| | 实训工具及时归位（10分） | |
| | 及时完成实训任务（10分） | |
| 操作技能 | 鼻托前角（20分） | |
| | 鼻托斜角（20分） | |
| | 鼻托顶角（20分） | |
| 配镜师： | 日期： | |

　　鼻托的校配包含鼻托间距、鼻托高度、鼻托前角、鼻托斜角、鼻托顶角的校配。鼻托间距和鼻托高度的变化会引起镜眼距和瞳高的变化;鼻托间距的调整还受到鼻子宽度的影响。可以通过校配鼻托高度来改变镜眼距和瞳高,但有部分镜架的鼻托高度是不可调整的,这部分镜架只能校配鼻托间距来改变镜眼距和瞳高。鼻托校配的顺序依次为:校配鼻托间距,校配鼻托高度,校配鼻托的前角、顶角、斜角。

　　另外,鼻托配适可能会出现特殊的情况:当鼻托高度、鼻托间距及鼻托的各个角度都是对称的时候,部分顾客鼻子两侧的压力还是不均衡,说明顾客存在先天性或外伤引起的鼻子两侧形状不对称的情况。对于这部分顾客,需要把压力较大的一侧加大鼻托高度或将压力较小的一侧减小鼻托高度。切忌把鼻托间距调整成不对称,这样会引起眼镜偏移现象。

# 认知脚套部分校配

情境描述：

　　顾客来店取镜，试戴时顾客觉得鼻子受鼻托压得很紧，耳上点处被脚套卡得很紧，耳朵内侧的乳突骨部位被脚套压得很紧。经过您的检查，镜腿和鼻托的配适都是良好的。要求配镜师通过校配解决上述问题，达到舒适的配戴要求。

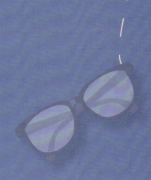

## 任务一　认知弯点长相关的校配

### 一、学习目标

1. 辨别弯点长产生的配适问题。
2. 解决弯点长产生的配适问题。

### 二、任务描述

根据顾客戴镜后的不良配适现象,分析与弯点长相关的原因,并通过校配解决问题。

### 三、知识准备

弯点长产生的配适问题包含:弯点长太大会导致眼镜容易滑落;弯点长太小会导致镜腿上抬、脚套压迫耳朵与头部的连接部位。理想的弯点位置为弯点要与耳上点重合。弯点长配适如图 10-3-1 所示。

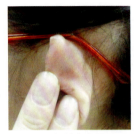
A. 理想的弯点长

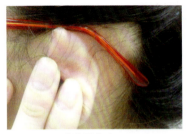
B. 弯点长太大

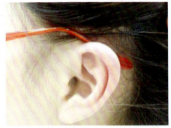
C. 弯点长太小

图 10-3-1　弯点长配适

## 四、实施步骤

（一）实训准备

配装眼镜、烤灯。

（二）实训步骤

检查弯点长是否合适，并进行校配。

## 五、练习与评价

1. 按照实施步骤进行练习，将结果填入表 10-3-1。

表 10-3-1　弯点长相关的校配训练记录表

| 眼镜架编号 | 项目 | 现象 | 是否解决问题 |
|---|---|---|---|
| | 弯点长 | | |

配镜师：　　　　　　　　　日期：

2. 讲师根据实训情况进行考核评价，完成表 10-3-2。

表 10-3-2　弯点长相关的校配活动评价表

| 考评项目 | 考评标准 | 讲师评分 |
|---|---|---|
| 职业素养 | 专心，不做与实训无关的事（20 分） | |
| | 规范使用实训工具（20 分） | |
| | 实训工具及时归位（20 分） | |
| | 及时完成实训任务（20 分） | |
| 操作技能 | 弯点长（20 分） | |

配镜师：　　　　　　　　　日期：

## 任务二　认知与垂俯角相关的校配

### 一、学习目标

1. 辨别垂俯角产生的配适问题。
2. 解决垂俯角产生的配适问题。

### 二、任务描述

根据顾客戴镜后的不良配适现象，分析与垂俯角相关的原因，并通过校配解决问题。

### 三、知识准备

垂俯角产生的配适问题包含：垂俯角太小会导致眼镜容易滑落；太大会导致顾客的耳朵与头部的连接部位被脚套"卡住"、鼻子被鼻托贴得很紧。垂俯角的配适如图 10-3-2 所示。

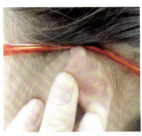 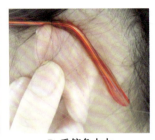 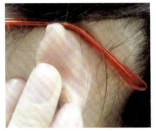

A. 垂俯角太小　　　　　　B. 垂俯角太大　　　　　　C. 理想的垂俯角

图 10-3-2　垂俯角配适

## 四、实施步骤

### （一）实训准备
配装眼镜、烤灯。

### （二）实训步骤
检查垂俯角是否合适，并进行校配。

## 五、练习与评价

1. 按照实施步骤进行练习，将结果填入表 10-3-3。

表 10-3-3　垂俯角相关的校配训练记录表

| 眼镜架编号 | 项目 | 现象 | 是否解决问题 |
|---|---|---|---|
|  | 垂俯角 |  |  |

配镜师：　　　　　　　　日期：

2. 讲师根据实训情况进行考核评价，完成表 10-3-4。

表 10-3-4　垂俯角相关的校配活动评价表

| 考评项目 | 考评标准 | 讲师评分 |
|---|---|---|
| 职业素养 | 专心，不做与实训无关的事（20 分） |  |
|  | 规范使用实训工具（20 分） |  |
|  | 实训工具及时归位（20 分） |  |
|  | 及时完成实训任务（20 分） |  |
| 操作技能 | 垂俯角（20 分） |  |

配镜师：　　　　　　　　日期：

## 任务三 认知与垂内角相关的校配

### 一、学习目标

1. 辨别垂内角产生的配适问题。
2. 解决垂内角产生的配适问题。

### 二、任务描述

根据顾客戴镜后的不良配适现象,分析与垂内角相关的原因,并通过校配解决问题。

### 三、知识准备

垂内角产生的配适问题包含:垂内角太小会导致眼镜容易滑落;太大会导致脚套压迫顾客的耳朵内侧的乳突骨、镜腿上抬。垂内角的配适如图10-3-3所示。

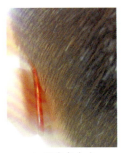 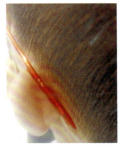 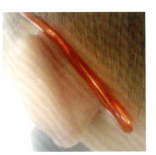

A. 垂内角太小　　　　B. 垂内角太大　　　　C. 理想的垂内角

图10-3-3　垂内角配适

## 四、实施步骤

### （一）实训准备

配装眼镜、烤灯。

### （二）实训步骤

检查垂内角是否合适，并进行校配。

## 五、练习与评价

1. 按照实施步骤进行练习，将结果填入表 10-3-5。

表 10-3-5　垂内角相关的校配训练记录表

| 眼镜架编号 | 项目 | 现象 | 是否解决问题 |
|---|---|---|---|
| | 垂内角 | | |
| 配镜师： | | 日期： | |

2. 讲师根据实训情况进行考核评价，完成表 10-3-6。

表 10-3-6　垂内角相关的校配活动评价表

| 考评项目 | 考评标准 | 讲师评分 |
|---|---|---|
| 职业素养 | 专心，不做与实训无关的事（20分） | |
| | 规范使用实训工具（20分） | |
| | 实训工具及时归位（20分） | |
| | 及时完成实训任务（20分） | |
| 操作技能 | 垂内角（20分） | |
| 配镜师： | 日期： | |

## 任务四　认知与脚套弯曲度相关的校配

### 一、学习目标

通过校配找到适合顾客的脚套弯曲度，达到戴镜后舒适的状态。

### 二、任务描述

根据顾客戴镜后的不良配适现象，分析与脚套弯曲度相关的原因，并通过校配解决问题。

### 三、知识准备

脚套弯曲度产生的配适问题包含：不适合的弯曲度会使脚套与人体的局部接触，导致局部压迫感。理想的脚套弯曲度应与顾客耳朵旁边的解剖形状吻合。脚套的配适如图 10-3-4 所示。

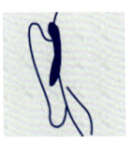 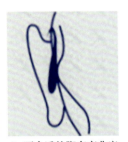

A. 理想的脚套弯曲度　　　　B. 不合适的脚套弯曲度

图 10-3-4　脚套弯曲度配适

## 四、实施步骤

### （一）实训准备
配装眼镜、烤灯。

### （二）实训步骤
检查脚套弯曲度是否合适，并进行校配。

## 五、练习与评价

1. 按照实训步骤进行练习，完成与脚套弯曲度相关的校配，将结果填入表 10-3-7。

表 10-3-7 脚套弯曲度相关的训练记录表

| 眼镜架编号 | 项目 | 现象 | 是否解决问题 |
|---|---|---|---|
| | 脚套弯曲度 | | |
| 配镜师： | 日期： | | |

2. 讲师根据实训情况进行考核评价，完成表 10-3-8。

表 10-3-8 脚套弯曲度相关的校配活动评价表

| 考评项目 | 考评标准 | 讲师评分 |
|---|---|---|
| 职业素养 | 专心，不做与实训无关的事（20分） | |
| | 规范使用实训工具（20分） | |
| | 实训工具及时归位（20分） | |
| | 及时完成实训任务（20分） | |
| 操作技能 | 脚套弯曲度（20分） | |
| 配镜师： | 日期： | |

## 任务小结

　　脚套校配为眼镜校配的最后一步,决定整副眼镜的重心。如果脚套部分太松,会导致眼镜重心前移,眼镜滑落;如果太紧,会导致眼镜重心后移,顾客的鼻子会被鼻托压得很紧。脚套校配的顺序为:弯点长校配、垂俯角校配、垂内角校配、脚套弯曲度校配。

（钟小华　张肖莉）

眼镜行业,其实包括三个大的方面:专业、服务、销售。每一位从事眼镜行业的人员,都需要从这三个方面去不断地提升自己。特别是在服务和销售中,除了掌握销售技巧之外,我们更要提升专业,帮助顾客解决他们的主诉症状和遇到的困难。

眼镜行业的投诉有与其他销售行业不同的是,除了质量、服务等投诉,更有一些专业方面的投诉,如配镜处方不合适、眼镜变形等。

随着人们对服务意识的深入,人们的消费观念也在转变,越来越多的消费者更加关注自己的权益,这个时候,很容易产生一些异议或者投诉。

当接到顾客的投诉时,我们需要考虑两方面的问题,一是顾客的心情;二是事情的本身。

有经验的配镜师在解决顾客投诉的时候都会首先解决顾客的心情问题,稳定顾客的情绪,让顾客把事情说明白,然后再根据顾客所说内容进行问题分析,最后给出事情的解决方案。

有时候投诉不一定是坏事,很可能是对我们未来有帮助的,例如顾客的忠诚度与成交率。研究表明,遇到问题不投诉的顾客再次交易的意向很低,只有9%;而投诉了,即便问题没有得到解决,顾客再次交易的意向也会提高到19%;那些投诉后主要问题获得解决的顾客再次交易的概率是54%,而投诉后主要问题马上得到解决的顾客再次购买的概率提高到了82%。

顾客投诉处理好后,需要对投诉进行分析。如果是服务方面的问题,需要进行服务方面的培训,提升我们的服务水平;如果是专业方面的问题,需要提升专业技能;如果是价格方面的问题,根据市场调研结果再次评估商品价格;如果是质量方面的问题,需要向生产商提出,以便改进产品质量。

作为眼镜配镜师,当面对顾客投诉时,要学会站在顾客的角度思考问题,运用专业知识和经验,解决顾客的问题。更重要的是要对投诉进行研究和学习,以减少同类别的投诉产生。

## 任务一　认知服务投诉

从某种意义来说，社会上所有的行业都是在进行服务，只是不同工作的服务对象不同，故而提供的服务方式不同。眼镜行业与其他行业一样，最容易发生的就是服务性的投诉。处理好顾客投诉，不仅能让顾客得到满意，更能够赢得顾客对我们的信任和尊重。

### 一、情境导入

某天，眼镜店的顾客非常多，每一位店员都忙着接待顾客。而这时，你身边走来一位顾客很不耐烦地对你说："你们还有没有服务员来帮我挑眼镜啊，我都进来好长时间了，怎么都没人来招呼我呢？"

工作中，经常会遇到上述类似的投诉，请问：

1. 顾客在投诉什么内容呢？
2. 顾客的服务投诉包括哪些内容呢？
3. 面对顾客服务投诉，我们该如何解决呢？

### 二、学习目标

1. 掌握服务投诉所包括的内容。
2. 具备解决顾客服务投诉的能力。

## 三、任务描述

一位已经在店内等候多时的顾客,由于当天的人流量很大而被店员疏忽,他提出了对店员的服务不满。

## 四、知识准备

对于从事眼镜行业的销售人员来说,不仅要了解产品的相关知识,而且还要能够运用专业知识处理各种不同类型的顾客投诉。

### (一)服务投诉的种类

分析投诉的种类可以高效地处理服务投诉,同时在日后的工作中还能减少或者避免同类型的服务投诉(图11-1-1)。

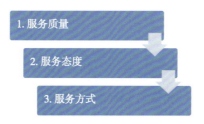

**图11-1-1　服务投诉的种类**

### (二)解决顾客服务投诉

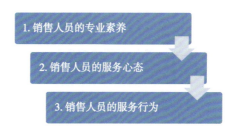

**图11-1-2　解决顾客服务投诉的三要素**

### (三)相关知识准备

1. 服务投诉的种类　服务的投诉是我们在眼镜店最常遇到的投诉,它是投诉的引爆点。服务投诉处理不当,就很可能会造成投诉升级,甚至连带发生其他类型的投诉。下面介绍一下不同服务投诉及相关案例。

（1）服务质量：服务质量是指服务能够满足规定和潜在需求的特征和特性的总和，是指服务工作能够满足被服务者需求的程度。服务质量是企业为使目标顾客满意而提供的最低服务水平，也是企业保持这一预定服务水平的连贯性程度。

 **案例一**

小王是一名刚到眼镜店工作的新员工。某天一位顾客走到店内，希望小王帮他调整一下眼镜，因为眼镜有点松了。眼镜调整是我们在工作中最常遇到的为顾客服务的项目，也比较容易解决。小王将顾客的眼镜拿到手，马上帮助顾客将眼镜的螺丝旋紧，并且调整了外张角。由于小王是新员工，小王在调整眼镜时很紧张，手一直在颤抖，这时顾客发现了就有些担心自己的眼镜可能会被调坏。经过30分钟的调整，小王终于调整好了眼镜，但是顾客感觉耽误了太长时间，已经开始有些不满意。接着小王直接将调好的眼镜给顾客进行试戴，由于眼镜没有清洗，配戴的时候顾客感觉看东西特别模糊而且不舒服，于是就产生了对小王服务质量抱怨。

通过这个案例，我们会发现，顾客对我们的服务质量有很高的期望，而小王作为新员工，虽然工作认真值得表扬，但业务不太熟练，因而引起了顾客的投诉。为了避免类似投诉问题，配镜师在上岗为顾客服务之前，除了要有为顾客服务之心，更要不断地提升自身的专业技能，在为顾客免费清洗和调整眼镜前要向顾客了解一下眼镜是否是在本店验配的，由于不同材质镜架的调整注意事项会略有差异，所以要求配镜师对眼镜的材质有所了解，同时应该多多练习眼镜的调整，这样在为顾客服务时才能得心应手，超越顾客期望。

## 服务小提示

在眼镜店的日常工作中，应该多用心为顾客提供更高质量的服务，例如迎宾，当顾客进门的时候，我们会说："您好，欢迎光临××眼镜店。"优秀的销售人员会根据顾客进店的时间对顾客说："上午好，欢迎光临××店。"而对于一些熟悉的顾客，我们应该在迎宾的时候直接说："张先生/小姐，上午好，欢迎您的光临。"一个小小的改变可能微不足道，但是对顾客而言，正是这些细节才让其感受到我们真挚的服务。

**案例二**

　　某天一位顾客走进我们的门店,要求我们先帮他免费验光。一位配镜师就对顾客说:"您是在这边配镜吗? 如果配镜我们提供免费验光。"顾客说:"我在这边验光,当然就是想在你们店配镜了。"配镜师就说:"如果您有意在我们店消费,按照我们的规定,您需要先选好镜框和镜片,然后我才能帮您验光。"顾客同意了,选好了一只镜框,也选了一款镜片,价格一共是580元。然后配镜师带顾客去验光,验光结束后,配镜师说:"根据您的度数,需要补差价,因为您的度数特殊且有散光,所以还要再加收50元。"听到店员的说法后,顾客立即提出要对配镜师进行投诉,并且表示以后不会再来这家店消费,也不会推荐身边朋友来。

　　目前类似这样的情况比较常见,配镜师为了提升个人业绩,不愿意为顾客提供免费的服务,这严重影响了服务质量。而有些配镜师即使是提供了免费的服务,其服务品质与服务流程也是草草走个过场,根本不负责任。对眼镜店而言,配镜师担心的是顾客在享受免费验光之后,再到网络上或其他眼镜店验配,从而导致顾客流失。更有顾客在获得处方后到别处配镜产生的不舒适,会到获得处方的门店进行投诉,这样的情况是大家不愿意接受的。那么该如何解决此类问题? 这就需要用专业的验光技术逐渐地获取顾客的信任与认可。

　　如果眼镜店免费验光之后,不便给顾客处方,应该在门店中明确与顾客说明:"本店可以提供免费验光,但是处方仅作为我们门店的配镜凭据,如果使用我们的处方在其他地方验配,我们将不负责您配镜之后出现的任何问题。"

　　我们应该珍惜通过验光与顾客交流的机会,既然我们承诺可以免费验光,就要兑现我们的承诺,并且既然做了,就要做得更好。

　　而目前很多眼镜门店都相继开展了验光收费的项目,充分体现了验光师的专业价值,越来越多的顾客也慢慢开始接受验光收费,并意识到专业验光对屈光矫正的重要性,同时也提升了验光师的专业形象与地位。当然,如果行业全面实施验光收费,相信以上的投诉现象也会大大减少。

## 服务小提示

　　每一家眼镜店都应该有自己的免费服务项目,并向顾客做出公示,承诺其服务是免费的,但服务的质量不会降低。其实免费服务项目做得好,会带来更多的顾客。努力做好每一项服务,是每一位配镜师的责任。

案例三

　　某天一对夫妻戴着 8 岁的孩子来到店里,希望我们帮助孩子检查一下眼睛。配镜师接待了他们,并带孩子首先进行了客观验光检查,发现孩子检查过程中可能存在调节参与,检查后给孩子带上了一副 +1.50 的试戴镜,让孩子试戴在店里阅读使用。配镜师告知孩子的父母:"孩子的年龄比较小,刚才验光时可能会存在假性近视,也就是由于调节紧张导致的近视,现在给他试戴一副正度数镜片,目的是让孩子的眼睛调节得到放松,过一会儿再验光孩子的度数可能存在差异。因为我们这边目前不可以帮助孩子进行散瞳验光。"

　　10 分钟后,配镜师再次进行客观验光,果然两次检查结果相差 100 度左右,配镜师对父母说:"对比两次验光结果您可以发现,现在孩子的度数下降了,说明孩子的近视有一部分是因为调节紧张所引起的。我们希望您能带孩子去医院做散瞳验光检查,这样配好的眼镜才能更加适合孩子的眼睛。"孩子父母同意了,带着孩子离开了眼镜店。

　　3 天后,孩子父母将散瞳验光的结果拿到店里,说孩子不喜欢医院的眼镜款式,希望可以在这里挑一支适合孩子的框架。

　　我们帮助顾客挑选了一支适合的眼镜后,就按照医院的处方给孩子进行了度数的试戴,试戴的时候孩子感觉有一些不舒服,有点儿头晕,我们对孩子的家长说:"因为孩子没有戴过眼镜,这样的情况比较正常,适应一段时间就会好的。"

　　家长最常问我们的问题是:"我们夫妻都没有近视,孩子怎么就近视了呢?"我们会告诉家长:近视的产生原因很多。最常见的原因就是用眼不当,现在孩子用眼比较多,尤其是手机、平板电脑等电子产品的使用,有的孩子甚至课后作业都需要用电脑来完成。还有一方面就是阅读姿势和阅读习惯也会有影响,要经常提醒孩子在写作业的时候保持身体正直,不要歪头,学习 40 分钟最好能休息 5 分钟。平时可以多吃一些动物的肝脏、蔬菜和水果,补充维生素 A 对眼健康是有帮助的。

　　最后还要注意的是孩子都比较活跃,经常因为运动造成眼镜变形,如果出现这样的问题请及时来店里调整眼镜,这样才能保证孩子健康用眼。另外,每 6 个月要带孩子来店里复查,每一年需要重新验光。

　　我们和顾客沟通的内容非常翔实,主要讲解如何保护眼睛,眼镜如何正确使用。所以顾客非常得满意,对我们的服务表示感谢。顾客说我们的专业很棒,态度很好，以前一直认为我们就是卖眼镜的，没有想到在我们这边还可以听到这么多护眼知识。感觉我们的服务品质非常高，不但专业，而且负责。

屈光不正，对顾客来说就是需要一副眼镜来矫正视力，对于我们来说，简单的一副眼镜绝不简单。因为一副眼镜不仅需要专业的验光师精准的验光处方，而且还需要配镜师根据顾客的需求、脸型、特殊用途等为其挑选并推荐合适的产品。当然，一副配戴舒适持久的眼镜也离不开后期的加工和调整，所以每副眼镜都源于专业与责任。

（2）服务态度：服务态度就是指配镜师为顾客服务过程中，在言行举止方面所表现出来的一种神态。

 **案例一**

某天一位顾客到店里要求退镜，因为这副眼镜看东西很不舒服，一戴上就头疼。配镜师小赵接待了顾客，对顾客说："新配的眼镜都会有不舒服，适应一段时间就好了。"

顾客："前段时间我打电话到店里说戴着不舒服，你们告诉我要我回去适应一段时间，可是我适应了还是不舒服。现在我希望退镜，不想去适应了。"

小赵："您看啊，商品质量是没有问题的，度数也没有问题，已经加工好的镜片是不可以退的。"

顾客："您这是什么态度啊，什么叫不可以退，我戴着不舒服，你就应该马上给我退换，不然我到消费者协会去投诉你们。"

就这样小赵和顾客在店里吵了起来，越吵越严重，甚至影响到了门店的正常营业。

同样的事情，一位优秀的配镜师该如何处理呢？首先是认真倾听顾客的抱怨，同时仔细检查顾客的眼镜，对顾客讲：先生您好，您配戴的眼镜是渐变焦镜片，我们公司售卖的渐变焦镜片质量优异，而验配渐变焦镜片也是我们的专长，这一点请您放心。您遇到的问题也是非常普遍的，初次配戴渐变焦镜片确实需要有一段适应期，主要是让您学习这种镜片的使用，就如同是您购买了智能手机也要学习很多新应用的使用方法。一旦您学会了如何使用，相信您一定会非常喜欢目前的这副眼镜给您带来的便利。您看这样好吗？我先来给您示范一下渐变焦镜片的正确使用方法，可以吗？

渐变焦镜片与单焦点镜片不同,在镜片上包括远用区、近用区、渐变区和模糊区(或者叫做像散区)。初次使用渐变焦镜片的顾客需要经历一个学习佩戴的过程,配镜师需要教给顾客如何正确地使用渐变焦镜片。在教戴的过程中,我们需要提醒顾客首先看远再看近,最后看中间;先看静止的物体再看运动的物体;先在室内使用,再到室外使用。一步一步来,不用着急,学会使用是有个过程的。

经过耐心的解释和说明,最后顾客接受了建议,配镜师一步一步地演示,顾客发现自己在使用过程中确实存在问题,同时学会了正确的使用方法。一周后,配镜师联系到这位顾客,询问最近的使用情况。顾客反馈非常好,通过学习已经掌握了新镜片的使用方法,现在已经离不开新的眼镜了,还在别人面前炫耀自己配的新眼镜非常方便,一副眼镜可以看远也可以看近,再也不用到处寻找老花镜了。

同一件事情,经由两位不同的配镜师服务,结果却大不相同,我们也可以感受到,给顾客提供良好的服务,最基础的就是我们的配镜师要有良好的服务态度。良好服务态度的养成需要我们有同理心做基础,能够站在顾客的角度思考问题。当我们作为消费者的时候,期望配镜师对待我们的好态度,其实就是消费者对于眼镜销售人员提出的服务态度的要求。

顾客在购买商品后,其实最担心的就是付款后,服务员的脸色发生转变。没付款的时候对我总是微笑,一旦付款后就不理我了,这最让顾客反感。我们在平时工作中一定要保持自己良好的心态和服务态度。需要让顾客感觉到付款不是销售的结束,而是为顾客提供服务的开始。这样的话,会给顾客留下最好的印象,获得更多的顾客来源。

 **案例二**

某天上午一位顾客戴着眼镜来到了我们门店,对我们说:"我的眼镜是在你们店配的,现在这只眼镜总是向下滑,请你们帮我调整一下。"

店员请顾客坐下来之后说:"您稍等,我们马上为您调整,不过在调整之前我们需要先和您沟通一下,眼镜是我们售出的商品,会为您提供免费的调整服务,不过调整需要使用工具，可能会对眼镜造成伤害，例如表面脱漆，甚至可能发生眼镜断裂，这些都是正常现象。当然我们会请有经验的调整师帮您小心地调整眼镜，如果在调整的过程中发生了以上的问题，也请您理解，如果有断裂或者开焊我们会给您做后期的维修。您看可以吗？"

顾客听了之后立马生气了，说："照你这么说，这个眼镜要是调坏了就都是我的问题了，你们一点儿责任都没有吗？"

配镜师耐心地说："您的眼镜是我们这边验配的，我们相对比较容易帮您做调整，这种风险是存在的，但是出现的概率很低。"

最后顾客同意让我们进行调整，眼镜调整后我们给眼镜进行了清洗，调整过程相当顺利，顾客戴上了调整后的眼镜很舒服，就离开了。

下午的时候顾客又回到了店里，非常生气地对我们说："上午您帮我调眼镜我因为着急没有详细地检查，中午休息的时候我摘下了眼镜仔细地看了一遍，发现眼镜的鼻托盒掉漆了，是你们调整时候给我弄坏的，现在你们看这个问题怎么解决吧。"

配镜师拿着有点儿掉漆的镜架对顾客说，"上午确实您有来过，可是我们调好后，交给您时可是完好的，你也没有发现问题啊，现在拿过来说这个掉漆是我们调整造成的，我们不能接受。"

而顾客此时特别生气，要求见门店店长，店长走到顾客面前检查了一下眼镜后对顾客说："上午我见过您，我们给您调整的时候没有问题，现在您拿着这只眼镜说鼻托掉色了，是不是您自己不小心碰到哪里掉的呢？"

听了店长的话，顾客更生气了，立马打了电话给营运经理投诉门店的调整技术差，服务态度更是恶劣。

最后客服人员和顾客进行了长达 2 小时的耐心沟通，最终问出了顾客的真实想法。原来顾客就是希望得到服务人员说一声对不起，其实眼镜鼻托的位置有一点儿掉色外观根本看不出来，并不受影响。只是感觉店里销售人员的态度实在太可气了，不仅不道歉，还指责问题是顾客自己造成的。

处理的结果是请店长带店员一起向顾客道歉，并且给顾客更换一支一模一样的框架。


在面对顾客的时候，配镜师首先要保证服务质量，同时更要保证服务的专业度和认真程度。不管顾客的眼镜是不是我们这边购买的，只要我们帮助调整了眼镜，我们就应该在调整前做好沟通，在调整后交给顾客前都要仔细地检查，确保每一个小细节都检查到,应该如实地与顾客讲清楚眼镜出现的任何小问题。因为对于顾客来说哪怕是一块钱购买的商品,在顾客看来都是非常珍贵的,而作为配镜师要尽量站在顾客的立场思考问题,不能因为眼镜的不同价格给予不同的服务。

同时,当我们遇到类似投诉时,首先承认我们的错误是必需的,错在没有给顾客详细地解释清楚。可能一句真心的道歉不能化解问题,但至少在对待问题上,我们表现出为顾客服务的态度。

从这个案例中我们也提示大家,调整前做好沟通很重要,在做沟通之前,先要认真了解顾客的眼镜情况,详细检查之后再进行沟通是非常必要的,无需所有情况都先告知顾客,那是不负责任的表现。

 **案例三**

某天一位大概50岁左右的女士来到我们的门店,优秀的配镜师小王接待了顾客,对顾客说:"请问您有什么需要吗?"

女士说:"来眼镜店你说呢,当然是买眼镜了,还能有什么需要啊?"

小王笑着说:"那您是给自己买眼镜还是给别人挑眼镜啊?"

女士说:"你觉得我是给自己看还是给别人看呢?我当然是给自己买眼镜了。"

小王还是微笑着对着顾客说:"您的眼睛有没有度数?需要我给您验光吗?"

女士说:"别跟我来这一套,我很懂的,一旦你们开始验光,就是要我买眼镜,而且让我买贵的,我都明白的。"

小王说:"女士,我们这边验光都是免费的,您买不买眼镜我们都需要给您验光的。"

女士说:"好吧,那你给我验验看。"

小王在验光过程中的服务非常好,表现得非常专业,可是也感觉到这位女士很奇怪,感觉有很大怨气。不过小王还是认真地微笑着和顾客进行着沟通。

小王说:"女士,您的度数其实并不高,您平时是不是都不需要戴眼镜,只不过在看近的时候有些费力呢?"

女士说:"是啊,怎么了?"

小王说:"其实,随着我们年龄的增长,我们眼睛的肌肉的调节能力也会随着下降,由于看近的时候需要调节力,而您眼睛的调节力有些下降了,所以您看近的时候有些费力。"

客观来说,小王的话并没有什么问题。可是这位女士一听马上就火了,对小王说："你这是在说我老了吗？还有你是不是说我老花了啊？"

小王依然微笑着对顾客说："女士您好，这个其实不能完全是老花，只是您眼睛的调节力有些失调了，可以通过配戴眼镜改善的。"

女士说："你要是早这么说不就没事了吗？"

小王说："那我为您挑一副镜片，给您进行一下试戴吧。"

女士带上眼镜，顿时感觉到看东西确实变得清晰了，挺开心的。

最后该女士选配了一副价值500元的眼镜，她走的时候表示，希望取眼镜的时候还是小王来接待她。

3天后顾客取镜，小王用专业的调整技术帮助顾客将眼镜调好，并且嘱咐了应该如何正确使用抗疲劳的眼镜，在顾客离开店的时候，小王还对顾客说，希望您日后能够平静心情，因为生气或者心情比较烦闷的话，会让您看东西不舒服的，影响戴镜的效果不说，对于您的身体健康也会有影响，同时，如果您有时间的话，欢迎到我们店来，我们可以帮您免费地调整和清洗眼镜。

在这个案例中，我们发现小王的服务非常得棒，没有因为顾客的态度改变自己的服务态度，而且还能一直微笑地对待顾客。同样也发现顾客的情绪一直不稳定而且难以平复心情，好像所有人都要害她一样，就算是我们说得再婉转，顾客也一样会挑出问题来。所以，对于我们配镜师来说，面对这样的顾客，要表现出愿意为顾客服务的心态，帮助顾客解决问题。随后我们接到了一封顾客的感谢信，感谢小王的服务，并且诉说了缘由，原来顾客正处在更年期，会莫名地发脾气，小王的服务态度让顾客感觉非常舒服。

心态保持积极耐心，对配镜师来说是非常难得的好品质。在日常工作中我们需要向小王学习，学习他对于自己情绪的控制，尤其是在顾客发脾气的时候，我们要控制自己情绪，不受顾客的情绪影响。所以，作为优秀的配镜师我们需要控制好自己的情绪，时刻保持积极的心态迎接每一位顾客。

（3）服务方式：服务方式，在帮助顾客完成整个销售过程中，配镜师会根据不同类型顾客采取的不同服务。

眼镜店内的工作，每天都在与不同的顾客进行交流和服务，面对不同类型的客人，就需要我们用不同的方式来对待，下面我们一起来了解一下如何为不同类型的顾客提供相对应的服务。

根据顾客的不同表现，我们需要给予不同的服务方式。这里我们将顾客分为四类进行说明：

第一类顾客,拿着我们递给他的价目册,指着其中一种折射率为 1.70 的镜片,我就要这种,你们可以打折吗?

第二类顾客,拿着我们递给他的价目册,认真地看了看,然后说,请问 1.74 和 1.76 的镜片差异只有 0.02,价格怎么差异这么多呢? 这两种镜片在设计上有什么不同的地方,产地是否相同,精准度有多高? 做出来的厚度效果相差几个毫米呢?

第三类顾客,拿着我们递给他的价目册,看了又看,然后对我们说,现在镜片种类这么多,我都不知道该用哪种好了,你看我选择哪一种呢?

第四类顾客,拿着我们递给他的价目册,看了又看,对我们说需要再到其他的地方看看然后再作决定购买哪种。

面对第一类顾客,我们需要直接请顾客付款就可以了,不需要和顾客讲解太多,因为那都是多余的,顾客是简单直接型的,我们就简单直接地应对,顾客自然很满意。

面对第二类顾客,我们需要表现出比顾客更加专业。不但要细心地为顾客解说,更要做出详细的参数对照表,给顾客看,帮助顾客作出选择。同时我们也可以转移话题,询问顾客配戴眼镜的度数为多少,需不需要重新帮其验光,同时镜片的薄厚除了受折射率的影响也会受到镜架的影响,还有和您的度数及瞳距都有关系,不如我先帮您进行一次专业的全面的验光吧。

面对第三类顾客,顾客没有主见,不知道该如何选择,看着每一样镜片都差不多,我们需要做的就是给顾客建议,千万不要给出两种建议供顾客选择了,顾客没有主见,所以我们就给一种选择,然后说明作出这种选择的主要依据,再说说这种选择对于顾客的好处是什么。而这样的选择对您来说是最适合的,这是我作为配镜师给出的专业的个性化选择。

面对第四类顾客,我们首先认同顾客的消费习惯,购买商品一定要货比三家,如果是我购买眼镜,也会像您一样多比较比较,然后我可以冒昧地问一句,您购买眼镜片在比较什么内容呢? 或者您最在意镜片的是哪方面的内容。最后我们根据顾客的回答,给予顾客相关的备选方案。

### 服务小提示

顾客的种类不止上面的四种,重要的是我们作为优秀的销售人员一定要多去学习如何判断顾客的类型,并且根据顾客的类型采取不同的服务方式。不要期望一种服务方式可以面对所有的顾客,现在是一个个性化的时代,优秀的眼镜配镜师能够给予顾客不同的服务方式,满足个性化时代的个性化需求。

2. 如何更好地解决顾客服务投诉

（1）调整心态：作为眼镜配镜师，我们在面对服务投诉的时候，首先是要调整自己的心态，重视顾客的投诉，因为来投诉的顾客还是对我们抱有希望的顾客，希望我们能帮助他解决问题的（此处排除故意投诉的顾客），所以有些顾客对我们的服务不满意而又不来投诉的话，那么我们可能永久地失去这位顾客。

面对顾客的投诉，我们首先应该调整自己的心态，告诉自己顾客来投诉是对我们良好的期望，是出于对我们服务的信任，也是帮助我们改善服务品质的好机会。然后，我们面对顾客的投诉要第一时间给予道歉，不管问题是不是我们的错误，首先摆明我们的诚意和态度是非常重要的，即使真的是顾客的错误，我们依然要先说对不起，是我们没有给您更全面的服务，造成了您的困扰，希望您能给我们再一次为您服务的机会。最后，面对顾客的投诉，我们要表现出对投诉的重视程度，要耐心地聆听顾客的投诉，并认真地做好记录。

调整心态最需要练习，销售行业中有四个基本的必要条件：自然的微笑，亲切的口语，积极的心态和适度的赞美。从这里我们也可以看出积极心态的重要性。

作为配镜师不论是在销售眼镜还是在解决顾客的投诉，都要时刻保持积极的心态，这一点很多配镜师都知道，但是真正能够做到时刻保持积极的心态，是一件非常不容易的事情，这个需要我们在平时的工作中不断地学习和积累。

 案例一

大概 10 天前配镜师小张售卖给了李先生一副渐变焦眼镜，眼镜加工好后，小张电话通知了李先生可以来取眼镜了。顾客来到我们的门店，小张将渐变焦眼镜拿给顾客，并教给顾客如何正确使用这副新的眼镜，当时顾客不是非常满意，总是感觉自己无法适应这样的眼镜。因为以前一直都是单光的眼镜，现在，是看远看近一副眼镜。小张告诉顾客这样的眼镜确实需要您主动地学习如何去正确地使用，我们已经将正确的使用方法告诉给您了，您也学会了，您还需要适应一段时间就可以了。

顾客问："大概需要适应多久呢，如果还是不适应该怎么办呢？"

小张回答道："有的顾客直接戴着就走了，一点儿问题都没有，有的呢，需要适应大概 3~7 天，最难的是要适应大概 10 天左右也应该没有问题了。"

顾客拿着眼镜说："那我先去适应一下，一个星期后我再来这边找你们可以吗？"

小张回答："这当然可以了，因为您从我们这边配的眼镜，我们一定会负责任的。"

顾客走了，大概3天后顾客就回来了，一早上顾客就在大门前等待我们开门，小张接待了他，对他说："李先生，您配戴的效果如何啊？"

顾客说："别提了，我总是觉得配戴得不舒服，你再看看，我这个问题如何解决呢？"

小张对顾客说："您请放心，这个问题我们一定帮助您解决好的。"

小张再次帮助顾客检查了眼镜，发现眼镜有一些变形，小张帮助顾客调整了眼镜的鼻托位置。

顾客说："好像情况有点儿好转，不过呢，我不知道是因为戴这个眼镜时间长了头疼还是因为我现在戴着你调好的眼镜引起的头疼。"

小张说："李先生您请放心，只要我们售出的眼镜，我们一定负责到底，这个请您放心，这样您在我们这边多试试，看看有没有问题。"顾客在我们店里适应了大概1个多小时才离开。

又过了3天，顾客再次来到了我们店里，找到了小张，如果你是小张，此时你会怎么想呢？是不是觉得这副眼镜真的有问题了呢？是不是感觉顾客来退眼镜呢？或者这位顾客又来找麻烦呢？

但是小张一直在调整自己的心态，对自己说："我一定可以通过我的服务和专业，帮助顾客解决问题。顾客来我们这边配眼镜，适应中出现问题的话，那就是因为我讲解得不清楚，或者我教给顾客的内容不够详细，我要继续更好的心态迎接这位顾客。"

小张第3次接待了李先生，李先生这次不是来找麻烦的，这次是专程来找小张，告诉小张，经过这几天的使用和适应，已经基本上可以正常使用了，而且感觉这样的眼镜确实可以解决频繁换带眼镜，总是找老花镜的问题，他现在对这副眼镜已经满意了。

小张说："其实您不来我也会打电话给您的，会向您询问眼镜配戴的情况，现在您配戴一切正常，我们就放心了。当然还请您能在一个月后，再次来到我们的店里，我再对您配戴的情况进行一次复查，这样，确保您能长久的舒适地使用这副新的眼镜。"

时间过去了一个月了，李先生没有来店里，只是打了一个电话告诉我们，现在他已经完全适应了这副新的眼镜，感觉这样的眼镜太适合自己了。现在他觉得眼镜已经成为了自己的一部分了，这样的眼镜让自己看起来更年轻了。很多朋友们看近的时候都要花镜,对于他不用戴老花镜看近,感觉很好奇,纷纷表示也想要配一副这样的眼镜。

在日常生活中,要真正做到与小张一样是非常不容易的。面对优秀的成绩谁都会愿意接受,面对错误或者面对失败还能勇于改正的配镜师才是真正优秀的配镜师。这样做需要很大的勇气并且需要我们能在日常的工作中多多地向优秀的配镜师学习调整心态的方法。对于眼镜配镜师来说,掌握最专业的技术很重要,而学会心态调整,勇于改错更加重要。

### 服务小提示

永远记住顾客来投诉,就是对我们最大的信任。这是最基础的,也是最关键的,请以最好的心态来帮助顾客解决问题。积极的心态不仅可以带给顾客良好的印象,更能让问题的解决更加顺畅,也许还能给我们带来更多的顾客。

（2）调整方式:在前一小节中我们已经讨论过顾客的类型不同,当然我们在面对投诉时也要调整自己的心态,本小节不再赘述。

### 服务小提示

能够判断出顾客的类型并能给予顾客正确的服务方式是需要不断地学习才可以完成的,当我们不具备这种能力的时候,我们需要保持一个真诚为顾客服务的心态,这时候我们会发现其实技巧已经不重要了,我们需要具有真诚的态度,诚实地为顾客服务。

（3）承诺兑现:

 案例一

某天顾客拿着眼镜取件单到眼镜店来取自己的眼镜,店员很有礼貌地接待了顾客,请顾客坐下,端了一杯茶给顾客。当店员拿着顾客的取件单去找顾客的眼镜,发现顾客的眼镜还没有做好时,顾客马上就不高兴了,对我们说:"是你们答应我可以在今天取件的,现在告诉我取不到,你们知道吗？我来这边一次要两个小时,回去又要两个小时,还要找停车位,付停车费,来一趟容易吗,你们这不是拿我开玩笑嘛？说的今天能取，到现在又说不可以取。你们还有个准儿吗？"

　　这个案例在眼镜店是特别常见的，也很有代表性。眼镜配镜师做出的承诺没有兑现，是很不容易解决的问题。所以面对这类型的服务投诉，我们要非常地重视，在处理的时候更要小心对待，因为我们服务的承诺没有兑现，导致顾客不能准时地拿到自己的眼镜，这是我们可以看到的结果，可是我们却不知道顾客是多么的失落，多么的气愤。最后等到顾客真的拿到眼镜的时候心中肯定还是有一些不开心的，再好的服务也打了折扣，原本舒服的眼镜可能都会变成不舒服，这类型的投诉处理不好，可能还带来更严重的结果，最终可能导致顾客退件。

　　我们处理这类投诉时，首先是要承认自己的错误，给予顾客安慰，解释说明眼镜没有做出来的原因。由于我们的原因没能让顾客取到眼镜，然后马上跟踪眼镜在哪里，给予顾客一个新的承诺，如果可能我们应该主动提出将做好的眼镜给顾客送货上门。最后在给顾客取镜的时候，最好还能赠送一些小礼品给顾客。

## 服务小提示

　　导致顾客取件延后的原因：
　　（1）销售人员答应给顾客的时间太紧张，没有预留一个弹性的空间。
　　（2）顾客制作的是定制片，定制片有个定制的周期。
　　（3）眼镜片可能订制错误，或者订制的镜片有瑕疵需要重新订片。
　　（4）镜片在加工中出现了裂片或者加工错误。
　　（5）成品在品管的过程中出现不符合国标的。
　　（6）品管需要调整，调整的时候发生了镜架的脱漆或者断裂，脱焊和镜片的崩边和膜层龟裂等等问题。

 案例二

　　某天顾客来到我们眼镜店希望配一副薄一点儿的镜片，顾客说自己的眼睛度数很高，每次配出的眼镜都会有很厚的边，现在希望配戴一副薄的镜片，让我们帮他介绍。

　　我们的配镜师给顾客介绍了一款折射率1.70和一款折射率1.74的镜片，顾客看后感觉价格太高了，很难接受。于是我们又帮他介绍了一款折射率1.67的非球面镜片，顾客可以接受了，提出疑问是这个镜片可以薄多少，配镜师对顾客说："肯定比你现在佩戴的眼镜要薄很多。"顾客同意了购买这种商品。

3天后顾客来取眼镜了,清晰度没问题,可是厚度上比旧眼镜只薄了一点点,甚至都不容易发现厚度的差异,顾客非常的不开心,找到当时为他服务的人员,提出了对镜片厚度的不满。

配镜师解释说:"这是因为您选择的镜框比旧镜框大,所以从镜片边缘看厚度差异比较小,不过还是可以看到有一点儿厚度差异的不是吗?"

顾客就说了:"当初你可不是这样说的啊,就是因为你承诺了会薄很多,我才选择这种镜片的,现在镜片的厚度我不满意,我要求退了。"

遇到这样的问题,我们处理的过程也是相当的复杂,但是我们通过这样的案例可以总结到一些宝贵的经验。

1. 影响顾客的镜片厚度会有很多因素包括:顾客的镜框大小,镜框的宽度,顾客的瞳距,镜片的材质,折射率,中心厚度,镜片的直径选择,非球面设计等等。

2. 顾客的期望值与配镜师的介绍　销售人员在销售过程中会有夸张的部分存在,但是我们一定要有个限度,不可以让顾客有太高的期望,所谓期望越高失望可能越大。作为优秀的配镜师一定要学会掌控顾客的期望值。

顾客在我们店里购买了眼镜,销售人员其实会有很多承诺给顾客,这些承诺虽然是口头上的,但是一样会产生效力。更重要的是,伴随着等待取镜的时间,这些承诺就会变成如不断充气的气球越来越大,最终导致取镜的时候顾客非常失望,因此在销售过程要尽可能控制好顾客的期望值。

学会控制顾客的期望值,在销售中给顾客做介绍要比较客观,千万不要为了销售而做夸张的介绍或者不符合客观事实的介绍。作为销售人员是可以使用夸张的技巧,但是夸张是有限度的,绝对不可以欺骗顾客,我们必须要保证自己的诚信,诚信是一位优秀配镜师必备的素质。

 案例三

某年8月9日顾客在我们店里配了两副眼镜,一副近视镜,一副有度数太阳眼镜,当付完款后发现有度数太阳眼镜那副框架有严重划伤,然后和店员做了沟通,店员答应顾客可以更换。

8月14日顾客来取件的时候,近视镜没有问题,可是太阳眼镜的镜架却没有更换。

配镜师这时候才想起当时答应顾客的内容,可是由于时间长,确实给忘记了。然后向顾客做了道歉和说明,并答应顾客两天后将更换好新的眼镜给顾客。

两天后顾客来到了店里,店员将更换好的眼镜给了顾客,顾客仔细地检查了眼镜,镜框确实是已经更换了新的,不过好像镜片有一些问题,由于是染色的镜片,左右度数又有差异,所以染出来的镜片在颜色上有一点点差别,引起了顾客非常得不满。

顾客投诉我们:"第一,你们答应我更换镜框没有及时帮我更换;第二,你们帮我更换了镜框,可是给我的镜片颜色却有差异,当时你们说的是两片是一样的颜色,现在颜色又有差异;第三,我现在不相信你们是否会再帮我更换,我觉得你们的诚信有问题;第四,我希望你们给我做好眼镜的同时还要给我报销来回的打车钱,还有就是耽误我的工作如何补偿。"

这个案例最终经过我们与顾客细致耐心的沟通,我们为顾客报销了来回的路费,同时给顾客的眼镜重新订片加工,眼镜做好后,通过邮递给了顾客。即使是这样,顾客其实也不是非常满意,只能说是这个案例解决了而已。

通过分析这个案例,我们得到了很多的提示:

(1)日常工作中,我们每一个眼镜店都需要有个工作交接本,这个本子可以记录顾客的配镜情况之外,更重要的是要记录下来给予顾客的承诺,并且要记录下来这个承诺的责任人是谁。

(2)工作中我们要学会站在顾客的角度思考问题,要有同理心,如果这个眼镜是自己要配的,那么我们作为消费者会有哪些要求呢?顾客花钱配了眼镜,就是希望我们在给顾客商品的时候能够保证品质,同时我们也知道顾客对商品的品质要求是非常高的,我们需要对我们售出的商品做好详细的检查。

(3)我们售卖的产品,尤其是陈列在柜台中的商品,我们要经常去擦拭检查,看看我们的商品品质是否过硬,尤其对于常卖的产品更是要检查好。如果我们可以详细地检查我们的售卖产品,就不会让顾客觉得我们售卖的商品有问题。当我们通过日常检查发现了商品的问题后,也需要及时的处理,上报给商品采购的人员或者与商品提供商进行协商解决,避免此类问题再次发生。

(4)我们需要做好诚信服务,答应顾客任何的要求都要兑现承诺。并且要注意的是,做出的承诺不要超出可实现范围,最好的承诺一定是在兑现的时候超越顾客的期望。

通过以上的学习,我们来看看我们的情景导入中遇到的案例该如何解决呢?

顾客进门后,一直没有人来接待顾客,顾客产生了投诉。这样的情况我们首先应该去解决顾客的情绪问题,马上向顾客道歉,是由于今天的顾客比较多,我们的店员比较少,没有能够及时地为您服务,这是我们的错。

　　然后根据顾客的反应,我们应该试探地了解顾客来店里的目的,是需要验光,是需要挑选框架眼镜,还是希望看看太阳镜,根据顾客的需求帮助顾客介绍。

　　当顾客购买了相应的产品后,我们可以适当地为顾客赠送一点儿小礼品。并告诉给顾客一般我们客流量比较大的情况出现在几点钟,希望以后您再光顾可以选择人流量不大的时段过来,这样我们可以最快速、最及时地帮助您挑选心仪的商品,给您最棒的服务。

## 任务二　认知专业投诉

　　眼镜销售行业的特别之处就在于我们需要将我们的眼镜销售给顾客,同时我们更需要运用我们的验光配镜专业知识给顾客提供相关的验光服务。如果是专业方面产生了投诉,处理起来可能是我们认为最简单的,不过其实却是最难的。因为我们在处理的时候不仅要具有更加专业的知识,也更需要我们与顾客有良好的沟通技巧。

### 一、情境导入

　　顾客购买了渐变焦镜片后,试戴了一段时间,总觉得不舒服,通过电话与我们做了简单的描述,随后请顾客抽空到店进行处理。这天顾客如约来到了店里,再次描述了配戴这副眼镜的感受。作为一名优秀的眼镜销售人员:

　　1. 你能了解顾客投诉的内容是什么吗?

　　2. 你能解决顾客的这种专业投诉吗?

### 二、学习目标

1. 专业掌握投诉包括的内容。
2. 具备专业处理投诉的能力

### 三、任务描述

　　一位顾客因为配戴渐变焦镜片后感觉不舒服,按照电话约定,准时来到了我们的眼镜店,希望我们能帮他解决问题。

## 四、知识准备

### （一）专业投诉的种类介绍

1. 验光处方。
2. 加工。
3. 调整。

### （二）解决顾客专业投诉

1. 良好的沟通能力。
2. 精湛的专业技术。

### （三）相关知识准备

1. 专业投诉的种类

（1）验光处方下定：顾客选择眼镜店配眼镜，是对我们眼镜店的专业度的信任。我们为顾客配好的眼镜至少应该满足两个条件，顾客看得清楚，戴得舒服。

一个正确的完整的处方应该包括：

| 远用/近用 | 眼别 | 球镜度 | 散光度 | 散光轴向 | 瞳距 | 视力 | 棱镜 |
|---|---|---|---|---|---|---|---|
|  |  |  |  |  |  |  |  |

 案例一

顾客选择在我们这边配了一副新的眼镜，配戴了一段时间就说眼镜戴着清晰度还可以，就是不知道为什么戴了一会儿就不舒服。我们仔细地检查了顾客的眼镜和我们给出的处方完全一致，那么请同学们思考一下，是什么原因导致的顾客感觉不舒服呢？我们该如何解决顾客的这种投诉呢？

经过我们的再次验光，我们给出的处方确实是正确的，这一点我们可以保证，也就是说我们给出的眼镜处方与加工出的眼镜是没有问题的。那又是什么原因导致顾客的不舒服呢？

我们请顾客拿过来了他自己的旧眼镜，经过我们仔细的检查，我们发现了顾客的旧眼镜的度数与新眼镜在度数上是有差异的，现将度数呈现出来做比较：

旧镜

| 远用 | R | S−5.00C−0.50AX90 | VA 1.0+ | PD 31 | 无棱镜 |
|------|---|------------------|---------|-------|--------|
|      | L | S−5.25           | VA 1.0  | PD 31 | 无棱镜 |

新镜

| 远用 | R | S−5.25 | VA 1.0 | PD 31 | 无棱镜 |
|------|---|--------|--------|-------|--------|
|      | L | S−5.25 | VA 1.0 | PD 31 | 无棱镜 |

　　我们发现我们新给的处方是将右眼的散光撤掉了用球镜进行的补偿，为的是双眼可以达到平衡，并且客观验光确实没有发现顾客有散光，经过综合验光仪详细检查也没有检查出来顾客的散光，那么我们给出的处方应该是没有错误的。当时我们也给顾客做了解释并且顾客进行了试戴，感觉我们给出的处方是非常好的，不过最后配出来之后还是觉得不舒服。

　　为什么会出现上面的问题呢？这个我们可以从散光的成像问题来解释，首先我们的顾客配戴了散光的镜片，看到的东西会出现变形，可是我们的大脑会将这个变形的图形进行处理后再成像。当我们将散光撤掉的时候，大脑还继续会按照原来的模式处理图像，本来正确的图像再经过处理自然出现了问题，这样的话顾客就会感觉不舒服。不过呢，为了顾客的舒服我们调整了处方，但是考虑到长期的眼睛健康我们还是要多和顾客沟通，让顾客适应没有散光的镜片这样才是正确的解决方法。

　　在这个案例中我们发现了我们的处方是没有错误的，可是顾客的感觉却不舒服，经过协商，我们最后给顾客更换了和旧镜一样度数的镜片，后来顾客就没有问题了，同时顾客再也没有来我们门店。

 **案例二**

　　某顾客在我们店里配了一副新眼镜，配戴后总是感觉不舒服，于是电话预约来到了门店，配镜师提前准备好了顾客的相关资料。下午顾客来到店里，配镜师接待了他。

　　顾客对配镜师说："我的新眼镜配了大概一周了，我觉得有些不舒服，不知道什么原因，你们帮我看看吧。"

经过初步的问诊,我们对顾客的眼镜进行了核对,与处方完全一致,然后带领顾客进行了再次验光,验光的结果如下:

| 远用 | R −4.25 | VA 1.0 |
|---|---|---|
| | L −4.00 | VA 1.0 |

我们对比了顾客的旧镜

| 远用 | R −3.50 | VA 0.7 |
|---|---|---|
| | L −3.50 | VA 0.8 |

验光试戴的时候,我们发现顾客的右眼视力1.0,且右眼看视标时比左眼更亮一些,经过检查我们也发现顾客的主导眼是右眼。我们给出的处方是正确的,那么为什么顾客会提出配戴我们的眼镜有不舒服的现象呢?

这时要从旧镜找问题,众所周知,双眼在视力平衡的时候是最舒适的,如果双眼不能平衡,我们可以让主导眼稍清楚,这是我们确定处方的重要依据,但是对于这位顾客来说,他为什么不适合此配镜原则呢?

从数据可以看出,顾客的旧镜双眼度数相同,基本上可以推断顾客以前的视力值也应该是相同的,随着时间的推移,顾客的用眼习惯开始发生变化,主导眼的视力值下降得多,本应该让主导眼清晰的原则被打破了,慢慢地顾客习惯了主导眼不清楚。随后顾客来配眼镜时候我们将主导眼视力做了更多的提升,但顾客不明白其中的原因,可是作为配镜师应该及时向顾客做出解释和说明。

最后我们给顾客的右眼降低了25度后,顾客感觉舒适多了,而且很感谢我们帮助他解决了问题。

通过以上两个案例我们可以看出验光依靠的是技术,而处方需要结合顾客的实际情况判断,既要考虑顾客的旧镜,也要考虑顾客的用眼习惯。

当然,作为一个有经验的配镜师,如果处方做了变更,一定要提前将可能出现的结果与顾客沟通,给顾客一个提醒,并且告诉顾客应该如何去适应新的眼镜,这样在顾客出现问题的时候,我们和顾客沟通起来就容易得到顾客的理解。

## 服务小提示

对于顾客因处方产生的投诉是我们最不愿意看到的,因为精确舒适的处方是专业的体现,专业上出现质疑,最容易让顾客对我们产生不信任,所以在平时的工作中,一定要善于总结经验,多与顾客沟通,给出最适合顾客的配镜处方。

案例三

　　某天一位 25 岁的顾客拿着 2 支眼镜找到我们说：这是我新配的眼镜，戴着没有我以前的舒服，旧的眼镜是我在其他地方配的，刚配好的眼镜有些不舒服，可是几天后我就适应了，最近在你们这边配的这支眼镜我适应了一个月了还是不舒服，上一次你们说是眼镜歪了帮我调整一下，可是问题没有完全解决，现在这个问题怎么解决呢？

　　我们接到顾客的投诉后，首先表示对顾客的感谢，因为顾客能够选择在这配眼镜是对我们的信任和支持。然后我们详细地测量了顾客手中的两只眼镜，结果是：

| 第一副 | R：-10.00 | PD 66 |
|---|---|---|
| | L：-12.00 | |
| 第二副 | R：-10.00 | PD 66 |
| | L：-12.00 | |

　　眼镜的度数没有换，瞳距也没有问题，为顾客再次验光后，处方没有问题，我们再次给她的眼镜进行了测量，发现顾客这副眼镜两个单眼瞳距不同。测量的结果为新镜单眼瞳距分别为 34mm 和 32mm，旧眼镜分别是 33mm 和 33mm。新镜是根据顾客的实际情况制作的，但顾客的度数比较高，根据光学计算棱镜效果，$P=F \cdot C$，旧眼镜的棱镜量为右眼，$P=10 \times 0.1=1^{\triangle}$，左眼 $P=12 \times 0.1=1.2^{\triangle}$，而新眼镜没有棱镜效果，过往顾客对旧的棱镜效果已经适应了，这就产生了对新镜难以适应的问题。

　　对于这种情况的发生，我们在下定处方的时候，一定要考虑顾客的实际习惯。

　　为了避免这种问题的产生，我们可以对眼镜店的人员进行培训，培训内容：①对于高度数患者很容易产生棱镜的效应，度数越高越要求我们对瞳距的把握要更精确；②顾客原有的旧镜习惯是确定处方的参考因素。

　　顾客因配戴新的眼镜不舒服，这时候我们一定要仔细检查，对顾客进行尽量详细的问诊，排除一些问题。然后就是对旧镜和新配镜的检查，使顾客产生不舒服，除了度数的变化，最重要的就是棱镜的改变。不管是瞳距变化，还是散光变化，其实都是棱镜发生了改变。

　　所以，我们在确定最终处方时要考虑到顾客旧镜的配戴习惯，这样才能让顾客配戴得更加舒适和持久。

## 案例四

　　某顾客带着自己的孩子来到眼镜店给孩子配眼镜,孩子已经上了初中。我们给顾客进行了验光,电脑显示顾客的度数为双眼 −4.00D。我们检查顾客的裸眼视力右眼 0.2、左眼 0.2、双眼 0.2,经过验光,孩子的视力提升到 1.2,不过试戴时孩子一直说不舒服,所以降低了屈光度满足舒适度。最终给出 −3.00D 处方,视力值 0.9+。

　　而家长不开心,因为看到孩子视力和度数的关系,在店里就开始对孩子进行批评,店员及时给家长做了解释,产生近视的原因有很多。所以希望配好眼镜后可以改变之前的用眼习惯,减缓度数的增长。

　　大概过了一年左右,顾客再次带着孩子来到了我们店里,希望再次给孩子验光,验光结果是孩子的度数变为 −3.50,视力值可以达到 1.0,当我们和家长提到孩子的度数增加了 −0.50 度的时候,家长很震惊道：“才一年就增加 50 度,是你们的眼镜有问题吧？一年前说可以减缓度数的发展,怎么一年就增加了 50 度呢？”

　　其实小朋友一年增长 −0.50D 近视是在正常范围之内的,但作为家长很难接受是可以理解的,此时需要专业人员给顾客普及一些关于青少年近视的知识,而且我们保留了顾客的历史资料,所以此类型的投诉是相对容易解决的。我们拿出了验配资料向顾客做出了解释,虽然孩子的度数增加了,但是对应的视力值也提升了。经过一年的眼镜配戴与适应,孩子不需要通过损失一部分的清晰度来保证配镜的舒适度,这是一个良性的发展。

## 服务小提示

　　由于专业知识比较复杂,对于眼镜销售人员来说要学会和顾客进行简单的专业知识讲解,只有相对理解我们的专业,就可以减少很多专业上的投诉,尤其是我们给定处方的时候,我们考虑的内容也应该和顾客进行详细的介绍,给顾客提供专业的服务,为顾客眼睛的健康负责。

　　（2）加工：加工制作好的眼镜一定要经过品管才能交付给我们的顾客,没有品管或者品管不合格的眼镜直接交给顾客是对顾客不负责任的表现,这在眼镜店平时工作中是绝对不允许的。

　　眼镜的加工制作主要是按照给定的处方,按照镜框的形状进行割边磨制。而有时顾客配镜不舒服的原因可能就是加工存在失误。

**案例一**

　　某天顾客拿着一副在我们门店配的眼镜气呼呼地来到门店,对我们说:"新配的眼镜总是螺丝松动,基本上两天就要来你们这里紧一次螺丝,当初你们和我说打孔眼镜会有这种情况,可是这种情况也太严重了吧,你们这是质量问题,哪有一天两天就要来紧一次螺丝的啊,我要退货。你们知道吗,我在家眼镜片自己掉了下来看东西非常难受,你们到底能不能给我彻底解决啊,你们的眼镜有这样的问题,耽误了我非常多的时间,谁有空天天来紧螺丝啊。"

　　这是一个非常经典由于加工出现的投诉,也是眼镜店里常见的问题,我们的配镜师将眼镜上的螺丝全部拆了下来,对眼镜进行了全面的检查。检查中我们发现了问题,是因为打孔的时候出现了偏差,单纯的紧螺丝是不能够彻底解决问题的。对此,我们首先是向顾客道歉,安抚顾客的情绪,然后向顾客说明解决问题的方案:联系加工处尽快为顾客重新制作眼镜,此后顾客的眼镜再也没有出现螺丝松动现象了。

## 服务小提示

　　如果顾客的眼镜打孔没有问题,那么我们在与顾客沟通的过程中,应该提前说明偶尔出现螺丝松动属于正常现象,类似于自行车,骑行时间久后需要将螺丝拧紧做保养。但如果频繁出现螺丝松动的情况,请及时到门店找专业配镜师做全面检查与处理。

　　通过以上的案例我们可以发现,因为顾客并不了解眼镜出现了什么问题,所以会将投诉的内容无限放大,在处理这类因为加工产生的投诉时,一定要及早地、负责任地给出顾客承诺,让顾客相信我们一定可以帮助他解决问题,这是解决此类投诉的关键。

 **案例二**

　　某天顾客来到我们的眼镜店,同时拿着在我们这边购买眼镜的凭证,和气地对我们说:"我是老顾客,大概半年前我在这边配了一副无框眼镜,好像我的眼镜的塑料垫片陈旧了,能不能给我更换一个新的呢?"

小王接待了他，小王拿着这只眼镜进行了仔细的检查，检查结束后与顾客沟通完毕，开始小心地将顾客眼镜上的螺丝拆下来，卸下旧的垫片，然后检查了一下镜片。当小王要更换新的塑料垫片的时候，发现了眼镜片内侧打孔的周边有些脱膜的现象，但不是非常严重，就停下来详细地和顾客解释说明镜片打孔位置有部分的脱膜，这是比较常见的现象，对于您的配戴效果没有任何影响，但我们想帮助您控制脱膜现象的扩展，这对于您的眼镜长期使用更加有帮助。顾客被小王的诚实和认真的态度打动了，同意了小王的建议。

经过处理眼镜打孔位置的脱膜被控制住了，顾客非常满意我们的专业和服务，对我们更加的信任了。

这是一个非常成功的案例，既解决了顾客的问题，又减少了顾客的投诉，我们对小王的做法表示赞同，我们在日常工作中一定要抱有诚实的态度和认真负责的态度，绝不能欺骗顾客，以为顾客没有发现就不告知，这是绝对不能允许的。

在这个案例中我们会发现和学习到一个非常重要的知识。镜片打孔位置为什么会脱膜呢？原来在制作打孔眼镜的时候，一般是采用从上向下开始打孔的，那么在镜片被穿透的部位，镜片内表面的孔洞位置就出现了类似于爆破样的冲击。当时可能不明显，可是时间长了就会从孔洞的位置开始发生放射状的脱膜，这种脱膜有别于镜片受高温的脱膜，因受高温造成的脱膜是从镜片最薄处或者镜片弧度最大的地方开始发生脱膜。

为了避免这样的问题发生，我们希望加工师在加工打孔镜片的时候，采用从上向下打孔的同时，不要完全打透，然后翻过镜片从下向上联通这个孔位。

如果只采取了从上向下的打孔方式，希望加工师能对镜片的内表面孔洞位置进行一下微小的倒棱，避免日后脱膜问题。

 **案例三**

有位顾客一直配戴板材镜架，一个月前在我们这边购买了一只板材眼镜，最近来到店里向我们反映眼镜质量有问题，这几天一戴上眼镜就眼睛疼、头疼，不知道什么原因。希望我们给她一个解释。

我们的配镜师接待了顾客，对顾客的眼镜进行了核对，检查了顾客的眼镜度数没有发现问题，给顾客进行再次验光，顾客的处方也没有问题。配镜师求助了店长，店长拿到眼镜后，经过仔细检查，店长发现好像有些弧度改变，于是用应力仪检查，果然发现了镜片上存在一些应力。并且发现了镜片中心还有一些膜层的龟裂。

店长马上对顾客进行道歉，并且与顾客沟通后承诺为顾客更换镜片，在更换前，店长详细地和加工师傅沟通说明了镜片的应力问题。眼镜制作好后，顾客取走了，顾客没有再来投诉配戴不舒服了。

### 服务小提示

我们在加工镜片的时候，如果镜框是全框的板材镜架时，要注意镜片的大小选择，尽量减小镜片的内应力。对于内应力的忍耐程度每个人都是不同的，我们很难作出评估，所以必须尽量减少镜片内应力的产生，让顾客配戴更加舒适持久。

以上的三个案例均是因为加工而产生的投诉，从案例中我们可以总结一些经验，配镜师应该适当地掌握一些加工的知识，对眼镜的加工制作有一定的了解，这样在面对投诉时才能更加全面地考虑到问题所在，提高门店解决投诉的服务质量和效率。

（3）调整：在眼镜店的日常工作中，调整是配镜师做得比较多的专业服务项目，虽然每一副新的眼镜架在出厂前都必须按照国标额度要求进行调整，但涉及具体的配戴者时，我们需要根据配戴者的头部、脸部的实际情况进行针对性的个性调整，再者顾客在配戴的过程中难免会造成镜架的损坏变形，此时也是需要由专业的配镜师进行调整，目的都是为了使顾客得到清晰、舒适、持久的配戴效果。

 案例一

顾客在门店购买了一副眼镜，处方没有问题，因为顾客的旧镜使用情况良好，我们验光后给出建议也是选择使用旧镜的处方。但是顾客取镜后戴了一段时间感觉新眼镜没有旧的眼镜舒服。比较两副眼镜清晰度的话，新的眼镜较为清楚，但就是不舒服，希望我们能够解决他目前的问题。

面对顾客的投诉，配镜师马上对眼镜进行了详细的检查，并与旧镜进行了对比，处方没有问题。之后配镜师比较了新旧眼镜的区别，顾客的旧镜是无框眼镜（图11-2-1），而新眼镜是一只半框的眼镜（图11-2-2）。

配镜师请顾客分别戴上这两副眼镜，立刻就发现了导致顾客配戴新镜不舒适的问题，两副眼镜的镜眼距不一样，镜眼距的改变会影响眼镜片的有效屈光力。

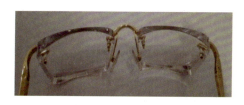

图 11-2-1　无框眼镜

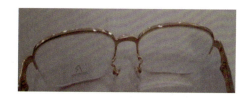

图 11-2-2　半框眼镜

对案例中的顾客而言,他已经习惯了旧镜的镜眼距,所以我们只需要调整一下新镜的鼻托,让新镜的镜眼距同旧镜相同,问题就得到了解决。

## 服务小提示

在为顾客挑选镜架的时候,我们一定要多注意顾客旧镜的使用情形,比如旧镜的框型、镜眼距、外张角、倾斜角、弯点等部位都是值得注意的,在我们给出最终处方前,我们还要考虑顾客配戴旧镜时的习惯,最后为顾客出具专业、适合的处方结果。同时也提示我们在选择镜架的时候,如果新旧镜框差异很大,新镜框最好选择易于调整的,比如尽量选择有鼻托的且鼻须也是易于调整的形状(图 11-2-3)。

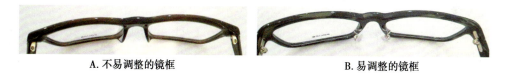

A. 不易调整的镜框　　　　　　　　B. 易调整的镜框

图 11-2-3　镜框调整难易程度

 案例二

某天一位女性顾客进到我们的店里,她戴着一副板材镜架,对我们说:"我的眼镜松了,总是往下滑,能不能帮我调紧点儿。"配镜师接待了她,经过详细的检查和沟通之后,发现顾客习惯单手摘戴眼镜,建议顾客日后最好双手摘戴眼镜,同时发现眼镜的外张角比较大,于是配镜师开始对眼镜的桩头进行加热,加热后调整了眼镜的桩头,缩小镜架的外张角,由于这副眼镜的桩头比较宽,需要不断加热,最后经过调整眼镜的松紧合适了,顾客很满意随后为顾客清洗眼镜,当顾客拿到手的时候发现眼镜腿上被烤过的位置出现了一个小凹痕,就询问这是怎么回事。

配镜师检查后确实发现有个凹痕,便和顾客解释道:"前面和您有沟通,在加热的时候很容易出现这个问题,不过您的眼镜是板材的,我们可以通过打磨和抛光将这个小凹痕给您去除。”

这个案例在眼镜店比较常见,由于板材调整的时候大部分都需要加热,而火候的掌握非常重要,但是加热之后的镜架,很容易烫伤配镜师的手,垫上镜布调整又可能会调整不到位,不过板材的材料特性是可以通过打磨和抛光将一些小瑕疵进行复原处理。

2. 如何解决专业投诉　专业投诉是我们眼镜配镜师最难解决的投诉种类,解决专业投诉最重要的是通过沟通了解顾客配戴不舒适的原因,找到原因解决起来就相对轻松了,那么如何找到顾客配戴不适的原因,我们又该如何解决此类投诉呢?

（1）沟通寻找专业投诉的原因:对于专业性的投诉,顾客一般都会抱怨配戴不适,但是到底是哪里不适,顾客却很难明确表达出来。

我们面对这类投诉的时候,首先要倾听顾客的投诉,并做好记录,接着对顾客的情况进行有效的问话,问话可以采用开放式与封闭式结合的方法。

开放式的问题例如:您可以简单地描述一下您的感受吗? 除了这样的不舒服还有哪些问题呢?

开放性的问题是确定范围,给予顾客主诉的机会,这样我们也可以更加全面地了解问题,利于我们去分析问题和解决问题,当我们听完顾客的诉说之后,就可以进行封闭式的提问。

封闭性的问题例如:您是一戴上眼镜就不舒服吗? 清晰度是不是很好? 看东西是不是有变形? 有没有看到地面不平等等。

把开放性的问题和封闭性的问题进行结合,我们就很容易作出简单的判断。然后把我们初步判断的结果告知顾客,为后面正确解决问题做好铺垫。

（2）解决专业投诉:这里主要介绍一下第三步“核对”,我们需要核对的是眼镜的处方与制作后的眼镜是否一致,同时我们还要核对眼镜是否是顾客本人的,还要核对眼镜是看远用的还是看近用的,并告知顾客,最后我们可能还要核对顾客新眼镜与旧眼镜在角度上和松紧度上是否一致。如果这些都没有问题,则给顾客重新验光,验光后一定要让顾客进行试戴,以便适应新的处方。如果处方没有问题,就会对镜架进行个性化调整。最后还需要向顾客解释说明新眼镜与旧眼镜的不同之处以及新眼镜的使用方法（图 11-2-4）。

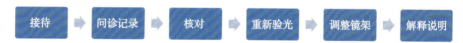

图 11-2-4　解决专业投诉的流程图

## 服务小提示

眼镜的专业投诉有时候很好解决,但如果不重视的话就会产生很多其他的投诉,我们在处理专业投诉的案例的时候,一定要先解决顾客的情绪问题,稳定顾客的情绪,然后接下来的沟通就比较容易了。在解决的过程中一定要放下姿态,认真耐心地倾听顾客的主诉。分析问题的时候必须要全面地思考问题,不能简单地作出判断,这需要在掌握专业知识的同时还要学会综合性的运用,才能成为优秀的配镜师。

本节的情景导入中我们遇到了一位配戴渐变焦不舒服的顾客,这位顾客已经和我们进行了电话的预约,并如约来到了我们店里。遇到这样的情况,我们可以运用在本章节中讲解的方法帮助顾客解决问题。

当我们接到顾客电话的时候,我们应该在电话里简单地了解一下顾客的情况,并做好记录。电话结束后,作为接听者应该马上通知该顾客的验配师,请验配师准备好该顾客的所有验配资料。

顾客到店的时候,应该由当时接待的验配师来再次接待这位顾客。并且先详细地询问所遇到的问题,并仔细地记录下来。顾客遇到的不舒服包括以下几个问题:

(1)配戴的时候看周边没有以前配戴的眼镜看得清楚。

(2)配戴渐变焦眼镜下楼梯的时候总感觉脚会踩空。

(3)看近处的时候超过 1 小时出现重影。

接下来我们需要对眼镜进行核对,核对的内容前面已经讲解过,这边不再赘述。我们再次给顾客进行了详细的验光,验光的结果也没有问题。

最后根据顾客的描述,调整了眼镜的倾斜角,帮助顾客解决了问题,让顾客下楼梯的时候没有了踩空的感觉,我们再次解说了渐变焦镜片上有远用区、近用区、阅读区和模糊区,并告知顾客看周边的时候最好转动头部,如果使用模糊区看东西当然会有不舒服的问题,长时间阅读近处之后让眼睛稍作休息,以免出现视疲劳和眼睛酸涩的症状。

渐变焦镜片配戴不适的处理步骤:

（1）要求戴镜者叙述如何不适,鼓励他们详细说明。

（2）了解以前的戴镜史,并分析旧眼镜与新眼镜的区别。

（3）重新在渐变镜片上标出所有的标记。

（4）检查眼镜的前镜面的平整性、倾斜度、托叶的对称性。

（5）让戴镜者戴上以后,复核镜眼距离、镜架的面弯度。

（6）核对配镜十字线是否与瞳孔中心对准。使用镜面法核对戴镜者是否通过近用区域视物。

（7）观测戴镜者在使用渐变焦镜片时远距离、中距离和近距离视物时的姿势是否正确。

（8）重新测量镜片以确定镜片的镜度与验光单一致。

（9）将戴镜者的症状和不适与以上的检查联系起来进行分析,就可以找出顾客配戴不适的原因。

## 任务三 认知价格投诉

价格不是顾客购买产品的唯一因素,但是价格却是顾客购买产品的重要因素,处理好价格类似的投诉,可以给顾客带来实惠,更能为眼镜店带来更多的消费者,创造更多的销售机会。

### 一、情境导入

某天顾客在门店配了一副眼镜,大概一周过去了,顾客回到店内,找到了你,对你说,我觉得我配的眼镜不舒服。经过我们的检查核对,我们发现无论是处方还是眼镜都很适合顾客。在与顾客沟通的过程中,顾客无意中说到,曾经在××商场看到同样的眼镜,可是价格比我们的眼镜便宜。

1. 顾客投诉的是什么内容呢?
2. 价格投诉常常遇的情况包括?
3. 面对顾客的投诉,我们该如何解决呢?

### 二、学习目标

1. 掌握价格投诉包括的内容。
2. 具备处理价格投诉的能力。
3. 具备避免产生价格投诉的能力。

### 三、任务描述

一位已经在眼镜店消费的顾客,在逛商场的时候发现了和自己在门店购买的眼镜一样,但价格却比门店购买的价格低,顾客前来投诉。

## 四、相关知识准备

在销售行业里价格投诉是很普遍的,眼镜店内更是如此,很多同行的不正当竞争,使得各个眼镜店的竞争变成了价格竞争。这时候就要求我们眼镜店的销售人员时刻都要准备着,接受价格投诉,并处理好价格投诉的问题。

### (一)价格投诉的种类

1. 配镜师介绍不清。

2. 商品的不对等比较。

### (二)解决价格投诉

1. 配镜师对同行的产品应有所了解。

2. 提升商品的附加价值。

3. 进行补偿。

### (三)知识准备

价格投诉中最常见的就是销售人员介绍不清:顾客在购买商品时往往会考虑许多因素,比如商品的价格、质量、用途以及价值等,其中商品的价格在很大程度上决定了顾客是否进行消费。但是配镜师如果能为顾客提供专业细致的服务,在一定程度上能够弱化顾客对商品价格的顾虑,而且通过配镜师专业的服务可以让消费者更加信任商品的质量,这是对商品价值提升的一种双赢模式。

而在眼镜行业,我们不是在"卖眼镜",因为每一个工作岗位的店员都是在为顾客的视觉健康保驾护航。配镜师能够根据顾客的脸型、工作需求为其挑选合适的镜架、镜片。当眼镜出现破损或变形造成配戴不适时,又可以及时作出调整。而验光师能够通过验光为顾客提供精准的配镜处方,解决顾客的视力问题,同时能够根据顾客的用眼习惯给出专业的护眼建议。

 **案例一**

某天一位50多岁的李老先生来到店里投诉,说道:"我大概一个月前在你们这边配了一副眼镜花了2 000元,你们没有给我任何折扣,可是我的一个同事你们就给他打折了,你们这样太不合理了,我要求你们给我打折,给我退钱。"

当时接待他的是小张,小张看到李先生马上上前打招呼,了解了一番情况后,小张把李老先生请到了店里的贵宾室,与李老先生开始沟通,李老先生说道:"小张你也太能骗人了,你知道吗? 上次你给我配镜我很满意,还向我们的同事推荐了你们店的服务啊、商品啊都很棒。"

小张说:"这个非常感谢您"。

李老先生继续说道:"我的一个老伙伴,老王是不是也来找你配眼镜了呢? 那个老王就是听了我的介绍来的。"

小张翻找了资料,查到了确实有一位王老先生找他配了眼镜。并且想起了当时的情况,王老先生是一位非常会划价的人,本来一副眼镜价值1 000元,最后800元成交了。

李老先生接着说道:"你说气人不气人,老王到了单位就和我说这事,我就是觉得他买的比我便宜不说,还给他打折了,你们这不是欺负我吗? 今天怎么着你们都要给我也打折,并且把打折的钱退给我,我也不过分,就按照给老王的折扣给我补偿就行。"

最后我们的小张经过和领导商量把400元钱退给了李老先生。


本案例大家觉得处理的如何呢? 虽然李老先生的投诉已经处理了,赔偿也给到顾客,可是这样真的算是解决问题了吗?

后来我们找到李老先生再次了解这件事,他依然很不满意,虽然拿到了钱,还是感觉我们欺骗了他。

经过后期对此案例的再次推敲和反省,我们发现处理案例的方式有很多的不足。

首先,我们将钱退还给了顾客,但是顾客并不感谢我们,反而让顾客对我们失去了信任。

然后,我们在处理这个案例的时候,没有找到顾客的抱怨点,虽然顾客一直希望得到赔偿,可是真的原因其实是想要知道自己的眼镜为什么不给折扣,而他的朋友却可以给折扣。

最后我们还要注意,这个案例的产生让我们意识到商品打折的问题,我们应该要对商品的折扣进行控制,而且门店必须要有统一的折扣说明来避免类似投诉的发生。

那么面对这位顾客,我们应该清晰地将两个人购买的产品进行对照给顾客看,并告知顾客之所以其眼镜不可以打折的原因。此案例中老先生购买的是渐变镜片,具有独特的个性化设计,是需要根据个人的需求定制的,而王先生购买的是普通单光镜片,不需要定制。同时可以再次向李老先生说明一下渐变多焦镜片相比于单光镜的众多优势,这样才能打消顾客对商品质量的疑虑。

服务小提示

关于打折而出现的这种价格投诉,往往是因为我们在销售的过程中没有给顾客详细的介绍。顾客才会觉得购买的商品需要打折,当我们商品品质与服务品质都非常棒的时候,顾客是找不到打折的理由的。这就要求我们在日后的工作中,不断提升自己的专业水平和服务水平,用我们的专业,用我们的服务来赢得顾客对我们的信赖。

 **案例二**

某天一位顾客打电话到店里来,投诉说:"前几天我在你们店里购买了商品,可是回到家后我发现价格不对,我想请你们给我做个解释。"

我们的配镜师接到电话后,对顾客说,请顾客将自己购买的产品和购物的单子一并带过来,我们再次核对一下。

第二天顾客拿着购买的商品来到店里,我们检查了一下顾客的商品和购物的单子,顾客购买的是隐形眼镜和护理液,还有一个双联盒。我们拿着购物的单子进行了比较,发现价格没有错。

接待的配镜师对顾客说:"您购买的商品价格是没有问题的啊?"顾客说:"不对吧,你们的总价格里加了一个水盒的5元钱。"配镜师说:"是啊,我们这里的双联盒就是5元啊,没错啊"。

顾客立马就急了:"当时接待我的配镜师跟我说双联盒是免费的,为什么最后还是收了我的钱呢?你们这是欺骗消费者,虽然只有5块钱,但是这种行为让人感到懊恼"。

从这个案例可以总结一些经验教训,当我们在为顾客介绍商品时,明确的优惠价格与承诺顾客的馈赠礼品一定要铭记在心,这样顾客才能感受到我们诚信经营的理念。

服务小提示

不管遇到任何问题的投诉,要先承认自己的错误,是我们没有向顾客解释清楚,这也是解决顾客投诉的基本态度。

（2）商品的不对等比较：俗话讲货比货要扔,货物最怕的就是单纯地从价格上进行比较,一个眼镜店也好,一个商场也罢,都会怕顾客进行单纯的商品价格比较。市场是随时变化的,价格也会作出相应的调整,同时也有一个非常重要的因素在里面,那就是差不多的商品或者是假冒伪劣的商品,看上去都差不多,对于消费者更是难以分辨其真假。如果您不能分辨没有关系,请选择正规的眼镜店进行商品购买。

 **案例一**

某天顾客来到店里,希望购买一只品牌的太阳眼镜,我们的配镜师帮助顾客进行了挑选,了解了大概 3 个品牌后,顾客最后选择了一支某知名品牌太阳镜。当顾客进行试戴后,感到很满意,马上进行了付款。但由于这只太阳镜的整体框架比较紧,顾客希望帮忙调整一下,配镜师调好眼镜后,就开始清洗眼镜,并向顾客说明平时应该如何保养这款太阳镜,当眼镜在超声波清洗机中清洗后,顾客发现了眼镜上好像掉下来一颗小钻石。

顾客问是不是眼镜的质量有问题,配镜师马上对顾客说:"我们帮您再重新向厂商订购一副新的,您看可以吗?"顾客同意了。

大概过了 5 天,新的太阳镜已经调换好了,配镜师给顾客打电话,但其电话一直关机,大概又过了 5 天,顾客自己来到了店里说这几天她去香港游玩,在香港看到了一副同款太阳镜,价格却比我们便宜很多,要求我们给她退款。

像这样的案例,在我们平时的工作中越来越常见了。因为交通便利了,很多顾客都喜欢出国旅游购物,有时就会出现商品价格不对等的情况。

这个案例给我们的提示,作为眼镜配镜师不仅要了解品牌的知识,也需要了解其他地区眼镜的售价情况。同时我们应该给予顾客更多的附加服务以提升商品的附加价值。比如门店可以免费为顾客进行眼镜清洗、维修、保养等服务项目。而且门店还能保障商品的质量问题,一旦所购商品出现任何问题,顾客可以随时到店里解决。

 **案例二**

某顾客在店里购买了一款渐变焦镜片,售价为 2 500 元。过了 10 天左右,顾客再次进店,对我们说眼镜经过试戴感觉不舒服,希望能够退货退款。

配镜师接待了顾客,对顾客进行了再次详细的验光检查,度数没有问题,眼镜的调整也没有问题。通过多次的检查调试,配镜师确定眼镜是没有问题的。

可是顾客就是说戴上我们的眼镜感觉不舒服。为了不影响单店的正常运营工作,我们和顾客进行了长久地沟通,仔细地聆听顾客对于不舒服的描述,顾客就是戴着眼镜就不舒服,到底哪里不舒服,他也说不清楚。

接待顾客的配镜师可能已经想到顾客就是想要退货,所以才会找各种理由。

不过作为配镜师,在解决顾客投诉的时候,一定要注意自己的心态,确定自己的服务和商品都没有问题的时候,就要考虑是否是商品价格的原因。此时配镜师可以委婉地围绕着商品价格与顾客进行沟通。

经过耐心地询问,顾客最后说出他的很多朋友都是配戴这种渐变焦镜片,可是很多人买的镜片都是 1 000 多块,甚至有的只有几百块,所以顾客心里觉得被欺骗了,才找理由退款的,既然问题的原委清楚了,那我们就能根据原因对投诉进行分析处理了。


商品价格具体体现在哪些方面呢? 首先,配镜师从两点向顾客说明了商品价格存在差异的原因。第一,商品的品牌、质量是决定商品价格的主要因素,大品牌、高质量的眼镜不仅有良好的光学成像质量,而且对于功能型镜片,有着很高的科学支持,能够真正地为消费者解决视力问题;第二,专业的服务,优秀的验光师及验配师能够根据每位顾客的实际情况给出合适的解决方案,而且能够为顾客专业高效地解决所遇到的视力问题,所以,商品的价格不仅仅等同于商品,其中还包含了专业验配人员对顾客配戴后期的视力保健及跟踪服务。

如果当时你们和我沟通清楚这副眼镜的真正价值,我就不会有这样的问题了。

我们可以根据顾客的喜好或者顾客的关注点,给顾客进行举例,如顾客平时使用手机较多,我们就可以用智能手机进行价格比较,很多同样配置的手机,不同的品牌价格就差异很多,甚至不同地方生产的还有价格差异,就算是同一个厂家,同一款产品,刚出来的时候与售卖一段时间后的价格都会有差别,价格的变化是正常的情况。

通过以上的学习,我们发现价格投诉在眼镜店是比较常见的。情景导入中的顾客价格投诉就更加常见了。当然有些顾客不只是在商场里面对比,有些还和网络上的产品进行对比。而网络上售卖的产品价格往往要比门店的低一些(同类产品比较,排除伪造的或者仿造的假冒产品)。

当我们遇到类似的顾客投诉时,千万不要怀疑顾客的说法,也不要去评价产品的真伪。我们需要做的是提升我们售卖产品的附加价值,如在我们这边消费提供终生免费清洗和维修,提供再次购买的优惠条件,提供免费的眼镜小配件,提供免费的验光、免费的视力检查等服务项目。我们不仅要让顾客选购到优质的商品,同样还可以享受最专业、最优质的服务。

　　与顾客谈论价格的高低和产品的好坏,最后的结果只能失去一位顾客。当顾客见到与自己购买的商品一样时,价格却比自己购买的便宜,自然不会开心,不过顾客更加想要知道自己购买的商品贵的原因。我们了解了顾客的想法,就应该与顾客分析商品的本身价值所在,然后再去提升商品的附加价值。相信顾客一定会更加愿意选择我们的商品。因为我们的购物环境、服务态度、专业水平以及商品质量,能够为顾客带来便捷、专业和安全感。

## 任务四 认知质量投诉

作为眼镜店,我们可以提供给顾客的除了优质的服务,更要提供商品的质量保证,服务可以让顾客对我们信任,可是这个信任都是要建立在我们的商品质量保证。

### 一、情境导入

某天,一位我们的忠实顾客来到我们的店里对我们投诉说:"我以前在你们这边配的 500 元的眼镜戴得挺舒服的,一点儿问题都没有,现在我配了一副 1 000 多元钱的眼镜,戴了不到一年镜片上就出现了很多的划伤,开始我以为是镜片脏呢,可是擦了半天都擦不下去,你们说这是怎么回事?"商品的质量是我们眼镜店生存的基础,作为眼镜配镜师,在平时就应该对眼镜的品质有一定的了解,当眼镜出现质量问题的时候,我们要能正确区分到底是不是由于眼镜的质量出现的。

1. 顾客投诉什么内容?

2. 质量问题包括哪些内容呢?

3. 如何处理好质量投诉呢?

### 二、学习目标

1. 掌握质量投诉包括的内容。

2. 能够正确解决顾客的质量投诉。

## 三、任务描述

　　一位顾客来到眼镜店内,对我们的商品提出了质量方面的投诉,这样的情况属于质量问题吗? 我们遇到这样的问题该如何处理呢? 希望通过后面的学习我们可以正确地了解到商品的质量问题包括哪些内容,同时我们也希望通过后面的学习我们可以有效地解决质量投诉问题。

## 四、知识准备

### (一)质量投诉的种类

　　眼镜店售卖的商品:眼镜架、眼镜片、角膜接触镜、角膜接触镜护理液以及其他商品。只要是我们售卖的商品,就有可能产生质量投诉,了解商品,也就可以了解产生顾客投诉的基础了。

### (二)解决顾客的质量投诉

1. 销售人员专业水平提升。

2. 销售人员的商品相关知识提升。

3. 规范赔偿细则。

### (三)相关知识准备

1. 眼镜店售卖商品产生的投诉

(1)关于镜架质量投诉:

 **案例一**

　　一位顾客在我们店购买了一支非常高档的太阳镜,配戴 5 个月后,最近总是发现在摘眼镜的时候总是卡到头发,每次很难摘下来。仔细检查才发现,在眼镜的镜腿末端出现了一条裂缝,然后顾客拿着这副眼镜来到了店里,向我们投诉商品的质量有问题。

　　我们详细检查了眼镜,核对了顾客的购买信息,并且详细地询问了顾客的日常配戴习惯。同时我们请顾客放心,会帮助顾客向厂商那边寻找这种眼镜的腿套。经过了解,厂商正好有这种镜腿腿套。之后我们给顾客写好了维修的单据,并约定了具体的取镜时间。

案例一中的投诉处理得非常及时,有些商品的质量出现问题是很容易维修的。如果可以维修,我们一定要尽量地帮助顾客维修好眼镜。如果这支眼镜的配件是要收费的,我们必须要在更换前与顾客沟通好,更换服务我们是免费的,不过更换的配件如果是门店常用的小螺丝或者鼻托垫片等是免费的,更换的配件如果不是免费的,我们需要收取配件费用,并告知顾客该费用是代替厂商收取的。

 **案例二**

某顾客在我们店里购买了一支纯钛的眼镜,当时店员告诉顾客纯钛的眼镜结实、耐用,而且很轻,配好眼镜后顾客很满意。

两年过去了,顾客拿着一只断裂的眼镜和当时购买眼镜的凭证来到店里,请门店帮忙维修。

配镜师在检查眼镜时对顾客说,这种纯钛眼镜,焊接需要收费,顾客表示同意后交了焊接的费用。

当把眼镜送去专门的维修部时,配镜师却被告知眼镜不能焊接,并且已经无法维修了。

电话联系了顾客,顾客非常生气,不仅投诉眼镜的质量存在问题,而且指出门店的服务也有问题,说自己当时就是因为听取了配镜师的建议选择购买的,现在镜架不仅出现了断裂而且还不能维修,所以顾客要求我们重新给他配一副新的眼镜。

我们对顾客进行了道歉,并对顾客解释,因为眼镜配戴有两年时间了,所以出现损坏的几率比较大,但是我们会尽最大的努力解决问题。同时您的这副眼镜我们已经找了很多地方去维修,确实都不可以焊接了,配镜师和顾客解释说,如果您对我们的商品质量不满意,您也可以去做鉴定,如果是因为镜架的质量问题出现断裂,我们也愿意承担责任。现在我们可以为您做更低的折扣给您重新更换一支相同品质的眼镜。

顾客同意了更低折扣更换眼镜的方案,问题得到了解决。

通过这个案例我们可以了解:

1)眼镜框的质量问题包括镜架焊接不牢、眼镜配件(螺丝、脚套、螺母、鼻垫片等等)的损坏和缺失等,眼镜店内如果可以及时帮助顾客更换的话,就省去了很多不必要的投诉。

2)眼镜店应该明确相关赔付内容并公示出来,如果没有赔付内容的话,至少应该满足"三包"责任。

3）虽然眼镜店是"一站式"的服务,但当眼镜出现质量问题的时候,我们要对眼镜的质量问题进行鉴定。如果被鉴定眼镜不属于我们质量问题的话,我们也一定要保持自己的立场,对于恶意投诉的顾客,我们也要学会运用法律来保护眼镜店的利益。

4）当解决眼镜质量问题的投诉时,我们应该给予顾客多条解决方案,供顾客选择。

5）眼镜质量投诉的发生,要最快速的解决,因为对于很多顾客来说,眼镜是生活必需品,我们要尽量减轻给顾客生活上带来的困扰。如果问题解决不及时,抱怨就会升级产生其他的投诉。

（2）关于镜片质量投诉:

 案例一

一位顾客拿着一副太阳镜来到门店对店员说:"你们销售的太阳镜的镜片出现了问题,一个月前我戴得还挺好的,最近我发现镜片上出现了一道一道的纹路。"

配镜师核对了顾客的购买信息,得知顾客是在2个月前购买的偏光眼镜,这只眼镜的镜片上没有划伤,只是在镜片上出现了严重的偏光膜层裂纹。

对于膜层裂纹的产生,一般是因为镜片受热或者镜片被汗水浸泡造成的。同时也提醒眼镜店在做偏光镜片展示的时候,一定要让偏光镜片远离射灯照射,同时最好放置在玻璃展柜中。

配镜师耐心地询问顾客平时的使用情况。顾客说他是一名司机,购买太阳镜就是为了保护眼睛。这只眼镜一直都配戴正常,没有摔过,也没有带着去其他的场合。接着又询问顾客不戴眼镜时将其放在哪里。

顾客回答,如果不戴就随手放在汽车挡风玻璃下面。此时配镜师便明白这种情况的原因。并告知顾客汽车在夏天存放的时候,阳光的照射会使汽车内的温度急速上升,所以放在挡风玻璃下的镜片容易出现膜层裂纹问题。

配镜师向顾客详细说明后,顾客又重新购买了一支新的眼镜,并嘱咐他不戴的时候一定会放在自己的眼镜盒内。

从这个案例中我们可以了解到太阳镜,尤其是偏光太阳镜的收纳方法及存放方式。

**案例二**

    某顾客在眼镜店配了一副树脂镜片,大概过了 3 个月后,顾客反映镜片出现问题。配镜师对顾客的眼镜进行了详细检查,发现其中一片的镜片磨损比较严重。

    对此配镜师对顾客进行了简单地询问,得知镜片出现磨损已有一段时间,是在清洗镜片时发现的。然后配镜师询问顾客平时是如何清洗镜片的,顾客说,我就是按照你们说得方法来清洗镜片。

    作为配镜师我们应该了解如果是镜片的质量问题,应该两片镜片的磨损情况是一样的。然后配镜师请顾客演示了一遍清洗眼镜的方法,此时发现顾客先擦左片,再擦右片,而后再擦拭左片,即顾客每次都会对左片擦拭两边,所以左片的磨损比右片严重。

    但是配镜师需要委婉地和顾客解释清楚,因为现在的镜片都是树脂片,耐磨程度不如玻璃片,虽然您清洗镜片的方法是对的,只是希望您不要重复擦拭同一片镜片,这样可以降低镜片的磨损与老化。

    最后顾客是认同了配镜师的说法,并重新购买了一片镜片。

    类似这样的案例很多,其实并不一定是眼镜质量有问题,很有可能是配镜师在讲解的时候没有把商品的使用注意事项和顾客讲明白。比如现在大部分人使用的都是树脂镜片,因为树脂镜片除了轻之外,更重要的是不容易碎,让人们使用的时候可以更加安全。但是树脂镜片可能会发生崩边的情况,树脂镜片的耐磨程度比玻璃差,这也要求顾客在不使用眼镜时,最好用镜布包好并放在眼镜盒内存放。如果使用镜布擦拭镜片,镜布一定要经常清洗,因为镜布上非常容易沾上小沙粒,这些细微的沙粒很容易造成镜片划伤。

    另外,吸烟的人如果配戴的是树脂镜片,则应该注意保护镜片,因烟雾会使得镜片变黄,很有可能造成两个镜片颜色不一样。

    (3)角膜接触镜相关的投诉:随着角膜接触镜材质的更新迭代,镜片的透氧性及舒适度都得到了极大的提升,因而选择角膜接触镜的人群也越来越多,与此同时,由于角膜接触镜而引起的顾客投诉也越来越多。

 **案例一**

    一位女性顾客在店里购买了日抛的角膜接触镜,配镜师花了 1 小时的时间教顾客如何正确使用。大概过了一周左右,顾客又来到店里并提出镜片存在质量问题。

配镜师对已经打开包装的角膜接触镜进行了仔细检查,发现了镜片上的裂痕都非常相似,于是配镜师请顾客打开一片她自己购买的眼镜和门店里用于试戴的镜片,然后用镊子取出了镜片,放在自己的手心里,顾客通过对比发现,两片镜片都是完好无损的,此时顾客也感觉很奇怪,在家的时候取出来的镜片是有问题的,在这边取出来的就没有问题。

此时问题看似比较复杂,顾客在家打开镜片均出现了相同的破裂,而在店里打开的镜片却没有问题,配镜师询问顾客:"您在家用的小镊子和我们这边的一样吗?"顾客说好像不同,我的小镊子没有前面的橡胶,在家的时候我会把小橡胶取下来,再去捏镜片。

在将近 2 小时的沟通后,配镜师终于找到了镜片破裂的原因,最终投诉得到解决。通过这个案例我们也学习到了,在隐形眼镜售卖的时候,配镜师需要对产品使用注意事项进行详细的说明,哪怕是赠送的小镊子也要告诉顾客该如何使用,以免造成不必要的投诉,而且隐形眼镜是和角膜接触的,如果伤及到顾客的角膜,投诉升级,就不是简单可以解决的了。

 案例二

某顾客拿着自己的角膜接触镜来到店里,说镜片一戴上就会非常不舒服,是不是质量有问题,请我们协助解决。

配镜师找出顾客的配镜资料,原来顾客购买的是日戴型(一年周期抛)的角膜接触镜,配镜师仔细检查了角膜接触镜,虽然镜片表面比较干净,但是放置镜片的双联盒却很脏。于是配镜师对顾客询问不舒服是什么时候开始的,顾客说是近期发生的。配镜师询问其角膜接触镜是否每天使用,顾客解释说已经快一个月没有用了,最近才开始使用。之后又询问顾客在没有配戴接触镜的期间是怎样保存镜片的,顾客说就是放在水盒里,是否每天清洗并更换护理液,顾客说没有。所以配镜师判断顾客配戴镜片不舒服的原因在于没有按时清洗镜片和双联盒,最后配镜师建议顾客在不戴镜期间也要为镜片更换新的护理液,并定期清洗双联盒。

因为角膜接触镜是直接接触我们角膜的,角膜的敏感度又非常高,当镜片出现问题的时候,配戴者会非常得不舒服。镜片长期在护理液中储存却没有更换护理液,也没有清洗,所以镜片上的沉淀物较多,不仅影响了镜片的清洁度,还会影响镜片的透氧性能,配戴此类镜片,会对人眼角膜造成极大伤害。

（4）其他商品的质量投诉:眼镜店售卖的商品主要是镜架、镜片、太阳镜、角膜接触镜和角膜接触镜护理液,还有一些辅助的商品,如眼镜盒、眼镜布等,很多时候眼镜盒与眼镜布都是附带送给顾客的。虽然是免费的商品,但对于眼镜店而言,也同样要保证顾客的正常使用,也要保证这些物品质量过关。

很多时候顾客对于免费商品的质量可能没有过多的关注,但是如果因为免费商品出现质量问题,顾客就可能会发生投诉,商品质量有问题还比较容易解决,最害怕的是因为商品质量问题导致了顾客受到伤害。

在眼镜店也曾经发生过铁质眼镜盒夹伤顾客手的事件,作为眼镜店的配镜师需要牢记,只要是我们店里销售的产品即使是免费送给顾客的小礼物,我们都应该详细地进行商品的质量检查,并且有义务提醒顾客商品的使用注意事项,避免因为商品质量产生投诉,更要避免因为错误的使用造成身体的伤害。

2. 避免质量投诉产生的方法　质量投诉的产生有来源于商品本身的原因,同时也有可能来自于销售人员没有向顾客介绍清楚而导致顾客在使用中人为造成的损坏而产生的质量投诉。

避免质量投诉的产生,我们需要从以下三个方面去做:

（1）有关商品本身质量:只要是我们眼镜店经营的商品,我们必须要保证商品是来自于规范厂家生产的合格的产品,并且商品在售出之前,都要经过配镜师的检查,保证交给顾客的每一支眼镜都是有质量保障的产品。

（2）有关配镜师的介绍:作为配镜师,我们应该对售出的商品肩负起自己的责任。眼镜最重要的还是帮助顾客解决视力问题,让人们看东西更加舒适,更加清晰,更加持久,更加健康。所以我们要加强对商品知识的积累以及商品的使用注意事项。在顾客购买的时候,我们有必要对顾客进行详细的介绍,只有这样产生质量投诉的可能性才越低。

（3）门店中应该有一些有关产品质量的保证内容明示出来:在本章开头我们引入了一个质量投诉的案例,在案例中顾客的镜片出现了划伤问题。而导致镜片划伤的原因很多,我们都了解树脂镜片本身的耐磨性比玻璃来说相差很多。在案例中我们通过了解,顾客以前的眼镜片其实是玻璃的,上面也有一些划伤,不过不是很明显。现在更换成了树脂的镜片,划伤确实非常明显了。对于这个问题,配镜师询问了顾客平时是如何清洁镜片的,顾客说了平时就是按照店员嘱咐的方法先清洗再擦拭。我们又询问顾客如果没有这样清洗的条件呢? 顾客就说没有条件清洗的时候直接拿衣服擦镜片,并且还演示了一下给给看。

看到这一幕我们已经了解到,顾客镜片上出现划伤的原因。我们的衣服虽然很干净,但是可能会有一些肉眼看不到的小灰尘颗粒存留,直接使用衣服擦镜片很可能是由于粘在衣服上的小颗粒划伤了镜片。

面对这位顾客,配镜师再一次说明了镜片的清洁方法,同时我们也说明了树脂镜片虽然质量轻但却没有玻璃镜片耐磨,但它相对安全,不容易破碎。

顾客最后购买了新的树脂镜片,并说以后会按照配镜师演示的正确流程清洗镜片。

## 五、知识拓展

三包:是零售商业企业对所售商品实行"包修、包换、包退"的简称。指商品进入消费领域后,卖方对买方所购物品负责而采取的在一定限期内的一种信用保证办法。对不是因用户使用、保管不当而出现的产品质量问题提供该项服务。

消费者购买的产品出现以下情况,有权要求经销者承担三包责任:

1. 不具备产品应当具备的使用性能,且事先没有说明。
2. 不符合明示采用的产品标准要求。
3. 不符合以产品说明、实物样品等方式表明的质量状况。
4. 产品经技术监督行政部门等法定部门检验不合格。
5. 产品修理两次仍不能正常使用。

(赵安山)

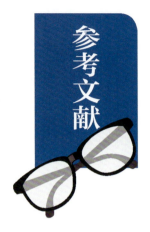

参考文献

1. 吕帆 . 接触镜学 . 2 版 . 北京：人民卫生出版社，2014

2. 中华人民共和国国家质量监督检验检疫总局 . GB 19192—2003 隐形眼镜护理液卫生要求 . 北京：中国标准出版社，2014

3. 周路坦 . 角膜接触镜技术 . 郑州：郑州大学出版社，2015

4. 陈浩 . 接触镜验配技术 . 2 版 . 北京：高等教育出版社，2005

5. 葛坚 . 眼科学 . 2 版 . 北京：人民卫生出版社，2010

6. 褚仁远 . 眼病学 . 2 版 . 北京：人民卫生出版社，2011

7. 刘祖国 . 眼科学基础 . 2 版 . 北京：人民卫生出版社，2011

8. 方严，石一宁 . 病理性近视眼眼底改变 . 北京：科技文献出版社，2013

9. 赵堪兴 . 斜视弱视学 . 2 版 . 北京：人民卫生出版社，2011

10. 李凤鸣 . 中华眼科学 . 2 版 . 北京：人民卫生出版社，2005

11. 王光霁 . 视光学基础 . 2 版 . 北京：高等教育出版社，2015

12. 王光霁 . 双眼视觉学 . 2 版 . 北京：人民卫生出版社，2012

13. 瞿佳 . 眼视光学理论和方法 . 2 版 . 北京：人民卫生出版社，2014

14. 瞿佳 . 眼镜学 . 北京：人民卫生出版社，2011

15. 武红 . 眼镜维修检测技术 . 北京：人民卫生出版社，2012

16. Carlson N B, Kuetzl D. Clinical procedures for ocular examination. 3 ed.

17. Scheiman M, Wick B. Clinical Management of Binocular Vision, 4th Revised Edition. Philadelphia：2013